2024年版

Exercise for OTC
Sales Person Skills

わかりやすさ
No.1
イラスト
Q&A式

登録販売者

試験対策 必修ポイント450

新井 佑朋 著

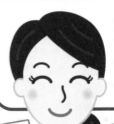

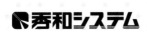
秀和システム

はじめに

2009年6月に改正薬事法が施行され、一般用医薬品（OTC薬）の販売に関わる資格者として、登録販売者が新設されました。第1類医薬品は生活者が直接手に取れない場所へ、第2類医薬品、第3類医薬品、医薬部外品などは区別して陳列されるようになりました。2014年6月、薬事法＊の一部が改正され、薬剤師の対面販売が必須である「要指導医薬品」という分類が新設されました。また、要指導医薬品以外のOTC薬がネット販売可能となったのも大きな変更点です。同年11月から、長年使われてきた薬事法の名称が変わり、「医薬品、医療機器等の品質、有効性及び安全性の確保等に関する法律」になりました。本書では「薬機法」と略します。

OTC薬の販売においては、お客様から幅広い対応を求められます。お店のどこにどのような商品があるかを熟知し、迅速で丁寧な対応のできる販売スタッフは、固定客からの信頼を得ています。

あなたが「接客に向いていますね」と言われるタイプならば、登録販売者の資格は、販売スタッフとしての魅力に更なる磨きをかけることでしょう。OTC薬販売において、商品知識とお客様対応力は、どちらも欠かすことのできない両輪なのです。

本書は、登録販売者試験における2023年4月の最新版の「試験問題作成に関する手引き」に対応しています。過去問についても、最新情報を盛り込みました。なお、登録販売者試験はすべて、「試験問題作成に関する手引き」から出題されます。最新版は、厚生労働省のホームページ右上部の検索窓に「試験問題作成に関する手引き」と入れると出てきます。必ずご参照ください。

また、本書には、別冊付録として「○×カクニン」が付いています。2023年までの最新の過去問を盛り込んだものです。この○×問題を、「なぜ合っているのか？」「どこが間違っているのか？」をハッキリ説明できるようになるまで解いてください。○×問題をやりこんだ後に、過去問を解いてみると、驚くほど実力がついています。**各章末の本試験問題も3回は解いてみてください。**寝不足でも、疲れていても、解けるようになれたらホンモノです。

登録販売者を目指す人はもちろん、医療系ライターや薬業界の方々にも、OTC薬理解の一助となれば幸いです。これからも、よりわかりやすい内容を心がけてまいります。

2024年3月　　　　　　　　　　　　　　　　　　　　　新井　佑朋

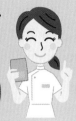

2024年版 登録販売者 試験対策 必修ポイント450

—— CONTENTS ——

第1章　医薬品に共通する特性と基本的な知識

第2章　人体のはたらきと医薬品

第3章　おもな医薬品とその作用

第4章　薬事関係法規・制度
—医薬品、医療機器等の品質、有効性及び安全性の確保等に関する法律—

第5章　医薬品の適正使用と安全対策

● 登録販売者試験○×カクニン問題集（取りはずして使えます）.......別冊

ガイダンス

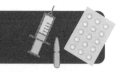

　平成21年（2009年）6月1日に、改正薬事法が施行されました。この改正から、登録販売者制度やOTC医薬品のリスク分類（第1〜3類）が始まりました。医薬品販売制度については、旧薬事法制定（昭和35年）以来、46年ぶりの大改正でした。

　また、平成26年（2014年）6月12日に、「薬事法及び薬剤師法の一部を改正する法律」が施行されました。これにより、一般用医薬品のインターネット販売の範囲が拡大しました。要指導医薬品の新設も、大きな改正ポイントでした。

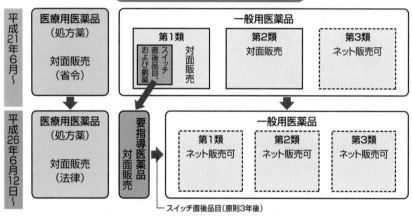

医薬品の分類と販売方法について

スイッチ直後品目（原則3年後）
要指導医薬品は、一般用医薬品に移行してから1年間は第1類医薬品となる。
その後、1年間で1類〜3類のいずれかに分類するか検討・決定する。

平成26年（2014年）6月12日から新設「要指導医薬品」

　平成26年6月12日から、薬事法の一部が改正されました。日本の医薬品は、「**一般用医薬品**」と「**要指導医薬品**」「**医療用医薬品**」の3グループに分類されることになりました。

① 要指導医薬品＝（スイッチ直後品目、ダイレクト直後品目、および劇薬）：対面販売

　対面販売が義務づけられており、ネット販売は不可。スイッチ直後品目については、原則3年で第1類へ移行させ、ネット販売可能となる。ダイレクト直後品目は、10年を超えない範囲で定められた一定期間の再審査終了後、第1類に移行しネット販売可能となる（1類に移行した1年の間に、その後、1〜3類のいずれに分類するかを検討する）。毒薬、劇薬は、要指導医薬品とする（現在、OTC薬に毒薬はない）。

② 一般用医薬品＝（第1類医薬品、第2類医薬品、第3類医薬品）

　適切なルールの下、全てネット販売可能。第1類医薬品については、これまで通り薬剤師が情報提供を行うが、電子的な情報提供によるネット販売が可能になった。

③ 医療用医薬品＝（処方薬）：対面販売を義務づける

　医療用医薬品についてこれまでは、「省令で」対面販売を規定していたが、「法で」対面販売を規定した（省令から法律へランクアップした）。

　一般用医薬品の分類は、今後変更される予定です。

 ## 一般用医薬品とは？

　一般用医薬品とは、市販薬の法律上の正式名称です。OTC医薬品とは、「オーバー・ザ・カウンター・ドラッグ」の略称です。かつて市販薬は、すべてカウンター越しで販売しなければならなかったため、この用語が使われています。「OTC（オーティーシー）」は、薬業界ではなじみ深い用語ですが、生活者にはあまり知られていません。2008年からは、代表的な製薬メーカー約70社が加盟する「日本OTC医薬品協会」が、広く生活者に「OTC医薬品」の文言をテレビコマーシャル等で啓蒙し始めました。

 ## 医療用医薬品とは？

　医療用医薬品とは、（原則として）医師に処方してもらう薬のことです。平成17年4月1日より、医療用医薬品は「処方箋医薬品」と「処方箋医薬品以外の医薬品」の2つに区分されるようになりました。

　処方箋医薬品とは、処方箋が必須の医薬品です。たとえば、医師の指示が必要とされる抗生物質、注射薬、麻薬、向精神薬などです。一方、**処方箋医薬品以外の医薬品**は、多くの外用薬（ハップ剤、目薬、点鼻薬の一部）や、比較的おだやかな内服薬、漢方薬などです。

登録販売者試験の概要

　受験は、店舗所在地以外の都道府県で行ってもかまいません。合格ラインは、正答率7割以上が目安です。なお、第1～5章の順で出題されるとは限りません。

試験項目	出題数	時間
1　医薬品に共通する特性と基本的な知識	20	40分
2　人体の働きと医薬品	20	40分
3　主な医薬品とその作用	40	80分
4　薬事に関する法規と制度	20	40分
5　医薬品の適正使用と安全対策	20	40分
合計	120問	240分（4時間）

旧薬事法が2014年に改正され、「医薬品医療機器等法（医薬品、医療機器等の品質、有効性及び安全性の確保等に関する法律）」という名称に変わりました。
本書では「薬機法」の略称を用います。

 ## 登録販売者はどのような資格なのか？

　2009年に新設された**登録販売者**は、薬機法に明記された医薬専門家です。都道府県が実施する登録販売者試験に合格したあと、都道府県知事宛に**販売従事登録**申請をすると、登録販売者になれます。

　2015年4月から、これまで登録販売者試験の申し込みの際に必要だった「学歴」やOTC医薬品販売の「実務経験」に関する書類の提出が不要になりました。つまり、「学歴」や「実務経験」がなくとも誰でも受験できるようになりました。受験する際には、「受験願書」及び「写真台帳」を指定の宛先へ郵送する必要があります。

　登録販売者試験は、住所や勤務地に関係なく、全国どこの都道府県でも受験が可能です。合格後は、勤務地の都道府県知事に、登録販売者として販売従事登録します。実務経験がないまったくの初心者の場合は、2年未満の間、「登録販売者（研修中）」の名札をつける必要があります。

薬剤師・登録販売者不在時の対応

「薬剤師・登録販売者不在により、医薬品販売を中止させていただいております」などのように明示しなければなりません。

 ## 店舗に掲示しなければならない事項

①店舗の管理・運営に対する事項

- 許可の区分（薬局なのか店舗販売業なのか）。
- どんな制服や名札の人が、薬剤師であり、登録販売者なのか。
- 開設者の氏名、管理者の氏名、営業時間、緊急時や相談時の連絡先など。

②要指導医薬品および一般用医薬品（OTC薬）の販売制度に対する事項

- 要指導医薬品、第1類～第3類医薬品のリスク区分や、陳列方法の説明など。

 ## 副作用被害救済制度の問い合わせ先の表示

薬業界の申し合わせによって、添付文書に書いてある通りに適正使用したにもかかわらず、重大な副作用が起きた場合の連絡先が、外箱（パッケージ）に記載されています。なお、目薬など表示スペースが限られているOTC薬では、独立行政法人 医薬品医療機器総合機構の電話番号のみでも可とされています。

● 副作用被害救済制度の問い合わせ先

（独）医薬品医療機器総合機構

URL：https://www.pmda.go.jp/kenkouhigai_camp/index.html

電話：0120-149-931（フリーダイヤル）

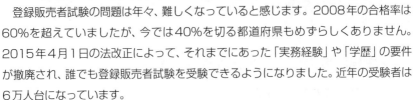

登録販売者試験の傾向と対策

　登録販売者試験の問題は年々、難しくなっていると感じます。2008年の合格率は60％を超えていましたが、今では40％を切る都道府県もめずらしくありません。2015年4月1日の法改正によって、それまでにあった「実務経験」や「学歴」の要件が撤廃され、誰でも登録販売者試験を受験できるようになりました。近年の受験者は6万人台になっています。

　試験の合否の決定は、合格基準に基づき、都道府県知事が決定することとなっています。合格基準は、総出題数に対して7割程度の正答の場合であって、各試験項目ごとに、都道府県知事が定める一定割合以上の正答のときに合格とされます。

　私は、2008年に実施された登録販売者試験から、毎年問題を解いてきました。明らかに前より増えたのは、漢方・生薬関連の問題です。難易度もあがり、以前はかんたんな問題が多かったのですが、近年は不勉強な薬剤師なら落としてしまいそうな問題が増えました。

　全体では、7割以上の正答率が必要であり、かつ、各章バランス良く得点することが重要です。そして一番難易度が高い、3章の「主な医薬品とその作用」の過去問を繰り返し解くこと。特に、成分とその薬効をしっかり覚えることが、合否を分けるカギとなります。

「過去問をくり返し解くこと」が最も大切

　受験にあたり、「自分はドラッグストアに勤めたことがないから」「医薬品のことを何も知らないから」と不安に思う必要はありません。私の知っている登録販売者受検者の中で、元々ドラッグストアに勤めていた人は50％以下です。スーパーのパートさん、IT関係のデスクワークをしていた人、パソコンやプリンターの販売をしていた人等、まったく医薬品関係のお仕事をしていなかった人が合格し従事しています。

　一方、何度か落ちている人もいます。4回目のチャレンジで合格した人に、何が一番難しかったか聞いたところ、「漢方です。漢方の問題であと一歩合格ラインに届かず3回落ちました」と教えてくれました。受かった人もだいたい、3章の成分名の多さに苦戦していました。合格した人は、とにかく過去問を何度も解いていました。本気で過去問に取り組めば数か月で合格できます。ドラッグストアに勤務したことがなくても、くり返し過去問に取り組めば合格できます。

　本書の各章末にある「過去問にチャレンジ」および**別冊問題集**をくり返し解いてください。それが、合格への道につながります。あなたの合格を心からお祈りしています。

新井 佑朋のX(旧Twitter)について

　私は2010年6月から、X(旧Twitter)で実務に役立つ内容や登録販売者試験に役立つ内容などを発信しています。ぜひご登録ください。

- Xアカウント　yuho_arai

機能性表示食品制度について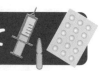

（1）「機能性表示食品」とは

2015年4月1日、「機能性表示食品」制度がスタートしました。機能性表示食品とは、企業（事業者）の責任において、科学的根拠に基づいた機能性を表示し、販売前に安全性及び機能性の根拠に関する情報などを消費者庁長官へ届け出たものを指します。この制度によって、サプリメントや加工食品だけでなく、野菜や魚などの生鮮食品もなんらかの効きめ（機能性）を表示できるようになりました。トクホのような許可がいらず、**販売日の60日前までに消費者庁長官へ届け出れば販売が可能になります**。例えば、「善玉コレステロールを増やすトマトジュース」「ビフィズス菌を増やす納豆」などが発売されました。

ここが出る！ 肝心の試験にはどう出題されるでしょうか。「疾病に罹患していない者の健康の維持」に使うということがポイントです。病気になっていない人がのんだり食べたりするものが「機能性表示食品」なのです。下記を、音読してみてください。

（2）3つの食品の総称「保健機能食品」

特定保健用食品、栄養機能食品及び機能性表示食品の3つを総称して「保健機能食品」といいます。ふつうの食品は、薬機法で定める医薬品とは異なり、身体構造や機能に影響する効果を表示することはできませんが、「特定保健用食品（トクホ）」については、「特定の保健機能の表示」、例えば「血圧、血中のコレステロールなどを正常に保つ」、「おなかの調子を整える」などの表示が許可されています。「栄養機能食品」については、各種ビタミン、ミネラルに対して「栄養機能の表示」ができます。

近年、セルフメディケーションへの関心が高まるとともに、健康補助食品（いわゆるサプリメント）などが健康推進・増進を目的として広く国民に使用されるようになりました。

平成27年4月1日より施行された「機能性表示食品」は、「疾病に罹患していない者の健康の維持及び増進に役立つ旨又は適する旨（疾病リスクの低減に係るものを除く。）」を表示するものです。

詳しくは309ページ「特別用途食品、保健機能食品」をお読みください

過去問ウォーミングアップ　その１

 食品に関する記述の正誤について、正しいものはどれか。

(a) 機能性表示食品は、軽度な疾病に罹患している者の健康の維持又は増進に用いる。

(b) 健康食品という言葉は、食品衛生法で定義されている。

(c) 特別用途食品は、「特別の用途に適する旨の表示」の許可を受けた食品であり、都道府県知事の許可マークが付されている。

(d) 栄養機能食品における栄養成分の機能表示に関しては、その表示と併せて、当該(とうがい)栄養成分を摂取する上での注意事項を適正に表示することが求められている。

(e) 特定保健用食品とは、身体の生理学的機能等に影響を与える保健機能成分を含む食品で、健康増進法第26条の規定に基づき、特定の保健の用途に資する旨の表示が許可されたものである。

A 正しいものは、(d)、(e) です。

(a) はバツです。

　機能性表示食品は、「疾患に罹患していない者（病気ではない人）」に用いるものです。「軽度な疾病に罹患している者」というところが、バツです。

(b) もバツです。

　「健康食品」という言葉は、法令で定義されたものではありません。登録販売者試験の手引きには、「いわゆる健康食品」として次のように説明されています。

　健康食品とよばれるものは、法令で定義されたものではなく、一般に用いられているものです。栄養補助食品、サプリメント、ダイエット食品等と呼ばれることもあります。薬機法や食品衛生法等における取扱いは、保健機能食品以外の一般食品と変わるところはありません。

(c) は「都道府県知事の許可マーク」がバツで、**「消費者庁の許可マーク」**が正解です。

(d) はマルです。

(e) もマルです。「健康増進法に基づき」というところを覚えてください。

13

Q 厚生省（当時）は、悲惨な被害を再び発生させることのないように、その決意を銘記した「誓いの碑」を建立した。この「誓いの碑」の記述について、（　）の中に入れるべき字句の正しい組合せを一つ選べ。

「誓いの碑」には、「命の尊さを心に刻みサリドマイド、スモン、（ a ）のような（ b ）による悲惨な被害を再び発生させることのないよう（ c ）の確保に最善の努力を重ねていくことをここに銘記する　千数百名もの感染者を出した『（ d ）』事件　このような事件の発生を反省しこの碑を建立した　平成11年8月 厚生省」と刻まれている。

	a	b	c	d
1	O157感染	医薬品	医薬品の安全性・有効性	薬害肝炎
2	O157感染	毒物及び劇物	医療の安全	薬害肝炎
3	HIV感染	医薬品	医薬品の安全性・有効性	薬害エイズ
4	HIV感染	医薬品	医療の安全	薬害肝炎
5	HIV感染	毒物及び劇物	医薬品の安全性・有効性	薬害エイズ

HIV：ヒト免疫不全ウイルス
O157：腸管出血性大腸菌O157

A 答えは、3です。

　この問題は「誓いの碑」という石碑に、何が書いてあったかを問う内容だったため、「誓いの碑って何？ そんなところ勉強してないよ！」とパニックになってしまった受験者もいたようです。

　試験に出題される「薬害の歴史」は、下記の5種類です。これらを覚えておけば、問題の文章が変わっても答えられますので、落ち着いて回答しましょう。

(a) サリドマイド訴訟

催眠鎮静剤等として販売された**サリドマイド製剤**を妊娠している女性が使用したことにより、出生児に四肢欠損、耳の障害等の先天異常（サリドマイド胎芽症）が発生したことに対する損害賠償訴訟である

(b) スモン訴訟

整腸剤として販売されていた**キノホルム製剤**を使用したことにより、亜急性脊髄視神経症に罹患したことに対する損害賠償訴訟である。**スモン**は初期には腹部の膨満感、下痢、次第に下半身の痺れや脱力、歩行困難等が現れ、視覚障害から失明に至ることもある

(c) HIV訴訟

血友病患者が、ヒト免疫不全ウイルス（HIV）が混入した原料血漿から製造された**血液凝固因子製剤**の投与を受けたことにより、**HIVに感染**したことに対する損害賠償訴訟である

(d) CJD訴訟

脳外科手術等に用いられていた**ヒト乾燥硬膜**を介して**クロイツフェルト・ヤコブ病（CJD）**に罹患したことに対する損害賠償訴訟である。CJDは、細菌でもウイルスでもないタンパク質の一種であるプリオンが原因

(e) C型肝炎訴訟

出産や手術での大量出血などの際に特定の**フィブリノゲン製剤**や**血液凝固第IX因子製剤**の投与を受けたことにより、**C型肝炎ウイルスに感染**したことに対する損害賠償訴訟である

医薬品の安全性・有効性の確保につとめましょう。

15

本書の内容は、令和5年(2023年)4月時点の最新の試験の手引に基づいています。

本書の内容に関わる法改正があった場合には、本書サポートサイトにてお知らせいたします。

https://www.shuwasystem.co.jp/support/7980html/7165.html

●注意
(1) 本書は著者が独自に調査した結果を出版したものです。
(2) 本書は内容について万全を期して作成いたしましたが、万一、ご不審な点や誤り、記載漏れなどお気付きの点がありましたら、出版元まで書面にてご連絡ください。
(3) 本書の内容に関して運用した結果の影響については、上記 (2)項にかかわらず責任を負いかねます。あらかじめご了承ください。
(4) 本書の全部または一部について、出版元から文書による承諾を得ずに複製することは禁じられています。
(5) 本書に記載されているホームページのアドレスなどは、予告なく変更されることがあります。
(6) 商標
本書に記載されている会社名、商品名などは一般に各社の商標または登録商標です。

第 **1** 章

医薬品に共通する特性と基本的な知識

医薬品の効き目や安全性に影響を与える要因について理解しましょう。一般用医薬品（OTC薬）の販売において、生活者に受診を奨めるタイミングや適切なアドバイスについて考えましょう。薬害の歴史について理解し、生活者の安全を守るための心構えとしましょう。

1-1
医薬品の本質

医薬品の効き目や安全性に影響を与える要因について理解しましょう。小児や高齢者、妊婦や授乳婦には、特有の注意があります。一般用医薬品（OTC薬）の剤形や特徴を理解しましょう。

 Q 医薬品とは？

A 医薬品とは、人の疾病の診断、治療もしくは予防に使用されること、又は人の身体の構造や機能に影響を及ぼすことを目的とする生命関連製品であり、その有用性が認められたものです。

医薬品には、ベネフィット（有用性）だけでなく、副作用や中毒などのリスク（危険性）があります。医薬品の多くは、かぜ薬や鎮痛薬など、治療に使う医薬品です。医薬品はその他に、**予防に使う医薬品**、**疾病の診断に使う医薬品**などがあります。

予防に使う医薬品には、たとえばOTC薬では、目薬（プールのあとの眼病予防）、育毛剤（脱毛の進行予防）、ビタミンC配合剤（歯ぐきからの出血予防）、鎮暈剤（乗り物酔いの予防）などがあります。疾病の診断に使う医薬品には、たとえば、尿糖・尿たんぱく検査薬があります。

 Q 医薬品は、市販後にも有効性や安全性の調査は行うのか？

A 医薬品は、市販後調査を行います。

医薬品は、市販後にも、医学・薬学等の新たな知見、使用成績等に基づき、その有効性、安全性等の確認が行われる仕組みになっています。医薬品は、発売前に臨床試験を行い、その安全性や有効性を確認しています。一方、市販後の医薬品は、より多くの人に使われることによって、想定していなかった新たな副作用や効果が見つかることがあります。

Q **なぜ、一般用医薬品（OTC薬）は、配合剤が多いのか？**

A OTC薬は、いろいろな症状にヒットするように配合剤が多くなっています。

医療用医薬品には単剤が多く、OTC薬には配合剤が多いことが知られています。もちろん、医療用医薬品にも配合剤はありますし、OTC薬にも単剤はあります。しかし、医者は患者をマンツーマンで診察した上で、その人に合う薬をチョイス（処方）するために、単剤が多いのです。一方、多くのOTC薬は配合剤です。たとえば、OTC薬のかぜ薬では、解熱鎮痛成分、咳止め成分、気管支拡張成分、去痰成分、抗ヒスタミン成分、ビタミン、カフェイン、生薬などが入っています。生活者が「かぜかな？」と思った時にかぜ薬を買ってのめば、配合成分のどれかが、その人の症状にヒットするようになっているのです。

● OTC薬と医療用医薬品のちがい

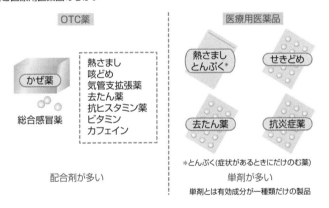

 Q **一般用医薬品（OTC薬）の役割には、「生活習慣病等の疾病に伴う症状発現の予防」が含まれているか？**

A OTC薬の役割には、生活習慣病の予防が含まれています。

生活習慣病とは、偏った食生活や運動不足、ストレス、喫煙など、毎日の好ましくない生活習慣の積み重ねによって引き起こされる病気の総称です。3大生活習慣病は、糖尿病、脂質異常症、高血圧です。この3つは、かかっている人や、その疑いのある人が多いことから、生活習慣病の代表選手といわれています。このほか、心筋梗塞、狭心症、脳梗塞、脳出血、がん、腎臓病、肝臓病、骨粗鬆症、歯周病なども生活習慣病に入り

ます（先天性のもの、家族性のものを除く）。

● OTC薬の役割

① 軽度な疾病の改善

② 生活習慣病の予防

③ 生活の質(QOL)の
改善・向上

OTC薬の
守備範囲を
覚えてね。

④ 健康状態の
自己検査

⑤ 健康の維持・増進

⑥ その他保健衛生

> **Q** 登録販売者は、要指導医薬品、第1類医薬品および医療用
> 医薬品の交付にかかわることはないので、服用中の医薬品
> の確認はしなくてよいのか？

A 登録販売者にとって、OTC薬の購入者に他に服用中の医薬品があるかど
うかの確認を行うことは必須です。

　登録販売者がOTC薬を販売するにあたり、「医療機関に通院中ではないか？」「他に
毎日服用している医薬品やサプリメントがないか？」などの確認を行う必要があります。それらを確認した結果、医薬品ののみ合わせについてわからないことがあれば、薬
剤師に相談します。もし、職場に薬剤師のいない時間帯にあたり、電話で問い合わせし
なければならない場合には、医療用医薬品であれば、購入者のかかりつけの調剤薬局の
薬剤師に相談します。

　そのほか、OTC薬の購入動機・目的、医薬品や食物アレルギー、何歳の人がその
OTC薬を服用するのかなどを確認します。

● 医薬品販売時に、登録販売者が確認すること

通院中・治療中か？

OTC薬の
購入動機・目的は？

医薬品や食物アレルギー
の有無は？

服用する人の
年齢・性別は？

Q 医薬品は、用法用量などを守り正しく服用すれば、副作用が起きることはありえない？

A すべての医薬品には、副作用が起きる可能性があります。

　添付文書をよく読み、用法・用量を守って正しく服用しても、**副作用**が起きてしまうことがあります。おもな原因は、薬に対する**アレルギー反応**です。いつも同じ薬に対して副作用を起こす場合は、その成分を避けなければなりません。

　一方、過去にのんだことがあり、それまでは大丈夫だった薬で、**じんましんや肝機能障害**などが出る場合もあります。この場合は、体調が悪かったのかもしれません。または何か他の要因が重なったのかもしれません。

 Q 「医薬品の副作用は、有効成分だけが原因ではない」とは？

 A 医薬品の副作用は、主成分だけでなく添加物でも起こります。

　副作用のおもな原因の一つに、その成分に対する**アレルギー反応**があります。アレルギーは、自然界や産業界に存在するありとあらゆる物質で起こります。中でも、食べものアレルギーがよく知られています。たとえば、お蕎麦や、甲殻類（エビやカニなど）、ピーナツ、キウィなどでアレルギーを起こす人がいます。また、ふだんは平気なのに、体調の悪い時だけ、豚肉や魚介類で湿疹が出る人もいます。

　また、医薬品アレルギーは、添加物でも起こります。人によっては、錠剤の形を整えたり、甘くコーティングしたりする成分（**賦形剤**）や、塗り薬の軟膏やクリーム（**基剤**）など、有効成分ではない成分に対してアレルギー反応を起こすことがあります。

● 湿疹、かゆみ用のクリームで、さらにかぶれることも！

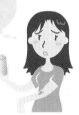

湿疹にかゆみどめを使ったら、もっとかぶれちゃったわ！

1

医薬品に共通する特性と基本的な知識

Q 添加物の中でアレルギーを起こすことが知られているのは、どんな成分？

A 黄色4号 (タートラジン)、カゼインなどです。

医薬品の添加物に対するアレルギーとしては、着色料である**タートラジン** (黄色4号)、牛乳由来のタンパク質が含まれる**カゼイン**やタンニン酸アルブミン、酸化防止作用のある**亜硫酸塩** (亜硫酸ナトリウム、ピロ硫酸カリウム) などが知られています。

Q 医薬品と医薬部外品では、ヒトへの影響力が大きいのはどちら？

A 医薬品は、医薬部外品よりも、ヒトへの影響力が大きくなります。

ヒトへの影響力が大きい順に、のむもの (内服) では、「医薬品>**医薬部外品**>食品」、塗ったり貼ったりするもの (外用) では、「医薬品>医薬部外品>化粧品」の順になります。

● 見た目が似ていても、区分がちがう栄養ドリンク

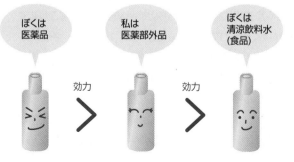

Q 生活習慣病について、「なるべく運動、なるべく食事」とは？

A 生活習慣病については、運動療法及び食事療法が基本となります。

生活習慣病 (糖尿病、脳卒中、心臓病、脂質異常症、高血圧、肥満) の治療は、医薬品だけに頼っていてはダメです。

生活習慣病では、なるべく運動、なるべく食事などの生活改善療法が基本です。

なぜ、医薬品と医薬部外品は、まぜこぜに陳列してはいけないのか？

 医薬品と医薬部外品では、ヒトに対する影響力がちがうからです。

薬局・薬店の店頭では、**医薬品**と**医薬部外品**を区別して陳列しないといけません。わかりやすい例として、栄養ドリンクの**ストッカー**（オープン式の冷蔵庫）を見てみてください。上の段から、値段の高い順に並んでいることが多いものです。さらによく見てみてください。一番上の棚から、医薬品、医薬部外品の順で並び、一番下の段には清涼飲料水（食品）が並べてあります。

● ストッカー（オープン式の冷蔵庫）

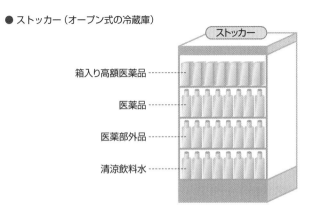

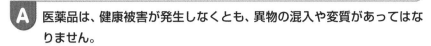 **医薬品は、有効成分がちゃんと入っていて、健康被害が発生しなければ問題ない？**

 医薬品は、健康被害が発生しなくとも、異物の混入や変質があってはなりません。

たとえば、医薬品にちがう成分やゴミが入っていたとして、「のんでも健康被害がなければ問題ない」というわけにはいきません。法では、健康被害の発生の可能性があるなしにかかわらず、異物等の混入や変質など**品質の劣化**があってはならないことを定めています。

まれに、医薬品の製造工場で、薬と関係ないものが混入してしまったり、真夏の高温で坐薬が溶けてしまったり、外用薬の液モレや成分が分離してしまったりということがあります。異物混入の場合は、メーカーによる**製品回収**などのお知らせが出ます。登録販売者は、そのような措置情報に注意し、該当ロットを販売しないように注意します。

● 異物混入や変質はダメ！

同じPTP*シートに
違う錠剤が入っていた

ゴミなどの
異物の混入

坐薬が溶けた

日本では許可されていない
添加物が使われていた

＊**PTP**　Press-through Package の略。プレススルー包装。指で押すとポンと出るパッケージのことで
携帯に便利な包装である

一般用医薬品（OTC薬）とは？

一般用医薬品は、薬機法において「医薬品のうち、その効能及び効果にお
いて人体に対する作用が著しくないものであって、薬剤師その他の医薬
関係者から提供された情報に基づく需要者の選択により使用されること
が目的とされているもの（要指導医薬品を除く。）」と定義されています。

　その役割としては、①軽度な疾病に伴う症状の改善、②生活習慣病等の疾病に伴う
症状発現の予防（科学的・合理的に効果が期待できるものに限る。）、③生活の質
（QOL）の改善・向上、④健康状態の自己検査、⑤健康の維持・増進、⑥その他保健衛
生の6つがあり、医療機関での治療を受けるほどではない体調不良や疾病の初期段階、
あるいは日常において、生活者が自らの疾病の診断、治療若しくは、予防又は生活の質
の改善・向上を図ることを目的としています。ひとことで言えば「セルフメディケー
ション」です。

医薬品はおもにどこで代謝されるのか？

医薬品はおもに肝臓で代謝されます。

　薬の**代謝**とは、肝臓においてのんだ薬とはちがう成分に変化させられることをいい
ます。肝臓には、薬を代謝するさまざまな酵素があります。ひとつの薬が、いくつもの
成分に変化させられることもあれば、のんだままの姿（**未変化体**）で尿の中に排出され
ることもあります。

　のんだ薬は、まずは肝臓を通ってから、血流に乗って全身をめぐります。その後、だ

んだんと代謝（変化したり、分解したりすること）され、**腎臓**を通って**尿**から排泄され
ます。つまり、肝臓や腎臓に病気があると、排出されるべき医薬品や老廃物などが体に
たまってしまうので、副作用や不快な症状が起きやすくなります。なお、医薬品は、**便**
や**汗**などからも排泄されます。

● 薬の代謝と排泄

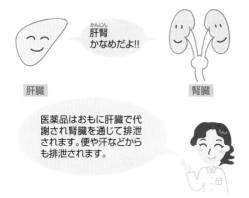

次の記述の（　　）内に入れるべき字句を答えよ。

＊実際の試験は、選択式である。

　酒類（アルコール）は主として（　a　）で代謝されるため、酒類（アル
コール）をよく摂取する者では、その代謝機能が（　b　）ことが多い。そ
の結果、（　a　）で代謝される医薬品は、十分な薬効が得られなくなるこ
とがある。
　また、（　c　）に薬効があるものの場合には、作用が強く出すぎること
がある。

A a＝肝臓、b＝高まっている、c＝代謝産物
　お酒を代謝する能力が高い人は、肝臓の代謝機能が高まっていることが
多いのです。

　酒類（アルコール）が強い人は、弱い人と比べて、ドンドン杯を重ねることができま
す。「うちは、お酒が強い家系だからね〜」などといいますね。「お酒の強さ」は、遺伝
的な要素が強いものです。また、よくお酒を飲む人では、**肝臓の代謝機能が高まってい
る**ことがあります。そのため、肝臓で代謝される医薬品では、十分な薬効が得られなく

なる場合があります。逆に、肝臓で代謝された後に薬効を発揮する医薬品では、作用が強く出すぎる場合があります。

● お酒をよくのむ人は、肝臓の代謝機能が高まっていることが多い

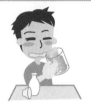

酒のみは、肝機能が高まっている

お酒と医薬品を一緒にのんではいけませんよ。

Q 代謝を受けた後に、薬効を発揮する医薬品とは？

A プロドラッグといいます。

　医薬品はのんだ後、そのままの形（未変化体）では薬効を発揮せず、代謝を受けてはじめて、薬効を発揮するものがあります。このようにのんだ時には効き目はなく、体内で効き目のある成分に変化する医薬品を「**プロドラッグ**」といいます。例えば、プロドラッグにはスイッチOTC薬として承認された**ロキソプロフェンナトリウム**（一般名）があります。**ロキソニンS**の製品名で有名なロキソプロフェンナトリウムは、体内で薬効をもたらす成分に変化するプロドラッグです。胃腸を通過するときはプロドラッグであるため、解熱鎮痛消炎薬の中では、比較的胃腸障害が少ないと言われています。

● プロドラッグ・ロキソプロフェン - 第一三共ヘルスケア

2010年に、ロキソニンのスイッチOTC薬が第1類医薬品として承認され、2011年1月に発売されました。

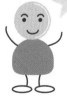

ロキソプロフェンナトリウムはプロドラッグだよ！

代謝を受けた後に、薬効が低下する医薬品とは?

A アンテドラッグといいます。

アンテドラッグは、体内に吸収されたあと、薬効が少なくなったり、低下してしまう医薬品です。OTC薬でおなじみのアンテドラッグには、**PVA**(プレドニゾロン吉草酸エステル酢酸エステル)があります。アンテドラッグであるPVAは、皮膚から体内に吸収されたあと、すみやかにプレドニゾロンへ変化します。

Q 一般用医薬品は、製造物責任法(PL法)の対象となるか?

A 一般用医薬品として販売される製品は、製造物責任法(PL法)の対象です。

PL法は、製造物の欠陥により、人の生命、身体、財産に係る被害が生じた場合における製造業者等の損害賠償の責任について定めており、販売した一般用医薬品に明らかな欠陥があった場合などは、PL法の対象となりえることも理解しておく必要があります。

Q 「薬ののみ合わせが悪い」とは、どういう意味?

A 2つ以上の薬をのむことによって起こる、好ましくない状態を指します。

医薬品には、さまざまな**のみ合わせ**があります。「のみ合わせによる好ましくない状態」を**相互作用**とよびます。医療用医薬品の添付文書には、具体的に相互作用を起こす成分名が記載されています。のみ合わせ(相互作用)には、薬の作用が強く出る組み合わせ(**増強**)や、逆に薬の作用が弱まってしまう組み合わせ(**減弱**)があります。

OTC薬ののみ合わせは、添付文書に、生活者にわかりやすいような表現で書かれています。「制酸薬といっしょにのんではいけません」「他の鼻炎薬とのまないでください」などと書かれています。

OTC薬は配合剤が多いため、とくに同じ種類の成分を重ねてのまないよう注意が必要です。たとえば、かぜ薬と睡眠改善薬、せき止めと乗り物酔い止めなど、一見まったくちがう薬効の薬でも、抗ヒスタミン成分などが重なってしまうことがあります。

1

医薬品に共通する特性と基本的な知識

Q 相互作用とは、どんなメカニズムで起こるのか？

 A 相互作用には、医薬品が吸収、代謝、分布または排泄される過程で起こるものと、医薬品が薬理作用をもたらす部位において起こるものとがあります。

　医薬品の**相互作用**には、医薬品が**吸収**、**代謝**、**分布**または**排泄**される過程で起こるものがあります。たとえば、一方の成分が肝臓で代謝を受けていると、もう一方の成分が代謝を受けられなくなり、単独で医薬品をのんだ場合に比べて、作用が強く出たり（増強）、逆に弱まったり（減弱）します。また、同じような薬効を持つ成分を同時にのむと、1たす1は2よりもさらに強い（相乗）効果が出たりします。その他、片方の成分が、もう一方の成分の排泄を妨げ、結果として血中濃度が高くなり副作用が出ることもあります。

　医薬品が薬理作用をもたらす部位において起こる相互作用とはなんでしょうか。例えば、抗ヒスタミン薬は、中枢神経を抑制し眠気をもたらしますが、精神安定剤などと一緒に服用すると眠気を増強するおそれがあります。

● 相互作用とは「薬ののみあわせ」

相互作用というのは、いわゆる「薬ののみあわせ」です。のみあわせによって、医薬品の作用が増強したり減弱したりするので注意が必要です。

 Q セルフメディケーションにおいて登録販売者に求められる役割とは？

 A セルフメディケーションへの積極的な貢献です。

　急速に少子高齢化が進む中、持続可能な医療制度の構築に向け、医療費の増加やその国民負担の増大を解決し、健康寿命を伸ばすことが日本の大きな課題です。セルフメディケーションの推進は、その課題を解決する重要な活動のひとつであり、地域住民の健康相談を受け、一般用医薬品の販売や必要な時は医療機関の受診を勧める業務は、その推進に欠かせません。

　セルフメディケーションを的確に推進するためにも、一般用医薬品の販売等を行う

登録販売者は、一般用医薬品等に関する正確で最新の知識を常に修得するよう心がけるとともに、薬剤師や医師、看護師など地域医療を支える医療スタッフあるいは行政などとも連携をとって、地域住民の健康維持・増進、生活の質（QOL）の改善・向上などに携わることが望まれます。

　少子高齢化の進む社会では、地域包括ケアシステムなどに代表されるように、自分、家族、近隣住民、専門家、行政など全ての人たちで協力して個々の住民の健康を維持・増進していくことが求められます。医薬品の販売等に従事する専門家はその中でも重要な情報提供者であり、薬物療法の指導者となることを常に意識して活動することが求められます。

Q　セルフメディケーション税制とは？

A　平成29年1月から導入されたセルフメディケーション税制は、適切な健康管理の下で医療用医薬品からの代替を進める観点から、条件を満たした場合にスイッチOTC医薬品の購入の対価について、一定の金額をその年分の総所得金額等から控除します。

　セルフメディケーション税制は、令和4年1月の見直しにより、スイッチOTC医薬品以外にも腰痛や肩こり、かぜやアレルギーの諸症状に対応する一般用医薬品が税制の対象となっています。

Q　「顆粒」と「末」では、どちらが小さい粒なのか？

A　顆粒より末のほうが、小さい粒です。

　散剤というのは、いわゆる粉薬のことです。散剤には、**顆粒**、**細粒**、**末**などがあります。末は、封を切ると薬の粉が舞い上がるような細かさです。たとえば、香りを大切にする胃腸薬や、溶けやすさを重視する咳止めなどに "末" があります。

　一方、顆粒や細粒とは、造粒してある散剤です。造粒とは、粉の粒をいくつかまとめて大きい粒にすることです。造粒することによって、むせにくくのみやすくなります。

● 顆粒・細粒とは

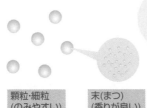

粉を数十粒あつめて
ギュッとくっつけたもの。
飛散しにくいので
むせにくくのみやすい
のよ。

顆粒・細粒
(のみやすい)

末(まつ)
(香りが良い)

Q トローチやチュアブル錠は、内服薬？ それとも外用薬？

A トローチが「外用薬」で、チュアブル錠が「内服薬」です。

トローチは口腔内の殺菌や消炎、つまり、口やのどの中に成分を塗りつけるための薬です。胃の中に飲み込んで、全身をめぐってから効かせることが目的ではないのです。そのため、トローチは**外用薬**に分類されます（中には、咳どめ用のトローチのように、内服の効果を期待したものもあります）。トローチには、殺菌成分、消炎成分、生薬や糖分などが配合されています。

一方、**チュアブル錠**は、水なしで噛み砕いて服用する剤形です。たとえば、通勤列車でお腹が下りそうになった時の下痢止めの薬、乗り物酔いの薬、お腹のガスをしずめる薬、胃酸の出過ぎを抑える薬、鼻炎用内服薬などがあります。チュアブル錠は「水がない！困った！」という時のように飲み物がない時でも、だ液だけで水なしですばやく噛んで服用できる薬です。ですから、チュアブル錠は**内服薬**です。

● トローチは外用薬！

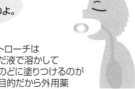

ちっ息しないよう
穴＊があいているのよ。

トローチは
だ液で溶かして
のどに塗りつけるのが
目的だから外用薬

＊トローチで直径1.5cmを超えるものは、穴が必要。1.5cmより小さいトローチは穴が不要。

市販のトローチの用法では、何才から服用できる？

 トローチは5才以上から使用できます。

　トローチは、舐（な）めながら溶かして、口の中やのどに効かせる外用薬です。間違えてのどにつまったときに窒息（ちっそく）しないように、ドーナツのような形をしています。しかし、幼児は、トローチを舐めながら走り回ると、気道に吸い込むことがあります。多くのトローチは窒息しないように穴があいているとはいえ、危険な事故です。

　OTC薬では、おとなしく舐めていることができる年齢として、5才からになっています。甘いトローチですが、有効成分が入っているため、際限（さいげん）なく何コも舐めていいものではありません。用法・用量を守ってください。また、トローチやのど飴を舐める時は、小児が走り回らないで静かに舐めるよう、保護者の監督が必要です。

● トローチは5才以上から

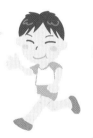

走り回りながら
なめちゃダメ!!

直径6mmをこえる
錠剤やカプセルは、
基本的に5才以上*なの。
でも子供は走りまわると
気道に吸いこむことが
あるので、何才でも
注意は必要よ。

*5才未満は、添付文書に
注意書きが必要

Q **なぜ、錠剤やカプセル剤は5才、または7才からの用法が多いのか？**

A 幼児（1才以上～7才未満）は、錠剤やカプセル剤をのむのがヘタだからです。

　OTC薬では、**直径6mmを超える錠剤やカプセル剤**などについては、誤飲（ごいん）など安全面の配慮（はいりょ）から、5才未満の用法が認められていません。また、錠剤やカプセル剤などで、5才未満の用量を設定した製品では、「のどにつかえないように」という注意を書かなければなりません。そのため、「5才から」の製品ばかりです。メーカーによっては、さらに安全を期して「7才から」とした製品もよくあります。

医薬品に共通する特性と基本的な知識

1

医薬品の添付文書において、新生児、乳児、幼児、小児という場合には、おおよその目安として、何才を指すのか？

A 「新生児」は生後4週未満、「乳児」は生後4週以上、1才未満、「幼児」は1才以上、7才未満、「小児」は7才以上、15才未満を指します。

ただし、一般的に15才未満を小児とすることもあり、具体的に指定する年齢が明らかな場合には、使用上の注意に「3才未満の小児」等と表現される場合があります。

● 新生児、乳児、幼児、小児のわかれ目は？

必ず覚えましょう！

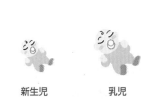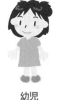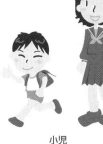

新生児	乳児	幼児	小児
（生後4週未満）	（1才未満）	（7才未満）	（15才未満）小中学生

 小学6年生で体重50〜70kgあれば、大人限定のかぜ薬を服用させても差し支えないか？

A 小学生は、体格が良くても、子供（小児）として扱います。

最近は、ランドセルをしょっていないと、大人と見まごうような体格の小学生がいます。しかし、いくら身体が大きくとも、薬を処理する能力は大人より低いのです。OTC薬の世界では、15才未満（14才以下）を**小児**として扱います。

● 小児の特徴

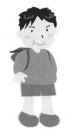

小児は大人に比べて、体の大きさに対して腸が長い

吸収されてから、医薬品の成分が脳に達しやすい

肝臓や腎臓の機能が、大人より未発達であるため代謝や排せつに時間がかかり、作用が強く出すぎたり、副作用がより強く出ることがある

小児は、腸が長い？ それとも短い？

 子供は、腸が長〜い！

　子供は、大人と比べて腸が長く、医薬品の吸収も良いです。また、子供は医薬品の代謝能力が未発達だったり、影響を受けやすかったりします。そのため、子供は、抗ヒスタミン薬の眠気や鎮静作用、カフェインの中枢興奮作用なども大人より強く出やすいのです。

● 子供は、腸が長〜い！

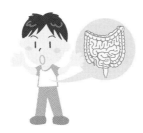

Q **高齢者は、医薬品の使用経験が豊富なため、副作用は起こりにくいのか？**

A 一般に高齢者は、副作用が起こりやすいものです。

　高齢者は、肝臓や腎臓の機能がおとろえてくるため、若い人と比べると副作用が起こるリスクが高まっています。

　医薬品において高齢者とは、65才以上を指します。しかし、65才以上の高齢者の体力や健康状態には、かなり個人差が大きいものです。元気で若々しい人もいれば、病気がちな人もいますから、ケース・バイ・ケースの対応が必要です。

　つまり、高齢者であっても基礎体力や生理機能の衰えの度合いは個人差が大きく、年齢のみから一概にどの程度リスクが増大しているかを判断することは難しいのです。一般用医薬品の販売等に際しては、実際にその医薬品を使用する高齢者の個々の状況に即して、適切に情報提供や相談対応がなされることが重要です。

● 高齢者の特徴

高齢者は
65才以上

生理機能のおとろえ
嚥下(えんげ)障害
誤嚥(ごえん)(食べ物等が誤って気管に入り込むこと)を誘発しやすくなる
持病(基礎疾患)を抱えていることが多い
細かい文字が見えづらい(添付文書が読めない)
場合によっては、同伴の家族や介護関係者にも医薬品の用法を理解してもらう必要あり

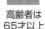

Q なぜ妊婦にOTC薬を販売するときには、注意が必要なのか?

A 妊婦が医薬品を服用すると、胎児に影響したり、流早産(りゅうそうざん)につながるおそれがあるからです。

　妊婦がOTC薬を求める際には、胎児に影響しないような配慮(はいりょ)が必要です。そもそもOTC薬を販売してよいのかどうかを含めて慎重に検討します。

　胎児は、誕生するまでの間は、母胎(ぼたい)との間に存在する胎盤(たいばん)を通じて栄養分を受け取っています。胎盤には、胎児の血液と母胎の血液とが混ざらないしくみ(**血液-胎盤関門**(たいばんかんもん))があります。だから、母子の血液型がちがうことが可能なのです。しかし、医薬品の中には、血液-胎盤関門を通過する成分があります。母体が医薬品を使用した場合に、血液-胎盤関門によって、どの程度医薬品の成分の胎児への移行が防げるのかは、未解明のことも多いです。

　さらに、**ビタミンA含有製剤**のように、妊娠前後に通常の用量を超えて摂取すると胎児に先天異常を起こす危険性が高まるものや、**便秘薬**のように、胎児の下痢や流早産を誘発(ゆうはつ)するおそれがあるものがあります。また、多くの医薬品で妊婦に対する安全性が確立されて(ハッキリして)いません。

「医薬品が母乳へ移行する」とは？

 医薬品の成分が、母乳の中に出てくることです。

「薬が母乳へ移行する」とは、のんだ薬の成分が、母乳に出てくることです。「**母乳へ移行**」という言い方は、基本的な医学用語なので知っておいたほうがよいでしょう。抗ヒスタミン薬、植物性の便秘薬、解熱鎮痛成分など、母乳へ移行する成分は数多くあります。

母乳に移行する成分が配合されているOTC薬には、「薬をのむ間は授乳しないこと」という**授乳婦**に対する注意が書かれています。医療機関では、医師が「別にこの薬なら、母乳を与えてもかまいませんよ」と判断することがありますが、OTC薬では、何よりも安全性を重視します。OTC薬では、**添付文書**の記載に従わなければなりません。

●「してはいけないこと」に授乳中の人が記載されている、おもなOTC薬成分

「してはいけないこと」に授乳中の記載がある場合は、「授乳中の人は本剤を服用しないか、本剤を服用する場合は授乳を避けること」です。

麻薬性鎮咳薬	コデインリン酸塩、ジヒドロコデインリン酸塩
抗ヒスタミン薬	ジフェンヒドラミン
気管支拡張薬	アミノフィリン、テオフィリン
鎮けい薬（胃腸のけいれんをしずめる）	ロートエキス
便秘薬	センナ、センノシド、ダイオウ、カサントラノール、ヒマシ油

＊その他、カフェインとして1回量が100mgをこえる製剤や催眠鎮静薬などに注意が必要

1-2 生活者に受診を奨めるタイミングや適切なアドバイス

　副作用が起きたときのアドバイスや、受診勧奨を行うタイミング、OTC薬で対応できる症状の範囲について理解しましょう。

 医療機関で治療を受けている人に関連する注意とは？

A 購入しようとしている一般用医薬品の使用によって問題が生じるかどうか検討し、必要に応じてお薬手帳を活用します。

　生活習慣病等の慢性疾患を持つ生活者がいます。慢性疾患の種類や程度によっては、一般用医薬品を使用することでその症状が悪化したり、治療が妨げられることもあります。一般用医薬品を購入しようとする人が医療機関で治療を受けている場合には、問題を生じるおそれがあれば使用を避けるよう情報提供がなされることが重要であり、必要に応じて**お薬手帳**を活用します。

　また、販売を行った場合には、医療機関で治療を受ける際には、使用している一般用医薬品の情報を医師や薬局の薬剤師等に伝えるよう購入者等に説明することも重要です。

 一般用医薬品で副作用が起きた可能性があるときは、どうすれば良いか？

A 直ちに一般用医薬品の使用を中止します。

　一般用医薬品で「副作用かな？」と思ったら、何よりもまず直ちに薬の使用を中止します。医療用医薬品の場合は、自己判断で薬の服用を中断するほうが体調不良のリスクが高まるおそれがあります。医療用医薬品の副作用について相談された場合には、処方医師又は薬を交付した薬剤師に相談していただきます。

顧客から「かぜ薬を服用後、熱っぽさと息苦しさが増した」と聞いたが、これはかぜのせいであるから服用を続けるようにアドバイスするべきか？

 直ちに薬を中止し、箱を持って受診するようにアドバイスします。

たとえば、「湿疹が出る」というのは、わかりやすい副作用です。しかし、かぜ薬をのんでいて「熱っぽくなる」「息が苦しくなる」「咳が出る」「動悸がする」といった症状も、副作用の場合があります。しかも「息が苦しい」というのは、重大な副作用の可能性があります。

OTC薬では、服用後に症状が治らなかったり、悪化したりした場合には、受診をすすめています。**スティーブンス・ジョンソン症候群**（皮膚粘膜眼症候群）のように、直ちに薬を中止しても症状が進んでしまう重症な薬疹があります。スティーブンス・ジョンソン症候群では、「初期症状がかぜの悪化と区別がつきにくい場合」があります。「かぜが悪化したかな？」とそのままのみ続けていたら、**重症化**してしまうおそれがあるのです。

副作用は早期発見、早期治療が大切です。OTC薬をのんで、症状が悪化したり、副作用が疑われるような場合には、ただちに薬を中断します。そして、のんだ薬の箱や添付文書を持って、受診するようにアドバイスします。

● 「副作用かも？」と思ったら

なんだか息苦しい
湿疹が出てきた。

まずは中止。それから
すぐに箱を持って受診
しましょう。

1

医薬品に共通する特性と基本的な知識

Q 「大量の薬をのんだとき」や「用法用量を超えて何度も服用したとき」に起こる不快な症状も、薬の副作用に含まれるのか？

A 用法用量を守らずに大量服用した場合は、薬の副作用とは考えません。

　一般に薬の**副作用**とは、「用法用量を守って正しく服用したにもかかわらず、起きてしまった不快な症状」を指します。ですから、たとえば「自殺目的で大量にのんだ」とか「早く治りたくて2倍のんだ」「咳が止まらないから、時間をあけずに何度ものみ続けた」といったような間違ったのみ方をした場合には、副作用には数えません。

　製薬メーカーや医療機関などは、正しく服用した場合の不快な症状を「副作用が疑われる症例」として集め、国の関連機関（**独立行政法人医薬品医療機器総合機構**）を通じて、厚生労働大臣に報告しています。

● 自殺目的やのみすぎは、副作用としてカウントされない

製薬メーカー

過量服用と誤用は情報として集めるが副作用としては扱わない。

製薬メーカーは、正しく服用して起こった不快な症状を副作用として集め、ときどき添付文書を改訂する。

Q スポーツ競技者については、どのような注意が必要か？

A スポーツ競技者については、医薬品使用においてドーピングに注意が必要です。

　一般用医薬品にも使用すればドーピングに該当する成分を含んだものがあるため、スポーツ競技者から相談があった場合は、専門知識を有する薬剤師などへの確認が必要になります。

副作用の定義　　　　　　　COLUMN

WHO（世界保健機関）では、医薬品の副作用とは、「疾病の予防、診断、治療のため、又は身体の機能を正常化するために、人に通常用いられる量で発現する医薬品の有害かつ意図しない反応」とされています。

日本では、「許可医薬品が適正な使用目的に従い適正に使用された場合においてもその許可医薬品により人に発現する有害な反応」（独立行政法人医薬品医療機器総合機構法第4条第6項）を、医薬品の副作用と定義しています。

独立行政法人医薬品医療機器総合機構とは、国の関連機関です。平成16年4月に設立され、「健康被害救済」「審査」「安全対策」の3つの（旧厚生省が行っていた）業務を行います。たとえば、医薬品や医療機器などの製造承認や、安全性情報の伝達、重大な副作用の被害救済などを行います。

＊（独）医薬品医療機器総合機構の略称は、総合機構またはPMDA。

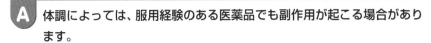

体調によっては、服用経験のある医薬品でも副作用が起こる場合があります。

　医薬品の**副作用**は、眠気や便秘など「成分そのものの薬理作用」が原因で起こる場合と、「成分に対するアレルギー反応」が原因である場合の2つに大別されます。成分に対するアレルギーは、「遺伝的な要因」や「体質的な要因」があります。そのほか、病気で体力が低下している時や、疲労がたまっている時などには、今までのんだことがあり、今まではまったく問題がなかった成分に対して、思わぬアレルギーを生じることがあります。

● 医薬品の副作用の要因

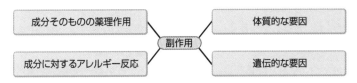

病気や疲労で体力が低下していると、思わぬ副作用が出ることも

Q 副作用は、医薬品の使用後に直ちに起こる明確な自覚症状ばかりなのか？

A 副作用には、血液や内臓機能への影響のように、直_{ただ}ちに明確な自覚症状として現れないものもあります。

医薬品の**副作用**には、医薬品の使用後直_{ただ}ちに起こる湿疹や息苦しさ、血圧低下など明確な自覚症状のあるものばかりではありません。服用後、数日から数週間などかなりの時間がたってから発現_{はつげん}したことが判明する副作用もあります。例えば、だるさが続くので血液検査をしてもらったら、肝機能が悪化していたり、咳が長引くと思っていたら間質性肺炎だったというように、わかりにくい副作用もあります。

ここが出る！

　OTC薬を継続して使用する場合には、**特段の異常が感じられなくても、定期的に医療機関を受診する**よう、医薬品の販売等に従事する専門家から促していくことも重要です。

● 血液や内臓機能への影響のような副作用はわかりにくい

副作用には、肝機能の悪化のように、自覚症状がわかりにくいものもあるわ。

 Q 小児用のシロップ剤で乳幼児の用量が設定されていれば、安心してOTC薬をすすめるべきか？

A 乳幼児は、容態_{ようだい}が急変しやすいので受診を優先します。

　１才未満から２才未満くらいまでの**乳幼児**は、軽いかぜだと思っていても、急に熱が上がったり、ぐったりしたりすることがあります。小児のかぜでは、急性中耳炎を併発しやすく、また、症状が長引く場合には受診する必要があります。

　2008年７月、厚生労働省から、２才未満の用法を有する一般用かぜ薬（内服）、鎮_{ちん}咳去痰薬_{がいきょたんやく}（内服）、鼻炎用内服薬について、「用法及び用量に関連する注意」の項に、「２歳未満_{みまん}の乳幼児には、医師の診療を受けさせることを優先_{ゆうせん}し、止むを得_やない場合にのみ

服用させること」を記載するよう指示が出されました。各製薬メーカーはこの指示に基づき、改訂作業を行いました。

　これは、2007年10月、アメリカの医薬品メーカー数社が、2才未満の乳幼児向けOTC薬（かぜ薬、咳止め薬、および鼻炎用内服薬のうち、スポイトで計るタイプのものなど）を発売中止にし、自主回収を行うと発表したのがきっかけです。

● 2才未満の乳幼児には受診を優先

日本では、2才未満の用法を
有するOTC薬について
「2才未満の乳幼児には医師
の診療を受けさせることを
優先し、止むを得ない場合に
のみ服用させてください」
と記載することになりました。

2008年、アメリカ、ニュージーランド、イギリスなどで2才未満に対するOTCかぜ薬の使用禁止が勧告され、カナダでは、6才未満の使用禁止が勧告された。

Q **イチゴ味のついたせき止めシロップは、固く栓をしめていれば子供の手が届く場所においてもよいのか？**

A シロップ剤はもちろん、すべての薬は子供の手が届かない所に保管しなければなりません。

シロップ剤は味が良いので、子供が飲み干してしまう危険性があります。

● 小児への注意

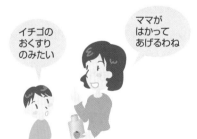

イチゴの
おくすり
のみたい

ママが
はかって
あげるわね

(小児への注意)

❶ 小児の手のとどかない所に
　保管してください。

❷ 小児に服用させる場合には、
　保護者の指導監督のもとに
　服用させてください。

❸ 2才未満の乳児には、医師の
　診療を受けさせることを優先
　し、止むを得ない場合にのみ
　服用させてください。

なぜ、乳幼児用に熱さましシートを売るときには、注意が必要なのか？

A 熱さましシートが、鼻や口をふさいだ窒息事故が報告されているからです。

　赤ちゃんは、**熱さましシート**がずれて鼻や口をふさいでも、自分の手で外すことができません。不幸な事故を起こした母親は、それまで育児経験豊富で上の子にも熱さましシートを使ってきました。事故はたまたま起きなかったのです。また、自分で外せる年齢の子供でも、安心はできません。登録販売者として、熱さましシートを販売する際には注意をうながしましょう。

● 熱さましシートの事故を防ごう

○○ドラッグ

もしもお子さんが寝てしまったら、熱さましシートを外してあげてくださいね。
鼻や口をふさいでしまう事故が報告されています。

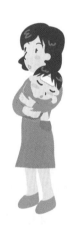

 医薬品の外箱等に表示されている「使用期限」は、開封した状態で保管された場合に記載されている期日まで品質が必ず保証される期間なのか？

A 使用期限は、未開封の場合の品質保証期限です。

　医薬品の**使用期限**は、およそ3年を目安に作られています。使用期限が3年に満たないものは、使用期限を表示しなければなりません。

　逆に、**使用期限が3年以上のものは法的な表示義務はありません**。使用期限が表示されていない医薬品は、「使用期限が長いんだな、5年くらいオッケーかしら」と思ってください。近年では、製薬メーカーが自主的に使用期限を表示している製品も多くみられます。

Q　プラセボ効果とは？

A　プラセボ効果とは、「信じる者は、救われる」偽薬効果のことです。

　プラセボ（プラシーボ）効果とは、薬ではないニセグスリ（**偽薬**）を飲んでも、さまざまな症状が良くなる効果のことです。「これは薬なのだ！」と信じてのむことで、実際に症状が消えるのです。

　プラセボは、薬の臨床試験で使われます。たとえば、新しい頭痛薬が本当に効くのかどうかを臨床試験で確かめるとします。まずは、頭痛持ちの男性を200人集めてAとBの二つのグループに分けます。そして、Aグループには新しい有効成分が入った錠剤を、Bグループには有効成分が何も入っていないニセグスリ（プラセボ）をのませます。すると、なぜかプラセボをのんだグループの中にも必ず「頭痛が良くなった！」という人が何人かいるのです。

　有効成分をのませたグループが、明らかにプラセボグループよりよい成績を収めなければ、新薬としては認められません。

● 信じる者にはプラセボ効果

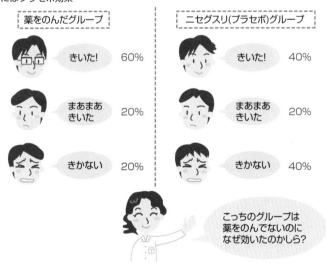

1

医薬品に共通する特性と基本的な知識

Q **「コンプライアンス良好」とは、どんな意味？**

A 「薬を指示通り、きちんと飲んでいること」を指します。

　コンプライアンスとは、もともとは規則を守ること（**法令順守**）を指す言葉です。薬の世界では、「コンプライアンス良好」とは、「薬をきちんとのんでいる」ことを意味します。つまり、用量だけでなく用法も含め、正しく薬をのむことです。一方、「コンプライアンス不足」「コンプライアンス低下」とは、薬ののみ忘れが多かったり、のみ方が間違っていたりすることを指します。近年、患者が服薬意義を十分に理解した上で積極的、自発的に治療に参加する「患者主体の服薬管理」を**アドヒアランス**と呼ぶようになりました。

鼻炎用内服薬に配合されなくなったPPAとは？　COLUMN

　PPAとは、かつて日本の鼻炎用内服薬によく配合されていた塩酸フェニルプロパノールアミンのことです。塩酸フェニルプロパノールアミンは、鼻粘膜の血管をひきしめ（鼻充血を除去し）、鼻づまりを緩和する成分として配合されていました。現在は、塩酸フェニルプロパノールアミンの代わりにプソイドエフェドリン塩酸塩が配合されています。なぜ塩酸フェニルプロパノールアミンは配合されなくなったのでしょうか。

　塩酸フェニルプロパノールアミン配合医薬品については、2000年5月アメリカにおいて、食欲抑制剤として使用した場合に、出血性脳卒中の発生リスクとの関連性が高くなると報告されました。なんとアメリカでは、ダイエット用の食欲抑制剤として使われていたのです。日本においては、塩酸フェニルプロパノールアミン配合の食欲抑制剤は、承認されていませんでした。しかし、日本においても、塩酸フェニルプロパノールアミン配合の鼻炎用内服薬による脳出血等の副作用症例が複数報告されました。それらの多くが用法・用量の範囲を超えた使用、または「してはいけないこと（禁忌）」とされている高血圧症患者への使用によるものでした。

　そのため厚生労働省は、製薬メーカーに対して、使用上の注意の改訂指示を行うとともに、配合成分をプソイドエフェドリン塩酸塩に変えさせたのです。しかし、プソイドエフェドリン塩酸塩も、塩酸フェニルプロパノールアミンと同じ仲間の成分のため、やはり高血圧症や心臓病、甲状腺機能障害、糖尿病、前立腺肥大による排尿困難などには「してはいけないこと（禁忌）」になっています。プソイドエフェドリン塩酸塩は、おもに鼻炎用内服薬に配合されていることが多く、販売の際に注意が必要な成分です。

1-3
薬害の歴史について

副作用被害救済制度発足のきっかけになった薬害や訴訟の背景（サリドマイド、スモン、クロイツフェルト・ヤコブ病など）について理解しましょう。

 Q 医薬品副作用被害救済制度ができたのはいつか？

A 1979年に創設されました。

医薬品副作用被害救済制度は、サリドマイドやスモンの薬害を契機に、1979年に創設されました。この制度は、医薬品の使用上の注意をきちんと守って使用したにも関わらず副作用が発生した場合に、給付金を支給するものです。給付は、重篤な副作用が対象になります。たとえば、「入院を必要とする」「死亡した」「後に残る重大な障害が残った」などの副作用です。

● サリドマイドやスモンの薬害を契機に

「さ（サリドマイド）す（スモン）がに助ける、副作用被害救済」と覚えましょう。

サリドマイドの光学異性体のうち、S体が血管新生を妨げる作用をもち、副作用の原因となった

 Q 催眠鎮静成分として承認されたサリドマイドは、胎児にどんな先天異常を発生させたのか？

A サリドマイドは、四肢欠損、聴覚異常などの先天異常を引き起こしました。

サリドマイドは、手や足がきちんと作られず、短くなってしまうという四肢欠損を引き起こした薬です。また、あまり知られていませんが、耳が聞こえにくい、あるいはまったく聞こえないという聴覚障害や、顔面神経がマヒして表情を作れない、うまくしゃべれないといった障害も報告されています。

サリドマイドは「妊婦のつわり止めにも使われた催眠鎮静薬（商品名『イソミン』）」として販売されていました。さらに、ふつうの胃腸薬（商品名『プロバンM』）として、「ストレス時代の新しい胃の薬」という触れ込みで広く市販されていました。こういったことが、被害を大きくした一因といわれています。

　サリドマイドは、1957年に西ドイツ（当時）で販売が開始され、日本では1958年から販売されました。しかし、1961年の11月に、西ドイツのレンツ博士がサリドマイドの危険性について警告を発し、1ヶ月後にヨーロッパでは販売中止となりました。しかし日本では、その後9ヶ月間、販売が続けられ、被害が大きくなりました。

● 現在、OTC薬にサリドマイドはないけれど……

現在、サリドマイドは、がん、糖尿病性網膜症などの治療にも使われています。
患者の家族、たとえば妊婦や子供がまちがってのまないよう、厳重な管理が必要です。

※2008年、サリドマイドは、「再発または難治性の多発性骨髄腫」の医療用医薬品として承認された。

Q スモン訴訟の「スモン」の意味とは？

A スモンとは、「亜急性脊髄視神経症」の英語の頭文字からとった略称です。

　スモンとは、英名である Subacute Myelo-Optico-Neuropathy の頭文字からとった略称で、日本語では亜急性脊髄視神経症といいます。キノホルムは、下痢や腹痛

● 整腸薬キノホルムで起こったスモン

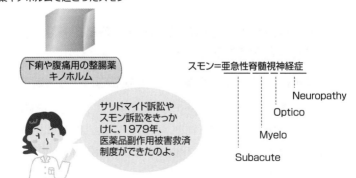

下痢や腹痛用の整腸薬
キノホルム

サリドマイド訴訟やスモン訴訟をきっかけに、1979年、医薬品副作用被害救済制度ができたのよ。

スモン＝亜急性脊髄視神経症

Neuropathy

Optico

Myelo

Subacute

に使う整腸剤として販売されていました。キノホルムをのんだ人に起こった副作用の略称が「スモン」なのです。

　キノホルムの副作用は、初期にはお腹の膨満感（ぼうまんかん）から、激しい腹痛をともなう下痢へと進行し、下半身のしびれや脱力、歩けないなどの症状が起きます。ときに、視覚障害から、失明することもあります。スモンとは文字通り、脊髄（せきずい）や視神経（ししんけい）をおかす副作用なのです。ひどくなると、精神障害や脳症状をともなうこともあります。

 Q 輸血やワクチンなどによる重大な健康被害も、医薬品副作用被害救済制度の対象になるのか？

 A 対象とならないが、生物由来製品感染等被害救済制度の対象となります。

　生物由来製品感染等被害救済制度は、2004年に創設されました。この制度の対象となる「生物由来製品」とは、人その他の生物（植物を除く。）に由来するものを原料または材料として製造される医薬品、医薬部外品、化粧品又は医療機器のうち、保健衛生上特別な注意を要するものとして、厚生労働大臣が薬事・食品衛生審議会の意見を聴いて指定するものとされています。クロイツフェルト・ヤコブ病や、HIV感染を契機（けいき）に創設されました。

● クロイツフェルト・ヤコブ病やHIVを契機に

考えてみれば、生物由来製品による重大な健康被害も救済されないといけないわよね。創設時に拠出金を出したメーカーは、113社だったそうよ。

Q エイズとHIV感染は、同じ意味か？

A エイズとHIV感染は同じ意味ではありません。

　エイズは正式には後天性免疫不全症候群（こうてんせいめんえきふぜんしょうこうぐん）（**AIDS**：Acquired Immune Deficiency Syndrome）といい、ヒト免疫不全ウイルス（**HIV**：Human Immunodeficiency Virus）（通称「エイズウイルス」）の感染によって引き起こされる病気です。

　HIVに感染した人は、まだ発症していないため「エイズになった」とはいいません。

しかし、HIVは治療をしなければ、免疫機能の大切な役割を担っているリンパ球を破壊し、いつかは免疫不全状態を引き起こします。免疫不全状態によって、感染しやすくなったり悪性腫瘍になったりと、さまざまな症状があらわれます。そして、ある時点から「エイズ」とよばれます。

HIV訴訟とは、HIVが混入したクスリを服用させられたことで、HIVに感染した血友病患者が、国や製薬メーカーに対して起こした訴訟のことです。血友病は、血液が固まりにくい病気です。その治療のために、血液凝固因子製剤をのまなければならない人たちが、HIVに感染させられた悲惨な事件です。

HIV訴訟は、血友病患者らが、国及び製薬企業を被告として、1989年5月に大阪地裁、同年10月に東京地裁で提訴しました。大阪地裁、東京地裁は、1995年10月、1996年3月にそれぞれ和解勧告を行い、1996年3月に両地裁で和解が成立しました。

 Q クロイツフェルト・ヤコブ病訴訟（CJD訴訟）の原因とは？

A プリオンという細菌でもウイルスでもないタンパク質の一種です。

クロイツフェルト・ヤコブ病（Creutzfeldt-Jakob disease）とは、100万人に1人の確率で自然発生する難病です。しかし、この病が有名になったのは、おもに脳外科手術などに用いられている**ヒト乾燥硬膜**を移植されたことによって起きた、健康被害事件がきっかけでした。

硬膜は、脳みそをおおっている膜です。人間は、病気や事故などで脳の手術を受けた後、切った硬膜を縫い合わせる必要があります。皮膚のように縫い合わせるのではなく、ばんそうこうを貼り合わせるように、ヒト硬膜を用いて貼り合わせていました。

ヒト乾燥硬膜は薄いシートのようなもので、他人の死体から取ったものです。これを製造販売していたドイツのメーカーは、「ちゃんと滅菌せず」「過去にどんな病気をした人なのかを確認せず」「データも管理せず」取り扱っていました。つまり、ヒトの脳に直接使う医療用の製品としては、あまりにお粗末な管理体制で流通させていたのです。

クロイツフェルト・ヤコブ病（CJD）の症状は、認知症に似た症状から始まり、次第に歩行困難になり、死にいたる難病です。これも、何の罪もない、脳の病気やケガを治したかっただけの患者を、死にいたる難病にいたらしめた健康被害事件です。現在は、感染の危険を避けるため、脳や消化器、歯科などの手術には、人工材料が使われるようになりました。まだ、CJDの治療方法は確立していません。

CJD訴訟は、国、輸入販売業者及び製造業者を被告として、1996年11月に大津地

裁、1997年9月に東京地裁で提訴されました。大津地裁、東京地裁は2001年11月に和解勧告を行い、2002年3月に両地裁で和解が成立しました。

 C型肝炎訴訟とは？

 出産や手術での大量出血などの際に特定のフィブリノゲン製剤や血液凝固第IX因子製剤の投与を受けたことにより、C型肝炎ウイルスに感染したことに対する損害賠償訴訟です。

　C型肝炎訴訟は、国及び製薬企業を被告として、2002年から2007年にかけて、5つの地裁で提訴されました。しかし、2006年から2007年にかけて言い渡された5つの判決は、国及び製薬企業が責任を負うべき期間等について判断が分かれていました。このような中、C型肝炎ウイルス感染者の早期・一律救済の要請にこたえるべく、議員立法によってその解決を図るため、2008年1月に特定フィブリノゲン製剤及び特定血液凝固第IX因子製剤によるC型肝炎感染被害者を救済するための給付金の支給に関する特別措置法が制定、施行されました。国では、この法律に基づく給付金の支給の仕組みに沿って、現在、和解を進めています。

　また、「薬害再発防止のための医薬品行政等の見直しについて（最終提言）」（平成22年4月28日薬害肝炎事件の検証及び再発防止のための医薬品行政のあり方検討委員会）を受け、医師、薬剤師、法律家、薬害被害者などの委員により構成される医薬品等行政評価・監視委員会が設置されました。

①医薬品に共通する特性と基本的な知識
過去問にチャレンジ

*初めは、すぐに答えを見てしまってかまいません。ここの解説を読んで、「よくわからない、くわしく知りたい」と感じたら、厚労省ホームページの「試験問題作成に関する手引き」を確認してください。まずは3回、くり返し解いてみましょう。

問1 健康食品に関する次の記述の正誤について、正しい組み合わせはどれか。
a 「特定保健用食品」は、個別に（一部は規格基準に従って）特定の保健機能を示す有効性や安全性などに関する国の審査を受け、許可されたものである。
b 「機能性表示食品」は、疾病に罹患している者の身体構造や機能に影響する効果を表示するものである。
c 健康補助食品（いわゆるサプリメント）にはカプセル、錠剤等の医薬品と類似した形状で発売されているものも多く、誤った使用法により健康被害を生じた例も報告されている。

	a	b	c
1	正	正	正
2	正	誤	正
3	正	誤	誤
4	誤	誤	正
5	誤	正	誤

問1 …………答え（2）
　a、cは正しい。bは誤りです。機能性表示食品は、「疾病に罹患していない者」の健康維持に使うというところがポイントです。野菜や果物そのもの、生鮮食品でもオッケーなのです。私が最近口にした機能性表示食品は、「大人のカロリミットはとむぎブレンド茶（食事の糖や脂肪の吸収を抑えます）」と、「ナチュラルケア〈ヒハツ〉（血圧が高めの方の血圧を改善し正常な血圧を維持）」です。機能性表示食品は、病気の人の治療薬ではなく、まだ病気になってない人の健康食品という位置づけなのです。

問2 医薬品の不適正な使用と副作用に関する次の記述の正誤について、正しい組み合わせはどれか。
a 小児に用いる場合、成人用の医薬品を半分にして飲ませれば、副作用につながる危険性はない。
b 医薬品の販売等に従事する専門家は、必要以上の大量購入や頻回購入を試みる不審な購入者等には、慎重に対処する必要があり、積極的に事情を尋ねたり、状況によっては販売を差し控えるなどの対応を図ることが望ましい。
c 青少年は、薬物乱用の危険性に関する認識や理解が必ずしも十分でなく、好奇心から身近に入手できる薬物を興味本位で乱用することがあるので、注意が必要である。

	a	b	c
1	正	正	正
2	正	誤	正
3	正	誤	誤
4	誤	正	正
5	誤	正	誤

1
医薬品に共通する特性と基本的な知識

問2 …………答え（4）

aは誤りです。例えば、インフルエンザや水痘のおそれがある15才未満の小児に、アスピリンをのませてはいけません。大人用（15歳以上用など）の薬を半分にして小児にのませてはいけません。

bは正しい。咳止め液をくり返し買いに来るお客様には、ごくたまに遭遇します。薬物乱用のおそれがある「不審な購入者等には、慎重に対処する必要があり、積極的に事情を尋ねたり、状況によっては販売を差し控えるなどの対応を図ること」が適切です。

cは正しい。

問3 医薬品と他の医薬品や食品との相互作用に関する次の記述の正誤について、正しい組み合わせはどれか。

a 外用薬と食品とは体内に吸収される経路が異なるので、食品の摂取によって外用薬の作用や代謝が影響を受けることはない。

b コーヒーとカフェインを含む医薬品とを一緒に服用すると、カフェインの過剰摂取となることがある。

c 相互作用は、医薬品が吸収、分布、代謝又は排泄される過程においてのみ起こる。

	a	b	c
1	正	正	正
2	正	誤	誤
3	誤	正	正
4	誤	誤	正
5	誤	正	誤

問3 …………答え（5）

aは誤りです。外用薬や注射薬であっても、食品によって医薬品の作用や代謝に影響を受ける可能性があります。

bは正しい。

cは誤りです。相互作用には、医薬品が吸収、代謝（体内で化学的に変化すること）、分布又は排泄される過程で起こるものと、医薬品が薬理作用をもたらす部位において起こるものがあります。

問 4 妊婦又は妊娠していると思われる女性及び母乳を与える女性（授乳婦）への医薬品の使用に関する次の記述の正誤について、正しい組み合わせはどれか。

a ビタミンA含有製剤は、妊娠前後の一定期間に通常の用量を超えて摂取すると胎児に先天異常を起こす危険性が高まるとされている。

b 医薬品の種類によっては、授乳婦が使用した医薬品の成分の一部が乳汁中に移行することが知られている。

c 便秘薬は、配合成分やその用量によっては、流産や早産を誘発するおそれがあるため、妊婦又は妊娠していると思われる女性は、十分注意して適正に使用するか、又は使用そのものを避ける必要がある。

	a	b	c
1	正	正	正
2	正	正	誤
3	誤	正	正
4	誤	誤	正
5	誤	誤	誤

問 4 …………答え（1）
全部正しい。

問 5 プラセボ効果に関する次の記述の正誤について、正しい組み合わせはどれか。

a 医薬品を使用したとき、結果的又は偶発的に薬理作用を生じることをプラセボ効果という。

b プラセボ効果は、主観的な変化だけでなく、客観的に測定可能な変化として現れることもあるが、不確実であり、それを目的として一般用医薬品が使用されるべきではない。

c プラセボ効果によってもたらされる反応や変化には、望ましいもの（効果）と不都合なもの（副作用）とがある。

	a	b	c
1	正	正	正
2	正	正	誤
3	誤	誤	正
4	誤	正	正
5	誤	誤	誤

問 5 …………答え（4）
　aは誤りです。医薬品を使用したとき、結果的又は偶発的に薬理作用によらない作用を生じることをプラセボ効果（偽薬効果）といいます。プラセボ効果は、医薬品を使用したこと自体による楽観的な結果への期待（暗示効果）や、条件付けによる生体反応、時間経過による自然発生的な変化（自然緩解など）等が関与して生じると考えられています。

問6 サリドマイド及びサリドマイド訴訟に関する次の記述について、（ ）の中に入れるべき字句の正しい組合わせはどれか。

サリドマイド訴訟は、（ a ）として販売されたサリドマイド製剤を妊娠している女性が使用したことにより出生児に四肢欠損、耳の障害等の先天異常（サリドマイド胎芽症）が発生したことに対する損害賠償訴訟である。

サリドマイドは、妊娠している女性が摂取した場合、（ b ）を通過して胎児に移行する。サリドマイドによる副作用の原因である血管新生を妨げる作用は、サリドマイドの光学異性体のうち、一方の異性体（ c ）のみが有する作用である。

	a	b	c
1	解熱鎮痛剤	血液－胎盤関門	S体
2	解熱鎮痛剤	血液－脳関門	R体
3	催眠鎮静剤	血液－胎盤関門	R体
4	催眠鎮静剤	血液－脳関門	R体
5	催眠鎮静剤	血液－胎盤関門	S体

問6 …………答え（5）

サリドマイド訴訟は、「催眠鎮静剤等」として販売されたサリドマイド製剤を妊娠している女性が使用したことにより出生児に四肢欠損、耳の障害等の先天異常（サリドマイド胎芽症）が発生したことに対する損害賠償訴訟です。

サリドマイドは、妊娠している女性が摂取した場合、「血液-胎盤関門」を通過して胎児に移行します。サリドマイドによる副作用の原因である血管新生を妨げる作用は、サリドマイドの光学異性体のうち、一方の異性体「S体」のみが有する作用であり、もう一方の異性体「R体」にはなく、また、鎮静作用は「R体」のみが有するとされています。これは、暗記するしかありません。

問7 CJD（クロイツフェルト・ヤコブ病）及びCJD訴訟に関する次の記述の正誤について、正しい組み合わせはどれか。

a CJD訴訟は、脳外科手術等に用いられていたヒト乾燥硬膜を介してCJDに罹患したことに対する損害賠償訴訟である。

b CJDは、細菌でもウイルスでもないタンパク質の一種であるプリオンが原因とされ、プリオンが脳の組織に感染し、次第に認知症に類似した症状が現れ、死に至る重篤な神経難病である。

c CJD（クロイツフェルト・ヤコブ病）を契機に、国は医薬品副作用被害救済制度を創設した。

	a	b	c
1	正	正	誤
2	正	誤	正
3	正	誤	誤
4	誤	正	正
5	誤	誤	誤

1

医薬品に共通する特性と基本的な知識

…………答え（１）
　cは誤りです。CJD（クロイツフェルト・ヤコブ病）を契機に創設されたのは、「生物由来製品による感染等被害救済制度」です。

問8　医薬品の本質に関する次の記述の正誤について、正しい組合せはどれか。
- **a** 医薬品は、人の疾病の診断、治療若しくは予防に使用されること、又は人の身体の構造や機能に影響を及ぼすことを目的とする生命関連製品である。
- **b** 医薬品が人体に及ぼす作用は、複雑、かつ、多岐に渡っているが、そのすべてが解明されている。
- **c** 医薬品は、製造販売業者による製品回収等の措置がなされることがあるので、医薬品の販売等を行う者は、製造販売業者からの情報に日頃から留意しておくことが重要である。
- **d** 人体に対して使用されない医薬品の殺虫剤であれば、誤って人体がそれに曝されても、健康を害することはない。

	a	b	c	d
1	正	正	正	誤
2	誤	誤	正	正
3	正	正	誤	正
4	正	誤	正	誤
5	誤	誤	誤	正

問8 …………答え（４）
感覚的に解ける問題だと思います。

問9　医薬品のリスク評価に関する次の記述の正誤について、正しい組み合わせはどれか。
- **a** LD_{50}とは動物実験における最小致死量のことであり、薬物の毒性の指標として用いられる。
- **b** ヒトを対象とした臨床試験における効果と安全性の評価基準として、国際的にGood Laboratory Practice（GLP）が制定されている。
- **c** 新規に開発される医薬品のリスク評価は、薬効-薬理試験や一般薬理作用試験の他に、医薬品毒性試験法ガイドラインに沿って、単回投与毒性試験などの毒性試験が厳格に実施される。
- **d** 医薬品に対しては、製造販売後の調査及び試験の実施基準として、Good Vigilance Practice（GVP）が制定されている。

	a	b	c	d
1	正	誤	誤	正
2	正	正	正	誤
3	誤	誤	正	誤
4	誤	正	誤	正
5	誤	誤	正	正

問9 …………答え（3）

aは誤りです。LD$_{50}$とは、実験動物の50％を死亡させると予想される濃度のことです。50％の実験動物が死ぬ濃度なので、最小致死量ではありません。

bは誤りです。英語のLaboratoryとは、「実験室」という意味です。GLPとは、ヒトに投与する前に、動物実験などで安全性をさまざまな方法で調べる「非臨床試験」の基準です。

cは正しい。

dは誤りです。Good Vigilance Practice（GVP）は、製造販売後安全管理基準のことです。

問10 医薬品のリスク評価に関する次の記述の正誤について、正しい組合せはどれか。

a 医薬品に対しては、製造販売後の調査及び試験の実施基準としてGood Post-marketing Study Practice（GPSP）と製造販売後安全管理基準としてGood Vigilance Practice（GVP）が制定されている。

b 新規に開発される医薬品のリスク評価は、薬効 - 薬理試験や一般薬理作用試験の他に、医薬品毒性試験法ガイドラインに沿って、単回投与毒性試験などの毒性試験が厳格に実施される。

c 医薬品については、食品と同一の安全性基準が要求されている。

d ヒトを対象とした臨床試験における効果と安全性の評価基準には、国際的にGood Laboratory Practice（GLP）が制定されている。

	a	b	c	d
1	正	正	誤	正
2	正	誤	正	正
3	誤	正	正	正
4	正	正	誤	誤
5	誤	誤	誤	誤

医薬品に共通する特性と基本的な知識

1

問10 ……… 答え（4）

 a、bは正しい。

 cは誤りです。医薬品については、食品などよりもはるかに厳しい安全性基準が要求されています。

 dは誤りです。英語のLaboratoryとは、「実験室」という意味です。GLPとは、ヒトに投与する前に、動物実験などで安全性をさまざまな方法で調べる「非臨床試験」の基準です。

380ページ
「医薬品のリスク評価」を
今すぐお読み下さい。

第 **2** 章

人体のはたらきと医薬品

人体の各臓器の構造とはたらき、薬のはたらく
仕組みとの関係を理解し、生活者への情報提供
や相談対応に活用できるようになりましょう。

2-1
人体の構造とはたらき

　消化器系、呼吸器系、循環器系、泌尿器系、目・鼻・耳などの感覚器官、皮膚・骨・関節、筋肉などの運動器官、脳や神経系のはたらきについて理解しましょう。中でも重要なのは、自律神経系（交感神経および副交感神経）のはたらきです。

Q　どこまでが小腸で、どこまでが大腸なの？

A　「十二指腸→空腸→回腸」までが小腸で、「盲腸→結腸→直腸」が大腸です。

　「じゅうにくうかい・もうけっちょく」と覚えましょう。小腸には、腸の内部に**絨毛**という柔らかい突起がびっしりと生えています。この絨毛から、栄養分が吸収されます。一方、大腸には、絨毛は生えていません。大腸は、おもに水分を吸収して便を形成するはたらきがあります。

●「じゅうにくうかい・もうけっちょく」

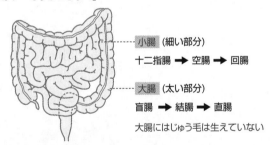

小腸 (細い部分)

十二指腸 ➡ 空腸 ➡ 回腸

大腸 (太い部分)

盲腸 ➡ 結腸 ➡ 直腸

大腸にはじゅう毛は生えていない

Q　歯冠とは、歯のどの部分をさすのか？

A　歯肉から上の部分を歯冠といいます。

　「あーん」と口を開けると歯が並んでいます。見えている歯の部分を歯冠といい、歯冠の表面は、硬い**エナメル質**でおおわれています。エナメル質は、ヒトの体の中でもっとも硬い部分です。エナメル質の下には、**象牙質**があり、むし歯（う蝕）が象牙質に達

するとしみるようになります。

● 歯冠はどの部分？

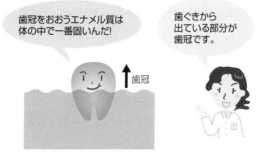

エナメル質は体の中で一番固いんだ！（吹き出し）歯冠をおおうエナメル質は体の中で一番固いんだ！

歯ぐきから出ている部分が歯冠です。

↑歯冠

唾液に含まれる抗菌物質とは？

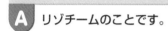 リゾチームのことです。

唾液に含まれる**リゾチーム**には、細菌の細胞壁を分解してしまう殺菌・抗菌作用があります。医薬品の**リゾチーム**は、おもに抗炎症成分として配合されていましたが、平成28年厚労省の通知により「有用性が認められない」とされました*。かつては、OTCのかぜ薬等に「のどや鼻の炎症をやわらげる」、口内炎の治療薬に「口内炎の炎症をやわらげる」という目的で配合されていました。

　覚えておいてほしいのは、リゾチームが「もともとヒトの唾液や鼻水、涙に含まれているもの」だということです。一方、医薬品のリゾチームは、鶏の卵白から精製したものです。そのため、鶏卵アレルギーのある人には、特に注意が必要です（内服のリゾチームは試験範囲から削除されました）。

● リゾチームは唾液などに含まれる抗菌物質

だ液のほか、鼻汁、涙液などにもリゾチームが含まれているの。

でも医薬品のリゾチームはタマゴの白身からつくるのよ。

＊平成28年医療用医薬品のリゾチーム製剤は、厚労省から再評価により「有用性が認められない」との通知が出され、販売中止、自主回収となった。それにともない、OTCリゾチーム製剤も姿を消しつつある

Q 唾液アミラーゼのはたらきとは？

A でんぷん（炭水化物の一種）を、デキストリンや麦芽糖に分解するはたらきです。

　ご飯を何十回もかむと、だんだん甘くなってきます。これは**唾液アミラーゼ**に、でんぷん（炭水化物の一種）をデキストリンや麦芽糖に分解するはたらきがあるからです。そもそも、ご飯や麺、パンなどの炭水化物は、糖がいくつもつながった構造をしていますから、かめばかむほど甘味が出てきます。アミラーゼは膵臓からも分泌されます（膵液アミラーゼ）。

● アミラーゼのはたらき

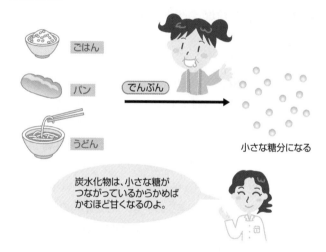

でんぷん

小さな糖分になる

炭水化物は、小さな糖がつながっているからかめばかむほど甘くなるのよ。

Q 食道から、消化液は分泌されるのか？

A 食道には、消化液の分泌腺はありません。

　食道とは、喉もとから上腹部のみぞおち近くまで続く、直径が１〜２cmの管状の器官で、**消化液の分泌腺はありません。**「食道で消化液が分泌される」というのは、誤りの選択肢です。ひっかからないようにしましょう。

胸やけの原因とは？

 なんらかの理由で、胃の内容物が食道に逆流すると、胸やけが起こります。

　胃の中身が逆流してくると、**胃酸**の強い酸性によって食道に炎症が起こってしまいます。逆流によって食道に炎症が起きることを、**逆流性食道炎**といいます。胃液が逆流してきて、のどが熱かったり、ゲップしただけのつもりが口の中にすっぱいものがこみあげたりするなどの症状がある場合は、逆流性食道炎かもしれません。

　OTC薬の胃腸薬では、胸やけを効能に持つものが多くあります。胃腸薬に配合されている制酸成分や、『ガスター10』に代表されるH₂ブロッカー（胃酸抑制成分）などがそれにあたります。OTC薬は、あくまでも軽症で、急性の胸やけに用います。症状が続くようなら、消化器内科を受診してもらいます。

● 胸やけの原因

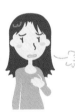

なんだか胸やけがしてムカムカする

なんらかの理由で胃の内容物が食道に逆流すると、胸やけがします。これを逆流性食道炎というのよ。

 なぜ、ゼリー剤は、高齢者に適しているのか？

 高齢者は、嚥下能力が低下しているからです。

　高齢者には、とろみをつけた食事やゼリー剤が適しています。介護用品売り場には、食べ物にとろみをつけるための製品（とろみファイン、とろみエール、つるりんこなど）があります。とろみがないと、むせてしまうのです。

　ヒトののど（喉頭）には、気道と食道を分ける弁（喉頭蓋）があります。食べ物や飲み物を飲み下すことを嚥下といいますが、飲み下す瞬間に、弁がサッ！と気道にフタをしてくれるのです。

61

ところが高齢者では、この食道と気道を分ける反射がにぶってしまい、気道に食べ物や飲み物が入ってむせてしまうことがあります。そのため、薬についても、粉よりは液体、液体よりはゼリー剤のほうがのみやすく、高齢者に適しています。

● 高齢者は嚥下能力が低下している

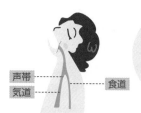

声帯
気道
食道

食べものをのみこむ時、舌や喉頭蓋が連携して、気道に食べものが入らないようにします。
高齢者の中には、これがうまくいかずにむせてしまうことがあります。

Q 胃が分泌する、消化酵素の "もと" とは何か？

A タンパク質の消化酵素に変化する、ペプシノーゲンです。

　胃は、塩酸（胃酸）のほか、**ペプシノーゲン**を分泌しています。ペプシノーゲンは、胃酸によって、タンパク質を消化する**ペプシン**に変わります。タンパク質が、消化酵素のペプシンによって、半分消化された状態を**ペプトン**といいます。

　まぎらわしい名前ですが、胃で分泌されるのがペプシノーゲン、消化酵素のはたらきをもったものがペプシンと覚えておきましょう。

● ペプシノーゲン、ペプシン、ペプトンの関係

ペプシノーゲンが
胃酸とまざると

→

ペプシンという
タンパク質消化酵素に
なります

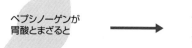

タンパク質がタンパク質消化酵素ペプシンによって
「半分消化されたもの」が、ペプトンです。

炭水化物の多い食事と、脂質の多い食事では、どちらが胃に長くとどまるのか？

A 脂質の多い食事のほうが、胃に長くとどまります。

　食べたものは、胃の運動によって胃酸と混ぜ合わされ、かゆ状になって小腸に送り出されるまで数時間、胃の中にとどまります。食物の**滞留時間**（とどまっているじかん）は、炭水化物のほうが短く、脂質のほうが長くなります。

　食べものが胃の中に入ることによって、食べ物を溶かしてしまうほどの胃酸の強い酸性が、一時的にゆるみます。その後、じょじょに強酸性に戻ります。「食後に薬をのみなさい」というのは、食後30分以内に薬をのむと、胃の中の食べ物がクッションとなり胃壁への刺激をやわらげるためです。

 膵臓の消化腺としてのはたらきとは？

A 膵臓は、炭水化物、脂質、タンパク質の３つとも消化する酵素を出します。

　膵臓は、**膵液**を十二指腸に供給します。十二指腸とは、小腸の始まりの部分です。胃から、すっぱい酸性の内容物が最初に入る十二指腸では、まずは膵臓から膵液が分泌されて、胃酸を中和しています。

　膵液には、タンパク質の消化を進める**トリプシン**に変換される**トリプシノーゲン**、でんぷんを分解する**アミラーゼ**（膵液アミラーゼ）、脂質を分解する**リパーゼ**などの消化酵素が入っています。つまり、膵臓は、炭水化物、脂質、タンパク質のすべてを消化する酵素を「膵液」として出しているのです。

● 膵液は炭水化物、脂質、タンパク質をスイスイ消化する

膵液｛トリプシン(タンパク質を消化)
アミラーゼ(炭水化物、でんぷんを消化)
リパーゼ(脂質を消化)

膵臓は膵液を十二指腸に届けるのよ。

人体のはたらきと医薬品 **2**

Q 膵臓の内分泌腺としてのはたらきとは？

A 血糖値を下げるインスリンや、血糖値を上げるグルカゴンを分泌します。

膵臓は、消化液を出す**消化腺**としてのはたらきだけでなく、**インスリン**や**グルカゴン**などの**ホルモン**を分泌する**内分泌腺**としてもはたらきます。インスリンは、**血糖値**を下げるホルモンで、グルカゴンは血糖値を上げるホルモンです。

健康なヒトの場合は、この2つのホルモンがバランスをとっていますが、**糖尿病の人**の中には、インスリンの分泌が少なくなっていて、血糖値をうまく下げられない人がいます。

● 膵臓の内分泌腺としてのはたらき

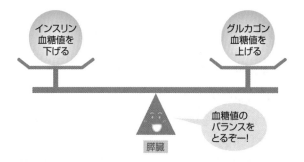

Q 血糖値が気になる人用のトクホは、インスリンに代わるものなのか？

A インスリンに代わるものではなく、糖の吸収を遅くする食品です。

糖尿病で、**インスリン**を自己注射している人がいます。これは、インスリンが不足している場合です。インスリン不足が大きいほど、インスリンを自己注射する量（単位）が多くなります。お腹がすいているときにインスリンを注射すると、低血糖で倒れてしまうので、ご飯の直前、「これから食べるぞ！」というタイミングで、お腹（へその回り）や太ももなどに注射します。

市販の血糖値が気になる方用のトクホは、インスリンの分泌に代わるものではありません。血糖値トクホは、食事から出る糖の吸収をゆっくりとさせるものです。食後に、血糖値が急激にドーンと上がるよりは、少しずつ上がったほうが体に良いからです。

市販の**トクホ**（特定保健用食品）で「血糖値が気になる方向き」の製品には、小麦ア

ルブミン、L−アラビノース、グァバ葉ポリフェノール、難消化性デキストリン、豆鼓エキスなどがあります。たとえば、グァバ葉の『蕃爽麗茶』、緑茶味の『グルコケア』や、緑茶味とウーロン茶味の両方をラインナップする『健茶王』、など、お茶タイプの製品が多いです。ちなみに豆鼓エキスとは、大豆を麹菌で発酵させたものです。

● 血糖値が気になる人用のトクホ

血糖値が気になる人用のトクホは、糖の吸収を遅くするものです。インスリンのように血糖値を下げるものではないのよ。

だから、トクホで安心して食べすぎてはダメ！

Q なんと、ウンチの色はもともと血の色素だったとは？

A ウンチの茶色い色素は、ビリルビンという胆汁色素で、もとは赤血球のヘモグロビン由来の色です。

　胆のうは、肝臓で作られた胆汁をためておいて、小腸の中に分泌する器官です。胆汁には、脂質の消化を助けるはたらきがあります。また胆汁には、古くなった赤血球や、余分なコレステロールが入っています。

　胆汁に含まれる**ビリルビン**（胆汁色素）は、もとは、赤血球の赤い色素**ヘモグロビン**が分解された老廃物です。ビリルビンは、腸内細菌によって分解され、ウンチを茶褐色にする色素に変わります。

● ウンチの色は何の色？

ぼくの色は、赤血球のヘモグロビン由来のビリルビン（胆汁色素）なんだよ！

Q 肛門の中にある歯状線とは何か？

A 歯状線とは、肛門と直腸の境い目にあるギザギザの線です。

痔の薬に関連して知っておきたいのが、**歯状線**です。歯状線とは、肛門と直腸粘膜の境い目にあるギザギザの線です。胎児のときに、肛門が体内へ伸び、直腸粘膜が肛門へと伸びて、互いが出会ってくっつきます。つまり、歯状線をさかいに、皮ふである肛門（知覚神経に支配され痛みを感じる）と、内臓の粘膜である直腸（自律神経に支配され痛みを感じない）に分けられるのです。また、肛門周囲には静脈が細かい網目状に通っていて、組織がうっ血すると痔の原因となります。

● 痛い痔と痛くない痔

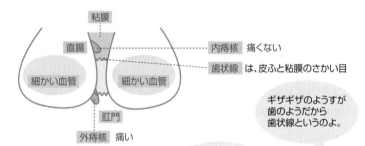

粘膜

直腸 ──────── 内痔核 痛くない

細かい血管　細かい血管 ──── 歯状線 は、皮ふと粘膜のさかい目

肛門

外痔核 痛い

ギザギザのようすが
歯のようだから
歯状線というのよ。

外痔核のある人は
内痔核もできている
ことが多いので、
外にも内にも
クスリをつけるのが
ベターなのよ。

Q 「大腸では、消化はほとんどおこなわれない」とは？

A 大腸は、おもに水分と電解質の吸収を行い、固形のウンチをつくるはたらきです。

大腸は、「もうけっちょく」つまり、盲腸・結腸・直腸から成る部分をさします。さらに詳しくは、大腸とは、盲腸、虫垂、上行結腸、横行結腸、下行結腸、S状結腸、直腸から成る管状の臓器です。大腸のはたらきは、おもに**水分**と**電解質**の吸収をおこない、固形のウンチをつくることですから、消化はほとんどおこなわれません。

● 大腸にはじゅう毛が生えていない

大腸には小腸のように
絨毛が生えていないの。

Q 耳の仕組みについて。平衡感覚と音の伝わりとは？

A 平衡感覚は前庭が、音の伝わりは蝸牛がつかさどります。

内耳は聴覚器官である**蝸牛**と、平衡器官である**前庭**の2つの部分からなります。「三半規管や蝸牛にリンパ液が入っていますか？」というような過去問がありました。これらの中にはリンパ液が満たされています。

また、「三半規管」や「前庭」は、頭をぐるぐると動かした時に頭のかたむきや運動をリンパ液の動きから感じ取り、脳に伝えます。つまり、「**三半規管**」や「**前庭**」は平衡感覚をつかさどります。また、カタツムリの殻のようにぐるぐるした「**蝸牛**」は、耳の奥（内耳神経）へつながっていて、音の振動を伝えます。

● 耳の仕組み

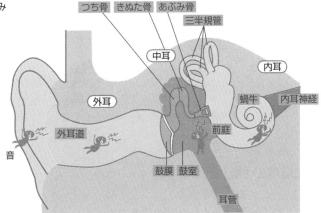

Q 電解質とは？

A 電解質とは、ナトリウムや、カリウム、リンなどのミネラルのことです。

たとえば、**ナトリウム**は、食塩の主成分です。**カリウム**は、食塩に微量含まれるほか、

果物に含まれます。**リン**は、体内で**カルシウム**の次に多いミネラルです。

　電解質とは、電気を流すとイオンになる**ミネラル**のことです。電解質には、血液や体液の状態を一定に保つはたらきがあります。『ポカリスエット』や『アクエリアス』などを「アイソトニックドリンク」といいますが、電解質を補給する飲み物です。

　体内の電解質は、多すぎても少なすぎてもいけません。ナトリウムが多すぎて、カリウムが少ないと、血圧が高くなったり、体がむくんだりします。電解質が少なすぎると、だるくなったり意識がもうろうとしたりします。真夏にスポーツをやっていて、水ばかり飲んで汗をかいていると熱中症になりかけてもうろうとしてくるのは、電解質が不足してしまったからです。だから、「塩を舐めろ」といいますね。最近は「塩アメ」など、塩入りスイーツ（洋菓子・和菓子）がいろいろと出ています。

　下痢は、大腸が水分や電解質の吸収ができなくなって、排出してしまうので、だるくなるのです。

● 水ばかりではダメ、熱中症予防には電解質も必要

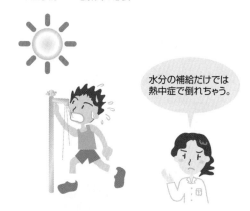

水分の補給だけでは
熱中症で倒れちゃう。

 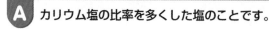

Q　減塩用の「塩」とは？

A　カリウム塩の比率を多くした塩のことです。

　いわゆる食塩は、ほとんどが**ナトリウム塩**からできています。「塩分の摂りすぎ」「塩分を控えめに」の「塩分」とはナトリウム塩を指します。そのため、「塩というのは、ナトリウム塩のこと」と思っている人が多いです。ヒトのからだは、**ナトリウム**と**カリウム**がバランスをとった状態が健康的なのです。しかし、ナトリウムが過剰になってしまう人が、圧倒的に多いのです。

　「減塩用の塩」というのは、ナトリウムを普通の塩の50％くらいに減らし、残りの50％は**カリウム塩**を配合したものです。つまり、カリウムを摂って、余分な塩分（ナトリウム）をおしっこから出してしまいましょうよ、という製品です。同様に、高血圧の人で「干しブドウなどドライフルーツをかじるといいですよ」といわれるのは、果物に多く含まれるカリウムの補給のためです。

● 減塩用塩とは？

ふつうの塩　90％くらいが塩化ナトリウム

減塩用の塩　50％くらいが塩化ナトリウム
　　　　　　50％くらいが塩化カリウム

フルーツもカリウムが多いわ。でもカロリー(果糖など)も多いのでほどほどに。

 鼻毛の役割とは

 鼻毛は、異物を吸い込まないようにするフィルターの役割です。

　鼻毛は、空気中のちりやほこりなど、異物（いぶつ）の侵入を防ぐ、最初のとりでです。体の入り口の最前線で、ゴミをキャッチしてくれるのです。
　また、鼻腔（びくう）の内壁（ないへき）は、粘膜で覆われた棚状の凸凹（でこぼこ）になっています。これは、吸い込んだ空気に適度な湿り気（しめ）と温もり（ぬく）を与える役割です。鼻腔の**鼻水**は、健康な状態でも少しずつは出ており、常にしめっています。

● 鼻毛は異物を防ぐ最初の砦（とりで）

異物
花粉やウイルスやホコリをキャッチ！

鼻の回りに塗って花粉やホコリをキャッチする医薬部外品が売れていますね。

Q 線毛とは？

A 気管の表面にそよいでいる、毛のように見える組織のこと。

　線毛とは、喉頭の大部分、気管、気管支などの粘膜をおおっている、軟らかい組織です。異物をキャッチして、のどの奥に入らせないように排出するはたらきがあります。

　線毛運動とは、線毛が粘液の中を外に向かってそよぐことです。そよぐ方向は決まっていて、気道の奥から咽頭のほうに向かっています。つまり、肺に空気以外のものが入らないように、外へ外へと押し出すのです。

● 線毛のはたらき

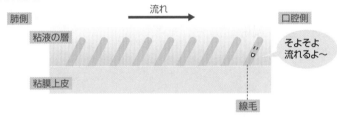

粘液はサラサラしているのが正常
ねっとりしたり、多すぎたりすると異常

Q 吸い込んだ粉じんや細菌は、どうやって排出されるのか？

A 線毛運動によって排出されます。

　線毛は、粘液の中を気道の奥（肺側）から、口の方面（咽頭）へ向かってそよいでいます。吸い込んだ粉じん（チリやホコリなど）や細菌は、粘液が乗ったベルトコンベアーのような線毛運動によって、気道から喉頭の方へ排出されます。そして、唾液とともに飲み下されたり（嚥下）、咳払いによって吐き出されたりします。

　痰は、薄くて少なければ、線毛運動によって排出されます。しかし、量の多い痰や、濃くて粘っこい痰の場合はなかなか出ません。出にくい痰は、水分を補給したり、去痰薬をのんだりしたあと、咳払いをして吐き出します。

Q インフルエンザウイルスに感染すると、線毛はどうなるか？

A インフルエンザウイルスに感染した気道粘膜では、線毛がごっそり抜けおちます。

　健康な線毛は、粘液の中をそよいで、異物を排出するはたらきがあります。しかし、**インフルエンザウイルス**に感染した気道粘膜では、芝生がカタマリで抜けるように、線毛が部分的にハゲたり、抜け落ちたりします。そのようなハゲた部分には、細菌がとりつきやすいため、二次感染しやすくなります。

● ウイルスに感染すると……

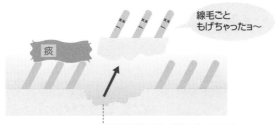

線毛ごと
もげちゃったョ～

痰

ここは細菌などに感染しやすくなる

Q かぜのあと、二次感染するとは？

A 細菌（肺炎球菌、黄色ブドウ球菌、溶連菌など）に感染することです。

　よく、かぜのあとに**二次感染**するといいます。かぜの原因は200種類以上ありますが、ほとんどはさまざまなウイルスによるものです。かぜのウイルスに感染したことによって、のどや鼻の**粘膜**が傷つきます。傷ついた粘膜は、細菌に対して抵抗力が弱くなります。

　かぜをひいたあと、その他の細菌に感染することを**二次感染**というのです。鼻水が緑色になったり、黄色っぽくなったりするのは、細菌感染のためです。

Q 「常在菌に日和見感染する」とは、どんな意味？

A ふだんからからだに住んでいる細菌に負けて、感染してしまうことです。

わたしたちのからだには、さまざまな細菌が住んでいます。いつも住んでいる菌を常在菌といいます。たとえば、皮膚には "表皮ブドウ球菌" がいて、お肌を弱酸性に保っています。"黄色ブドウ球菌" は、増えると有害ですが、表皮ブドウ球菌ががんばっている限り悪さをしない細菌です。

ところが、何らかの原因で免疫力が下がると、常在菌に感染してしまうことがあります。これを日和見感染といいます。日和見という言葉の意味は、「有利な側につこうと、形勢をうかがうこと」です。ふだんはおとなしいくせに、人間のからだが弱ったところをうかがって感染することから、そうよばれます。

● 日和見感染とは

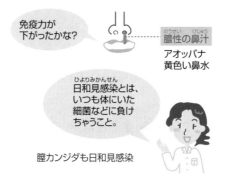

免疫力が
下がったかな？

膿性の鼻汁
アオッパナ
黄色い鼻水

日和見感染とは、
いつも体にいた
細菌などに負け
ちゃうこと。

腟カンジダも日和見感染

Q 「肺は、自力では伸び縮みできない」とは？

A 肺は、外側の筋肉に引っぱられて「他力」でふくらみます。

肺には、意識的に動かせる筋肉はありません。自力で膨らんでいるような気がしますが、そうではありません。肺は、横隔膜や肋間筋にひっぱられることによって、外側から伸ばされているのです。肺は、周りから引っぱられることによって、空気を引きこんでいるのです。

呼気と吸気とは？

 呼気とは「息を吐くこと」で、吸気は「息を吸うこと」です。

　息をじゅうぶんに吐くことで、次にじゅうぶん吸えるので、息を吐くことを**呼気**といいます。たとえば、飲酒運転の取り締まりで「呼気アルコール濃度をチェックする」などと使います。また、ぜんそくでは、息を吸う**吸気**よりも、息を吐くこと（呼気）が難しくなります。

● 呼気と吸気

呼　気 ⟶ 息を吐くこと

吸　気 ⟶ 息を吸うこと

 間質性肺炎の「間質」とはどこのことか？

 肺胞と毛細血管を取り囲んで支持している組織のことを、間質といいます。

　肺の内部では気管支が細かく枝分かれし、先の方（末端）は、ブドウの房のような形をしています。このブドウのつぶつぶのような部分を**肺胞**といいます。肺胞は、吸った酸素を血液中に取り込み、二酸化炭素を吐き出す**ガス交換**を行う場所です。**間質**とは、この肺胞のまわりの組織のことです。

　間質性肺炎という病気があります。間質性肺炎とは、肺胞を支える組織である間質が硬くなってしまう病気です。間質が硬くなると、呼吸しづらくなったり、咳が出たりします。OTC薬のかぜ薬や漢方薬などの副作用で、間質性肺炎が起こることがあります。薬による間質性肺炎は、めったに起こらない重大な副作用ですが、かぜの症状と区別しにくいため注意が必要です。

● 間質とはどこの部分？

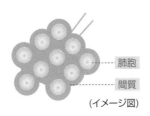

肺胞

間質

（イメージ図）

2

人体のはたらきと医薬品

開放循環系、閉鎖循環系とは？

ぐるぐる流れている血液は閉鎖循環系、末端でしみ出していくリンパ液は開放循環系です。

　体液には、血液やリンパ液などがあります。ヒトの血液のように、閉じられた血管の中で体中をぐるぐる流れて、また戻ってくるような流れを**閉鎖循環系**といいます。一方、ヒトのリンパ液は、血管の末端のほうでしみ出していきますが、これを**開放循環系**といいます。しみ出したリンパ液はリンパ管に集まりもどってきます。イメージはできましたか。

　血液は心臓から押し出され、動脈、毛細血管、静脈をめぐって再び心臓に戻ってきます。ぐるぐるめぐっているので、閉鎖循環系とよびます。これに対して、昆虫などの無脊椎動物*では、血液が血管の末端からからだの組織の中に流れこんでしまうので、開放循環系とよばれます。

　ヒトの血液も、成分の一部は、毛細血管から組織の中にしみ出して血管には戻りません。しかし、全体で見ると、「心臓→動脈→静脈→心臓」という循環した流れがあるので、閉鎖循環系とよぶのです。

***無脊椎動物**　無脊椎動物とは、昆虫、エビ、カニ、タコ、貝など、背骨のない動物のこと。脊椎動物とは、魚類、両生類、爬虫類、鳥類、哺乳類など、ヒトを含め背骨のある動物のこと。

  リンパが腫れるのは、なぜ？

細菌感染や有害物質によって、炎症が起こっているためです。

　リンパ液は、血液のように心臓のポンプによって流れているのではありません。呼吸や筋肉運動などからだのわずかな動きや振動によって流れていきます。テレビでは美容家が、「やさしくマッサージして、リンパの流れを作ってあげましょう」などと説明しています。

　自力で流れるポンプを持たない**リンパ管**には、ところどころに逆流防止の弁がついています。そのため一定の方向に流れ、逆流はしないのです。

　リンパ管が腫れるとは、リンパ液の中に細菌が侵入したり、有害物質によって炎症が起きたりしているためです。リンパ管には、からだのところどころに**リンパ節**という太い部分がありますが、感染したり炎症が起きたりすると、そこが固くなったように感じ

ます。リンパ節は、首や、手足のつけ根などにあるので、そこが腫れたら病気の信号です。リンパ節は、細菌や有害物質を、血液の中に入れないように防いでいる関門なのです。

 血液やリンパ液のうち、組織液の中に流れ出た水分はどうなるの？

 一部はまたリンパ管に回収され、大部分は血液やリンパ液の中に戻ります。

　血液やリンパ液のうち、細胞と細胞の間に流れ出した水分は、**組織液**とよばれます。組織液が鼻の中（鼻腔）に出てきたら、鼻水です。涙や痰などの水分も、毛細血管からしみ出した組織液からできたものです。また、からだがむくむということは、健康な状態よりも、細胞間にたくさんの水分がしみ出して腫れた状態です。

　健康な状態でも、目や鼻やのどの粘膜はいつもしめった状態で、肌は水分をふくんでいます。しかし、通常よりもたくさん水分（組織液）が出てしまう状態は、病気の信号といえます。このように腎機能が低下し尿の出が悪くなると、出すべき水分が行き場を失い、手足やからだをむくませることがあるのです。

 心房と心室は、どちらが上にあるか？

 心房が上で、心室が下です。

　心臓のイラストは、人間がこちら側を向いた状態で書かれているので、左に書いてあるのが右心房と右心室、右に書いてあるのが左心房と左心室です。

● 心房と心室

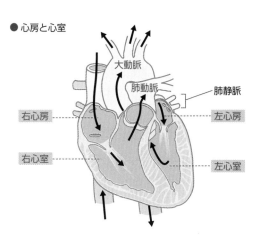

「右心房・右心室」は、全身から
集まってきた血液を肺に送り出す。

肺でガス交換が行われた血液は、
「左心房・左心室」に入り、
そこから全身に送り出される。

右側欄外：**2** 人体のはたらきと医薬品

Q 心臓の筋肉は、随意筋? それとも不随意筋?

A 心臓の筋肉（心筋）は、不随意筋です。

不随意筋とは、自分の意志で動かせない筋肉のことで、**随意筋**とは、自分の意志で動かせる筋肉のことです。

心臓や内臓は自分の意志で動かせないことがわかると思います。緊張すると心臓がドキドキしますが、あれは**自律神経**が興奮してそうなるのであって、意識的に心臓を動かしているわけではありませんよね。

一方、自分の意志で動かせる筋肉（随意筋）には、**骨格筋**があります。骨格筋とは、手足の筋肉や、表情の筋肉などで、自分の思うままに動かせます。

● 筋肉の種類

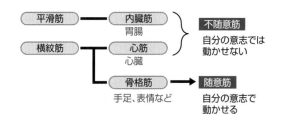

Q 上の血圧、下の血圧とは?

A 心臓が縮んでギュウ! と血を押し出した時の圧力が「上の血圧」で、ゆるんだときが「下の血圧」です。

上の血圧とは、心臓が収縮したときの圧力で、**下の血圧**とは、縮んだ心臓が元に戻ったときの血圧です。心臓はゆるんでいても、血管壁にはある程度の圧力がかかっているので、「下の血圧」として検出されます。「下の血圧が高いと心配」といわれるのは、血管の壁に柔軟性が足りなくなっている可能性があるからです。

血圧は、測るたびにちがいます。食事や睡眠、運動や精神的なストレスによっても変動します。お医者さんの前では、緊張して血圧が上がる人もいます（診察室高血圧）。ですから、一回血圧が高かっただけでは心配する必要はありません。しかし、継続して血圧が高い場合には、注意が必要です。

● 降圧目標

75歳未満の成人	130/80mmHg 未満
75歳以上の高齢者	140/90mmHg 未満

腎臓に病気があると、なぜ薬の服用に注意が必要なのか？

 腎臓に病気があると、薬の成分や老廃物が排泄できないからです。

　薬はおもに、**肝臓**で代謝を受けたあと、**腎臓**でおしっこの中に排泄されます。腎臓に病気があるときちんと排泄されないので、健康な人よりも、薬の成分がからだの中にたまりやすくなります。薬の成分がからだの中にたまると、薬をたくさんのんだのと同じことになります。肝臓や腎臓の病気で通院中の人は、ほんのわずかな医薬品成分でも、重大な影響が出るおそれがあるのです。

● 肝臓や腎臓の病気の人は注意

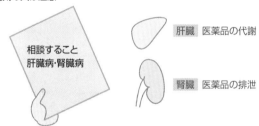

相談すること
肝臓病・腎臓病

肝臓　医薬品の代謝

腎臓　医薬品の排泄

透析とは？

 腎機能が低下した人の血液を、キレイにする療法のことです。

　腎機能がふつうの人の5％以下になると、**透析療法**が必要になります。透析療法には、**腹膜透析**と**血液透析**があります。腹膜透析は月に1～2回の通院ですみますが、血液透析は週に2～3回の通院が必要です。血液透析は、血液ポンプを使って、体の外にある透析器に血を通して、機能しなくなった腎臓の代わりに血をキレイにする療法です。

　血液透析は、たとえ地震などの災害で透析できる施設が使えなくなったとしても、しばらく休むということはできません。遠方の医療機関に通ってでも毎週の透析を続けないと、命にかかわるのです。

　また、透析中の人は、食事にも気をつけないといけません。生のフルーツや野菜などは、カリウムのとりすぎになるので、ほんのちょっぴり。肉類や穀物、乳製品は、リンや

2

人体のはたらきと医薬品

タンパク質の摂りすぎになるので、ほんのちょっぴりなどと制限されています。

 透析の方にOTC薬を売るのは、禁止なのか？

A 原則禁止という認識でいたほうがよいでしょう。

　透析の方は、普通の人にはなんでもないミネラルやタンパク質を、おしっこから排出する機能がかなり低下しています。たとえば、胃腸薬に入っている制酸成分のアルミニウムがからだにたまって、**アルミニウム脳症**になるおそれがあります。栄養ドリンクにも、非表示成分としてほんのわずかなミネラルがいろいろと含まれます。また、漢方薬には、生薬由来のカリウムやナトリウムが入っています。さらに、漢方薬の胃腸薬には、添加物として制酸薬が添加されていることがあります。つまり、漢方薬にもけっこうな量のミネラルが含まれていることがあるのです。

　「風邪を引いて、応急的にどうしても市販のかぜ薬がのみたい」といわれたときは、薬剤師にのみ合わせを調べてもらいましょう。そして、2、3日してもかぜの調子が良くならない場合には、必ず受診してもらうようにお願いします。

 血漿とは、血液のどの成分なのか？

A 血漿とは、血液の中で液体の部分を指します。

　血漿とはつまり、血液から赤血球、白血球、血小板などの血球を除いた部分です。

　赤血球は、酸素を運ぶ血球です。赤血球の赤い色はヘモグロビンという色素で、鉄を含んでいます。**白血球**には、いくつか種類があり、免疫反応をつかさどります。白血球には、特定のウイルスや細菌や異物に対して反応する白血球と、何が来ても相手を選ばずに戦う白血球があります。**血小板**は、ケガをしたときに、傷口に集まって、フィブリンという繊維と赤血球とからみあって、かさぶたのもと（血餅）を作ります。血小板は、だいじな血液が外に流れていかないように守るはたらきを持っています。

● 血液の成分

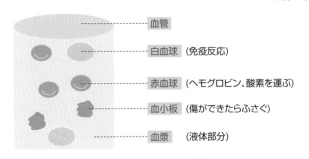

血管

白血球 （免疫反応）

赤血球 （ヘモグロビン、酸素を運ぶ）

血小板 （傷ができたらふさぐ）

血漿 （液体部分）

血液から血球を除いた残りが液体の「血漿」。
血漿は、うすい黄色の透き通った液で、
タンパク質や栄養が溶けています。

2

人体のはたらきと医薬品

Q アルブミンとは？

A 血漿に含まれるタンパク質で、浸透圧を一定に保ちます。

　血漿（血液の液体部分）は、90％が水分です。残りが、**アルブミン**や**グロブリン**など
のタンパク質や、脂質、糖質、電解質などです。アルブミンは、**浸透圧**を一定に保った
り、ホルモンや医薬品とくっついて運んだりするタンパク質です。

Q そもそも、浸透圧とは何？

A 浸透圧とは、ひと言でいえば、「濃いものを薄めるチカラ」のことです。

　つまり**浸透圧**とは、「濃いものへ、薄いものがしみ込んでいく圧力」のことです。たと
えば、ぬか漬けのたくあん。ぬかは、しょっぱくて「塩分が濃い」部分ですが、ダイコン
は、塩分がほとんどありませんから「塩分が薄い」部分です。ダイコンをぬか床に漬け
ると、塩分の薄いダイコンから、塩分の濃いぬかに向かって水分がしみ出していきま
す。これが浸透圧です。

　また、私たちの目は、水道水で洗うと痛く感じます。なぜなら、涙や血は汗は、塩分
があってしょっぱいですよね。ヒトのからだはしょっぱい状態が正常なのです。ですか
ら、しょっぱい目玉に、まったくしょっぱくない水道水が注がれると、浸透圧によって
刺激になります。市販の目薬が、「涙と同じ浸透圧です」とうたっているのは、「目にや
さしいですよ」という意味なのです。

● 浸透圧とは、濃いものを薄めるチカラ

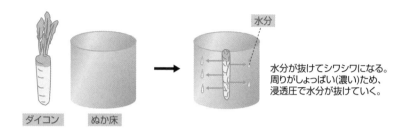

水分

水分が抜けてシワシワになる。
周りがしょっぱい(濃い)ため、
浸透圧で水分が抜けていく。

ダイコン　　ぬか床

 Q なぜ、目薬にはソフトコンタクトレンズに使えないものが多いの？

A ソフトコンタクトレンズには、薬の成分が吸着してしまうからです。

　ソフトコンタクトレンズには、たくさんの水分が含まれています。そのため、レンズの中に目薬の有効成分がしみ込みます。そして、水分が蒸発すると、だんだんレンズの中に残る成分が濃縮されます。ソフトコンタクトレンズでは、有効成分や添加物などがとどまり、目に刺激を与えてしまうのです。必ず、「ソフトコンタクトレンズ用」の目薬を選びましょう。一方、**ハードコンタクトレンズ**のほうは、水分や有効成分などをレンズの内部に吸着しないため、使える目薬が多いのです。

Q 免疫グロブリンとは？

A 免疫グロブリンは、血漿に含まれるタンパク質で、免疫反応をつかさどる抗体です。

　私たちの体は、細菌やウイルスなど異物（いぶつ）が入ってきたら、まずは相手を選ばず攻撃する**免疫反応**を持っています。一方、免疫反応には、特定の相手（細菌やウイルスなど）に対して、ピタリと攻撃するミサイルのようなものがあります。**免疫グロブリン**とは、決まった相手に対して白血球が作り出すミサイル（抗体）なのです。

　免疫グロブリンは、**抗体**（こうたい）とよばれるタンパク質です。免疫グロブリンが攻撃するものを**抗原**（こうげん）とよびます。私たちのからだは不思議なもので、抗原が何万種類あろうとも、それにピタリと合う抗体を作り出します。

● 免疫グロブリンは特定の敵を攻撃するミサイル

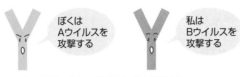

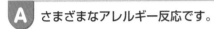

「グロブリン＝抗体」と、必ず覚えよう

 免疫グロブリンのありがたくない反応とは？

 さまざまなアレルギー反応です。

　アレルギーの原因物質（抗原）には、ハウスダストやスギ花粉、鶏タマゴ、お蕎麦や
ピーナツ、金属アレルギー、エビカニ（甲殻類）などが有名です。アレルギー反応は、自
分自身の白血球が作り出した、免疫グロブリンのありがたくない反応なのです。

● 免疫グロブリンによるアレルギー反応

ハウスダスト
　　（ホコリやダニ）
甲殻類アレルギー
　　（エビカニアレルギー）
スギ花粉　など

免疫グロブリンがついた
肥満細胞からヒスタミン
などが出てくるのがアレ
ルギー反応です。

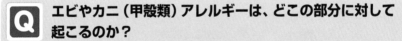 **エビやカニ（甲殻類）アレルギーは、どこの部分に対して
起こるのか？**

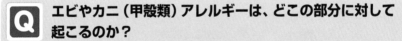 エビやカニのアレルギーは、殻と身に含まれるタンパク質に対して起こ
ります。

　アレルギーを引き起こすタンパク質の名前は**トロポミオシン**です。トロポミオシン
は、生のエビやカニにたくさん含まれるだけでなく、エビやカニの原料表示のない魚肉
練り製品（かまぼこ、ちくわ、魚肉ソーセージなど）にも含まれます。
　わりあい知名度の低い**甲殻類アレルギー**ですが、20才以上では食物アレルギーの第
1位です。体調が悪いと、お好み焼きに入れた桜エビなどの小さなエビでもアレルギー
が起こります。保存状態の悪い小麦粉の中にダニが大量に繁殖し、お好み焼きを食べ
たらアナフィラキシーが起きた事例もありました。息が苦しくなったり、顔にむくみが

出たりすると、命にかかわることもありキケンです。ただちに受診して、ステロイドの注射や内服などの治療を受けます。

● 甲殻類アレルギーは食物アレルギーの第1位（20才以上）

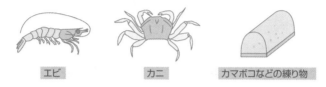

| エビ | カニ | カマボコなどの練り物 |

タンパク質トロポミオシンに反応する

Q 脾臓のはたらきとは？

A 脾臓内を流れる血液から、古くなった赤血球を濾しとって処分することです。

脾臓は、握りこぶし大のスポンジ状の臓器です。脾臓の場所は、胃の後方の左上腹部です。

元気な赤血球は、軟らかい（柔軟性がある）ので、脾臓の網目をすり抜けますが、古くなった赤血球は網目に捕らえられて、**マクロファージ**という白血球にパクパク食べられてしまいます。白血球の一種であるマクロファージは、このように異常なものを異物と認識して食べてしまうので、**貪食細胞**とよばれます。

● 脾臓のはたらき

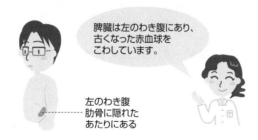

脾臓は左のわき腹にあり、古くなった赤血球をこわしています。

左のわき腹
肋骨に隠れた
あたりにある

Q **皮膚のモチモチ感は、どこからくるのか？**

 A 皮膚の張りや弾力は、真皮_{しんぴ}からきます。

　皮膚は、表皮_{ひょうひ}、真皮_{しんぴ}、皮下組織_{ひかそしき}の３層構造になっています。

　表皮_{ひょうひ}は薄く、表皮のいちばん外側には**角質層**_{かくしつそう}があります。角質層そのものの厚さは、たった0.02mm。角質層を含む表皮は、おもにバリアー機能を持っています。表皮は、真皮から水分が蒸発しないように、細菌やゴミなどの異物に侵入されないようにバリアーしているのです。表皮には、**セラミド**という保湿成分があって、しっとりさせます。

　真皮_{しんぴ}はいわば、お肌の土台となる「スポンジ部分」です。真皮には、**線維タンパク質**（コラーゲン、エラスチン、フィブリンなど）の層があります。コラーゲンやエラスチンなどが、しっかり水分を含んでいると、お肌はモチモチします。コラーゲンなどの線維のすき間には、保湿成分の**ムコ多糖類**（ヒアルロン酸、コンドロイチン硫酸）があって、しっかり水分をつかまえています。

　皮下組織_{ひかそしき}は、脂肪細胞が多く集まり、外気の熱や寒さ、衝撃などから体を守っています。

● 皮膚の構造

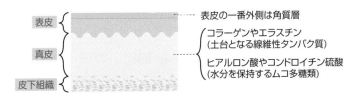

表皮の一番外側は角質層
コラーゲンやエラスチン
（土台となる線維性タンパク質）
ヒアルロン酸やコンドロイチン硫酸
（水分を保持するムコ多糖類）

表皮
真皮
皮下組織

Q **真皮**_{しんぴ}**には、毛細血管や知覚神経は通っていないのか？**

A 表皮_{ひょうひ}の次にある真皮_{しんぴ}は、モチモチと弾力のある部分で、血管や神経も通っています。

　表皮のレーザー治療はあまり痛くないですが、真皮まで深く傷つけたら痛いし血が出ます。真皮は、コラーゲンやフィブリン、エラスチンなどの線維や、ヒアルロン酸やコンドロイチンなどの保湿成分（ムコ多糖類）があります。**真皮**には、**毛細血管**や**知覚神経**が通っています。

2 人体のはたらきと医薬品

● ヒアルロン酸、コンドロイチン硫酸

ヒアルロン酸

コンドロイチン硫酸

ヒアルロン酸や
コンドロイチン硫酸は
水分を保持する成分。
どちらもムコ多糖類の
仲間です。

Q **セラミド、コラーゲン、ヒアルロン酸、コンドロイチン硫酸の関係とは？**

A それぞれがお肌のしっとり、モチモチ感に欠かせない成分です。

セラミドは、化粧品に配合されることが多い保湿成分（リン脂質の一種）です。セラミドは、表皮のいちばん外側にある角質層の細胞と細胞の間に含まれる保湿成分です。セラミドが不足すると、肌から水分が蒸発してしまい、乾燥肌になりやすくなります。保湿効果の高いセラミドですが、少々お値段がかさみます。尿素、ワセリン、グリセリンなどが比較的安いようです。ただし**尿素**は、保湿剤によく配合されていますが、顔には刺激になることがあるため使えません。

コラーゲンは、真皮に弾力をもたらす**線維タンパク質**です。お肌をベッドに例えると、スプリング（ばねの部分）に相当します。コラーゲンは、まわりの水分が不足したり、紫外線をたくさん浴びたりすると、形がねじれてしまいます。コラーゲンの変形（変性という）は、小じわの原因です。

ヒアルロン酸と**コンドロイチン硫酸**は、**ムコ多糖類**とよばれる保湿成分です。ヒアルロン酸やコンドロイチン硫酸は、真皮のコラーゲンなどのすき間に存在して、水分をしっかりと保持する成分です。ムコ多糖類が少ないと、真皮は水分をキープできません。お肌のモチモチ感には、コラーゲンだけでなく、水分をつかまえておくムコ多糖類が必須なのです。

● グルコサミン、コラーゲン、ヒアルロン酸、コンドロイチンの関係

真皮には、線維芽細胞という細胞があって、グルコサミンを取りこみ、コラーゲンやエラスチン、ヒアルロン酸やコンドロイチンを作り出しているのよ。グルコサミン、コラーゲン、ヒアルロン酸などはOTC薬やサプリメントで話題の成分なので、この関係を知っていると便利よ。

Q OTC薬としてのヒアルロン酸とコンドロイチン硫酸の配合目的とは？

A おもに保湿成分や、関節痛の緩和目的で使われます。

　ヒアルロン酸とコンドロイチン硫酸は、目薬や保湿クリームなどに**保湿成分**として配合されます。また、OTC内服薬として、コンドロイチン硫酸を配合した関節痛の薬があり、おもにひざ関節痛向けイメージで販売されています。ヒアルロン酸は、医療用医薬品では、膝の軟骨のすり減りによる関節痛用のヒアルロン酸注射や、人工涙液の保湿成分などに使われます。またヒアルロン酸は、美容整形の分野で顔に注入されたりします。サプリメントでは、ヒアルロン酸、コンドロイチン硫酸、その原料となる**グルコサミン**をいっしょに配合し、若返り（アンチエイジング）やひざ関節痛イメージで売っている製品があります。

Q 交感神経と副交感神経の関係とは？

A シーソーのようにバランスを取り、からだを制御する関係です。

　自律神経は、**交感神経**と**副交感神経**の2つに分かれます。交感神経と副交感神経は、それぞれがバラバラに働いているのではありません。交感神経が活発ならば、副交感神経はお休み中、副交感神経が活発ならば、交感神経はお休み中、といった具合にシーソーのように代わる代わる優位にはたらきます。

　ちなみに、交感神経は、体が闘争や恐怖など緊張状態に対応するように、また、副交感神経は、体が食事や休憩など安息状態に対応するようにはたらきます。

● 自律神経のはたらき

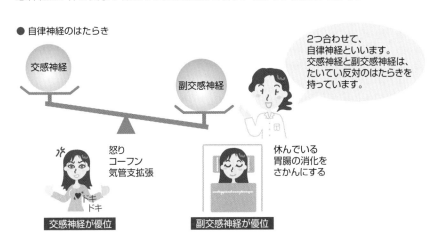

OTC薬で、交感神経と副交感神経に作用する成分とは？

A せき止めや、目薬、点鼻薬、胃腸薬に配合されている成分などがあります。

たとえば、かぜ薬やせき止めに含まれる**メチルエフェドリン塩酸塩**は、**交感神経**を刺激して、気管支を拡張します。また、目薬や点鼻薬に含まれる**テトラヒドロゾリン**は、交感神経を刺激して、血管を収縮させ、目の充血や鼻づまりをとります。

ちょっとむずかしいのが、**抗コリン成分**です。抗コリン成分というのは、**副交感神経**を抑える成分です。交感神経と副交感神経は、シーソーのようにバランスをとっています。つまり、副交感神経を抑えるということは、結果として交感神経側が優位（活発）になるのです。

たとえば、鼻炎薬に配合された抗コリン成分**ベラドンナ総アルカロイド**や**ヨウ化イソプロパミド**は、副交感神経を抑えることによって、結果として交感神経が優位になり、鼻水など水分の分泌を抑えます。胃腸薬の抗コリン成分も、副交感神経を抑えることによって、交感神経が優位になり、腸の運動を抑えます。交感神経が優位（活発）になると、排尿筋も抑えるので、排尿困難などの症状が出る人がいます。

● 交感神経を優位にする成分

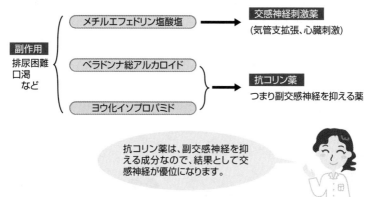

交感神経と副交感神経の神経伝達物質とは？ ここが出る！

 A 交感神経の神経伝達物質はアドレナリン（エピネフリン）とノルアドレナリン（ノルエピネフリン）、副交感神経の神経伝達物質はアセチルコリンです。

交感神経をコーフンさせる神経伝達物質を、**アドレナリンとノルアドレナリン**、副交感神経をコーフンさせる神経伝達物質を、**アセチルコリン**といいます。ただし、**汗腺（エクリン腺）を支配する交感神経の末端では、例外的にアセチルコリンが神経伝達物質として放出されますが**、腋の下などに分布するアポクリン腺を支配する交感神経線維の末端ではノルアドレナリンが神経伝達物質として放出されます。

医薬品では、**交感神経**を刺激する成分を、アドレナリン作動成分、**副交感神経**を刺激する成分をコリン作動成分といいます。逆に、交感神経の働きを抑える作用（抗アドレナリン作用）を有する成分を抗アドレナリン成分、副交感神経の働きを抑える作用を有する成分を抗コリン成分といいます。

● 自律神経（交感神経と副交感神経）のはたらき ここが出る！

怒り
コーフン
気管支拡張

ドキ
ドキ

交感神経が優位

休んでいる
胃腸の消化を
さかんにする

副交感神経が優位

効果器	交感神経系	副交感神経系
目	瞳孔散大	瞳孔収縮
唾液腺	少量の粘性の高い唾液を分泌	唾液分泌亢進
心臓	心拍数増加	心拍数減少
末梢血管	収縮（→血圧上昇）	拡張（→血圧降下）
気管、気管支	拡張	収縮
胃	血管の収縮	胃液分泌亢進
腸	運動低下	運動亢進
肝臓	グリコーゲンの分解（ブドウ糖の放出）	グリコーゲンの合成
皮膚	立毛筋収縮	ー
汗腺	発汗亢進	ー
膀胱	排尿筋の弛緩（→排尿抑制）	排尿筋の収縮（→排尿促進）

2 人体のはたらきと医薬品

2-2
薬がはたらく仕組み

医薬品を内服してから体外に排泄されるまでのしくみ（医薬品の吸収、分布、代謝、排泄）を理解しましょう。また、一般用医薬品（OTC薬）の腸溶性製剤のしくみについて理解しましょう。

 医薬品を飲んでから、体から出ていくまでは、どんなプロセスをたどるのか？

A 医薬品は、吸収、分布、代謝、排泄の4つの段階を経ます。

内服薬について考えてみましょう。

❶ 吸収

医薬品をのむと、まずは胃で溶けます。次に、おもに小腸で吸収されます。薬はおもに胃で溶けるため、たとえば鎮痛成分は、空腹時には胃に刺激になるので、食後の服用が望ましいのです。小腸で吸収された薬は、一部が肝臓で代謝を受けます。

一方、『ガスピタン』（小林製薬）の主成分のように、小腸で吸収されずに、小腸から大腸で効いて、そのままウンチの中に出ていく成分もあります。

❷ 分布

分布とは、からだ中に薬の成分が広がっていくことをさします。肝臓を出た薬の成分は、血流に入り、さまざまな臓器へ運ばれていきます。

薬の成分によっては、母乳に入りやすい成分、脳に入りやすい成分、胎盤を通過しやすい成分があるので注意が必要です。脳には、**血液−脳関門**というバリアーがあって脳を守っていますが、ここを通りやすい成分に、眠くなるものが多いのです。また、お母さんの血液と胎児の血液を隔てる**胎盤**（胎盤関門）も、通過してしまう薬があるので注意が必要です。お母さんと胎児の血は混ざり合わないので、血液型が違っても大丈夫なのですが、薬の成分や酸素など一部の成分は通過するのです。

❸ 消化管で吸収されてから循環血液中に入るまでの間に起こる代謝

　代謝とは、肝臓で薬が違う成分に変わることをさします。経口投与後、消化管で吸収された有効成分は、消化管の毛細血管から血液中へ移行します。その血液は全身循環に入る前に門脈という血管を経由して肝臓を通過するため、吸収された有効成分は、まず肝臓に存在する薬物代謝酵素の働きにより代謝を受けることになります。

　したがって、全身循環に移行する有効成分の量は、消化管で吸収された量よりも、肝臓で代謝を受けた分だけ少なくなります（これを**肝初回通過効果 (first-pass effect)** という）。

　肝機能が低下した人では医薬品を代謝する能力が低いため、正常な人に比べて全身循環に到達する有効成分の量がより多くなり、効き目が過剰に現れたり、副作用を生じやすくなったりします。なお、薬物代謝酵素の遺伝子型には個人差があります。

❹ 循環血液中に移行した有効成分の代謝と排泄

　循環血液中に移行した有効成分は、主として肝細胞の薬物代謝酵素によって代謝を受けます。多くの有効成分は血液中で血漿タンパク質と結合して複合体を形成しており、複合体を形成している有効成分の分子には薬物代謝酵素の作用で代謝されず、またトランスポーターによって輸送されることもありません。したがって、代謝や分布が制限されるため、血中濃度の低下は徐々に起こります。

　循環血液中に存在する有効成分の多くは、未変化体又は代謝物の形で腎臓から尿中に排泄されます。したがって腎機能が低下した人では、正常の人よりも有効成分の尿中への排泄が遅れ、血中濃度が下がりにくくなります。そのため、医薬品の効き目が過剰に現れたり、副作用を生じやすくなったりします。また、排泄の過程においても血漿タンパク質との複合体形成は重要な意味を持ちます。複合体は腎臓で濾過されないため、有効成分が長く循環血液中に留まることとなり、作用が持続する原因となります。

2

人体のはたらきと医薬品

腸溶性製剤とは、どんな薬なのか？

 強い酸性では溶けずに、中性付近になると溶ける薬のことです。

　胃の中は、胃酸によって強酸性になっています。胃酸は口から入ったものを殺菌したり、溶かして柔らかくしたりするために**強酸性**になっています。一方、小腸は、食べ物や栄養などを吸収する器官なので**中性**に近くなっています。腸溶性製剤は、酸性の胃では溶けず、中性の腸で溶けるように作られています。しかし、何らかの原因で、胃の酸性度がやわらぐと、せっかくの腸溶性製剤が胃で溶けだしてしまいます。たとえば、腸溶性製剤には、『コーラック』に代表される**ビサコジル**の便秘薬があります。

● 腸溶性製剤とは？

胃で溶けずに
腸で溶けるワ

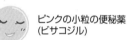
ピンクの小粒の便秘薬
（ビサコジル）

腸溶剤とは強酸性の胃では
溶けずに、中性に近い小腸で
溶けるようにコーティング
されたクスリです。

 軟膏剤とクリーム剤ではどちらが刺激が少ないのか？

 軟膏剤のほうが刺激が少ない外用剤です。

　軟膏剤は、油性の基剤で皮膚への刺激が弱く、適用部位を水から遮断したい場合等に用い、患部が乾燥していてもじゅくじゅくと浸潤していても使用できます。また、**クリーム剤**は、油性基剤に水分を加えたもので、患部を水で洗い流したい場合等に用いられますが、皮膚への刺激が強いため傷等への使用は避ける必要があります。

軟膏剤のほうがクリーム剤よりも
刺激が少ないと覚えましょう

2-3
症状からみたおもな副作用

ショック（アナフィラキシー）、皮膚粘膜眼症候群（スティーブンス・ジョンソン症候群）、中毒性表皮壊死融解症（ライエル症候群）、肝機能障害、偽アルドステロン症などの特徴を理解しましょう。

Q **医薬品によるショック（アナフィラキシー）に関する記述のうち、正しいものはどれか。**

(1) 医薬品の成分に対する遅延型の過敏反応である。
(2) 発生頻度は低いが、以前にその医薬品の使用によって蕁麻疹等のアレルギーを起こしたことがある人で起きるリスクが高いとされている。
(3) 発症してから重症化するまで非常にゆっくりと進行し、致命的な転帰をたどるおそれはない。

A (2) 発生頻度は低いが、以前にその医薬品の使用によって蕁麻疹等のアレルギーを起こしたことがある人で起きるリスクが高いとされている。

　(1) は誤り。ショック（アナフィラキシー）は、即時型のアレルギーであり、遅延型アレルギー反応ではありません。通常、アナフィラキシーは、30分～数時間のうちに起こります。

　(2) は○。その通りです。以前副作用を起こしたことのある医薬品で、必ず副作用が起きるわけではありませんが、副作用リスクは高くなります。

　(3) は誤り。ショック（アナフィラキシー）はゆっくりではなく短時間の間に、顔が赤くなったり、じんましんが出たり、息が苦しくなったり、血圧が低下したりします。特に、苦しそうで意識を消失してしまったような場合、適切な対応が遅れれば死亡する可能性もあります。

　なお、「致命的」とは死にそうでキケンな状態をさし、転帰とは、病気などが最終的にどうなったかをさします。たとえば、最終的に元気になった場合は「転帰は回復」と言い、完全に治ってはいないが、まあまあ元気になった場合は「転帰は軽快」という。つまり、転帰とは、医学用語では「病気や症状が最終的にどうなったか」「回復の度合い」をさします。

ショック（アナフィラキシー）とは？

A **じんましん、血圧低下、呼吸困難などが起こる、急性のアレルギーです。**

　ショック（アナフィラキシー）は、発生頻度は低いのですが、以前に同じ薬を使って、じんましんなどのアレルギーを起こしたことがある人で、リスクが高いといわれています。ショックは、じんましん、血圧低下、呼吸困難、顔面蒼白、むくみ、胸の苦しさなどを生じます。このような場合は、急いで救急車をよぶ必要があります。

　薬以外のショックでは、食物アレルギーや、ハチ刺され、ハムスターに噛まれて死亡するなどのケースがあります。ショックが起こるリスクが高い人では、自己注射用の**アドレナリン注射（エピペン）**をお医者さんに処方してもらうこともできます。

● アナフィラキシーで死亡することもある

| ハチ | ハムスター | かぜ薬 |

じんましん、血圧低下、呼吸困難、むくみなど

Q **アナフィラキシーとアナフィラキシー様反応は、どうちがうのか？**

A **かつて、原因がはっきりしないときに"アナフィラキシー様反応"といいましたが、今は「アナフィラキシー」に統一されました。**

　2013年2月より、従来、添付文書で使用してきた副作用名「アナフィラキシー様症状」について、最近の知見にもとづき「アナフィラキシー」という表現に統一することになりました。アナフィラキシーの主たる発生機序は、IgE（免疫グロブリン）が介在する即時型のアレルギー反応ですが、実際の臨床症例ではIgEが介在するのかしないのか不明なことが多いためです。近年、厚生労働省が学会の協力を得て策定した、「重篤副作用疾患別対応マニュアル」や世界アレルギー機構（World Allergy Organization：WAO）の提唱等において、IgEの介在の有無にかかわらず、「アナフィラキシー」という用語を用いる考え方が主流になってきています。

「アナフィラキシー様反応」
という言葉は、もう使わなく
なったのね。

2013年2月
「医薬品・医療機器等安全性情報　NO.299」より

Q **食物依存性運動誘発性のアナフィラキシーとは？**

A ある食べ物を食べた後、運動をしたときに、じんましんや呼吸困難、血圧低下などアナフィラキシーが起こることです。

　食物依存性運動誘発性アナフィラキシーは、滅多に起こらないのですが、起こると命にかかわる食物アレルギー反応です。たとえば、「給食でお蕎麦や食パンを食べた後、体操をしたら呼吸困難になった」「エビやカニを食べた後、マラソンしたら呼吸困難になって全身がむくんだ」などがそうです。食べ物と運動の二つが重なったために誘発された、アナフィラキシーです。ただちに救急車をよび、治療を受ける必要があります。

Q **スティーブンス・ジョンソン症候群と、中毒性表皮壊死融解症（ライエル症候群）は、どうちがうのか？**

A どちらもひどい薬疹のことですが、**中毒性表皮壊死融解症（ライエル症候群）**は、**スティーブンス・ジョンソン症候群**がさらにひどくなった症例であることが多いのです。

　中毒性表皮壊死融解症（ライエル症候群）の症状としては、高熱をともなって、発疹・発赤、やけどのような水ぶくれが、皮膚、口や性器、目などの粘膜にあらわれます。原因となる薬はたくさんあって、この副作用が起こるかどうかを予測するのは困難です。特徴としては、一見、健康に見える皮膚を触ると、皮膚がズルッとむける症状が見られます。ちなみに「ライエル」とは、この症状を最初に報告したお医者さんの名前です。

　この重大な副作用は、早期発見、早期治療が大切です。OTC薬のかぜ薬をのんでいた人が、「かぜが悪化したのかな？」と思って薬をのみ続けてしまうと大変危険です。「変だな？」と思った段階で、まずは薬の服用をやめ、薬のパッケージを持ってただちに受診することです。原因となる薬の服用回数が少なくても、服用をやめても副作用の症状が進んでしまう場合がありますが、早くに気づけば、早期に治療が受けられます。

● スティーブンス・ジョンソン症候群と中毒性表皮壊死融解症（ライエル症候群）

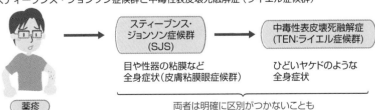

Q 偽アルドステロン症とは？

A おもに生薬のカンゾウによって引き起こされる、高血圧やむくみのことです。

偽アルドステロン症は、おもに甘草やその主成分である**グリチルリチン酸**を含む漢方薬、かぜ薬、胃腸薬で見られます。甘草またはグリチルリチン酸を含む医薬品を服用していて、「手足のだるさ」「しびれ」「むくみ」「血圧上昇」「つっぱり感」「こわばり」が見られ、これらに加えて「力が抜ける感じ」「こむら返り」「筋肉痛」があらわれて、だんだんきつくなる場合は、偽アルドステロン症の可能性があります。

そもそもアルドステロン症とは、からだに塩分（ナトリウム分）や水分をためこんでしまう状態をさします。アルドステロンとは、**副腎皮質**から分泌されるステロイドホルモンの一種です。アルドステロンは、ナトリウムや水分をためこみ、カリウムをおしっこに出すことによって、血圧を上げるはたらきをします。副腎皮質ホルモンのアルドステロンが分泌されていないにもかかわらず、生薬のカンゾウなどによって、同じような症状が出るため、ニセモノという意味で「偽」アルドステロン症というのです。

偽アルドステロン症は、小柄な人やお年寄りなどで起きやすいといわれます。初期症状を「変だなあ」と不審に思いつつも、症状を悪化させてしまうケースが多いため注意が必要です。

● 偽アルドステロン症の症状とは

> 「手のだるさ」「しびれ」「つっぱり感」「こわばり」「むくみ」
> 「血圧上昇」がみられ、これらに加えて、「力が抜ける感じ」
> 「こむら返り」「筋肉痛」が現れて、だんだんきつくなる。

グリチルリチン酸として
1日40mg以上、
甘草として1g以上、
長期使用してはいけません。
なぜ「偽」かというと、
ステロイド（アルドステロン）
が出すぎた時と同じような
症状だからです。

Q 医薬品の副作用として現れる消化性潰瘍に関する記述のうち、正しいものはどれか。

(1) 医薬品の作用によって腸管運動が麻痺して腸内容物の通過が阻害された状態をいう。

(2) 消化性潰瘍は、自覚症状がはっきりしているので、早期発見しやすい。

(3) 一般用医薬品では、長期連用のほか、併用すべきでない医薬品やアルコールとの併用等の不適切な使用が原因で起きる場合がある。

A (3) 消化性潰瘍は、解熱鎮痛薬とアルコールの併用で起きやすくなります。

（1）は誤り。消化性潰瘍は、胃粘膜がただれて炎症が起きていることをさしますが、1の記述は、**イレウス**をさします。腸が麻痺して、腸の中身が動きにくくなることをイレウス状態と呼びます。イレウスを日本語でいえば「腸が閉塞状態」ということ。腹痛や膨満感で苦しくなります。

（2）は誤り。消化性潰瘍の自覚症状がない人もいます。突然の吐血や血便、下血などで初めて気づいたり、「どうも最近だるくて、動悸や息切れが起こるなあ」といったように貧血症状でわかることがあります。

（3）はその通りです。消化性潰瘍は、解熱鎮痛薬ののみすぎやアルコールとの併用などで起こることがあります。

Q ハップ剤（貼り薬）をひざに貼ってマラソンしたら、真っ赤に腫れあがったのはなぜか？

A ハップ剤の成分による光線過敏症の可能性があります。

ハップ剤を貼ったまま、強い日光に当たると、皮膚が真っ赤に腫れあがったり、湿疹が出たりする副作用が起こる場合があります。これを**光線過敏症**といいます。ハップ剤を剥がした後でも、皮膚に薬の成分が残っていれば、光線過敏症が起こることがあります。夜中にハップ剤を手に貼って、はがしてからゴルフに行った男性の手が、真っ赤に腫れあがった症例があります。医療用医薬品では、**ケトプロフェン**のハップ剤による光線過敏症が有名です。

2

人体のはたらきと医薬品

● ハップ剤による光線過敏症

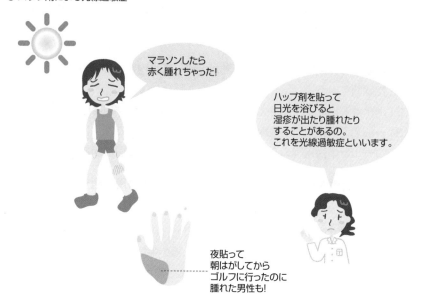

Q 接触皮膚炎と光線過敏症の違いを説明せよ

A 接触皮膚炎は、原因となる医薬品が触れた部分だけが炎症を起こしますが、光線過敏症は医薬品が触れたところ以外にも広がっていくことがあります。

　接触皮膚炎は、いわゆる「肌に合わない」という状態です。接触皮膚炎は、アレルギー性の反応と刺激性の反応に大別されます。医薬品が触れた部分の皮膚にのみ生じ、正常な皮膚との境目がはっきりしているのが特徴です。

　一方、**光線過敏症**の症状は、太陽光線（紫外線）にさらされて初めてかぶれが生じるものです。光線過敏症の症状は、**医薬品が触れた部分だけでなく、光が当たった部分の皮膚から全身へ広がり**、重篤化する場合があります。また、貼付剤などでは剥がした後でも皮膚に薬剤が残っていて発症することがあります。原因と考えられる医薬品の使用を中止して、皮膚に医薬品が残らないよう洗い流し、患部を遮光して（白い生地や薄手の服は紫外線を透過するおそれがあるので濃い色の長袖・長ズボンの衣服を着て）速やかに医師の診療を受ける必要があります。

②人体のはたらきと医薬品
過去問にチャレンジ

＊初めは、すぐに答えを見てしまってかまいません。ここの解説を読んで、「よくわからない、くわしく知りたい」と感じたら、厚労省ホームページの「試験問題作成に関する手引き」を確認してください。まずは3回、くり返し解いてみましょう。

問1　消化器系に関する次の記述の正誤について、正しい組合わせはどれか。
a　口腔内は、唾液によってpHがほぼ中性に保たれ、酸による歯の齲蝕を防いでいる。
b　炭水化物主体の食品の胃内での滞留時間は、脂質分の多い食品に比べて長い。
c　小腸において、炭水化物とタンパク質は、消化酵素の作用によってそれぞれ単糖類、アミノ酸に分解されて吸収される。

	a	b	c
1	正	正	誤
2	誤	誤	正
3	誤	正	誤
4	正	誤	正
5	誤	正	正

問1　…………答え（**4**）
bは誤りです。食道から送られてきた内容物は、胃の運動によって胃液と混和され、かゆ状となって小腸に送り出されるまで数時間、胃内に滞留します。滞留時間は、炭水化物主体の食品の場合には短く、脂質分の多い食品の場合には長くなります。炭水化物のほうが、消化が良い（胃にとどまる時間が短い）のです。

問2　呼吸器系に関する次の記述の正誤について、正しい組合わせはどれか。
a　鼻腔の入り口（鼻孔）にある鼻毛は、空気中の塵、埃等を吸いこまないようにするフィルターの役目を果たしている。
b　扁桃は、リンパ組織が集まってできていて、気道に侵入してくる細菌、ウイルス等に対する免疫反応が行われる。
c　咽頭から肺へ向かう気道が左右の肺へ分岐するまでの部分を気管といい、そこから肺の中で複数に枝分かれする部分を肺胞という。
d　肺胞は、異物や細菌が侵入してきたときのために粘液層や線毛によって保護されている。

	a	b	c	d
1	正	正	正	正
2	正	誤	正	正
3	誤	誤	正	誤
4	誤	正	誤	正
5	正	正	誤	誤

問2 ……………答え(5)

cは誤りです。「枝分かれする部分を肺胞という。」の箇所が誤りで、正しくは、「気管支」です。

dは誤りです。「粘液層や線毛によって保護されている。」の箇所が誤りです。肺胞は、ガス交換（酸素を取り入れて、二酸化炭素を吐きだすこと）を行うため、粘液層や線毛によって保護されていません。もしも、肺胞まで異物や殺菌が侵入してしまったら、肺胞マクロファージ（貪食細胞と呼ばれる）が、細菌などを取り込んで消化します。

問3 泌尿器系に関する次の記述の正誤について、正しい組合わせはどれか。

a 副腎皮質では、自律神経系に作用するアドレナリンとノルアドレナリンが産生・分秘される。

b 腎臓は、血液中の老廃物の除去のほか、水分及び電解質（特にナトリウム）の排出調節が行われており、血液の量と組成を維持して、血圧を一定範囲内に保つ役割を担う。

c 女性は尿道が短いため、細菌などが侵入したとき膀胱まで感染を生じやすい。

d 男性は加齢とともに前立腺が肥大し、尿道を圧迫して排尿困難等を生じることがある。

	a	b	c	d
1	正	正	誤	正
2	正	誤	正	正
3	誤	正	正	正
4	誤	正	誤	誤
5	誤	誤	正	誤

問3 ……………答え(3)

aは誤りです。副腎皮質で作られるのは、ステロイド（副腎皮質ホルモン）です。アドレナリン、ノルアドレナリンは、副腎髄質で作られます。

問4 感覚器官（目、鼻及び耳）に関する次の記述の正誤について、正しい組合わせはどれか。

a 水晶体は、その周りを囲んでいる毛様体の収縮・弛緩によって、近くのものを見るときは扁平になり、遠くのものを見るときには丸く厚みが増す。

b 鼻中隔の前部は、毛細血管が豊富に分布していることに加えて粘膜が薄いため、傷つきやすく鼻出血を起こしやすい。

c 聴覚器官である蝸牛と平衡器官である前庭は、いずれの内部もリンパ液で満たされている。

	a	b	c
1	正	正	誤
2	正	誤	正
3	誤	正	正
4	誤	正	誤
5	誤	誤	正

問4 ·········答え（**3**）

aは誤りです。水晶体は、近くを見るときは厚くなり、遠くを見るときは扁平になります。

問5 外皮系に関する次の記述の正誤について、正しい組合わせはどれか。

a 皮膚は、表皮、真皮、皮下組織の3層構造からなる。

b 角質層は、表皮に存在し、皮膚のバリア機能を担っている。

c メラニン色素は、表皮の最下層にあるメラニン産生細胞（メラノサイト）で産生され、太陽光に含まれる紫外線から皮膚組織を防護する役割がある。

d 精神的緊張による発汗は、全身の皮膚に生じる。

	a	b	c	d
1	正	正	正	誤
2	正	正	誤	誤
3	誤	誤	正	正
4	誤	誤	正	誤
5	誤	正	誤	正

問5 ·········答え（**1**）

dは誤りです。汗腺には、腋窩（わきのした）などの毛根部に分布するアポクリン腺（体臭腺）と、手のひらなど毛根がないところも含め全身に分布するエクリン腺の二種類があります。汗はエクリン腺から分泌され、体温調節のための発汗は全身の皮膚に生じますが、精神的緊張による発汗は手のひらや足底、腋の下の皮膚に限って起こります。疲労や衰弱したときの睡眠中に生じる発汗（寝汗。漢方では「盗汗」という）も、体温調節とは無関係に起こります。

問6 骨格系及び筋組織に関する次の記述の正誤について、正しい組合わせはどれか。

a 骨の基本構造は、主部となる骨質、骨質表面を覆う骨膜、骨質内部の骨髄、骨の接合部にある関節軟骨の四組織からなる。

b 骨の破壊（骨吸収）と修復（骨形成）は、骨が成長するまで繰り返され、成長した後は停止する。

c 骨格筋と平滑筋は、自分の意識どおり動かすことができる随意筋である。

	a	b	c
1	正	正	正
2	正	誤	正
3	誤	正	正
4	誤	正	誤
5	正	誤	誤

2

人体のはたらきと医薬品

bは誤りです。骨の破壊（骨吸収）と修復（骨形成）は、骨が成長するまで繰り返され、成長した後も繰り返されます。

cは誤りです。自分の意識どおり動かすことができる筋肉（随意筋）は、骨格筋だけです。心筋と平滑筋は、自分の意識どおり動かすことができない（不随意筋）です。平滑筋は、例えば、胃腸壁や、血管壁や、膀胱などの筋肉です。手足のように意識的に動かせる筋肉ではないので、不随意筋と呼ばれます。

問7 末梢神経系に関する次の記述について、正しいものの組合わせはどれか。

a 末梢神経系は、随意運動、知覚等を担う体性神経系と、呼吸や血液の循環等のように生命や身体機能の維持のために無意識に働いている機能を担う自律神経系に分類される。

b 交感神経系は、体が闘争や恐怖等の緊張状態に対応した態勢をとるように働くため、心臓に対しては心拍数を増加させ、胃に対しては胃液分泌を亢進させる。

c 交感神経系が活発になると瞳孔は収縮し、副交感神経系が活発になると瞳孔は散大する。

d 局所（腋窩）に分布するアポクリン腺を支配する交感神経線維の末端ではノルアドレナリンが神経伝達物質として放出される。

1（a、b） 2（a、d） 3（b、c） 4（b、d） 5（c、d）

問7 ⋯⋯⋯⋯答え（**2**）

bは誤りです。交感神経は、「胃に対しては胃液分泌を亢進させる。」の箇所が誤りで、交感神経がコーフンすると、胃壁の血管が収縮し、血流量が減って、胃の活動が抑制されます。

cは誤りです。記述は逆になっており、正しくは、交感神経系が活発になると瞳孔は散大し（コーフンしてギラギラ輝き）、副交感神経系が活発になると瞳孔は縮小（落ち着いてトロンと）します。本書にあります、交感神経・副交感神経系の働きの表（87ページ）は、必ず出ますので、確実に暗記しましょう。

問8 医薬品の吸収に関する次の記述の正誤について、正しい組合わせはどれか。

a 一般に、消化管からの吸収は、濃度が低い方から高い方へ拡散していく現象である。

b 鼻腔粘膜への局所作用を目的とした点鼻薬であっても、その成分が循環血液中に移行して、全身性の副作用を生じることがある。

c 皮膚吸収の場合、血液中に移行した有効成分は、肝臓で代謝を受けた後に血流に乗って全身に分布する。

	a	b	c
1	正	正	誤
2	正	誤	正
3	誤	正	正
4	誤	正	誤
5	誤	誤	正

問8 ……………答え（4）

aは誤りです。一般に、消化管からの吸収は、濃度の高い方から低い方へ受動的に拡散していく現象です。

cは誤りです。サラッと読んでしまうと正しい文章のように思えますが、薬は皮膚吸収の場合、「肝臓での代謝を受けずに」血流に乗り、患部に作用します。イメージですが、のむ薬は、まずは、胃腸から吸収され、一部が肝臓で代謝（薬の構造が変化すること）を受けます。一方、シップ薬や坐薬、注射など外用の薬は、直接血流に入るので、肝臓で代謝を受けずに患部に届きます。外用薬も全身をめぐった後は、肝臓で代謝を受けます。

問9 医薬品の副作用として現れる肝機能障害に関する次の記述の正誤について、正しい組合わせはどれか。

a 主な症状は、全身の倦怠感、黄疸、発熱、発疹、皮膚の掻痒感、吐き気等である。

b 黄疸は、ビリルビン（黄色色素）が血液中へ排出されず、胆汁中に滞留することにより生じる。

c 医薬品の副作用として現れる肝機能障害は、有効成分に対する抗原抗体反応が原因で起きるアレルギー性のものに限定される。

	a	b	c
1	正	正	正
2	正	正	誤
3	正	誤	誤
4	誤	正	誤
5	誤	誤	正

問9 ……………答え（3）

bは誤りです。黄疸（皮膚や白目が黄色くなる症状）とは、ビリルビン（黄色色素）が循環血液中に滞留することにより生じる、皮膚や白眼が黄色くなる病態です。また、過剰となった血液中のビリルビンが尿中に排出されることにより、尿の色が濃くなることもあります。

cは誤りです。医薬品により生じる肝機能障害は、有効成分又はその代謝物の直接的肝毒性が原因で起きる「中毒性のもの」と、有効成分に対する抗原抗体反応が原因で起きる「アレルギー性」のものに大別されます。軽度の肝障害の場合、自覚症状がなく、健康診断等の血液検査（肝機能検査値の悪化）で初めて判明することが多いです。

2

人体のはたらきと医薬品

問10 医薬品の副作用として現れる消化性潰瘍及びイレウス様症状に関する次の記述の正誤について、正しい組合わせはどれか。

a 消化性潰瘍では、胃のもたれ、食欲低下、胸やけ、吐きけ、胃痛、空腹時にみぞおちが痛くなる、消化管出血に伴って糞便が黒くなるなどの症状が現れる。

b 消化性潰瘍では、自覚症状が乏しい場合もあり、貧血症状（動悸や息切れ等）の検査時や突然の吐血・下血によって発見されることもある。

c イレウス様症状は、小児や高齢者のほか、普段から下痢傾向のある人に発症のリスクか高い。

	a	b	c
1	正	正	正
2	誤	誤	正
3	正	誤	誤
4	誤	正	正
5	正	正	誤

問10 …………答え（**5**）

cは誤りです。イレウス様症状とは、「腸閉塞様症状」をさします。腸内容物の通過が阻害された状態をイレウスといいます。つまり、「下痢傾向」というところがマチガイで、「便秘傾向」が正しいです。腸管自体は閉塞していなくても、医薬品の作用によって腸管運動が麻痺して腸内容物の通過が妨げられると、激しい腹痛やガス排出（おなら）の停止、嘔吐、腹部膨満感を伴う著しい便秘が現れます。イレウスは、普段から「便秘傾向」のある人に発症のリスクが高くなります。

第 3 章

おもな医薬品と
その作用

一般用医薬品（OTC薬）のおもな薬効群について、成分の特徴や使用上の注意を理解しましょう。一般用医薬品（OTC薬）は、おもに配合剤であるため、成分の重複に注意が必要です。本章は、実際の業務に活用できる内容が多いため、登録販売者試験の合否を分ける章といわれています。

3-1
かぜ薬

普通かぜ（インフルエンザを除く）の発熱、のどの痛み、鼻水、くしゃみ、鼻づまり、咳、たんなどの諸症状を緩和する成分（解熱鎮痛薬、抗ヒスタミン薬、鎮咳薬、気管支拡張薬、去痰薬、抗コリン薬、生薬、ビタミン、カフェインなど）を配合しています。漢方薬も使われています。

Q なぜ、OTC薬のかぜ薬と咳止め薬を一緒に飲んではいけないの？

A おもな成分が重複するからです。

鼻炎薬にも**抗ヒスタミン成分**が含まれているので、かぜ薬や咳止め薬と成分が重なります。また、鼻炎薬には、鼻水が出てくるのを抑える**ベラドンナ総アルカロイド**や**ヨウ化イソプロパミド**などの**抗コリン成分**が含まれていますが、近年はこの抗コリン成分を配合したかぜ薬も増えているので、ますます注意が必要です。

● かぜ薬と咳止め薬は、成分が重複する

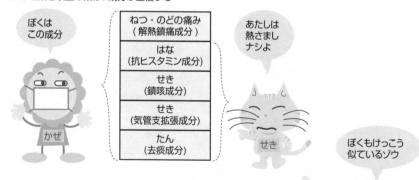

ぼくはこの成分	ねつ・のどの痛み（解熱鎮痛成分）	あたしは熱さましナシよ
	はな（抗ヒスタミン成分）	
かぜ	せき（鎮咳成分）	せき
	せき（気管支拡張成分）	
	たん（去痰成分）	ぼくもけっこう似ているゾウ

似たものどうし！

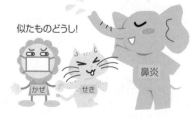

かぜ　せき　鼻炎

かぜ薬ではかぜは治らないというのは本当？

 本当。

　かぜ薬はウイルスや細菌を殺すのではなく、熱、鼻水、咳などの症状を抑えるだけなのです（**対症療法**）。かぜ症候群の原因はおもにウイルスですが、ウイルスは200種類以上あるため、かぜのウイルスに効く薬はありません。

　「かぜ」の症状は、くしゃみ、鼻汁・鼻閉（鼻づまり）、咽喉痛（のどの痛み）、咳、痰等の呼吸器症状と、発熱、頭痛、関節痛、全身倦怠感等、さまざまな全身症状が現れます。「かぜ」は単一の疾患ではなく、医学的には**かぜ症候群**といい、主にウイルスが鼻や喉などに感染して起こる上気道の急性炎症の総称です。通常は数日〜1週間程度で自然寛解し、予後は良好です。

　かぜの約8割はウイルス（ライノウイルス、コロナウイルス、アデノウイルスなど）の感染が原因ですが、それ以外に細菌の感染や、まれに冷気や乾燥、アレルギーのような非感染性の要因による場合もあります。

 かぜとインフルエンザのちがいとは？

 おもに熱の高さと、体のふしぶしの痛みです。

　「**普通かぜ**」は、熱はあまりでない、鼻の症状や軽い咳、微熱がおもな症状です。一方、「**インフルエンザ**」は、高熱やふしぶしの痛みが見られます。

● かぜとインフルエンザのちがい

かぜ	インフルエンザ
ねつ （37.5度以下）	ねつ （38.5度以上）
	ふしぶしの痛み （関節痛・筋肉痛）
のどの痛み	のどの痛み
はな （くしゃみ・鼻水・鼻づまり）	はな （くしゃみ・鼻水・鼻づまり）
せき	せき
たん	たん

3

おもな医薬品とその作用

Q 咳止めのジヒドロコデインリン酸塩でよくある副作用は？

A 便秘です。

ジヒドロコデインリン酸塩は咳をしずめる一方、腸の運動も抑えてしまうので、便秘になることがあります。コデイン類は、麻薬性（依存性）の鎮咳成分です。

Q 咳止めのジヒドロコデインリン酸塩と生薬のマオウのメカニズムは同じ？

A ちがいます。

ジヒドロコデインリン酸塩は、脳の延髄にある中枢に効いて、咳が出そうになるのを抑えます。一方、生薬のマオウ、メチルエフェドリン塩酸塩、テオフィリン、トリメトキノール塩酸塩、ジプロフィリンなどは、気管支拡張成分で、気管支を広げることで咳を出にくくします。

Q ジヒドロコデインリン酸塩と、コデインリン酸塩というのがあるが、同じなのか？

A ちがいます。

ジヒドロコデインリン酸塩は、同量ならコデインリン酸塩の2倍の効力があります。なお、ジヒドロコデインリン酸塩およびコデインリン酸塩水和物は、**依存性がある成分**であることに留意する必要があります。また、これらの咳止め成分は**12才未満の小児**には**使用禁忌**となっています。

● コデインリン酸塩、ジヒドロコデインリン酸塩の1日最大分量

	かぜ薬における1日最大分量	鎮咳去痰薬における1日最大分量
コデインリン酸塩	48mg	60mg
ジヒドロコデインリン酸塩	24mg	30mg

コデイン類は、12歳未満の小児への使用が禁忌になった（2019年）。

ブロムワレリル尿素とブロモバレリル尿素は、同じ成分か？

 同じ成分です。

第15改正日本薬局方から、「ブロモバレリル尿素」というよび名に変わりました。つまり、「ブロムワレリル尿素」と「ブロモバレリル尿素」は同じ成分であり、今後は「ブロモバレリル尿素」に統一されます。

ブロモバレリル尿素は、催眠鎮静成分として、『ナロンエース』や『サリドン』などの鎮痛薬に配合されています。「ブロムワレリル尿素」というよび方に慣れ親しんでいると、違和感があるかもしれません。

 マレイン酸クロルフェニラミンと、クロルフェニラミンマレイン酸塩は同じものか？

 同じ成分です。

第15改正日本薬局方から、成分の表記が変わりました。英語の表記「chlorpheniramine maleate」にあわせ、「クロルフェニラミンマレイン酸塩」としたのです。「クロルフェニラミン」は、成分の性質をあらわす部分（活性本体）なので、こちらを先に表記したほうがわかりやすいのです。まだ、店頭の製品では、新旧の表記が混在しています。

● 成分表記の混在例

成分表記の混在例には、塩酸ジフェンヒドラミンとジフェンヒドラミン塩酸塩、塩酸アンブロキソールとアンブロキソール塩酸塩などがあります。

3

おもな医薬品とその作用

肺サーファクタントとは？

 肺や気道の内側を滑らかにする成分（気道潤滑物質）です。

　息を吐き終わった肺が、またスムーズに膨らむことができるのは、**サーファクタント**という滑らか成分（**気道潤滑物質**）が、内側にあるからです。ゴム風船は、何度かふくらませて遊んでいると、ゴムがぺたんとはりついて、膨らみにくくなることがあります。あなたは、お祭りの夜店などで売っている「ゴム風船つきの笛」が、だんだんはりついて広がらなくなる経験をしたことはないでしょうか。

　肺は、肺サーファクタントという滑らか成分（気道潤滑物質）があるため、スムーズに何度でも伸び縮みできます。肺がしぼんでもはりつかないのは、サーファクタントが出ているおかげなのです。

　2007年に肺サーファクタントの分泌を促進する去痰成分が、スイッチOTC薬となりました。成分名は、**アンブロキソール塩酸塩**です。これを初めて配合したかぜ薬は、『エスタックイブファイン』（エスエス製薬）と、『パブロンエースAX』（大正製薬）です。

● アンブロキソールは気道潤滑作用のある去痰薬

| パブロンSゴールドW | パブロンエースPro | エスタックイブファイン |

アンブロキソール配合のかぜ薬(総合感冒薬)

| コルゲンコーワIB
透明カプセルα |

 アンブロキソールは、気道潤滑作用のある去たん薬です。

Q **なぜ、「パブロンエースAX」と「エスタックイブファイン」は、1類→2類→指定第2類　と変わったのか？**

A イブプロフェンが、新たに指定第2類医薬品に指定されたからです。

　もともと「**パブロンエースAX**」と「**エスタックイブファイン**」は、のどを滑らかにする去痰成分アンブロキソールを新たに配合したかぜ薬だったため、第1類医薬品として発売されていました。その後、市販後の安全性が確認された（安全性等に関する製

造販売後調査期間が終了した) ため、第1類から第2類になりました。

　しかし、2012年、イブプロフェンの「してはいけないこと (禁忌)」に、「出産予定日12週以内の妊婦」が追記されたのを受けて、第2類から指定第2類へリスク区分が上がりました。理由は、妊娠後期のラットに投与した実験で、胎児の動脈管収縮が報告されているからです。また、動物実験レベルですが、イブプロフェンをたくさんのませた群で、妊娠しにくくなること (着床の抑制、子供の数の抑制) が報告されています。

 「してはいけないこと (禁忌)」に「出産予定日12週以内の妊婦」が記載されているOTC薬成分とは？

A アスピリン、アスピリンアルミニウム、ロキソプロフェンナトリウムのほか、新たに指定されたイブプロフェンです。

　アスピリンやアスピリンアルミニウム入りのOTC薬 (バファリンA、ケロリン、バイエルアスピリンなど)、**ロキソプロフェンナトリウム**入りのロキソニンSのほか、2012年に新たに記載された**イブプロフェン**入りのOTC薬 (イブ、ナロンエース、フェリア、リングルアイビーなど) は、妊娠後期の女性 (出産予定日12週以内の妊婦) には禁忌です。なお、**アセトアミノフェン**も、胎児の動脈管収縮が報告されていますので注意が必要です。

 解熱鎮痛薬以外で、妊婦が禁忌の成分とは？

A ヒマシ油類、ジフェンヒドラミン、エチニルエストラジオール、エストラジオール、オキセサゼインです。

　妊婦に禁忌の理由は、次の通りです。**ヒマシ油類**および**加香ヒマシ油**は、腸の急激な動きに刺激されて流産・早産を誘発するおそれがあるためです。**ジフェンヒドラミン**を主薬とする催眠鎮静薬 (睡眠改善薬ドリエルなど) は、妊娠に伴う不眠は、睡眠改善薬の適用ではなく、胎児への安全性が確立されていないからです。

　エチニルエストラジオール、**エストラジオール** (オーロラ-S、ハツモール・ヘアーグロアーS、バストミン、ヒメロスなど) は、妊娠中の女性ホルモン成分の摂取によって、胎児の先天性異常の発生が報告されているためです。

　オキセサゼイン (サクロンQ、ロミノン三宝Oz) は、妊娠中における安全性は確立されていないためです。

3

おもな医薬品とその作用

そもそも抗生物質とは何か？

A 抗生物質とは、細菌に効く成分（抗菌薬）です。

もともと「**抗生物質**」という言葉の定義は広いのですが、一般的に抗生物質といえば、細菌に効く薬のことです。広義には、**抗真菌薬**（みずむしやカンジダなどのカビ）や、**抗ウイルス薬**（インフルエンザウイルスやヘルペスウイルスなど）なども含まれます。

抗生物質は、すべての細菌に効果があるのではありません。一成分につき、効果のある細菌は幅広いのですが、得意分野（対抗できる細菌の種類）が決まっています。つまり、抗生物質によって、細菌の守備範囲（**抗菌スペクトル**）がちがうのです。

ちなみに、OTC薬では内服の「抗生物質」「抗真菌薬」「抗ウイルス薬」は販売されていません。外用薬ならあります。たとえば、抗菌目薬のサルファ剤、みずむし・たむし用の抗真菌薬、口唇ヘルペス用の抗ウイルス薬などがあります。

● OTC薬の抗生物質は外用薬のみ

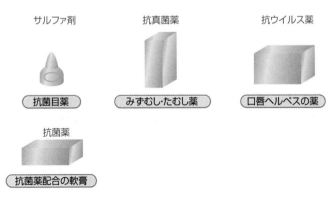

 かぜに抗生物質は必要なのか？

A かぜの原因のほとんどはウイルスなので、抗生物質は不要です。

よく医療機関で処方されるのは、昔からの慣習です。しかし、かぜが長引き、アオッパナや黄色い痰が出るようなときには、**抗生物質**が適しています。なお、抗生物質ののみ薬（内服薬）については、医療用医薬品（処方せん医薬品）のみです。

110

細菌とウイルスのちがいとは?

 自力で増殖できるのが細菌で、生きた細胞に侵入しないと増えることが
できないのがウイルスです。

　たとえば、**細菌**は、温度や湿度、栄養などの条件が整えば、1つが2つに、2つが4つ
にというように**分裂**して増えます。しかし、**ウイルス**は、生きた細胞にとりついて、中
に入り込まないと、増えることができません。

　「ウイルスは、生物と物質の中間的な存在である」といわれます。ウイルスは、生きた
細胞に侵入できるまでは、物質のように空気中や床などにただよっています。

● 細菌とウイルスのちがい

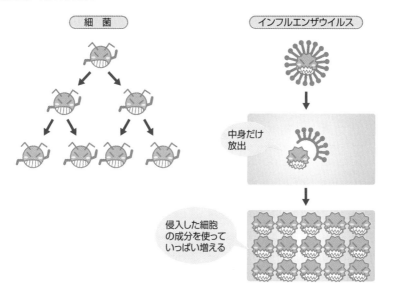

 **「お腹に来るかぜ」を訴える顧客には、かぜ薬で様子を見
るべきか?**

 お腹に来るかぜには、整腸薬や下痢止めをおすすめします。

　「お腹に来るかぜ」は、かぜではなく、ウイルス性の**胃腸炎**です。あるいは細菌による
食あたりや水あたりが原因の可能性もあります。いずれにしても、OTC薬で対応でき
るのは軽症の場合のみです。重症ならば、ただちに受診してください。

「ちょっと軟便で、お腹が重苦しい」など症状が軽いときは、**乳酸菌**や**酪酸菌**配合の整腸薬や、総合胃腸薬で様子を見ます。「軽く下痢」なら、OTC薬の下痢止めで様子を見てもよいでしょう。感染が疑われる下痢であっても、軽症ならばOTC薬で対応してもかまいません。症状が続くようなら受診します。

 ファミリー用かぜ薬とは？

 小児の用量が明記されているかぜ薬のことです。

たとえば、散剤なら、8才前後（7〜10才）は、大人の用量の2分の1です。8才くらいから、大人の半分量だとイメージしてください。一般に、ファミリー用かぜ薬とは、解熱鎮痛成分として**アセトアミノフェン**が配合されています。中には、補助的に**エテンザミド**を配合したかぜ薬もあります。エテンザミドは、インフルエンザや水痘が疑われる高熱の小児には、与えてはいけません。

● ファミリー用かぜ薬と大人限定かぜ薬のちがい

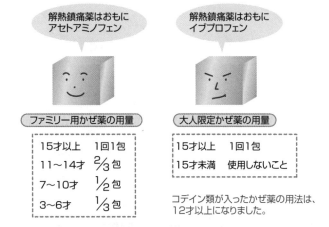

解熱鎮痛薬はおもに
アセトアミノフェン

解熱鎮痛薬はおもに
イブプロフェン

ファミリー用かぜ薬の用量	
15才以上	1回1包
11〜14才	2/3包
7〜10才	1/2包
3〜6才	1/3包

大人限定かぜ薬の用量	
15才以上	1回1包
15才未満	使用しないこと

コデイン類が入ったかぜ薬の用法は、
12才以上になりました。

 かぜ薬に配合される抗炎症成分とは？

 炎症による腫れを和らげる成分（抗炎症成分）として、トラネキサム酸、グリチルリチン酸二カリウム等が配合されています。

これらの成分は、鼻粘膜や喉の炎症による腫れを和らげることを目的としています。

❶ トラネキサム酸

体内での起炎物質の産生を抑制することで炎症の発生を抑え、腫れを和らげます。ただし、凝固した血液を溶解されにくくする働きもあるため、血栓のある人（脳血栓、心筋梗塞、血栓性静脈炎等）や血栓を起こすおそれのある人に使用する場合は、治療を行っている医師又は処方薬の調剤を行った薬剤師に相談するなどの対応が必要です。

❷ グリチルリチン酸二カリウム

グリチルリチン酸二カリウムの作用本体であるグリチルリチン酸は、化学構造がステロイド性抗炎症成分に類似していることから、抗炎症作用を示すと考えられています。そのため、グリチルリチン酸を大量に摂取すると、偽アルドステロン症を生じるおそれがあります。

むくみ、心臓病、腎臓病又は高血圧のある人や高齢者では偽アルドステロン症を生じるリスクが高いため、それらの人に1日最大服用量がグリチルリチン酸として40mg以上の製品を使用する場合は、治療を行っている医師又は処方薬の調剤を行った薬剤師に相談する等、事前にその適否を十分考慮するとともに、偽アルドステロン症の初期症状に常に留意する等、慎重に使用する必要があります。

> **Q** 38℃の熱が出た小学生に薬を買いにきた母親に、5才からの用量が記載されたファミリー用のかぜ薬や解熱鎮痛薬を紹介すれば安心か？

> **A** ファミリー用の解熱鎮痛薬に配合されることのあるエテンザミドは、高熱の小児には避けたほうがよい成分です。

エテンザミドは、ファミリー用かぜ薬やファミリー用解熱鎮痛薬に配合されていることがあります。エテンザミドは、**サリチル酸系解熱鎮痛薬**ですから、インフルエンザや水痘（みずぼうそう）の疑いのある子供には、のませてはいけません。エテンザミドは、サリチル酸系解熱鎮痛薬は、高熱の小児にのませると**ライ症候群**などの脳症が起こる危険性が高まるといわれます。

アスピリン、**サザピリン**などのサリチル酸系解熱鎮痛薬は、そもそもOTC薬では「大人限定」の成分です。しかし、エテンザミドは、ファミリー用、つまり「小児の用量がある製品」に配合されていることがあります。エテンザミドは、とくに注意が必要な成分です。

● エテンザミドは高熱の小児には避ける

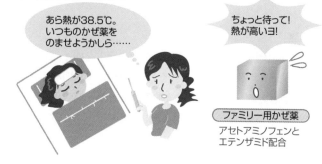

 なぜ、コデイン類は、12才未満禁忌となったのか?

A 小児において、ごくまれに重篤な呼吸抑制の副作用が生じるおそれがあり、欧米では一部すでに処方制限が行われているから。

コデイン類（12才未満禁忌）

　コデインリン酸塩水和物またはジヒドロコデインリン酸塩（以下「コデイン類」という。）を含む医薬品（以下「本剤」という）については、米国等において12才未満の小児等への使用を禁忌とする措置がとられたことを踏まえ、平成29年度第3回薬事・食品衛生審議会医薬品等安全対策部会安全対策調査会で本剤の安全対策について検討されました。

　その結果、日本では本剤による死亡例の報告はなく、日本での呼吸抑制のリスクは欧米と比較して遺伝学的に低いと推定されること等から、国内で直ちに使用を制限する必要性は考えにくい一方、本剤による小児の呼吸抑制発生リスクを可能な限り低減する観点から、一般用医薬品・医療用医薬品とも、予防的な措置が行われました。

　現在では、コデイン類を含む製品は「12才未満の小児は禁忌」となっています。

Q かぜを引いてから１週間たつ顧客に、葛根湯（かっこんとう）をおすすめしたのは正しいか？

A 正しくありません。

葛根湯（かっこんとう）は、かぜを引いた初日から、２日目くらいまでが適しています。「かぜといえば、葛根湯」と思い込んでいる顧客がいます。葛根湯は、かぜの初期のみ。OTC薬の漢方薬では、３〜４日分の少量パックもあります。かぜが長引いている人には、葛根湯ではなく柴胡桂枝湯（さいこけいしとう）など別の漢方薬を奨めるほうがベターです。また、咳や痰、息切れ等の症状が長期間に渡っている場合には、受診が必要です。

Q かぜの後、咳や痰、息切れなどの症状が長引いている人には、どう対応するべきか？

A 呼吸器内科の受診を勧めます。

長引く咳や痰、息切れなどの症状が続いている人は、間質性肺炎（かんしつせいはいえん）等の初期症状である可能性があり、また、その原因が医薬品の副作用によるものである可能性もあります。また、慢性気管支炎や肺気腫（はいきしゅ）などの慢性閉塞性肺疾患（まんせいへいそくせいはいしっかん）（COPD（シーオーピーディ））の可能性があり、受診を勧めます。

Q 葛根湯は、漢方薬だからクセにならないのか？

A 葛根湯のマオウは、クセになる成分です。

クセになるとは、**依存性**があるということです。依存（いぞん）には、身体的な依存と精神的な依存があり、その両方が重なることもあります。マオウは、エフェドリンという成分を含みます。エフェドリンには、気管支拡張作用があり、メチルエフェドリンなどの原料になります。また、エフェドリンは、覚せい剤の原料としても有名です。

● マオウには依存性がある

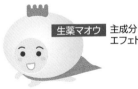

生薬マオウ 主成分 エフェドリン

気管支拡張作用
依存性あり
覚せい剤原料にも
葛根湯や小青竜湯などに配合

おしっこが出づらくなって、口が乾くのよ。

115

Q メチルエフェドリン、トリメトキノール、メトキシフェナミ
ン等のアドレナリン作動成分と同様の気管支拡張目的で配
合される生薬とは？

A アドレナリン作動成分と同様の気管支拡張作用を示す生薬成分はマオウ
です。

メチルエフェドリン、トリメトキノール、メトキシフェナミン等のアドレナリン作動
成分は、交感神経系を刺激して気管支を拡張させる作用を示し、呼吸を楽にして咳など
の症状を鎮めることを目的として用いられます。

生薬の**マオウ**（学名：マオウ科の Ephedrasinica Stapf、Ephedra intermedia
Schrenk et C. A. Meyer または Ephedra equisetina Bungeの地上茎を基原とす
る生薬）が配合されている場合があります。マオウについては、気管支拡張作用のほ
か、発汗促進、利尿等の作用も期待されます。

Q 生薬のマオウについての注意事項とは？

A 生薬のマオウは交感神経刺激作用のある成分を含む生薬なので、特定の
病気の人について、その症状を悪化させることがあります。

生薬の**マオウ**の成分である**エフェドリン**には、依存性と交感神経刺激作用がありま
す。交感神経刺激作用によって、気管支拡張作用をもたらします。

もともとマオウは、気管支拡張作用のほか、発汗、尿量増加（利尿）等の作用も期待
されます。一方でマオウは、交感神経系への刺激作用によって、心臓病、高血圧、糖尿
病または甲状腺機能障害の診断を受けた人では、症状を悪化させるおそれがあります。
また、同様に交感神経刺激作用によって、おしっこが出づらくなること（排尿困難）や、
胃がもたれる場合があります。

Q 柴胡桂枝湯や小柴胡湯をのむタイミングとは？

A 柴胡桂枝湯や小柴胡湯などは、かぜの中期以降に適しています。

柴胡桂枝湯や小柴胡湯は、かぜの中期以降や、体力が低下しているときに使う漢方
薬です。小柴胡湯は、医療機関では、肝炎に処方されることがあります。

116

柴胡桂枝湯や小柴胡湯など、生薬の柴胡が入った漢方薬を**サイコ剤**といいます。サイコ剤のおもな作用は、免疫力を高めることです。そのため、かぜの中期以降に適しています。たとえば、動物は寒いと免疫力が低下して、かぜのウイルスなどに負けやすくなりますが、サイコ剤は気温が低くても免疫力を下げないようにはたらきます。

Q 小柴胡湯や柴胡桂枝湯で注意が必要な副作用は？

A 間質性肺炎です。

間質性肺炎は、**小柴胡湯**や**柴胡桂枝湯**の副作用として、有名になりました。「間質」とは、肺でガス交換（酸素と二酸化炭素を入れ替えること）を行う肺胞のブドウのようなツブツブを支えている組織のことです。ブドウのツブツブ（肺胞）の間にあって、形を保持している間質に炎症が起きたのが、間質性肺炎です。間質性肺炎になると、うまく酸素が取り込めなくなって、階段をのぼると息切れがひどい、空咳が出るなど咳や呼吸困難の症状があらわれます。

また、**インターフェロン**と小柴胡湯を併用すると、間質性肺炎のリスクが高まると報告されています。インターフェロンと小柴胡湯を併用している人とは、肝疾患で治療を受けている人です。

なお、漢方薬の専門家は、「漢方薬は使うタイミングや症状（証）が合っていれば、副作用は起きないものだ」といいます。間質性肺炎などの副作用が起きるのは、使うタイミングや症状（証）などを見誤ってしまったことが、原因の一つといわれています。

● 小柴胡湯や柴胡桂枝湯の副作用「間質性肺炎」

インターフェロンと小柴胡湯の
併用で間質性肺炎が起きやすく
なると言われているの。
柴胡桂枝湯も処方が似ている
ので、注意が必要よ。

そのほかの漢方薬でも間質性肺炎の報告はある

3
おもな医薬品とその作用

Q インターフェロンと併用すると、間質性肺炎が起こるリスクのある漢方薬とは？

A 小柴胡湯です。

間質性肺炎は、肺胞の間にあって、形を保持している組織に炎症が起き、硬くなる病気です。サイコ剤である柴胡桂枝湯でもリスクがあります。小柴胡湯、柴胡桂枝湯をのんでいて、乾いた咳が続くようなときは、呼吸器内科などの専門医を受診しましょう。なお、間質性肺炎は、漢方薬だけでなく、OTC薬のかぜ薬（総合感冒薬）でも報告されています。長引く咳をかぜの症状と思い込み、間質性肺炎を悪化させることのないように、そのような人がいたら受診するようアドバイスして下さい。

Q 小青竜湯は、膿性の鼻汁と鼻づまりの症状にも適しているのか？

A 小青竜湯は、水っぽい鼻水や痰に適しています。

小青竜湯は、ダラダラと水っぱなが流れて止まらないようなときによいのです。また、小青竜湯には、ぜんそくという効能が書かれています。水っぽい痰がたくさん出るような咳や、かぜの初期にも小青竜湯がよいのです。

ぜんそくは、ハウスダストなどのアレルギーによって、気道に炎症が起こっています。あまりゼーゼーがひどいときには、受診をすすめます。なお、小青竜湯には、マオウが入っているので、胃腸の弱い人にはあまり向きません。また、高齢者などでおしっこが出づらくなったり、口が渇いたりするなどの副作用が出ることがあります。

Q 麻黄附子細辛湯とは、どんな漢方薬か？

A かぜの初期にあまり熱が出なくて、寒気がして顔が青白くなるような人に向いています。

悪寒、微熱、全身倦怠、低血圧で頭痛、めまいなどがある人のかぜや気管支炎に向いています。構成生薬として、マオウを含むため、依存性や、交感神経刺激成分としての注意が必要です。また、ブシを含みます。

● 麻黄附子細辛湯はマオウを含むので注意

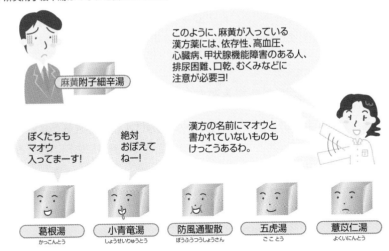

このように、麻黄が入っている漢方薬には、依存性、高血圧、心臓病、甲状腺機能障害のある人、排尿困難、口乾、むくみなどに注意が必要ヨ!

麻黄附子細辛湯

ぼくたちもマオウ入ってまーす!

絶対おぼえてねー!

漢方の名前にマオウと書かれていないものもけっこうあるわ。

| 葛根湯 | 小青竜湯 | 防風通聖散 | 五虎湯 | 薏苡仁湯 |
| かっこんとう | しょうせいりゅうとう | ぼうふうつうしょうさん | ごことう | よくいにんとう |

Q ブシは毒薬なのか?

A ブシは、もともとはトリカブトという毒薬なのですが、毒のないように加工してあります。

　ブシはキンポウゲ科のハナトリカブトの塊根であり、強心作用や利尿作用を示すほか、鎮痛作用を示します。アスピリンやイブプロフェンなどの解熱鎮痛薬と異なり、プロスタグランジンを抑えないことから、胃腸障害はありません。

　ブシはそのままでは毒性が高いことから、その毒性を減らし有用な作用を保持する処理を施した、加工ブシとして使用されます。

Q 小児用のかぜ薬や鼻炎用薬に2008年追加された注意事項とは?

A 「2才未満の乳幼児には、医師の診療を受けさせることを優先し、止むを得ない場合にのみ服用させてください」。

　この注意事項は、2008年7月4日付けで、厚労省より添付文書に載せるよう指示が出されたものです。きっかけは、アメリカで、おもにスポイトで計る式の小児用シロップ剤(かぜ薬、咳止め薬、鼻炎用薬など)を誤って小児に多く与えすぎてしまったという事例からでした。

3 おもな医薬品とその作用

119

乳幼児、とくに0〜1才では、容態が急変することがあります。軽いかぜだと思っていても急に熱が上がったり、ぐったりしたりすることがあります。日本では、なるべく2才未満は、OTC薬を使うよりも、小児科を受診するほうを優先すべきとしています。

 Q **次の記述にあてはまる漢方処方製剤はどれか。**

かぜのひき始めから数日たって微熱があり、寒気や頭痛、吐き気がする等のかぜの後期の症状に適すとされ、また、腹痛を伴う胃腸炎にも用いられる。

(1) 防風通聖散　　(2) 柴胡桂枝湯　　(3) 芍薬甘草湯　　(4) 麻子仁丸

A (2) 柴胡桂枝湯です。

柴胡桂枝湯は、かぜの中期以降に免疫力を高める目的で用いることができます。「微熱や頭痛」「腹痛、吐き気」「長引くかぜの症状」が症状の目安にされます。

防風通聖散は、ナイシトール（小林製薬）や、新コッコアポA錠、新コッコアポS錠（クラシエ）などに配合されており、皮下脂肪や便秘に効果があります。

芍薬甘草湯は、胃腸や筋肉のけいれんを緩和する作用があるとされ、こむら返りにもよく使われます。胃腸薬には、腸の過剰な動きをやわらげたり、腹痛をしずめる効果を目的として配合されます。

麻子仁丸は、ウサギのようなコロコロ便を目標とします。ダイオウを含み、胃腸が弱く下痢をしやすい人には不向きとされます。麻子仁丸を服用中は、他の瀉下薬（便秘薬）の服用を避けます。短期間の使用に限られるものではありませんが、5〜6日間服用しても病状の改善が見られない場合には、いったん服用を中止して、医薬専門家に相談するようアドバイスしてください。

● 柴胡桂枝湯は、かぜの中期以降に

クラシエのカンポウ専科「柴胡桂枝湯」のパッケージには、「腹痛、はきけのあるかぜに」って表示されているわ。

3-2
解熱鎮痛薬

解熱鎮痛薬は、解熱鎮痛薬を主薬とした製品です。痛み（頭痛・歯痛・抜歯後の疼痛・咽頭痛・耳痛・関節痛・神経痛・腰痛・筋肉痛・肩こり痛・打撲痛・骨折痛・ねんざ痛・生理痛・外傷後の鎮痛）と、熱（悪寒・発熱時の解熱）に用いるOTC薬です。ロキソプロフェンおよびアルミノプロフェンについては割愛します。

Q OTC薬ののむ解熱鎮痛薬、5大成分とは？

A 内服の5大解熱鎮痛成分としては、アスピリン、イブプロフェン、イソプロピルアンチピリン、エテンザミド、アセトアミノフェンがあります。

アセトアミノフェンを除けば、いずれも消炎効果がある成分です。アセトアミノフェンは、消炎効果の弱い成分です。

代表的な製品としては、**アスピリン**配合は『バファリンA』、**イブプロフェン**配合は『イブA』や『ナロンエース』、『リングルアイビー』、**イソプロピルアンチピリン**配合は『セデス・ハイ』や『サリドンA』、アセトアミノフェン配合は、『タイレノール』や『ノーシン』などがあります。同じブランド名でも、違う配合成分の製品が出ているので、よくチェックしてみてください。

Q アセトアミノフェンの特徴とは？

A アセトアミノフェンは、幼児から高齢者まで使える、比較的おだやかな解熱鎮痛成分です。

しかし、**アセトアミノフェン**を酒飲みの人（アルコール常用者）が飲むと、**肝障害**を起こしやすくなるといわれます。また、近年、小児にアセトアミノフェンを多用すると、**ぜんそく**を起こしやすくなる可能性が指摘されています。また、禁忌ではありませんが、医療用医薬品のアセトアミノフェンの添付文書に「妊娠後期の婦人への投与により胎児に動脈管収縮を起こすことがある」が追記されました。

Q 主な成分の年齢区分とは？

A OTC薬では、主な大人限定の成分は、アスピリン、サザピリン、イブプロフェンの3つです。小児にも使えるのが、アセトアミノフェン、エテンザミド、イソプロピルアンチピリンです。＊試験範囲外であることから、ロキソプロフェン、アルミノプロフェンを省きました。

● 主な成分の年齢区分とは？

頭痛 歯痛 生理痛 関節痛 など		大人限定 15才以上	アスピリン （非ピリン系） サザピリン （非ピリン系） イブプロフェン （非ピリン系）
発熱		15才未満	イソプロピルアンチピリン＊ （ピリン系） ＊イソプロピルアンチピリンは、小児も可能だが、 大人用製品に配合されることが多い アセトアミノフェン （非ピリン系） エテンザミド （非ピリン系）
		7〜12才	アセトアミノフェン （非ピリン系）
おもに 発熱＊		1〜7才未満	アセトアミノフェン （非ピリン系） ＊幼児の痛みは、受診を優先する

Q エテンザミドの特徴とは？

A エテンザミドは、2つ以上の解熱鎮痛成分が配合されるときに、補助的に配合されることの多い成分です。

かぜ薬や解熱鎮痛薬などで、解熱鎮痛成分としてエテンザミドだけが配合された製品はごくわずかです。エテンザミドは、アセトアミノフェンやイブプロフェンなどと組み合わせて処方されることがほとんどです。

　また、エテンザミドは、**サリチル酸系**の解熱鎮痛成分です。そのため、**水痘**（水疱瘡）もしくは**インフルエンザ**にかかっている、またはその疑いのある乳・幼・小児（15才未満）は、避けたほうがよい成分です。エテンザミドは、小児の用量があるファミリー用製品に配合されていることがあります。エテンザミドは、「高熱の15才未満の小児には避けたほうがよいこと」を肝に銘じてください。

 ACE処方とは？

 アセトアミノフェン、カフェイン、エテンザミドの頭文字をとった処方の名前です。

　ACE処方とは、アセトアミノフェンとエテンザミドという2つの解熱鎮痛成分で鎮痛作用を高め、カフェインでだるさをスッキリさせるという組み合わせ（製品例：『ノーシン』）です。

　薬の世界では、同じ薬効の成分を組み合わせると、効果が高まることが知られています。**相乗効果**と呼ばれ、「1＋1は2」ではなく、3にも4にもなるというイメージです。ACE処方は、かつて鎮痛成分を2種類組み合わせることがめずらしかったため、注目を集めました。

　現在では、**イブプロフェンとエテンザミド**（製品例：『ナロンエースT』）、**イブプロフェンとアセトアミノフェン**（製品例：『バファリンルナi』）、**アスピリンとアセトアミノフェン**（製品例：『エキセドリンA錠』）などさまざまな組み合わせがあります。

 アスピリンの特徴とは？

 アスピリンは、大人限定（15才未満には使用不可）で、解熱鎮痛消炎効果の高い成分です。

　アスピリン（アセチルサリチル酸）は、世界的に有名な製薬メーカーであるドイツのバイエル社が、1897年に開発した成分です。1899年に発売されて以来、すでに100年以上の長きにわたって販売されており、欧米などで愛用されています。しかしアスピリンは、OTC薬の中では、比較的胃に負担のかかる成分です。そのため、**制酸薬**を配合して「胃へやさしく」効きやすくしています。

アスピリンやサザピリンは、ピリン系なのか？

 アスピリンやサザピリンは、非ピリン系です。

　アスピリンやサザピリンは「ピリン」の名がついていますが、ピリン系ではありません。「アスピリンやサザピリンは、ピリン系ですか？」という設問は、薬剤師国家試験でもよく出る引っかけ問題です。では、何系なのかというと、**サリチル酸系**の成分です。アスピリンとサザピリンは、サリチル酸系のお薬と覚えてください。アスピリンとサザピリンはいずれも、15才未満は不可です。また、**エテンザミド**はサリチル酸系のお薬ですが、小児用にも配合できます。

　なお、OTC薬では、**イソプロピルアンチピリン**のみがピリン系であり、その他の成分はすべて**非ピリン系**です。このことは、必ず覚えてください。

● アスピリンやサザピリンは「サリチル酸系」

> アスピリンやサザピリンは
> 「ピリン系」ではなく、
> 「サリチル酸系」の解熱鎮痛成分
> なの。
> OTC薬で「ピリン系」は、
> イソプロピルアンチピリン
> だけなのよ。

 サリチル酸系のお薬の注意点とは？

 高熱の小児には避けた方がよい成分です。

　サリチル酸系の解熱鎮痛成分は、**水痘**（すいとう）もしくは**インフルエンザ**にかかっているまたはその疑いのある小児（15才未満）は、避けたほうがよい成分です。**ライ症候群**と診断されたものも含め、原因不明の脳症が起きる場合があるからです。中でも**エテンザミド**は、ファミリー用のかぜ薬に配合されていることが多いので、「高熱の15才未満のお子様は避けたほうがよいこと」をアドバイスします。

● インフルエンザ、水痘の小児にサリチル酸系はダメ！

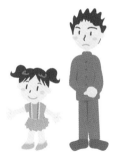

小児(15才未満)がインフルエンザ、
水痘の疑いのあるとき、高熱のとき

サリチル酸系薬 { アスピリン
サザピリン
サリチルアミド
エテンザミド

ダメ！

Q イソプロピルアンチピリンの特徴とは？

A OTC薬で唯一のピリン系のお薬です。

イソプロピルアンチピリンは、より中枢性に働き、解熱・鎮痛効果の高い成分です。一方、ピリン系のお薬は、**ピリン疹**とよばれる湿疹や、ショックを起こすことが知られています。そのため、ピリン系以外の解熱鎮痛薬を配合した製品には、わざわざ「非ピリン系」という表示をつけることになりました。一度でもピリン系で副作用を起こした人が、ピリン系のお薬を避けられるようにするためです。

しかし、イソプロピルアンチピリンは、ピリン系に見られる副作用が出にくいように改良された成分です。もともとピリン系は、ピリンアレルギーを起こさない人にとっては、胃腸障害が比較的少なく、解熱鎮痛効果の高い成分です。現在も解熱鎮痛薬『セデス・ハイ』や『サリドンA』、かぜ薬『プレコール持続性カプセル』などに配合されています。イソプロピルアンチピリンは、おもに大人限定製品に配合されていますが、小児も使用可の成分です。

Q イブプロフェンの特徴とは？

A イブプロフェンは、大人限定（15才未満には使用不可）で子宮に移行しやすい解熱鎮痛成分です。

イブプロフェンは、頭痛や歯痛にもよく用いられますが、子宮に移行しやすい解熱鎮痛成分で生理痛にピッタリです。イブプロフェンは、強い解熱鎮痛消炎効果がありますが、胃への負担は比較的軽い成分です。イブプロフェンは、解熱鎮痛薬のほか、のどの

痛みや高めの発熱のあるかぜ薬に配合されます。OTC薬では大人限定の成分です。

　解熱鎮痛薬には、催眠鎮静成分を配合したものと、配合していないものがあります。頭痛や生理痛の時は、不安やイライラをともなうことも多く、催眠鎮静成分が鎮痛効果を高めます。さほど強い眠気ではありませんが、「眠気が出ると困る」という顧客には、眠気の出ないものを奨めます。

　催眠鎮静成分を配合した代表的な製品としては、『ナロンエースT』、『イブA』、『セデスキュア』、『ノーシンピュア』、『バファリンプレミアム』などがあります。一方、眠気が出ると困る人には、催眠鎮静成分の入っていない製品をお奨めします。たとえば、催眠鎮静成分が入っていないイブプロフェンの単剤には、『リングルアイビー』、『フェリア』、催眠鎮静成分が入っていない配合剤にはイブプロフェンとアセトアミノフェンの『グレラン・ビット』などがあります。

 アセトアミノフェンの坐薬は、下半身にしか効かないのか？

A アセトアミノフェンの坐薬は、全身に効きます。

　熱さましの坐薬は、直腸から吸収されますが、全身をめぐって、解熱効果を発揮します。なお、OTC薬では、小児用のアセトアミノフェンの坐薬しかなく、小児の熱さまし専用です。OTC薬では、大人向けの解熱鎮痛薬の坐薬はありません。

Q **胃への刺激が少ない解熱鎮痛成分とは？**

A アセトアミノフェンは、あまり胃への負担をかけません。

　アセトアミノフェンには、**プロスタグランジン**を抑える消炎効果がほとんどないからです。しかし、アルコールと併用すると、**肝障害**を起こすおそれがあります。

　空腹時に服用できる製品もありますが、食後の服用が推奨されています。まれに重篤な副作用としてショック（アナフィラキシー）、皮膚粘膜眼症候群（スティーブンス・ジョンソン症候群）、中毒性表皮壊死融解症、急性汎発性発疹性膿疱症、薬剤性過敏症症候群、肝機能障害、腎障害、間質性肺炎等を生じることがあり、特に定められた用法・用量を超えて使用した場合や、日頃から酒類（アルコール）をよく摂取する人で起こしやすくなります。

Q 解熱鎮痛成分は、アルコールと併用するとどんなリスクが高まるか？

A 胃腸障害のリスクが高まります。アセトアミノフェンの場合は、肝障害のリスクが高まります。

　一般に解熱鎮痛成分は、アルコールと併用すると**胃腸障害**を起こしやすくなります。一方、アセトアミノフェンは胃腸への刺激が少ない成分ですが、アルコールと併用すると**肝障害**を起こしやすくなります。

Q プロスタグランジンとは何か？

A プロスタグランジンは、炎症を起こした部位に出てくる局所ホルモンです。

　プロスタグランジンは、痛みを強める作用があります。痛みは不快なものです。しかし痛みは、体の異常を知らせる大切なサインでもあります。

　アスピリン、イブプロフェン、イソプロピルアンチピリン、エテンザミドは、炎症を起こして痛む部位のプロスタグランジンの生成を抑えることによって、痛みをやわらげます。炎症部位で、プロスタグランジンを抑える効果を**消炎効果**とよぶのです。

Q プロスタグランジンは、炎症部位で痛みを強める悪者なのか？

A プロスタグランジンは、悪者ではありません。

　プロスタグランジンは、胃では血行を良くするためにはたらきます。胃腸薬には、プロスタグランジンの量を多くして、胃粘膜を保護する成分があります。また、プロスタグランジンは、子宮を収縮させ生理を開始し、月経血（げっけいけつ）をスムーズに排出する作用もあります。つまり、プロスタグランジンは、私たちの体になくてはならない局所ホルモンの一種なのです。

　しかし、頭痛や生理痛などの痛みにおいては、プロスタグランジンは、痛みを増強する悪者です。頭痛や生理痛など、痛みが辛いときには、適度に解熱鎮痛薬を使ってプロスタグランジンを抑えましょう。

おもな医薬品とその作用

● プロスタグランジンの多彩なはたらき

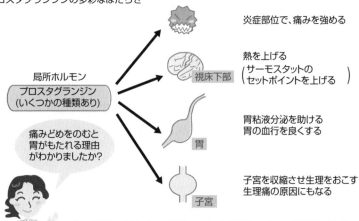

局所ホルモン
プロスタグランジン
（いくつかの種類あり）

炎症部位で、痛みを強める

視床下部

熱を上げる
（サーモスタットの
セットポイントを上げる）

胃

胃粘液分泌を助ける
胃の血行を良くする

子宮

子宮を収縮させ生理をおこす
生理痛の原因にもなる

痛みどめをのむと
胃がもたれる理由
がわかりましたか？

痛みどめをのむとプロスタグランジンを抑えるので胃の血行が悪くなる

Q アスピリンぜんそくを起こしたことのある人に、他の解熱鎮痛薬ならおすすめできるか？

A アスピリンぜんそくを起こしたことのある人には、他の解熱鎮痛薬もおすすめできません。

　アスピリンぜんそくとは、アスピリンに限った副作用ではなく、アスピリン以外の解熱鎮痛薬にも注意が必要です。

Q 解熱鎮痛薬は、依存の起きる成分は配合されていないのか？

A 解熱鎮痛薬の半分以上の製品には、依存の起きる成分として、催眠鎮静薬が配合されています。

　催眠鎮静成分は、ブロモバレリル尿素、アリルイソプロピルアセチル尿素という名前です。催眠鎮静成分は、頭痛や生理痛などの痛みにともなうイライラを落ち着かせ、フワッと軽い眠気が生じる成分です。しかし、精神的なストレスから、催眠鎮静薬入りの解熱鎮痛薬を常用・多用する人がいます。そのような人がまとめ買いをしようとした際には、依存の可能性を考慮し、親身に相談に乗りつつも、多数の購入は断りましょう。

インドメタシンのハップ剤は、外用薬なので、ぜんそくの副作用は起きない？

A ハップ剤（湿布薬）でも、ぜんそくの副作用は起こります。

　インドメタシンだけでなく、フェルビナク、ケトプロフェン、ピロキシカムなどの外用薬（ハップ、クリーム、ゲル、クリーミィゲル、液、スプレー、チックなど）でもぜんそくのリスクはあります。

　外用薬では、薬の成分が体へしみ込む量は、だいたい内服薬の1%くらいと、ほんのわずかです。それでも、過去に解熱鎮痛成分でぜんそくを起こしたことがある人には、ぜんそくのリスクがあります。また、外用薬といえども、何枚も貼ったり、大量に塗ったりすれば、経口（けいこう）でのんだのと同じくらいか、それ以上の量が体内に吸収されることがあります。その結果、胃腸障害が起きることもあります。

Q **「小学校6年生の娘が生理痛で困っている」という母親に、子宮に移行しやすい成分としてイブプロフェン製剤をすすめるのは正しいか？**

A OTC薬では、小児の用量がないので誤りです。

　イブプロフェンは、OTC薬では、15才未満は使用不可です。小学校6年生なら、アセトアミノフェンの単剤、ACE処方（アセトアミノフェン、カフェイン、エテンザミドの配合剤）、イソプロピルアンチピリンなどから選ぶべきです。

● 小児にイブプロフェン製剤はダメ！

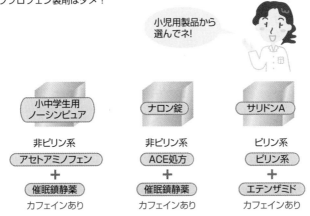

3

おもな医薬品とその作用

Q 妊婦に「妊娠に気づかないで、市販の頭痛薬をのんでしまった」と相談されたら？

A 「解熱鎮痛薬を初期にのんだ人に、赤ちゃんの異常（催奇性）は報告されていません」と落ち着かせましょう。

　まずは、顧客の訴えを真剣に聞きとり、次に説明します。妊娠初期に、薬をのんで何か異常が起きた場合には、そもそも妊娠が成立しないといわれています（All or none：全か無かの法則）。また、薬をのむ・のまないにかかわらず、**先天異常**の発生率には差がないことが知られています。

　とはいえ、妊婦はなるべく薬をのまないことです。今後は必ず、薬をのむ前に、医薬関係者（医師、薬剤師、登録販売者など）に相談するようにアドバイスします。

● 妊娠に気づかずOTC薬をのんでしまったら？

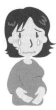

赤ちゃんに
何かあったら
どうしよう……

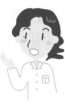

妊娠に気づいた時点で
お薬をやめれば大丈夫です。
これからは、薬については
購入前にご相談下さい。

Q なぜ、とくに妊娠後期に解熱鎮痛薬をのんではいけないのか？

A 妊娠末期のラットに投与した実験で、胎児の動脈管収縮が報告されているからです。

　アスピリンや**イブプロフェン**などの代表的な解熱鎮痛成分を、妊娠後期の妊婦にのませると、お腹の中で赤ちゃんの心臓の出口の動脈が収縮してしまいます。すると、赤ちゃんの心臓から血液が出にくくなり、**新生児高血圧**の原因になることがあります。また、腎臓にも影響して、尿量を減らしてしまいます。

　妊婦にとって、**アセトアミノフェン**は、比較的安全な解熱鎮痛薬といわれます。しかし、アセトアミノフェンにも、胎児の動脈管収縮がみられたという報告がありました。解熱鎮痛成分は、アセトアミノフェンも含め、かんたんに**胎盤**を通過してしまいます。妊娠中は、自己判断で薬をのまないこと、のむ前に医薬専門家に相談するようにアドバイスします。

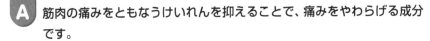

メトカルバモールとは、どんな成分か？

A 筋肉の痛みをともなうけいれんを抑えることで、痛みをやわらげる成分です。

メトカルバモールは、筋弛緩薬（きんしかんやく）（筋肉の緊張をやわらげる薬）に分類されます。いわゆる「筋肉のこり」を和（やわ）らげることを目的として配合される成分です。おもに脊髄反射（せきずいはんしゃ）を抑制して、異常にコーフンしたり緊張している骨格筋（こっかくきん）のみを弛緩（しかん）・鎮静（ちんせい）します。正常な筋肉および筋運動にはまったく影響を与えません。

副作用として、眠気、めまい、ふらつきなどがあらわれることがあります。したがって、服用後は車の運転などをしてはいけません。

メトカルバモールと**エテンザミド**を配合した「肩こり・腰痛・筋肉痛」のOTC薬があります（製品例：『ドキシン錠』）。頭痛や歯痛・生理痛などの効能はありません。

ヨクイニン湯の特徴とは？

A 熱感や腫れのあるような関節痛や筋肉痛に向いている漢方薬です。

ヨクイニン湯は、ヨクイニン、ソウジュツ（またはビャクジュツ）、トウキ、マオウ、ケイヒ、シャクヤク、カンゾウが配合された漢方薬です。ヨクイニン湯には、マオウとカンゾウが入っているので注意が必要です。トウキが胃にもたれる場合があります。ソウジュツやビャクジュツは、水分バランスを整える生薬なので、むくみや利尿に効きます。一方、『ヨクイニン』という製品は、ハトムギ由来のヨクイニンエキスのみを配合したものです。名前が似ていますが、まったくちがう製品です。

麻杏薏甘湯（まきょうよくかんとう）は体力中等度で、関節や筋肉のはれや痛みがあるものの関節痛、神経痛、筋肉痛、いぼ、手足のあれ（手足の湿疹・皮膚炎）に適すとされます。

ヨクイニン湯と麻杏薏甘湯は、どちらも構成生薬としてマオウを含みます。そのため、悪心・嘔吐、胃部不快感等の副作用が現れやすい等の理由で、体の虚弱な人（体力の衰えている人、体の弱い人）、胃腸の弱い人、発汗傾向の著（いちじる）しい人には不向きとされます。

3

おもな医薬品とその作用

3-3
せき止め（鎮咳去痰薬）

せき止め（鎮咳去痰薬）は、鎮咳薬、去痰薬を主薬とした製品です。そのほか、抗ヒスタミン成分、ビタミン、カフェインなどを配合しており、「解熱鎮痛薬の配合のない総合かぜ薬」的な存在です。せきが残るかぜや、熱の出ないかぜ、せき・たんに用います。

 コデインリン酸塩、ジヒドロコデインリン酸塩は、なぜ、麻薬性のせき止めといわれるのか？

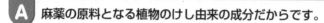 麻薬の原料となる植物のけし由来の成分だからです。

麻薬（阿片）の原料となる品種の**けし**は、勝手に栽培することは禁止されています。けしぼうず（けしの果実）からは、医療用医薬品として使われる麻薬性の**モルヒネ・コデイン類**が採取できます。また、けしぼうずには、非麻薬性（クセにならない）せき止め成分の**ノスカピン**や、胃腸のけいれんをしずめたり、筋肉の緊張をやわらげたりする**パパベリン**という成分も含まれます。

モルヒネ（麻薬性）、コデイン（麻薬性）、ノスカピン（非麻薬性）、パパベリン（非麻薬性）は、いずれも植物のケシ由来の成分なのです。

● せき止めの成分はけしぼうずから

ケシには、栽培してはいけないケシと、園芸用のケシがあるの。

麻薬のアヘンは
けしぼうず（けしの果実。種子ではない）から

けしぼうずから、とれる成分

モルヒネ	（麻薬性）おもに鎮痛
コデイン	（麻薬性）おもに鎮咳
ノスカピン	（非麻薬性）おもに鎮咳
パパベリン	（非麻薬性）おもに鎮けい*

*鎮けいとは、筋肉のけいれんを鎮めること

コデイン類は、12歳未満は禁忌となった（2019年）

Q せき止め成分ジメモルファンリン酸塩の特徴とは？

A クセになりにくく、便秘にもなりにくい鎮咳成分です。

　ジメモルファンリン酸塩は、せき中枢にはたらく非麻薬性の咳止めで、麻薬性のコデインリン酸塩と同等、またはそれ以上の鎮咳作用があります。また、非麻薬性であるため、腸のぜん動運動もあまり抑えず、便秘の副作用がほとんどありません。せき止めシロップの一気飲みに使われるコデイン類とちがって、ジメモルファンリン酸塩はクセになりにくいせき止め成分なのです。

Q テオフィリンとカフェインは、なぜ併用してはいけないのか？

A テオフィリンとカフェインは、同じ仲間の「キサンチン系」成分だからです。

　テオフィリンはおもに気管支拡張成分として、カフェインはおもに中枢興奮成分として使われます。しかしテオフィリンとカフェインは、化学構造的に同じ仲間であるキサンチン系の成分です。キサンチン系共通の利尿作用や、中枢興奮作用があるので、併用には注意が必要です。

Q ドロップ剤は、医薬品ではないので、のみ合わせに注意はいらない？

A 鎮咳去痰薬に分類される「医薬品」ドロップ剤は、注意が必要です。

　鎮咳去痰薬に分類される「医薬品」ドロップ剤には、気管支拡張成分メチルエフェドリンなどの有効成分が配合されており、併用に注意が必要です。

Q カラ咳には麦門冬湯が適しているといわれるのはなぜか？

A 生薬のバクモンドウには、のどの粘膜をうるおす作用があるからです。

　麦門冬湯には、バクモンドウ、ハンゲ、タイソウ、カンゾウ、ニンジン、コウベイが入っています。ほのかな甘みのある漢方薬で、コン！コン！という乾いたせきが続くようなときに向いています。

3
おもな医薬品とその作用

生薬の甘草は、どれだけ摂ったらいけないのか？

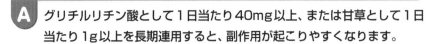

A グリチルリチン酸として1日当たり40mg以上、または甘草として1日当たり1g以上を長期連用すると、副作用が起こりやすくなります。

　カンゾウ（マメ科の Glycyrrhiza uralensisFischer または Glycyrrhiza glabra Linne の根及ストロンで、ときには周皮を除いたもの（皮去りカンゾウ）を基原とする生薬）には**グリチルリチン酸**が含まれています。カンゾウについては、グリチルリチン酸による抗炎症作用、気道粘膜からの粘液分泌を促す作用などが期待されます。

　カンゾウ由来の成分として**グリチルリチン酸**や**グリチルリチン酸二カリウム**などがあります。**カンゾウ**には、ステロイドの一種であるアルドステロンに似たはたらきがあるため、長期間摂りつづけると、むくみや高血圧、ふらつきなどの症状が出る**偽アルドステロン症**になる危険性があります。なお、医薬品ではグリチルリチン酸としての1日摂取量が200mgを超えないよう用量が定められています。

● 長期間摂りつづけると偽アルドステロン症のおそれ

グリチルリチン酸として
1日40mg以上、
甘草として1g以上を
長期連用しないこと
（むくみ、高血圧など）

長期連用による
偽アルドステロン症は
試験に必ず出るわよ。

 麻黄湯の特徴とは？

A かぜの引きはじめで、寒気がして発熱、頭痛があり、身体のふしぶしが痛い場合の感冒、鼻かぜに効果があります。

　麻黄湯には、**キョウニン、マオウ、ケイヒ、カンゾウ**が配合されています。麻黄湯は、悪寒（寒気）がして、発熱、頭痛があり自然に汗が出ない場合の、かぜやインフルエンザの初期に有効といわれています。

　マオウは、交感神経系への刺激作用によって、心臓病、高血圧、糖尿病または甲状腺機能障害の診断を受けた人では、症状を悪化させるおそれがあります。また、おしっこが出づらくなったり（排尿困難）、胃にもたれたりすることもあります。

次の記述にあてはまる漢方処方製剤はどれか。

痰の切れにくい咳（喉の乾燥感）、気管支炎、気管支喘息の症状に適すとされるが、水様痰の多い人には不向きとされる。まれに重篤な副作用として間質性肺炎、肝機能障害を生じることが知られている。

（1）桂枝茯苓丸　　（2）六君子湯　　（3）酸棗仁湯　　（4）麦門冬湯

A （4）麦門冬湯です。

「痰の切れにくい咳、気管支炎」という1行目で、バクモンドウトウ！とわからねばなりません。生薬の麦門冬は、ユリ科のジャノヒゲという植物の根っこです。鎮咳、去痰、滋養強壮などの作用を期待して配合されます。バクモンドウといえば、「のどの粘膜をうるおす生薬」と覚えてください。痰の切れにくい人には効果的ですが、逆に水っぽい痰（水様痰）の多い人では、水っぽい痰がさらに水っぽくなり「かさ（量）」が増して逆に苦しくなる場合があります。なお、麦門冬湯にはバクモンドウ、ハンゲ、ニンジン、コウベイ、タイソウ、カンゾウが配合されています。

桂枝茯苓丸は、婦人科でよく処方される漢方薬です。月経不順のほか、更年期障害のほてり（ホットフラッシュ）や頭痛などに用いられます。なお、桂枝茯苓丸は、早産を促す場合があるため、妊婦には使えません。

六君子湯は、やせ型で顔色が悪く、疲れやすい人に向く処方です。滋養強壮作用のニンジンや、むくみをとるソウジュツ（またはビャクジュツ）やブクリョウ、健胃作用のあるチンピ（みかんの皮）、ショウキョウ（ショウガ）やタイソウ（ナツメ）、せきを鎮めたりのどの違和感を和らげるハンゲ、全体のバランスをとるカンゾウなどが配合されています。胃の中がチャポチャポした感じ（胃内停水）をやわらげ、疲れにくくします。

酸棗仁湯は、おだやかな眠気を誘う漢方薬です。心身ともに疲れ切った人に向いています。強い催眠作用はありませんが、気持ちが落ち着き、寝つきが良くなります。

● 酸棗仁湯配合のOTC薬とは

酸棗仁湯は、漢方ナイトミン（小林製薬）や可愛らしい羊のパッケージにリニューアルされた、ホスロールS（救心製薬）などに配合されています。

3　おもな医薬品とその作用

135

3-4
眠気を促す薬（睡眠改善薬）

　ドリエルに代表される抗ヒスタミン薬「ジフェンヒドラミン」配合製品のほか、漢方薬、ハーブなどで構成されます。一時的な不眠の改善に用いる製品です。OTC薬には、医療用医薬品と同様の睡眠導入・抗不安薬に類するものはありません。

 OTC薬の睡眠改善薬（ジフェンヒドラミン製剤）は、医療用医薬品の睡眠導入薬・抗不安薬と同じ成分か？

A まったく違います。

　OTC薬の睡眠改善薬は、鼻炎薬でおなじみの**抗ヒスタミン成分**です。一方、医療用医薬品の睡眠導入薬は、おもに、**ベンゾジアゼピン系**とよばれる成分なので、まったくちがいます。抗ヒスタミン薬**ジフェンヒドラミン**の眠くなる副作用にスポットライトをあて、新効能OTC薬として販売されたものです。

●睡眠改善薬は、OTC薬と医療用医薬品ではまったくちがう

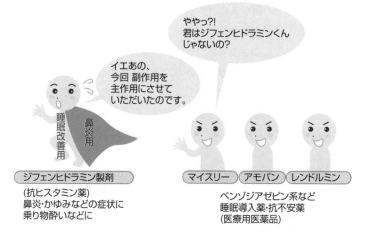

ややっ?!
君はジフェンヒドラミンくん
じゃないの？

イエあの、
今回 副作用を
主作用にさせて
いただいたのです。

睡眠改善用

鼻炎用

〔ジフェンヒドラミン製剤〕
（抗ヒスタミン薬）
鼻炎・かゆみなどの症状に
乗り物酔いなどに

〔マイスリー〕〔アモバン〕〔レンドルミン〕
ベンゾジアゼピン系など
睡眠導入薬・抗不安薬
（医療用医薬品）

※マイスリーやアモバンは非ベンゾジアゼピン系

なぜ、睡眠改善薬とかぜ薬は、薬効がちがうのに併用してはいけないのか？

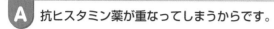

A 抗ヒスタミン薬が重なってしまうからです。

OTC薬の睡眠改善薬に配合されている**ジフェンヒドラミン**は、**抗ヒスタミン薬**です。かぜ薬やせき止め、鼻炎薬、湿疹のかゆみ止め内服薬などと併用すると、抗ヒスタミン成分が重なってしまうのです。

不眠や不安に用いられる漢方薬にはどんなものがあるか？

A 酸棗仁湯、抑肝散加陳皮半夏、柴胡加竜骨牡蛎湯などがあります。

酸棗仁湯は、小児から高齢者まで、心身ともに疲れ切った人に適しています。代表的な製品名としては、『漢方ナイトミン』や『ホスロールS』などがあります。

抑肝散加陳皮半夏は、抑肝散に陳皮と半夏という生薬を加えたもので、やや胃腸が弱い人に向いています。疲れているのに不安でイライラし、布団に入ってもあれこれ思い浮かんで眠れない人に適しています。

柴胡加竜骨牡蛎湯は、比較的体力がある人で、不安、不眠、イライラがあり、頭痛や肩こりなどをともなう人に向いています。

● 不眠や不安に用いられる漢方薬

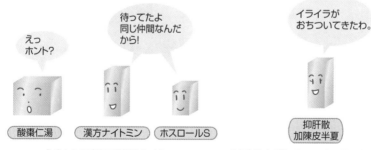

心身ともに疲れて眠れない人に
（体力のない人に）

神経がたかぶりイライラして眠れない人に
（比較的体力のない、消化器が弱い人に）

3

おもな医薬品とその作用

不眠や不安に用いられるサプリメントには、どんな注意が必要か？

 睡眠改善薬や催眠鎮静薬と併用しないようにします。

　同じようなジャンルのOTC薬、医薬部外品、サプリメント（食品）などを一緒に摂ると、作用が強く出てしまうことがあるからです。

　カノコソウ、サンソウニン、チャボトケイソウ、ホップ等は、医薬品的な効能効果をアピール（標榜〈ひょうぼう〉）したり、暗示したりしなければ、食品（ハーブ）として流通可能です。食品同士でも、その他の鎮静作用があるとされるハーブ（セントジョーンズワート等）をあわせて摂（と）ると、作用が増強〈ぞうきょう〉して副作用が出やすくなります。

 睡眠改善薬の使用には、どんな注意が必要か？

 一時的な使用にとどめることです。

　睡眠改善薬を使用しても不眠が続くようなら、治療が必要な病気の可能性を考慮〈こうりょ〉して受診してもらいます。OTC薬を漫然と使うことで、治療の機会を逸〈いっ〉してはいけないからです。また、ストレスや生活リズムの乱れなど根本的な不眠の原因がある場合は、それを改善する必要があります。

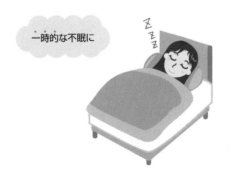

一時的な不眠に

3-5
眠気覚まし（眠気防止薬）

　カフェインを主体とした、目を覚ますための医薬品です。滋養強壮薬やビタミン含有保健薬とは別物です。医薬品は、1回服用分につき最大でカフェイン200mg配合。眠気覚まし用の医薬部外品や清涼飲料水にも、医薬品と同じくらいのカフェインが入っています。

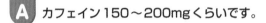

Q ドリンクタイプの眠気防止薬に配合されるカフェインの量は、どのくらいなのか？

A カフェイン150〜200mgくらいです。

　眠気防止薬には、医薬品、医薬部外品、清涼飲料水があります。「眠いときに仕事をがんばる！」「ドライブ中の眠気を吹き飛ばす！」というジャンルです。眠気防止の清涼飲料水は、コンビニやスーパー、高速道路のサービスエリア、釣具屋さんにまで売っています。医薬品は、1回服用分につき最大でカフェイン200mg配合できます。

● 眠気防止薬に配合されるカフェインの量

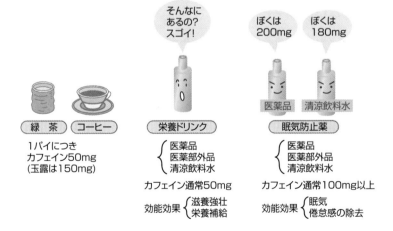

ドリンクタイプの眠気防止薬は、栄養ドリンクとはちがうのか？

A 眠気を覚ますものであり、栄養を補給するものではありません。

　一般の生活者は、ドリンクタイプの**眠気防止薬**と**栄養ドリンク**（ビタミン含有保健^{がんゆう ほ けん}剤^{ざい}）とを混同している場合があります。

　かんたんにいえば、眠気防止薬は、カフェインが主体の「眠気を覚ますもの」で、栄養ドリンクは、ビタミンやタウリンなどを配合した「疲れをいやすもの（滋養強壮・栄養補給）」です。このように、まったくちがうものです。

 眠気防止薬の剤形とは？

A ドリンク剤タイプのほか、ドロップ、錠剤、顆粒などがあります。

　カフェインの苦みを隠す（マスクする）ため、コーヒー風味の甘さをつけている製品が多くあります。中には、メントール風味、水なしでサッと溶けるチュアブルタイプの製品もあります（製品例：『トメルミン』）。

 妊婦は眠気防止薬を避けたほうがよいが、授乳婦なら問題はないのか？

A カフェインは、母乳や胎盤へ移行しやすいため、最低限の量にとどめます。

　妊婦は、**カフェイン**をなるべく避けてもらいます。禁忌（「してはいけないこと」）にはなっていませんが、常識的に避けたほうがよい成分です。妊婦は、ノンカフェインの飲料（麦茶、水など）を飲むのが原則。お母さんがカフェイン好きでも、お腹の中の赤ちゃんはカフェインを代謝する能力が低いためです。お母さんがカフェインを摂ると、赤ちゃんの心拍数を上げてしまう危険性があります。眠気防止薬については、妊婦も授乳婦も禁忌ではなく「相談すること」に記載があります。私なら、どちらもお奨めしません。

● 妊婦や授乳婦は眠気防止薬を避ける

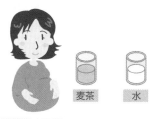

妊婦さんや
授乳婦さんは
カフェインレスを
心がけてね！

麦茶　　水

カフェインの血中濃度が尿などから体外に排出され、最高血中濃度の半分になるのに要する時間は、大人が通常約3.5時間であるのに対して、乳児では約80時間と非常に長い。

 かぜ薬やせき止めなどを服用して眠気がつらいときには、眠気防止薬を使用して差し支えないか？

 かぜの時は、眠気防止薬に頼らず、寝るのが一番です。

　人は具合が悪いと眠くなります。生理中も眠気やだるさが出ます。これは、からだが休養を欲しているのです。眠気防止薬は、会議やドライブ中などやむをえない場合にのみ使用します。

 小児用の眠気防止薬はあるのか？

 ありません。

　小児は、体が大きい子でも**カフェイン**の代謝能力が低いからです。よく受験やテスト勉強の眠気を取るために、母親が小児に眠気防止薬を与えてしまうことがあります。勉強の能率が上がるどころか、胃がムカムカしたり、頭痛がしたりして逆効果です。小児の眠気を覚ましたい場合は、少量のガムやアメ、小児用の栄養ドリンクなどでがまんします（小児用の栄養ドリンクにはカフェインが入っていません）。

　栄養ドリンクについては、カフェインの量は1本50mgです。これは、一杯のお茶やコーヒーと同じ程度です。それでも「15才未満は服用しないこと」となっています。一方、眠気防止薬は、その3～4倍（150～200mgくらい）のカフェインが1本に含まれています。小児に誤って飲ませると、ダメージが大きいのです。

3

おもな医薬品とその作用

カフェインを摂りすぎると何か問題があるのか？

A 頭痛や、悪心・嘔吐などが起こります。

　カフェインは、**中枢興奮薬**とよばれます。疲れて眠気を感じる人が、「コーヒーを飲んで、ブラックガムを噛み、眠気防止剤をのんでがんばる」なんていうことを続けると、副作用が起きやすくなります。脳が過剰に興奮すると、副作用として頭痛、めまい、不安、不眠、ひどい時は、振戦（震えのこと）を生じることがあります。「あ〜、疲れがたまって頭痛まで起きたよ」と思ったら、それはカフェインの副作用かもしれないのです。

　また、カフェインは胃液の分泌を活発にします。胃酸が出過ぎてH₂ブロッカーや制酸薬をいつものんでいるような人が眠気防止薬をのむと、ムカムカしたり脂汗が出ます。胃潰瘍をやったことがあり、胃酸が出ると辛い症状のある人は、胃腸障害（食欲不振、悪心・嘔吐）が起きやすくなります。

● カフェインの摂りすぎ

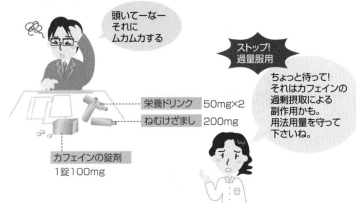

 カフェインに対する注意事項とは？

A なるべく空腹時を避けること、胃腸の弱い人や妊娠・授乳婦、小児、心臓の弱い人は飲まないことです。

　カフェインには**利尿作用**があります。眠気防止薬は、普通の栄養ドリンクと比べ、3〜4倍ほどのカフェインが入っています。人によっては、短時間に何度もおしっこに行

きたくなります。カフェインは、腎臓での水分の再吸収を抑制するとともに、膀胱括約<ruby>膀<rt>ぼうこう</rt></ruby>かつやく筋を弛緩させる（ゆるませる）はたらきがあるからです。

　また、胃酸を出すので、胃腸の弱い人は、吐き気がします。また、心筋を興奮させる作用もあり、胸がドキドキする人がいます。心臓病の診断を受けた人は、服用を避けます。さらに、カフェインには、作用は弱いものの、いつも摂っているとだんだん習慣になりやすい性質があります。医薬品などでは、カフェインがギュッと凝縮された状態で入っているため、短期間の服用にとどめ、常用・連用しないことです。

Q カフェインには頭痛をやわらげる作用もあるので、カフェインによって頭痛が起こることはないのか？

A カフェインの副作用によって、頭痛や悪心（気持ちの悪さ、はき気など）が起こることがあります。

　栄養ドリンクに含まれる**カフェイン**の量は通常、50mg。一方、栄養ドリンクと同じように見えても、眠気覚ましのドリンクには、最大で1回につきカフェイン200mgを配合できます。カフェインを摂りすぎた場合や、カフェインに過敏な方の場合は、副作用で頭痛が起こることがあります。

　人は、忙しいときや、眠いのに寝られない用事があるときなどに、眠気覚ましのカフェインを摂る傾向があります。そういうときは、ただでも頭痛が起こりやすいものです。1日1本の用法・用量を守らずに、栄養ドリンクを何本も飲んだという事例もあります。冷汗が出たり、気持ち悪くなったり、頭痛がしたりという症状は、カフェインの副作用である可能性も高いのです。

Q 眠気防止薬を使い続けずにはいられない人への注意事項とは？

A 眠くなる病気の可能性があるため、受診をすすめます。

　十分な睡眠を摂っていても、眠気防止剤を飲まずにはいられないようなひどい眠気や、倦怠感（だるさのこと）が続くような場合には、神経、心臓、肺、肝臓などの病気の可能性があります。また、寝ている間に呼吸が時々止まる**睡眠時無呼吸症候群**、昼間でもガクンと急に寝てしまう**ナルコレプシー**、**うつ病**などの可能性もあります。ナルコレプシーは重症な人では「今会話していたのに」「家事をしていたのに」倒れるように寝てしまう病気です。治療の機会を逃さないために受診をおすすめします。

143

3-6
乗り物酔い止め（鎮暈薬）

　乗り物酔いによるめまい、吐き気、頭痛の予防および緩和に使われる製品です。おもに抗ヒスタミン薬のほか、抗コリン薬、中枢興奮薬（カフェイン、テオフィリン、ジプロフィリン）などが配合されています。

Q 乗り物酔い止め（鎮暈薬）は、つわりにのんでもよいのか？

A 乗り物酔い止め（鎮暈薬）は、つわりにのんではいけません。

　乗り物酔い止め（鎮暈薬）の主成分は、おもに**抗ヒスタミン薬**のほか、**抗コリン薬**、キサンチン系の**中枢興奮薬**（カフェイン、テオフィリン、ジプロフィリン）などです。抗ヒスタミン薬や抗コリン薬の作用によって、眠気がでます。眠くなる成分は、胎盤を通過しやすく、母乳へ移行しやすいものです。もちろん、車の運転などもしてはいけません。

Q 乗り物酔い止め（鎮暈薬）の抗コリン薬には、どんな注意が必要か？

A 抗コリン薬は、散瞳による目のかすみや、異常なまぶしさを引き起こすことがあります。

　そもそも**抗コリン薬**とはなんだったか、覚えていますか？　抗コリン薬とは、**副交感神経**のはたらきを抑える成分です。

　自律神経には、コーフン時にはたらく交感神経と、安静時にはたらく副交感神経の2つがあり、両者がシーソーのようにバランスをとっています。抗コリン薬は、副交感神経のはたらきを抑える薬です。つまり、結果として交感神経が優位（活発）になり、目がかすんだり、おしっこが出づらくなったり、口やのどの粘膜が乾いたりするのです。抗コリン薬をのんだら、車の運転などもしてはいけません。

144

● 抗コリン薬の注意点

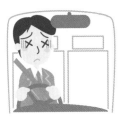

目のかすみ、異常なまぶしさ
排尿困難、口渇

乗り物酔い止めを飲んで、
運転してはならない

抗コリン薬には、スコポラミン臭化水素酸塩水和物や
スコポラミンを含むロートエキスなどがある

 ジフェニドール塩酸塩とは？

 もっぱら抗めまい薬として使われる成分です。

　ジフェニドール塩酸塩には、抗ヒスタミン作用や、抗コリン作用がありますが、抗めまい薬として使われる成分です。ジフェニドール塩酸塩は、内耳（ないじ）への血流を良くしてめまいを改善します。注意事項は抗ヒスタミン薬や抗コリン薬と同様で、目がかすんだり、おしっこが出づらくなったり、口やのどの粘膜が乾いたりすることです。

 プロメタジンに関する注意事項とは？

 外国において、乳児の突然死などを起こしたことがあるため、15才未満の小児は使用を避けることとなっています。

　プロメタジンテオクル酸塩等のプロメタジンを含む成分については、外国において乳児突然死症候群（にゅうじとつぜんししょうこうぐん）や乳児睡眠時無呼吸発作（にゅうじすいみんじむこきゅうほっさ）など、致命的な呼吸抑制（こきゅうよくせい）を生じたことがあるため、15才未満の小児は使用を避けます。

 ジメンヒドリナートとは、どんな成分か？

 もっぱら、乗り物酔い止めに使われる抗ヒスタミン薬です。

　ジメンヒドリナートは、一般名（成分名のこと）をジフェンヒドラミンテオクル酸塩といいます。1つの成分で、2つの呼び方がある薬はよくあります。

3

おもな医薬品とその作用

● ジメンヒドリナートとジフェンヒドラミンは同じ仲間

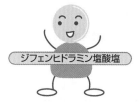

君は仲間だったのか!
どおりで眠くなると
思ったよ。

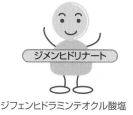

ジメンヒドリナート

ジフェンヒドラミン塩酸塩

ジフェンヒドラミンテオクル酸塩

Q メクリジン塩酸塩とは?

A もっぱら、乗り物酔い止めに使われる抗ヒスタミン薬です。

　メクリジン塩酸塩は、他の抗ヒスタミン成分と比べて作用があらわれるのが**遅く**、持続時間が**長い**成分です。

乗り物酔い止めの主成分　　COLUMN

　乗り物酔い止めはなるべく、乗車30分前に服用します。乗り物酔い止めの主成分「抗めまい成分、抗ヒスタミン成分、抗コリン成分および鎮静成分など」では、いずれも眠気を促す作用があります。また、抗ヒスタミン成分は、抗コリン作用をあわせもつものが多くあります。抗コリン成分には、眠気を促すほかに、散瞳による目のかすみや異常なまぶしさを引き起こすことがあります。

　車の運転をするときは、乗り物酔い止めの使用を控える必要があります。乗り物酔い止めを服用した同乗者が、運転を代わることのないように注意します。

3-7

胃腸薬

胃腸薬は、制酸薬、消化薬、健胃薬、整腸薬などを配合した製品です。ここでは、第1類医薬品であるH₂ブロッカーは軽く触れる程度にとどめます。また、便秘薬（瀉下薬）および下痢止め（止瀉薬）は別章で解説します。

 制酸薬とは、どんな成分か？

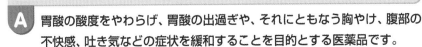

A 胃酸の酸度をやわらげ、胃酸の出過ぎや、それにともなう胸やけ、腹部の不快感、吐き気などの症状を緩和することを目的とする医薬品です。

空腹時になると、胃がもたれ、ムカムカと胸やけがしやすい人に向いています。胃酸を中和し、刺激をやわらげる成分です。

たとえば、炭酸水素ナトリウム（重曹）のほか、乾燥水酸化アルミニウムゲル、ジヒドロキシアルミニウムモノアセテートなどのアルミニウムを含む成分、ケイ酸マグネシウム、酸化マグネシウム、炭酸マグネシウムなどのマグネシウムを含む成分、合成ヒドロタルサイト、メタケイ酸アルミン酸マグネシウム等のアルミニウムとマグネシウムの両方を含む成分、沈降炭酸カルシウム、リン酸水素カルシウムなどのカルシウムを含む成分があります。

● 制酸薬のはたらき

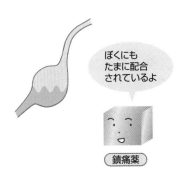

ぼくにも
たまに配合
されているよ

鎮痛薬

食べ物を溶かし、たいていの細菌を
殺す力を持つ、胃酸。
強酸性の胃酸を中和して、一時的に
刺激をやわらげるのが、制酸薬よ。

147

制酸薬には、どんな注意が必要なのか？

 ミネラルの摂りすぎに注意が必要です。

　制酸薬は、アルミニウム、マグネシウム、カルシウム、ナトリウムなど、**ミネラルの**成分です。いわゆる胃腸薬だけでなく、カルシウム、アルミニウムを含む成分については下痢止め（止瀉薬）、マグネシウムを含む成分については便秘薬（瀉下薬）に配合される成分でもあります。知らずに摂りすぎてしまうと、**高カルシウム血症**、**アルミニウム脳症**、**高マグネシウム血症**になるおそれがあります。また、腎臓病の診断を受けた人では、ミネラルの排泄がうまくいかないので、制酸薬を安易に販売してはいけません。かかりつけ医に相談するのがベストです。

● 制酸薬の注意点

アルミニウムやマグネシウムなどの
ミネラルは、腎臓の悪い人は
排泄がうまくいかないのよ。

こんな製品に入っています。

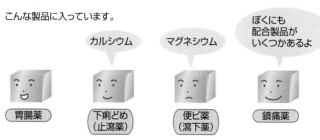

カルシウム　　マグネシウム　　ぼくにも配合製品がいくつかあるよ

胃腸薬　　下痢どめ（止瀉薬）　　便ピ薬（瀉下薬）　　鎮痛薬

※OTC漢方薬の中には、無視できない量のアルミニウムが
　添加物として含まれる場合がある

 胃酸を中和する制酸薬と、ガスター10に代表されるH₂ブロッカーはどうちがうのか？

 胃酸を中和する制酸薬は、中和反応によって胃酸の酸度をやわらげます。
一方、H₂ブロッカーは、胃酸の分泌そのものを抑える成分です。

　胃酸は食べ物を溶かし、殺菌効果のある強酸性です。しかし、健康な胃壁は溶かされないように**胃粘膜**で自らを守っています。精神的ストレスや疲労など、さまざまな原因

で胃の防御能力が弱っていると、胃酸が刺激となり胃がもたれるようになります。

　制酸薬は、胃酸の中に溶け込むことによって物理的に酸度をやわらげます（**中和反応**）。一方、H₂ブロッカーは、胃酸の分泌そのものを抑える成分なのです。

● 制酸薬とH₂ブロッカーのちがい

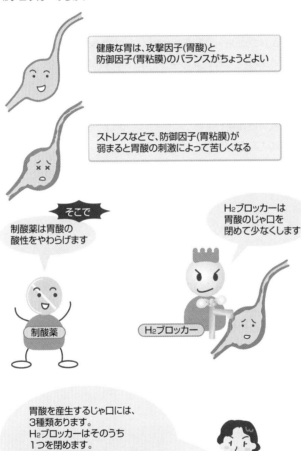

健康な胃は、攻撃因子(胃酸)と
防御因子(胃粘膜)のバランスがちょうどよい

ストレスなどで、防御因子(胃粘膜)が
弱まると胃酸の刺激によって苦しくなる

そこで

制酸薬は胃酸の
酸性をやわらげます

制酸薬

H₂ブロッカーは
胃酸のじゃ口を
閉めて少なくします

H₂ブロッカー

胃酸を産生するじゃ口には、
3種類あります。
H₂ブロッカーはそのうち
1つを閉めます。
医療用医薬品には、もっと強力に
胃酸のじゃ口を3種類とも閉める
薬*があります。

＊PPI(プロトンポンプインヒビター)

オウバク、オウレン、センブリ、ゲンチアナ、リュウタンなどは、まとめて何とよばれるか？

A 苦みがあるため、苦味健胃薬とよばれます。

オウバク (ミカン科のキハダ又は Phellodendron chinense Schneider の周皮を除いた樹皮を基原とする生薬)、**オウレン** (キンポウゲ科のオウレン、Coptis chinensis Franchet、Coptis deltoidea C.Y. Cheng et Hsiao 又は Coptis teeta Wallichの根をほとんど除いた根茎を基原とする生薬) は、**苦味健胃薬**のほか、**下痢止め** (止瀉薬) にも配合されます。なぜなら、オウバクやオウレンの成分であるベルベリンに、軽い殺菌作用があるからです。そのほか、オウバクやオウレンには、荒れた皮膚や粘膜をととのえる**収斂作用**、**抗炎症作用**も期待して使われます。苦みも効き目のうちですので、オブラートに包まずのむほうが効果的です。

センブリ (リンドウ科のセンブリ) の開花期の全草は止瀉薬としても用いられます。**ゲンチアナ** (リンドウ科の Gentiana lutea Linne の根及び根茎を基原とする生薬)、**リュウタン** (リンドウ科のトウリンドウ等の根及び根茎を基原とする生薬) は、いずれも苦味による健胃作用を期待して用いられます。

 ウイキョウ、ケイヒなどは、まとめて何と呼ばれるか？

A 良い香りがあるため、芳香性健胃生薬と呼ばれます。

ウイキョウ (セリ科のウイキョウの果実)、**ケイヒ** (クスノキ科のシナニッケイ) は良い香りがするので、芳香性健胃生薬と呼ばれます。香りも効き目のうちですので、オブラートに包まずのむほうが効果的です。

Q **ユウタンとは？**

A クマ科の動物の胆汁を乾燥したものです。高価なため、ウシの胆汁を用いた製品が主流です。

ユウタンは、クマ科の Ursus arctos Linne 又はその他近縁動物の胆汁を乾燥したものを基原とする生薬で、苦味による健胃作用を期待して用いられるほか、消化補助成分として配合される場合もあります。

150

Q 芍薬甘草湯を胃腸薬に配合する目的とは？

A 胃腸のけいれんを抑える目的です。

　芍薬甘草湯は体力に関わらず使用でき、筋肉の急激な痙攣を伴う痛みのあるものの
こむらがえり、筋肉の痙攣、腹痛、腰痛に適すとされます。ただし、症状があるときの
みの服用にとどめ、連用は避けます。

　まれに重篤な副作用として、肝機能障害のほか、間質性肺炎、うっ血性心不全や心室
頻拍を生じることが知られており、心臓病の診断を受けた人では使用を避ける必要が
あります。

Q 消化酵素には、どんな成分名があるか？

A ジアスターゼ、プロザイム、ニューラーゼ、リパーゼ、セルラーゼまたは その複合酵素（ビオジアスターゼ、タカヂアスターゼ）などがあります。

　プロザイムを除けば、語尾に「アーゼ」がつくものが多いですね。酵素によくある語
尾です。食べすぎで胃がもたれる人や、食後に胃がもたれる人には、消化酵素の入った
総合胃腸薬がおすすめです。

● 消化酵素の成分

消化酵素	食　材	成分名
炭水化物消化酵素	ご飯・パン・麺などのでんぷんに 	ジアスターゼ
タンパク質消化酵素	肉・魚・タマゴ・豆などに 	プロザイム
脂肪消化酵素	肉・魚の脂身などに	リパーゼ
複合消化酵素	炭水化物・タンパク質に	ビオジアスターゼ タカヂアスターゼ
	炭水化物・タンパク質・脂肪に	パンクレアチン ニューラーゼ
植物せんいの分解に		セルラーゼ

ウルソデオキシコール酸とは、どんな成分で、どんな注意が必要か？

 胆汁の分泌を促す作用（利胆作用<ruby>り<rt>り</rt></ruby>）があるとされ、消化を助ける成分です。

　ウルソデオキシコール酸を始め、胆汁末や動物胆（ユウタンを含む）、デヒドロコール酸などは、胆汁の分泌を促す作用（**利胆作用**）があるとされ、消化を助ける成分です。これらの成分は、肝臓のはたらきを高める作用もあるとされますが、肝臓病の診断を受けた人ではかえって症状を悪化させるおそれがあり、使用する前にかかりつけ医に相談するのがベストです。また、ウルソデオキシコール酸については、胎児毒性の可能性があるため、妊婦には販売を避けます。

 胃粘膜保護成分にはどんなものがあるか？

 胃酸という攻撃因子から、胃粘膜を守る防御因子を作る成分で、アズレン、アルジオキサ、スクラルファート、ゲファルナート、ソファルコン、テプレノン、セトラキサート塩酸塩、銅クロロフィリンカリウム、銅クロロフィリンナトリウム、メチルメチオニンスルホニウムクロライドなどがあります。このほか、アカメガシワ（トウダイグサ科のアカメガシワの樹皮）という生薬成分も、胃粘膜保護を期待して配合されます。

　アズレンスルホン酸ナトリウム（水溶性アズレン）は、青色の成分。カミツレの成分であるアズレンを水溶液にしたもので、胃腸薬のほか、うがい薬や口内炎用薬にも配合されます。このうち、**アルジオキサ**（アラントインと水酸化アルミニウムの複合体）、**スクラルファート**はアルミニウムを含みます。ミネラルの一種であるアルミニウムは、透析を受けている人など腎臓の悪い人では、**アルミニウム脳症**などのリスクが高まります。**ソファルコン、テプレノン**については、副作用の少ない成分ですが、まれに重篤な**肝障害**を生じることがあります。**セトラキサート塩酸塩**は、体内で代謝されてトラネキサム酸を生じます。**血栓**のある人、血栓を起こすおそれのある人は避けたほうがよいですし、トランシーノやトラネキサム酸配合のかぜ薬を併用しないほうがよいでしょう。

　銅クロロフィリンカリウム、銅クロロフィリンナトリウムは、葉緑素由来の成分。胃腸薬の『サクロン』、口臭用薬の『サクロフィール』の主成分としても知られ、胃粘膜保護のほか、お口のニオイにも使えます。**メチルメチオニンスルホニウムクロライド**は、MMSCと略されます。メチルメチオニンスルホニウムクロライドは、キャベツから見

つかった成分で、キャベジンの主成分として有名です。

● 胃粘膜保護成分①

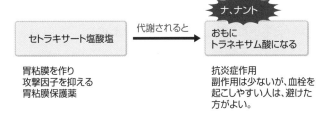

セトラキサート塩酸塩

胃粘膜を作り
攻撃因子を抑える
胃粘膜保護薬

代謝されると

ナ、ナント

おもに
トラネキサム酸になる

抗炎症作用
副作用は少ないが、血栓を
起こしやすい人は、避けた
方がよい。

● 胃粘膜保護成分②

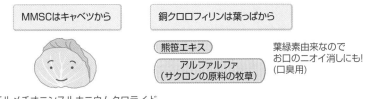

MMSCはキャベツから

銅クロロフィリンは葉っぱから

熊笹エキス

アルファルファ
（サクロンの原料の牧草）

葉緑素由来なので
お口のニオイ消しにも!
（口臭用）

メチルメチオニンスルホニウムクロライド

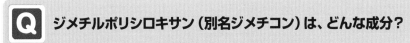

Q ジメチルポリシロキサン（別名ジメチコン）は、どんな成分？

A 腸内ガスの泡をつぶし、膨満感（ぼうまんかん）を抑える成分です。

ジメチルポリシロキサンは、消泡成分（しょうほう）とよばれ、ガスでできた泡アワをつぶすためお腹のハリが楽になります。軟膏やクリームなど外用剤の消泡のためにも配合されます。腸内ガスそのものをなくすわけではないので、泡アワをつぶしたあとのガスは、ゲップやオナラで排出されます。

● ジメチルポリシロキサン配合製品とは

ジメチルポリシロキサン
（消泡作用）は、ガスピタンや、
ザガードコーワ整腸錠
に入っています。

Q 「次の人は服用しないこと」の項目中に、「透析療法を受けている人」と記載される製品には、どんな成分が配合されているのか？

 A 無機塩類（ミネラル）成分が配合されています。

　「してはいけないこと」の中に「次の人は服用しないこと」の項目があり、「透析療法を受けている人」という記載がある場合には、**スクラルファート、水酸化アルミニウムゲル、ケイ酸アルミン酸マグネシウム、ケイ酸アルミニウム、合成ヒドロタルサイト、アルジオキサ**等のアルミニウムを含む成分が配合されています。透析療法を受けている人が、これらの無機塩類（ミネラル）を配合した胃腸薬、胃腸鎮痛鎮痙薬を購入しないように注意が必要です。

　透析療法を受けている人は、通常排泄されるはずのミネラルが身体に溜まってしまい、アルミニウムの場合には、**アルミニウム脳症及びアルミニウム骨症**を発症したとの報告があります。このように腎機能がかなり低下している人（腎臓病の診断を受けた人）では、ナトリウム、カルシウム、マグネシウム、アルミニウム等の無機塩類の排泄が遅れたり、体内に貯留しやすくなるだけでなく、他の医薬品も使用する前にその適否につき、治療を行っている医師に相談するようアドバイスします。

Q 胃腸鎮痛鎮痙薬に配合されている局所麻酔成分オキセサゼインは、小児に使用できるのか？

A OTC薬では、オキセサゼインは15歳未満には使えません。

　オキセサゼインについては、局所麻酔作用のほか、胃液分泌を抑える作用もあるとされ、胃腸鎮痛鎮痙薬と制酸薬の両方の目的で使用されます。精神神経系の副作用として、頭痛、眠気、めまい、脱力感が現れることがあります。妊娠中や小児における安全性は確立されておらず、妊婦または妊娠していると思われる女性、15歳未満の小児では、使用を避けることとされています。

● オキセサゼイン配合製品とは

サクロンQは、オキセサゼインの単剤です。
15歳未満には使えません。

Q 胃の薬に用いられる成分とその配合目的との関係のうち、正しいものを次のうちから2つ選べ。

(1) 炭酸水素ナトリウム ― 制酸作用
(2) ウルソデオキシコール酸 ― 利胆作用
(3) ピレンゼピン塩酸塩 ― 消化作用
(4) スクラルファート ― 胃液分泌抑制作用

A (1) と (2)

　炭酸水素ナトリウム（重曹）は、代表的な制酸薬です。制酸薬には、炭酸水素ナトリウム（重曹）のほか、乾燥水酸化アルミニウムゲル、ジヒドロキシアルミニウムモノアセテート、ケイ酸マグネシウム、酸化マグネシウム、合成ヒドロタルサイトなどがあります。制酸薬は、ナトリウム、マグネシウム、アルミニウム、カルシウムなど、ミネラルが含まれます。

　ウルソデオキシコール酸、デヒドロコール酸、胆汁末や動物胆（ユウタンを含む）は、胆汁の分泌を促す作用（利胆作用）があるとされ、消化を助ける効果を期待して用いられます。これらの成分は肝臓の働きを高める作用もあるとされるが、肝臓病の診断を受けた人ではかえって症状を悪化させるおそれがあるので、使用する前にその適否につき、治療を行っている医師または調剤を行った薬剤師に相談がなされることが望ましいのです。また、ウルソデオキシコール酸については、胎児毒性の可能性があるため、妊婦は使用を避けます。

　ピレンゼピン塩酸塩は、消化管の運動にはほとんど影響を与えずに胃液の分泌を抑える作用を示すとされます。しかし、消化管以外では一般的な抗コリン作用のため、排尿困難、動悸、目のかすみの副作用を生じることがあります。そのため、排尿困難の症状がある人、緑内障の診断を受けた人では、医師または薬剤師に相談がなされるべきです。また、車の運転等を避ける必要があります。なお、まれに重篤な副作用としてアナフィラキシーを生じることがあります。

　スクラルファートは、アルミニウムを含む胃粘膜保護成分です。

次の記述にあてはまる漢方処方製剤はどれか。

体力中等度以下で腹部筋肉が弛緩する傾向にあり、胃痛または腹痛があって、ときに胸やけ、げっぷ、食欲不振、吐き気などを伴う人における、神経性胃炎、慢性胃炎、胃アトニーに適するとされる。まれに重篤な副作用として、肝機能障害を生じることが知られている。

（1）当帰芍薬散　　（2）小青竜湯　　（3）安中散　　（4）葛根湯

A （3）安中散です。

「腹部筋肉が弛緩する傾向」「神経性胃炎」「胃アトニー」と来たら、選択肢がなくとも「安中散」を思い浮かべないといけません。**安中散**は、ストレスの多い現代社会における、腹痛や食欲不振などに適した漢方薬です。ちなみに、**胃アトニー**とは、「胃の運動が低下して、胃の内容物を十二指腸に送る働きが低下した状態」を指します。

　その他の選択肢についても、よく使われる漢方薬ですので特徴を覚えておきましょう。**当帰芍薬散**は、婦人科三大処方のひとつです。色白の女性で、冷え症で貧血の傾向があり疲労しやすい人の冷え症や、疲労、生理不順などに良く用いられます。

　小青竜湯は、くしゃみや水様の（みずっぽい）鼻汁、鼻づまり、薄い水様の痰を伴う咳、気管支炎、ぜんそくなどに適した漢方薬。生薬のマオウが含まれており、体の虚弱な人、胃腸の弱い人、発汗傾向の著しい人では、悪心、胃部不快感等の副作用が現れやすいので避けます。まれに重篤な副作用として、肝機能障害、間質性肺炎を生じることが知られています。

　葛根湯は、かぜのひき始め、頭痛、肩こり、筋肉痛、手足や肩の痛みに適した漢方薬です。生薬のマオウが含まれており、体の虚弱な人、胃腸の弱い人、発汗傾向の著しい人では、悪心、胃部不快感等の副作用が現れやすいので避けます。まれに重篤な副作用として、肝機能障害を生じることが知られています。

● 安中散配合のおもな製品

安中散配合のおもな製品は、大正漢方胃腸薬（大正製薬：安中散＋芍薬甘草湯）、太田漢方胃腸薬Ⅱ（太田胃散：安中散にブクリョウ（茯苓）を追加）

3-8
便秘薬（瀉下薬）

おもに大腸刺激性下剤を配合。さらに、水分を吸って膨張する成分や、便を軟らかくする成分を配合している製品があります。また、塩類（マグネシウム）下剤、マルツエキス、炭酸ガスを発生させる炭酸水素ナトリウムの坐剤などの製品があります。

 Q なぜ、妊婦には植物性の便秘薬がダメなのか？

A 植物性の便秘薬のほうが、胎盤を通過するからです。

OTC薬の便秘薬では、「植物性だから効き目がやさしい」「植物由来だから自然」というイメージで売っている製品があります。しかし、植物性の便秘薬である**センナ、センノシド、ダイオウ、アロエ、カサントラノール**などは、胎盤を通過するので、胎児がお腹の中で下痢をしてしまうことがあります。むしろ妊婦には、植物性の便秘薬のほうがダメなのです。

なお、産婦人科医が、妊婦にセンノシドを処方することはめずらしくありません。OTC薬では植物性の便秘薬について、授乳婦は禁忌「してはいけないこと」ですが、妊婦は「相談すること」になっています。私なら、妊婦や授乳婦には、植物性の便秘薬を奨めません。

● 植物性の便秘薬は胎盤を通過する

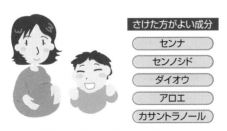

さけた方がよい成分
- センナ
- センノシド
- ダイオウ
- アロエ
- カサントラノール

※妊婦はそれ以外の便秘薬も慎重に！
ぜん動運動が子宮を刺激することがある

Q 妊婦の便秘薬には、どのOTC薬をすすめればよいのか？

A なるべく整腸薬と食事のアドバイスで対応します。

　妊婦には、**アロエ、ダイオウ、センナ、センノシド、カサントラノール**などの植物性便秘薬は、胎盤を通過するためダメです。その他の便秘薬も場合によっては、腸のぜん動^{どう}の刺激によって、流早産^{りゅうそうざん ゆうはつ}を誘発するおそれがあります。では、何をすすめたらよいのでしょう。便秘の程度が軽い場合は、**乳酸菌、宮入菌（酪酸菌）**などのシンプルな整腸薬（医薬部外品）も選択肢のひとつです。

　産婦人科では、**ピコスルファートナトリウム**の入った便秘薬を処方することがあります。ピコスルファートナトリウムは、大腸に届いて、**大腸細菌叢**^{だいちょうさいきんそう}（草のように集まって見える細菌のかたまり）の作用を受けてはじめて、便秘薬として働く成分です。同じ仲間に、**ビサコジル**という成分がありますが、ピコスルファートナトリウムのほうがよりおだやかな成分といわれています。

　ピコスルファートナトリウムの便秘薬は、胎盤を通過しないため産婦人科でもよく処方されます（医療用医薬品製品例：『ラキソベロン液』『ラキソベロン錠』）。しかし、腸がグルルッ！と強くぜん動すると、その響きが子宮にも伝わり、早産につながることがあります。ですから、妊婦が便秘薬を飲むときは、「なるべく、かかりつけの産科医にご相談のうえ、少なめの量からはじめてください」とアドバイスしてください。

● 妊婦の便秘薬は……

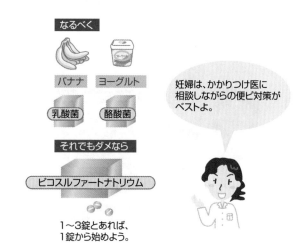

なるべく

バナナ　ヨーグルト

乳酸菌　酪酸菌

それでもダメなら

ピコスルファートナトリウム

1〜3錠とあれば、
1錠から始めよう。

妊婦は、かかりつけ医に相談しながらの便ピ対策がベストよ。

Q なぜ、腸溶錠の便秘薬は、食後すぐ（食直後）にのんではいけないのか？

A 胃の酸性度がやわらぎ、胃の中で便秘薬が溶け出してしまうからです。

　腸溶錠の便秘薬は、食後から1時間以上（できれば2時間以上）あけるか、なるべく空腹時にのみます。ピンクの小粒の『コーラック』に代表される、下剤成分**ビサコジル**を配合した**腸溶錠**。腸溶錠とは、胃酸では溶けずに、小腸あたりから溶けるようにコーティングされた錠剤です。胃の中は強酸性ですが、小腸は中性に近いからです。

　牛乳や制酸薬といっしょに、ビサコジルの腸溶錠を飲むと、胃の酸性度がやわらぎ、胃の中で便秘薬が溶け出してしまいお腹が痛くなります。同様に、ご飯を食べてすぐに腸溶錠をのむと、胃で溶け出してしまうのです。「なるべく空腹時にのんでください」「就寝前にのんでください」と書いてあるのは、そういうわけなのです。

● 腸溶錠は胃で溶けず小腸で溶ける

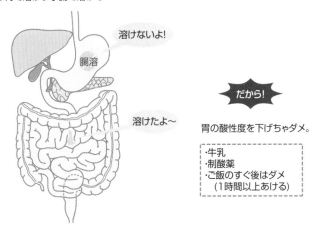

溶けないよ！

腸溶

溶けたよ～

だから！

胃の酸性度を下げちゃダメ。

　・牛乳
　・制酸薬
　・ご飯のすぐ後はダメ
　　（1時間以上あける）

3

おもな医薬品とその作用

Q ビサコジルとピコスルファートナトリウムのちがいとは？

A ビサコジルはすぐに効くので腸溶錠、ピコスルファートナトリウムは、大腸細菌の作用を受けないと活性化しないので普通錠です。

　ビサコジルとピコスルファートナトリウムは、いずれも同じ仲間の大腸刺激性下剤成分ですが、ピコスルファートナトリウムは、大腸細菌叢の影響を受けて活性化してはじめて、瀉下作用をもたらします。大腸細菌叢によって活性化されると、ビサコジルと

同じような成分に変わり、大腸を刺激します。

　一方、ビサコジルは、そのままで大腸刺激性下剤成分です。ビサコジルは、胃を刺激しないように「腸溶錠」にする必要があります。同じ仲間の成分ですが、ビサコジルよりソフトな効き目をもたらすのが、ピコスルファートナトリウムなのです。

● ビサコジルとピコスルファートナトリウムのちがい

溶けたらスグに効いちゃうから腸溶錠だよ。

ふつうに胃で溶けるよ。そして大腸で大腸細菌叢に活性化されてはじめて効くんだよ。

そのため、ピコスルファートナトリウムの方がソフトな効きめと言われているわ。

ビサコジル　　ピコスルファートナトリウム

Q ジオクチルソジウムスルホサクシネート（DSS）とは、どんな成分か？

 ジオクチルソジウムスルホサクシネートは、硬い便を軟らかくする成分です。

　ジオクチルソジウムスルホサクシネートは、大腸刺激成分ビサコジルやダイオウとともに配合されています。ジオクチルソジウムスルホサクシネートは、腸内で硬い便に直接作用して水分を浸透させ、界面活性作用によって便を軟らかくして、浸潤させる（水分を含ませやわらかくふくらむ）ことにより排泄を促進させるものです。

Q なぜ、酸化マグネシウムが、第3類から第2類医薬品にリスク区分をあげることが検討されたのか？

 長期投与されていた患者で、高マグネシウム血症による死亡例が出たからです。

　酸化マグネシウムは、胃腸薬の制酸成分のほか、おだやかな便秘薬としても重宝されています。酸化マグネシウムを便秘薬として長期投与されていた高齢者の死亡をきっかけに、リスク区分変更の検討がなされましたが、変更はありませんでした。

Q マルツエキスとは、どんな特徴のある成分か？

A 乳幼児に使われる便秘薬で、麦芽糖（ばくがとう）からできています。

マルツエキスは、サツマイモ由来の麦芽糖（ばくがとう）のゆるやかな発酵（はっこう）作用により、便がやわらかくなり排出しやすくなる成分です。また、乳幼児の発育不良時の糖分やカリウム分の栄養補給にも使われます。副作用はまずありません。

Q 大黄甘草湯（だいおうかんぞうとう）や防風通聖散（ぼうふうつうしょうさん）、麻子仁丸（ましにんがん）は、どんな漢方薬か？

A いずれもダイオウを含む漢方薬です。

大黄甘草湯（だいおうかんぞうとう）や防風通聖散（ぼうふうつうしょうさん）は、OTC薬の漢方便秘薬では売れ筋の処方であり、大黄甘草湯は、体力が中くらいの人を中心に、防風通聖散は比較的体力のある人に用います。いずれもダイオウを含みますが、ダイオウは胎盤を通過し、母乳へも移行するため、妊娠授乳中は避けたほうがよい生薬です。また、防風通聖散は、メタボイメージで売っていますが、**メタボの指標である内臓脂肪ではなく、皮下脂肪**を減らす漢方薬です。

便秘に用いられる漢方薬は、ダイオウが入ったものが多く、麻子仁丸（ましにんがん）もその一つ。麻子仁丸の目標は、体力が中くらいから低下した人の習慣性便秘です。マシニンは、クワ科のアサの果実で、便をスベスベと出しやすくする潤滑（じゅんかつ）作用のある生薬です。なお、麻子仁丸には、**カンゾウが入っていません。**

Q しぶり腹（ばら）とは？

A しぶり腹とは、便意があるにもかかわらず、便がでない状態をさします。

しぶり腹（ばら）とは、腹にはりがあり、便意があるにもかかわらず、便が出なかったり、排便があった後もすぐに便意をもよおしたりする状態のことをいいます。

しぶり腹といえば、桂枝加芍薬湯（けいしかしゃくやくとう）がよく使われます。比較的体力の低下した人の腹部膨満感（ぼうまんかん）、便秘に使います。また、精神的なストレスによる過敏性腸症候群（かびんせいちょうしょうこうぐん）（コロコロ便あるいは下痢の症状が出る）にも用います。桂枝加芍薬湯には、**ダイオウが入っていない**と覚えてください。ダイオウを加え、下剤効果を高めたものが、桂枝加芍薬大黄湯（けいしかしゃくやくだいおうとう）です。

● しぶり腹に効く漢方薬

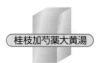

桂枝加芍薬大黄湯

比較的体力の低下した人の
しぶり腹に。

※桂枝加芍薬大黄湯
　（桂枝加芍薬湯にダイオウをプラスしたもの）

便が出そうで出ない
「しぶり腹」と言えば、
桂枝加芍薬湯。
漢方薬は、症状だけでなく、
その人の体格や体質のことも
考えて選ぶのよ。

膨潤性瀉下成分とは

COLUMN

　腸管内で水分を吸収して腸内容物に浸透し、糞便のかさを増やすとともに糞便を柔らかくすることによる瀉下作用を目的として、カルメロースナトリウム（別名：カルボキシメチルセルロースナトリウム）、カルメロースカルシウム（別名：カルボキシメチルセルロースカルシウム）が配合されている場合があります。同様な作用を期待して、食物せんいであるプランタゴ・オバタの種子または種皮のような生薬成分も用いられます。

　膨潤性瀉下成分が配合された瀉下薬については、その効果を高めるため、十分な量の水分を摂ることが重要です。

3-9
下痢止め（止瀉薬）

　下痢、消化不良による下痢、食あたり、水あたり、吐き下し、下り腹、軟便、腹痛をともなう下痢（ロートエキス配合の場合のみ）を効能とする製品です。殺菌薬、抗コリン薬、収れん薬、吸着薬のほか、生薬などを配合しています。

 ロペラミド塩酸塩は、どんな成分か？

A ロペラミド塩酸塩は、腸のぜん動運動を抑える下痢止め成分です。

　ロペラミドは、医療用医薬品ロペミンとして有名な成分で、細菌性の下痢には向かない（原則禁忌）とされます。しかし、OTC薬のロペラミド塩酸塩は、殺菌作用のベルベリンや消化酵素、ビタミンB群の配合剤の場合は、感染性の下痢である食あたり・水あたりにも効能を持っています。なお、OTC薬では、大人限定（15才未満は使用不可）です。試験に出るのは、ロペラミド配合製品ではなく、ロペラミドの性質です。すなわち「ロペラミドは、食あたりや水あたりには適用対象外である」「15才未満は使用不可」ということが試験に出ます。

● ロペラミドはどんな成分？

> ロペラミド塩酸塩

医療用医薬品では、ロペミンが有名。
細菌性下痢には原則禁忌。
一方、感染症腸炎において、
よく処方され、下痢の期間を短く
するといわれている。

> OTC薬では、
> 「15才未満は使わないこと」
> 単剤は、食あたりや水あたり
> の効能がありません。

Q 感染性の下痢は、下痢止めを用いてはいけないのか？

A 軽症の場合は、下痢止めを用いて様子を見てもよいでしょう。

　感染性の下痢は排出してしまったほうがよいため、やたらと**止瀉薬**を使うべきではありません。しかし、軽い水あたりや食あたりなど、軽症の場合で、元気に歩ける程度の人なら、下痢止め（止瀉薬）を用いて様子を見ても差し支えありません。軽い下痢には、軽い殺菌作用のあるベルベリン（ベルベリン塩化物、タンニン酸ベルベリン）を配合したものが多く見られます。

Q 食あたりや水あたりなどの細菌感染による下痢症状に対して、タンニン酸ベルベリンなどの抗菌成分を用いると、悪玉菌だけでなく善玉菌にも作用し、かえって胃腸の具合が悪くなるのか？

A 善玉菌への影響は、さほど心配することはありません。

　一般用医薬品に配合される抗菌成分は、用法・用量通りに服用すれば、抗生物質ほど抗菌作用が強くないので、善玉菌への影響はさほど心配することはありません。細菌感染による下痢の症状を鎮めることを目的として、**ベルベリン塩化物、タンニン酸ベルベリン、アクリノール、木クレオソート**等が用いられます。これらは、通常の腸管内に生息する腸内細菌に対しても抗菌作用を示しますが、ブドウ球菌や大腸菌などに対する抗菌作用の方が優位であることと、下痢状態では腸内細菌のバランスが乱れている場合が多いため、結果的に腸内細菌のバランスを正常に近づけることにつながると考えられています。

● ベルベリンの善玉菌への影響はあまり心配いらない

ベルベリンは、腸内細菌のバランスをととのえます。

Q ベルベリンと聞いたら、頭に思い浮かぶ生薬とは？

A オウバクやオウレンです。

　ベルベリン塩化物、タンニン酸ベルベリンに含まれるベルベリンは、生薬の**オウバク**や**オウレン**の中に存在する成分のひとつであり、抗菌作用のほか、抗炎症作用も併せ持つとされます。オウバクエキスは、苦味による健胃作用よりも、ベルベリンによる止瀉作用を期待して、消化不良による下痢、食あたり、吐き下し、水あたり、下り腹、軟便等の症状に用いられます。

● オウバクやオウレンにはベルベリンが含まれる

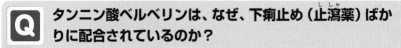

オウバクは、下痢止め（止瀉薬）のほか、総合胃腸薬にも配合されています。

3

おもな医薬品とその作用

Q タンニン酸ベルベリンは、なぜ、下痢止め（止瀉薬）ばかりに配合されているのか？

A タンニン酸ベルベリンは、荒れた粘膜をととのえる収れん作用と抗菌作用の両方が期待できるからです。

　タンニン酸ベルベリンは、タンニン酸（収斂作用）とベルベリン（抗菌作用）の化合物であり、消化管内ではタンニン酸とベルベリンに分かれて、それぞれ止瀉に働くことを期待して配合されます。

Q 次没食子酸ビスマスは、なぜアルコールと併用してはいけないのか？

A ビスマスの吸収が高まり、精神神経症状を起こすおそれがあるからです。

　次没食子酸ビスマス、次硝酸ビスマスなどは、ミネラルの一種であるビスマスを含む成分です。ビスマスはアルコールと一緒に摂取されると、血液中への移行が高まり精

神神経症状 (不安、記憶力減退、注意力低下、頭痛など) を生じるおそれがあります。ビスマス類のはたらきは、「胃腸粘膜を保護する収れん作用」ですが、飲酒を避ける必要があります。

　また、胃潰瘍などの診断を受けた人では、傷んだ粘膜からビスマスの吸収が高まるおそれがあります。なお、循環血液中に移行したビスマスは血液−胎盤関門を通過することが知られており、妊婦では使用を避けるべき成分です。

Q　タンニン酸アルブミンについては、どんな注意が必要か？

A　牛乳アレルギーの人はショックを起こすことがあります。

　タンニン酸アルブミンに含まれるアルブミンは、牛乳に含まれるタンパク質 (カゼイン) から精製された成分であるため、牛乳にアレルギーがある人では使用を避ける必要があります。まれに重篤な副作用としてショック (アナフィラキシー) を生じることがあります。

Q　メチルベナクチジウム臭化物、ブチルスコポラミン臭化物は、どんな成分か？

A　胃腸のけいれんをしずめる (鎮痛鎮けい) 成分として、胃腸薬に配合される抗コリン薬です。

　抗コリン薬には、胃腸の過剰な動きによる痛みや、けいれんをしずめるはたらきがあります。胃腸の運動は、安静時にはたらく副交感神経系によって活発になります。そのため、急な腹痛や、ウサギの糞のようなコロコロ便の際は、副交感神経の伝達物質であるアセチルコリンを抑える成分 (抗コリン薬) が、効果的です。胃痛やけいれんのほか、胃酸過多や胸やけに対する効果も期待して用いられることがあります。

　胃腸薬に配合される抗コリン薬には、メチルベナクチジウム臭化物、ブチルスコポラミン臭化物、メチルオクタトロピン臭化物、ジサイクロミン塩酸塩、オキシフェンサイクリミン塩酸塩、チキジウム臭化物、ロートエキスなどがあります。

Q ロートエキスとは、どんな成分か？

A ロートエキスは、ナス科のハシリドコロなどからとれる生薬ロートコンのエキスで、抗コリン作用があります。

ロートエキスには、**スコポラミン**などの**抗コリン薬**が含まれます。抗コリン作用をもつロートエキスは、散瞳による目のかすみやまぶしさ、口渇、便秘、排尿困難などの副作用があらわれることがあります。抗コリン成分を服用した時は、目がかすむことがあるので、車の運転をしてはいけません。排尿困難や緑内障を患っている高齢者では、口渇や便秘の副作用が出やすいものです。

また、ロートエキスについては、吸収された成分の一部が母乳中に移行して乳児の脈が速くなる（頻脈）おそれがあります。授乳中は、ロートエキスを避けるか、やむをえず服用する場合は授乳を避ける必要があります。なお、ロートエキスにより母乳が出にくくなることもあります。ロートエキスには、胃酸の分泌を抑え、胃腸のけいれんや痛みを鎮める作用があり、OTC薬では「腹痛をともなう下痢」の効能があります。

● ロートエキスはどんな成分？

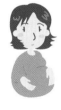
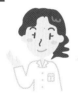

また、ロートエキスについては、吸収された成分の一部が母乳中に移行して乳児の脈が速くなる(頻脈)おそれがあります。授乳中は、ロートエキスを避け、やむをえず服用する場合は授乳を避ける必要があります。なお、ロートエキスにより母乳が出にくくなることがあります。

Q ブスコパンA錠（製品名）は、医療用医薬品のブスコパンと同じ配合量なのか？

A 配合されたブチルスコポラミン臭化物の量は、1錠中10mgで医療用医薬品と同じです。

ブチルスコポラミン臭化物（＝臭化ブチルスコポラミン）は、**抗コリン薬**です。OTC薬の『ブスコパンA錠』は、1回1錠中ブチルスコポラミン臭化物10mg1日3回までですが、医療用医薬品のほうが最大用量が高く設定されています。おもな効果は、胃腸

などの過剰なけいれんを抑えることです。OTC薬の『ブスコパンA錠』の効能は、胃痛、腹痛、さしこみ（疝痛、癪）、胃酸過多、胸やけです。

　抗コリン薬には、口渇、目のかすみ、排尿障害、便秘、頭痛、めまい、動悸などの副作用が、程度の多少はあれ、起こる可能性が高いと覚えてください。

 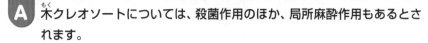

Q 正露丸の主成分、木クレオソートのはたらきとは？

A 木クレオソートについては、殺菌作用のほか、局所麻酔作用もあるとされます。

　近年わかってきた木クレオソートのおもな作用は、次の2つです。①腸の中に水分が出すぎないようにする作用（消化管内の過剰な水分分泌を抑制する作用）、②腸のグルグルッ！というぜん動のしすぎを抑える作用（消化管の過剰な運動を正常化する作用）。つまり、下痢そのものを止める作用です。木クレオソートには弱い殺菌作用があり、以前は、殺菌作用が主作用だと思われていました。

　また、正露丸のその他の配合成分であるタンニン酸ベルベリンは、タンニン酸（収れん作用）とベルベリン（抗菌作用）の化合物であり、消化管内ではタンニン酸とベルベリンに分かれて、それぞれ下痢止めとしてはたらきます。

3-10
強心薬

強心薬は、疲労やストレス等による軽度の心臓の働きの乱れについて、心臓の働きを整えて、動悸や息切れ等の症状の改善を目的とする製品です。心筋に作用して、その収縮力を高めるとされる成分（強心成分）を主体に配合されます。

Q 生薬のゴオウのはたらきとは？

A 強心作用のある生薬です。

牛黄は、**ウシの胆石**です。ゴオウの中からは、栄養ドリンクで有名な**タウリン**が発見されました。ゴオウには、強心作用のほか、血圧降下、興奮を静めるなどの作用があるとされます。そのため、軽い動悸や息切れ、気つけなどに用いる強心成分として使われます。

● ゴオウはウシの胆石

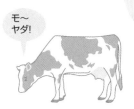

牛黄はウシの胆石です。
栄養ドリンクのタウリンは
牛黄の中から見つかりました。
ゴオウには、
「動悸による不安の鎮静」
「強心」
「のどの痛みをやわらげる」
などのはたらきがあります。

モ〜
ヤダ!

強心作用のある生薬とは？

 心筋に直接刺激を与え、その収縮力を高める作用（強心作用）のある生薬です。

ゴオウのほか、**センソ**、**ジャコウ**、**ロクジョウ**などがあります。

❶ センソ

ヒキガエル科のアジアヒキガエル等の耳腺（じせん）の分泌物を集めたもので、微量で強い強心作用を示します。局所麻酔（きょくしょますい）作用があり、センソが配合された丸薬などでは、噛み砕（か くだ）くと舌が麻痺（まひ）することがあるため、**噛（か）まずに服用すること**とされています。

薬の有効域（ゆうこういき）（治療域（ちりょういき））が比較的狭い成分であり、1日量中センソ5mgを超える医薬品は劇薬に指定されます。OTC薬では、センソの1日量が5mg以下となるよう用法・用量が定められています。なお、通常用量においても、悪心（おしん）（吐き気）、嘔吐（おうと）の副作用があらわれることがあります。

❷ ジャコウ

シカ科のジャコウジカまたはその近縁動物（きんえん）の雄（おす）のジャコウ腺（せん）分泌物を乾燥したものです。強心作用のほか、呼吸中枢を刺激して呼吸機能を高めたり、意識をはっきりさせるなどの作用があるとされます。

❸ ロクジョウ

シカ科の Cervus nippon Temminck、Cervus elaphus Linne、Cervus canadensis Erxleben 又はその他同属動物の雄鹿の角化していない幼角を基原とする生薬で、強心作用の他、強壮、血行促進等の作用があるとされます。これらは強心薬のほか、小児五疳薬（しょうに ごかんやく）、滋養強壮保健薬等にも配合されている場合があります。

Q 高コレステロール改善成分とは？

A 大豆油不鹸化物（ソイステロール）、リノール酸を含む植物油、ポリエンホスファチジルコリン（大豆から抽出・精製したレシチンの一種）、パンテチンなどです。

　いずれも脂溶性物質であるため、悪心（吐き気）、胃部不快感、胸やけ、下痢などの副作用があらわれることがあります。

　大豆油不鹸化物（ソイステロール）には、コレステロールの吸収を抑える働きがあるとされます。**リノール酸、ポリエンホスファチジルコリン**は、コレステロールと結合して、代謝されやすい成分に変えます。**パンテチン**は、LDL（悪玉コレステロール）の分解を促し、HDL（善玉コレステロール）を増加させる効果を期待して用いられます。

　なお、医療機関で測定する検査値として、LDLが140mg/dL以上、HDLが40mg/dL未満、トリグリセリド（TG：中性脂肪の一種）が150mg/dL以上のいずれかである状態を「**脂質異常症**」といいます。

●コレステロールのはたらき

コレステロールは「細胞膜の構成成分」「胆汁酸の材料」「ホルモンの材料」としてはたらきます。

3 おもな医薬品とその作用

パンテチンはパントテン酸の仲間　COLUMN

　パンテチンは、パントテン酸の仲間です。医療用医薬品では、パントテン酸の欠乏または代謝障害が関与すると推定される高脂血症や弛緩性便秘などに用いられます。その作用は、「総コレステロールおよびTG（トリグリセリド）の低下作用」「HDL（善玉）コレステロール増加作用」のほか、「血管壁脂質代謝異常の改善」や「腸の運動促進作用」があります。OTC薬としては、1975年（昭和50年）に発売されています。（製品例：『パント錠』。平成11年の規制緩和により、現在は医薬部外品）

3-11
痔の薬（痔疾用薬）

内痔核および外痔核（いぼじ）、裂肛（きれじ）を対象とします。重症である痔ろう（あなじ）や肛門周囲膿瘍などは、OTC薬の対象外です。痔の痛み、かゆみ、腫れ、出血、ただれの緩和に、ステロイドや局所麻酔薬などを配合しています。

 外痔核と内痔核は、どちらも痛む痔疾患か？

A **外痔核は痛みますが、内痔核は痛みません。**

歯状線を境に、皮ふである肛門にできたオデキを**外痔核**、内臓である直腸側にできたオデキを**内痔核**といいます。

外の痔（外痔核）は知覚神経に支配されていて痛いのですが、内の痔（内痔核）は自律神経に支配されていて痛くありません。痛みがなくとも、痔の人では、外痔核と内痔核が、同時にできていることが多いといわれます。

● 痔疾患

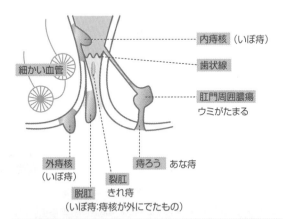

| 内痔核（いぼ痔）
| 歯状線
| 肛門周囲膿瘍　ウミがたまる
| 細かい血管
| 外痔核（いぼ痔）
| 痔ろう　あな痔
| 裂肛　きれ痔
| 脱肛
| （いぼ痔：痔核が外にでたもの）

肛門周辺の組織と痔疾患

歯状線から内側の組織は内臓に分類され、自律神経の支配を受けているため痛みはほとんど感じない。
一方、外側の組織は皮膚に分類され、知覚神経の支配を受けているため痛みを強く感じる。
OTC薬の使用が適するのは、比較的軽度の外痔核と内痔核、裂肛。
脱肛や肛門周辺の膿瘍、痔ろうは肛門科の受診をすすめる。

Q　痔の薬は、どんな成分で構成されているか？

A　外用薬としては、ステロイド、局所麻酔薬、止血薬、抗コリン薬、殺菌薬、抗ヒスタミン薬、消炎薬、収れん薬などで構成されています。

Q　外痔核と内痔核の両方に使いやすい剤形とは？

A　注入軟膏です。

　注入軟膏は、はじめに指に薬剤をつけ、肛門に塗りつけます。その後、肛門から、浣腸薬を使うように挿入します。痔は、外痔核だけでなく、内痔核もできていることが多いのです。そのため、肛門の内と外の両方に塗れる注入軟膏が適しています。

Q　ステロイド入りの痔の薬の注意点とは？

A　長期連用しないことです。

　痔の薬では、肛門の周りの炎症や痛みやかゆみをやわらげる成分として、**ヒドロコルチゾン酢酸エステル、プレドニゾロン酢酸エステル**等の**ステロイド**が配合されている製品が主流です。しかし、ステロイドを長期間使っていると、細菌に感染しやすくなったり、皮膚や粘膜が委縮して、薄くなったりすることがあります。一定期間使用しても症状がよくならない場合は、肛門科などを受診します。

　なお、OTC薬には、ステロイドの配合のない痔の薬もあります。たとえば、黄色いパッケージの「ボラギノールＡシリーズ」はステロイド入りで、緑のパッケージの「ボラギノールＭシリーズ」は、ステロイドなしです。

3

おもな医薬品とその作用

173

局所麻酔成分とは、どんな成分か？

 局所麻酔成分は、皮膚や粘膜などの一部分（局所）において、知覚神経に作用して痛みやかゆみを感じなくさせる成分です。

　リドカイン、リドカイン塩酸塩、アミノ安息香酸エチル、ジブカイン塩酸塩、プロカイン塩酸塩などの**局所麻酔成分**があります。局所麻酔成分は、かゆみ止めの塗り薬、みずむし薬、点鼻薬などにも使われます。配合目的は、痛みやむずがゆさを感じなくさせることです。まれに、局所麻酔成分が配合された坐薬や注入軟膏によって、ショック（アナフィラキシー）を生じることがあります。

● 局所麻酔成分とは？

局所マスイ薬は、痛みやむずがゆさを感じなくさせる成分。
OTC薬で代表的なのは、リドカインやジブカインよ。

 テトラヒドロゾリン、ナファゾリンなどの配合目的は？

 血管収縮作用による止血効果を期待して配合されます。

　血管収縮薬は、**アドレナリン作動成分**といいます。アドレナリン作動成分とは、交感神経刺激成分のことです。テトラヒドロゾリン塩酸塩、メチルエフェドリン塩酸塩、エフェドリン塩酸塩、ナファゾリン塩酸塩などがあります。これらの血管収縮作用を持つ成分は、痔の薬では、肛門の充血をしずめ、有効成分がとどまるのを助けます。

　しかし、交感神経刺激作用によって、心臓病、高血圧、糖尿病、甲状腺機能亢進症の診断を受けた人では、症状を悪化させるおそれがあります。一般に、内服薬とちがって、坐薬や塗り薬、点鼻薬は、あまり吸収されません。しかし、痔の場合は、患部が傷ついていることがあるため、薬の成分が血中に入りやすくなる場合があります。

●アドレナリン作動成分とは？

語尾が「ゾリン」「フリン」「ドリン」は
アドレナリン作動(交感神経刺激)成分に
よくある名前。
痔の薬や点鼻薬では、腫れた毛細血管を
ひきしめるために配合されます。

有効成分が患部にとどまるのを
助ける作用もある

Q ビタミンEやビタミンAの配合目的は？

A 血行促進作用と、皮膚や粘膜の修復作用を期待して配合されます。

　ビタミンE（トコフェロール酢酸エステル）は、肛門周囲の末梢血管の血行を改善する作用を期待して、ビタミンAは、傷の治りを促す作用を期待して、配合されています。

Q クロタミトンの配合目的は？

A かゆみを鎮める作用を期待して配合されます。

　クロタミトンは鎮痒成分とよばれます。皮膚に軽い灼熱感を与えることで、かゆみを鎮める成分です。

Q カルバゾクロムの配合目的は？

A 内服の止血成分です。

　カルバゾクロムは、毛細血管を補強、強化して出血を抑える働きがあるとされ、止血効果を期待して痔の内服薬に配合されています。

Q アラントイン、アルミニウムクロルヒドロキシアラントイネート（別名アルクロキサ）の配合目的は？

A 組織修復作用を期待して配合されます。

　痔による肛門部の荒れを治す効果を期待して、アラントイン、アルミニウムクロルヒドロキシアラントイネート（別名：アルクロキサ）のような組織修復成分が用いられています。

Q 生薬のシコン、セイヨウトチノミ、オウゴン、カイカの配合目的は？

A 抗炎症作用や止血作用を期待して配合されます。

❶ シコン

　ムラサキ科に属するムラサキの根を用いた生薬で、抗炎症、新陳代謝促進、殺菌などの作用を期待して配合されます。

❷ セイヨウトチノミ（セイヨウトチノキ種子）

　トチノキ科のセイヨウトチノキ（別名：マロニエ）の種子を用いた生薬で、血行促進、抗炎症等の作用を期待して配合されます。

❸ オウゴン、セイヨウトチノミ

　オウゴンはシソ科のコガネバナの根を用いた生薬で、おもに抗炎症作用を期待して配合されます。

❹ カイカ、カイカク

　カイカはマメ科のエンジュの花および蕾、カイカクはその果実を用いた生薬で、いずれもおもに止血効果を期待して配合されます。

Q 乙字湯とは、どんな漢方薬か？

A ダイオウを含み、大便が硬くて便秘傾向がある人における痔の症状を改善する漢方薬です。

　乙字湯には、**トウキ、サイコ、オウゴン、カンゾウ、ショウマ、ダイオウ**が配合されています。体の虚弱な人や胃腸の弱い人では、悪心・嘔吐、激しい腹痛をともなう下痢などの副作用が起きやすく不向きとされます。また、ダイオウは、妊娠・授乳中の人には、赤ちゃんが下痢することがあるため向きません。乙字湯は、まれに重篤な**肝障害**や**間質性肺炎**を生じることがあります。

　漢方薬は、比較的長期に用いる場合があります。しかし、痔に用いる場合には、5～6日間服用して症状の改善が見られないときは、いったん使用を中止して受診するようアドバイスします。

3

おもな医薬品とその作用

痔の受診勧奨　　　　　　　　　COLUMN

　一般の生活者は、痔を恥ずかしい病気として認識している場合が多いものです。そのため、受診すべきタイミングを逸して、症状を悪化させてしまうことがあります。

　肛門部にはもともと多くの細菌が存在していますが、肛門の括約筋によって外部からの細菌の侵入を防いでおり、血流量も豊富なため、それらの細菌によって感染症を生じることはあまりありません。しかし、痔を悪化させて細菌感染が起きると、異なる種類の細菌の混合感染が起こり、肛門周囲膿瘍や痔瘻（あな痔）を生じて重大なダメージをもたらすことがあります。

　悪化した痔は専門医の診療を受ける必要があります。痔の原因となる生活習慣の改善を図るとともに、5～6日間、OTC薬の痔の薬を使用してもなお、排便時の出血、痛み、肛門周囲のかゆみ等の症状が続く場合には、重大な病気の可能性も考えられるため、早めの受診をおすすめします。

3-12
泌尿器官用内服薬

　一時的な体調不良による残尿感や尿量減少を目的とする製品です。膀胱炎や前立腺肥大などの症状は、適宜受診をすすめます。

 膀胱炎に用いられる、生薬ウワウルシのはたらきとは？

 抗菌作用です。

　ウワウルシ（ツツジ科のクマコケモモの葉）は、内服したあと、抗菌作用を示し、膀胱炎などの尿路の殺菌消毒効果が期待できます。ウワウルシは、残尿感、排尿に際して不快感のあるものの、殺菌消毒に使う生薬です。

　配合製品例としては、ベアベリックス（エスエス製薬）、ウチダのウワウルシ（ウチダ和漢薬）、腎仙散（ジンセンサン：摩耶堂製薬）などがあります。

 利尿作用のある生薬とは？

 カゴソウ、キササゲ、サンキライ、ソウハクヒ、モクツウ、ブクリョウなどです。

　残尿感や尿量減少などの不快感のある症状に、尿量増加を期待して配合されます。
① **カゴソウ**：シソ科のウツボグサの花穂
② **キササゲ**：ノウゼンカズラ科のキササゲ又はトウキササゲの果実
③ **サンキライ**：ユリ科のSmilax glabra Roxburghの塊茎
④ **ソウハクヒ**：クワ科のマグワの根皮
⑤ **モクツウ**：アケビ科のアケビ又はミツバアケビの蔓性の茎
⑥ **ブクリョウ**：サルノコシカケ科のマツホドというキノコの菌核を薬用にしたものです。地下に生じています。

八味地黄丸とは？

A 八味地黄丸は、腎機能を高める漢方薬です。

　八味地黄丸は、疲れやすく、四肢が冷えやすく、尿量減少または多尿で、時に口渇がある人における、腰痛、しびれ、老人のかすみ目、排尿困難、頻尿、むくみの症状に適します。

　しかし、胃腸の弱い人、下痢しやすい人では、胃部不快感があらわれやすくなります。また、のぼせが強く赤ら顔で体力の充実している人では、のぼせ、動悸などの副作用があらわれやすいため向きません。

● 八味地黄丸は食後の服用でもよい

漢方薬は、お腹がすいてる時に
白湯で飲むのが基本。
でも、八味地黄丸をのんで、
胃もたれを感じているようなら、
食後に服用してもいいのよ。

 八味地黄丸

 ハルンケア内服液

八味地黄丸由来エキス

3

おもな医薬品とその作用

  猪苓湯は、どんな漢方薬か？

A 猪苓湯は、尿量が減少し、尿が出にくく、排尿痛あるいは残尿感がある膀胱炎の人に適する漢方薬です。

　猪苓湯は、タクシャ、チョレイ、ブクリョウ、アキョウ、カッセキからなります。

3-13
婦人薬

　婦人用薬は、月経および月経周期にともなって起こる症状を中心として、女性にあらわれる特有な諸症状（血行不順、自律神経系の乱れ、生理機能障害等の全身的な不快症状）の緩和を目的とする医薬品です。効能効果は、血の道症、更年期障害、月経異常、冷え症、月経痛、腰痛、頭痛、のぼせ、肩こり、めまい、動悸などです。

Q　血の道症、お血とは？

A　血の道症とは、生理や妊娠、出産、更年期障害、流産など、女性特有の症状を指します。

　お血とは、漢方薬用語の一つで、血が滞っている状態をさします。たとえば、普通の生理よりも、血のかたまりやドロドロがたくさん出たり、生理がスムーズに起こらなかったりするようなときなどに、「お血がある」といいます。

● お血とは？

瘀血と書きます。
たとえば、生理の時に、
ドロリとしたレバー状の
血のカタマリがでるような女性。
そういう時は早めに婦人科を
受診していただきましょう。

Q　どんなときに受診が必要か？

A　おりものが多かったり、ひどく匂ったり、生理以外のときに出血が見られる場合です。

　おりものは女性生殖器からの分泌物で、卵巣がはたらいている間は、ほとんどの女性に見られます。おりものの量が急に増えたり、膿のようだったり、臭い場合は、膣や子宮に炎症や感染症を起こしている可能性があります。とくに、生理以外の出血（**不正出血**）があるような場合には、すみやかに婦人科を受診するようおすすめします。

Q **婦人科3大漢方薬とは？**

A 当帰芍薬散、加味逍遥散、桂枝茯苓丸です。
とう き しゃくやくさん　か み しょうようさん　けい し ぶくりょうがん

　いずれも、婦人科において月経不順などによく処方されます。**当帰芍薬散**は、妊娠中にも比較的安心して使える漢方薬で、流早産の予防にも使われます。一方、**桂枝茯苓丸**は、妊婦には禁忌です。桂枝茯苓丸は、更年期障害のほてりにもよく使います。**加味逍遥散**は、イライラや不眠、不安のあるときに使います。

● 婦人科3大漢方薬

当帰芍薬散、加味逍遥散、桂枝茯苓丸は、婦人科3姉妹といわれるほど、よく使われます。

 Q **婦人薬の漢方薬によく処方される生薬とは？**

A センキュウ（セリ科のセンキュウの根茎）、トウキ（セリ科のトウキ又は近縁植物の根）、ジオウ（ゴマノハグサ科のアカヤジオウの根）です。
こんけい

　センキュウ、トウキ、ジオウは、血行を改善し、血色不良や冷えの症状を緩和するほか、強壮、鎮静、鎮痛等の作用を期待して配合されています。
かん わ

Q **生薬のサフラン、コウブシの配合理由とは？**

A 鎮静、鎮痛のほか、女性の滞っている月経を促す作用を期待して配合されます。
とどこお　　　　　うなが

　サフラン（アヤメ科のサフランのめしべ）、**コウブシ**（カヤツリグサ科のハマスゲの根茎）などは、冷え症及び血色不良に用いられます。
こんけい　　　　　　　　　　　　　けっしょく ふ りょう

3

おもな医薬品とその作用

181

Q 当帰芍薬散は、どんな女性に向いている漢方薬か？

 A 色白で冷え症の人です。

　当帰芍薬散は、体力虚弱で冷え症で貧血の傾向があり、疲れやすく、ときに下腹部痛、頭重、めまい、肩こり、耳鳴り、動悸等を訴える人で、色白のポッチャリさんに向いています。月経不順、更年期障害、産前産後、流産防止などに用います。

　胃腸の弱い人では、トウキがもたれる場合があります。また、当帰芍薬散は妊娠中に子宮の緊張を緩和する作用があり、妊娠前後に比較的安心してのめる漢方薬です。しかし、出産直前まで当帰芍薬散を続けると、陣痛がなかなか来ない場合があります。

● 当帰芍薬散の向く女性

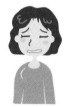

当帰芍薬散は、体力低下して、
色白ぽっちゃりさん。比較的疲れやすい人の

> 冷え
> 生理不順
> 流産防止に

 Q 加味逍遙散は、どんな女性に向いている漢方薬か？

A イライラや不眠、不安のある人に向いています。

　加味逍遙散は、体力中等度以下でのぼせ感があり、神経質で肩がこり、疲れやすく、ときに便秘の傾向のある女性における冷え症、月経不順、月経困難、更年期障害、血の道症に適します。胃腸の弱い人では、トウキがもたれる場合があります。まれに重篤な**肝障害**を生じることがあります。

● 加味逍遙散の向く女性

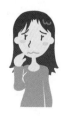

加味逍遙散は、体力中等度以下でのぼせ感があり、
疲れやすく、不眠、不安、肩こりなどのある人の

> 冷え
> 生理不順
> 更年期障害に

桂枝茯苓丸は、どんな女性に向いている漢方薬か？

A 比較的体力がある人で、ほてりや月経不順がある人に向いています。

　桂枝茯苓丸は、ときに下腹部痛、肩こり、頭重、めまい、のぼせなどがある女性における月経不順、更年期障害、血の道症、しもやけ、しみなどに適します。体の虚弱な人（体力のおとろえている人、体の弱い人）では不向きとされます。まれに重篤な**肝障害**を生じることがあります。また、桂枝茯苓丸は、別名催生湯と呼ばれるように、子宮の収縮を促し、流早産を招くおそれがあります。妊婦には、通常使いません。「妊婦には避けてほしい漢方薬」と覚えてください。

● 桂枝茯苓丸の向く女性

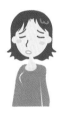

桂枝茯苓丸は、体力低下して、
体力中くらいかそれ以上の人の

> ほてりやのぼせ
> 生理不順
> 更年期障害に

3

おもな医薬品とその作用

女性の不定愁訴には漢方薬が合う　　COLUMN

　女性は、月経および月経周期や、閉経前の更年期障害など女性ホルモンの変動によって、さまざまな症状に悩まされます。その症状は、肩こりや腰痛、ほてりやめまい、気うつやイライラ、不眠や頭痛、動悸や息切れなどです。このようなさまざまな症状が起こり原因がはっきりしないものを不定愁訴といいます。

　女性の不定愁訴には、漢方薬が適しています。たとえば、**温経湯**は、冷えがある人や、不妊治療にも使われます。温経湯は、手足がほてり、唇が乾く人における、月経不順、月経困難、こしけ（おりもの）、更年期障害、不眠、湿疹、手あれ（手の湿疹、皮膚炎）、足腰の冷えなどに適すとされるが、胃腸の弱い人では、不向きとされます。また、**五積散**は、慢性に経過し、症状の激しくない胃腸炎、関節痛、月経痛、冷え症、更年期障害など適すとされますが、**マオウを含むため**、体の虚弱な人、胃腸の弱い人、発汗傾向の著しい人では、不向きとされます。

3-14
鼻炎用内服薬（アレルギー用薬を含む）

　鼻水、鼻づまり、くしゃみの緩和の鼻炎用内服薬のほか、じんましんのかゆみ止めの内服薬があります。抗ヒスタミン成分、抗コリン成分、抗炎症成分、血管収縮成分のほか、生薬や漢方薬が配合されています。

 抗ヒスタミン薬とは？

 肥満細胞から、吐きだされたヒスタミンのはたらきを抑え、鼻水や皮膚のかゆみを抑える成分です。

　抗ヒスタミン薬には、クロルフェニラミンマレイン酸塩、カルビノキサミンマレイン酸塩、クレマスチンフマル酸塩、ジフェンヒドラミン塩酸塩、メキタジン、ジフェニルピラリン塩酸塩、ジフェニルピラリンテオクル酸塩、トリプロリジン塩酸塩、メキタジン、アゼラスチン、ケトチフェン、エピナスチン、フェキソフェナジン、ロラタジンなどがあります。

 抗ヒスタミン薬の使用上の注意とは？

 眠気です。

　抗ヒスタミン薬が配合された内服薬を服用した後は、車の運転を避けます。また、抗ヒスタミン薬は、母乳に移行します。母乳を与える女性は使用を避けるか、薬を飲む時は授乳を避ける必要があります。また、妊婦は避けた方が良いOTC薬の抗ヒスタミン薬としては、**メキタジン、ジフェンヒドラミン、プロメタジン**があります。**クロルフェニラミンマレイン酸塩**など、妊婦に使用可能な成分もありますが、OTC薬では、あまりお奨めしないというスタンスでよいと思います。

　抗ヒスタミン成分は、抗ヒスタミン作用のほか、**抗コリン作用**もあわせ持ちます。そのため、排尿困難や口渇、便秘等の副作用があらわれることがあります。排尿困難の症状がある人、緑内障の診断を受けた人では、注意が必要です。

● 抗ヒスタミン薬の注意点

抗コリン作用とは、副交感神経を抑える作用のこと。
結果として、交感神経が優位（活発）になってしまうのよ。

抗ヒスタミン薬配合鼻炎薬

抗ヒスタミン作用と
抗コリン作用をあわせもつ

 鼻炎用内服薬での、プソイドエフェドリン塩酸塩の配合目的とは？

A 鼻粘膜の充血を抑えるためです。

　鼻炎用内服薬では、交感神経系を刺激して鼻粘膜の充血を抑えるために、**アドレナリン作動成分**（交感神経刺激成分）が配合されます。アドレナリン作動成分には、**プソイドエフェドリン塩酸塩**、**フェニレフリン塩酸塩**、**メチルエフェドリン塩酸塩**などがあります。
　交感神経刺激作用によって、心臓病、高血圧、糖尿病、甲状腺機能障害の診断を受けた人では、症状を悪化させるおそれがあります。また、排尿困難を悪化させることがあります。

Q **ベラドンナ総アルカロイド、ヨウ化イソプロパミドとは？**

A 鼻水の分泌を抑える目的で配合される抗コリン薬です。

　代表的な**抗コリン薬**として、**ベラドンナ総アルカロイド**、**ヨウ化イソプロパミド**があります。副交感神経系から放出されるアセチルコリンの働きを抑えることによって、交感神経を優位にはたらかせる成分です。人によっては、のどや鼻の粘膜がカラカラになる口渇の症状が強く感じられる成分です。鼻水がポタポタたれるような症状に効果的です。

おもな医薬品とその作用

3

抗コリン薬は、心臓病、高血圧、糖尿病、甲状腺機能障害の診断を受けた人では、症状を悪化させるおそれがあります。目のかすみや排尿困難が起きることもあります。

● 抗コリン薬は水分分泌を抑える

ベラドンナ総アルカロイドやヨウ化イソプロパミドは、鼻水などの水分を抑える目的で配合されます。だから、のどがカラカラになることがあります。

Q プソイドエフェドリン塩酸塩配合製品は、なぜ「次の人は服用しないこと」の項目中に、「次の症状がある人」として「前立腺肥大による排尿困難」と記載されているのか？

A プソイドエフェドリン塩酸塩は、交感神経刺激（アドレナリン作用）成分だからです。

プソイドエフェドリン塩酸塩は、交感神経系に対する刺激作用によって心臓血管系や肝臓でのエネルギー代謝等への影響も生じやすく、心臓病、高血圧、糖尿病又は甲状腺機能障害の診断を受けた人、前立腺肥大による排尿困難の症状がある人では、症状を悪化させるおそれがあります。

また、自律神経系（交感神経刺激）を介した副作用として、めまいや頭痛、排尿困難が現れることがあります。**プソイドエフェドリン塩酸塩**は、他のアドレナリン作動成分に比べて中枢神経系に対する作用が強く、副作用として不眠や神経過敏があらわれることがあります。

Q こってりした黄色っぽい鼻水（膿性の鼻汁）と鼻づまりが強い人には、どんな漢方薬が良いのか？

A 葛根湯加川芎辛夷や、荊芥連翹湯、辛夷清肺湯などがあります。

葛根湯加川芎辛夷は、**葛根湯**に、**センキュウ**と**シンイ**が加わったものです。「葛根湯」と聞いたら、**マオウ**が入っている！と覚えてください。マオウは、交感神経系への刺激作用によって、心臓病、高血圧、糖尿病又は甲状腺機能障害の診断を受けた人では、症状を悪化させるおそれがあります。また、おしっこが出づらくなったり（排尿困難）、胃

にもたれたりすることがあります。それから、マオウによってクセになること（依存性）があります。

荊芥連翹湯（けいがいれんぎょうとう）は、鼻炎やにきびなどに良く使われます。肌の色が浅黒く、手足に汗をかきやすい人の、鼻炎や中耳炎などの炎症に適しています。辛夷清肺湯については、次をご参照下さい。

辛夷清肺湯（しんいせいはいとう）とは、どんな漢方薬か？

A 鼻づまりや蓄膿症（ちくのうしょう）によく使われる漢方薬です。

辛夷清肺湯（しんいせいはいとう）は、体力が中くらい以上の人で、患部に熱感や痛みをともなうときに向きます。**シンイ**は、モクレン科のタムシバという山地に生える落葉小高木（らくようしょうこうぼく）由来の生薬です。鎮静、鎮痛、消炎薬として、頭痛、鼻炎、蓄膿症（ちくのうしょう）による頭重感（ずじゅうかん）などに用います。

辛夷清肺湯には、のどの粘膜をうるおす**バクモンドウ**などが配合されています。カンゾウが入っていない漢方薬です。

● 辛夷清肺湯（しんいせいはいとう）配合製品とは

2008年、小林製薬から「チクナイン」の製品名でも発売されました。「蓄膿症が無いん」というイメージの製品名でわかりやすいですね。

眠気が出にくい抗ヒスタミン薬とは？

A エピナスチン、フェキソフェナジン、ロラタジンなどです。

これらは、眠気が出にくい第2世代抗ヒスタミン成分です。**エピナスチン**は『アレジオン』、**フェキソフェナジン**は『アレグラ』、**ロラタジン**は『クラリチン』の製品名で知られています。なお、試験には出ませんが、エピナスチンには車の運転禁忌の記載があり、フェキソフェナジン、ロラタジンには記載が無いのでご注意ください。

3

おもな医薬品とその作用

● アレルギーのしくみ

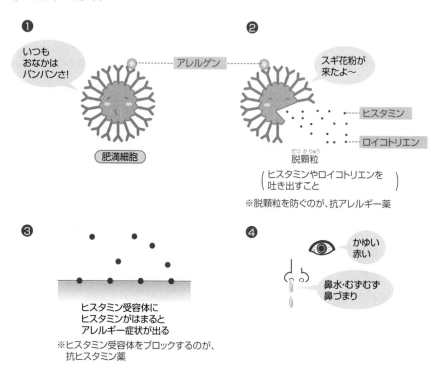

❶
いつも
おなかは
パンパンさ!

アレルゲン

肥満細胞

❷
スギ花粉が
来たよ〜

ヒスタミン

ロイコトリエン

だっ かりゅう
脱顆粒

(ヒスタミンやロイコトリエンを
吐き出すこと)

※脱顆粒を防ぐのが、抗アレルギー薬

❸
ヒスタミン受容体に
ヒスタミンがはまると
アレルギー症状が出る

※ヒスタミン受容体をブロックするのが、
抗ヒスタミン薬

❹
かゆい
赤い

鼻水・むずむず
鼻づまり

● OTC薬の第2世代抗ヒスタミン薬:内服薬(のみ薬)

成分名	効能	製品名
アゼラスチン	鼻と皮膚	スカイナーAL錠、ムヒAZ錠
エバスチン	鼻のみ ※	エバステルAL
エピナスチン	鼻のみ ※	アレジオン20、アルガード持続性鼻炎シールド24h(販売終了)
エメダスチン	鼻と皮膚	ロートアルガード抗アレルギーカプセル(販売終了)
ケトチフェン	鼻のみ ※	ザジテンAL鼻炎カプセル、コンタック600ファースト
セチリジン	鼻のみ ※	新コンタック鼻炎Z、ストナリニZ、ストナリニZジェル
フェキソフェナジン	鼻のみ ※	アレグラFX、アレグラFXジュニア
メキタジン	鼻のみ ※	ストナリニ・ガード
ロラタジン	鼻のみ ※	クラリチンEX、クラリチンEX OD錠
ベポタスチン	鼻のみ ※	タリオンAR

※医療用医薬品としては、皮膚の効能もある成分

アレルギー用薬（鼻炎用内服薬を含む。）に用いられる抗ヒスタミン成分はどれか。

（1）メキタジン
（2）フェニレフリン塩酸塩
（3）ヨウ化イソプロパミド
（4）グリチルリチン酸二カリウム
（5）アミノ安息香酸エチル

A （1）メキタジンです。

　選択肢の成分はすべて、どんな薬効の成分か即答できないと登録販売者にはなれません。**メキタジン**は抗ヒスタミン成分です。まれに重篤な副作用としてショック（アナフィラキシー）、肝機能障害、血小板減少を生じることがあります。

　フェニレフリン塩酸塩は、アドレナリン作動成分で、鼻づまりなどを鎮めます。点鼻薬に用いられるアドレナリン作動成分は他に、ナファゾリン塩酸塩、テトラヒドロゾリン塩酸塩等があります。また、メチルエフェドリン塩酸塩、トリメトキノール塩酸塩、メトキシフェナミン塩酸塩等もアドレナリン作動成分です。

　ヨウ化イソプロパミドは、抗コリン成分です。おもに、かぜ薬や鼻炎用内服薬に「鼻水の分泌を抑える成分」として配合されます。ベラドンナ総アルカロイドも同じ目的で用いられる抗コリン薬です。

　グリチルリチン酸二カリウムは、生薬のカンゾウ由来の抗炎症成分です。
　アミノ安息香酸エチルは、局所麻酔成分です（6歳未満はメトヘモグロビン血症のおそれがあるため禁忌）。

● 6歳未満には使用不可、アミノ安息香酸エチル配合製品とは

アミノ安息香酸エチルは、乗物酔い止めのアネロン「ニスキャップ」（エスエス製薬）、痔疾薬のメンソレータムリシーナ注入軟膏A（ロート製薬）などに配合されています。

3

おもな医薬品とその作用

　プソイドエフェドリンは、血管収縮作用によって鼻づまりを緩和する作用を期待して、鼻炎用内服薬に配合されます。プソイドエフェドリンは、他のアドレナリン作動成分に比べて中枢神経系に対する作用が強く、副作用として不眠や神経過敏が現れることがあります。また、他のアドレナリン作動成分と同じように、交感神経刺激作用によって、心臓病、高血圧、糖尿病または甲状腺機能障害の診断を受けた人、前立腺肥大による排尿困難の症状がある人では、症状を悪化させるおそれがあります。また、副作用として、めまいや頭痛、口渇、排尿困難があらわれることがあります。

　パーキンソン病の治療のため医療機関でセレギリン塩酸塩等のモノアミン酸化酵素阻害剤が処方されている人が、プソイドエフェドリンが配合された鼻炎用内服薬を使用した場合、体内でのプソイドエフェドリンの代謝が妨げられて、副作用が現れやすくなるおそれがあります。医療用医薬品を服用している人の場合は、薬剤師に相談対応してもらいましょう。なお、プソイドエフェドリンは、マオウのエフェドリンと同じ仲間であるため、依存性があります。

蕁麻疹について　COLUMN

　蕁麻疹については、アレルゲンとの接触以外に、皮膚への物理的な刺激等によってヒスタミンが肥満細胞から遊離して生じるもの（寒冷蕁麻疹、日光蕁麻疹、心因性蕁麻疹など）も知られています。

　また、食品（特に、サバなどの生魚）が傷むとヒスタミンやヒスタミンに類似した物質（ヒスタミン様物質）が生成することがあり、そうした食品を摂取することによって生じる蕁麻疹もあります。

　内服アレルギー用薬は、蕁麻疹や湿疹、かぶれ及びそれらに伴う皮膚のかゆみまたは鼻炎に用いられる内服薬の総称で、ヒスタミンの働きを抑える作用を示す成分（抗ヒスタミン成分）を主体として配合されています。

3-15
点鼻薬

急性鼻炎、アレルギー性鼻炎、または副鼻腔炎による諸症状（くしゃみ、鼻水、鼻づまり、頭重）を緩和するお薬です。抗ヒスタミン薬、血管収縮薬、抗アレルギー薬、抗炎症薬、殺菌薬、局所麻酔薬などを配合しています。

 Q 鼻炎用点鼻薬に関する、もっとも大切な注意事項とは？

A 使い過ぎないことです。

点鼻薬は、使えば使うほど鼻づまりが良くなると思ったら大間違い。点鼻薬の使い過ぎでひどい鼻炎になることは有名な話です。点鼻薬に入っている、**ナファゾリン塩酸塩、フェニレフリン塩酸塩、テトラヒドロゾリン塩酸塩**などの血管収縮成分（アドレナリン作動成分）は、鼻粘膜の腫れを引き締め、鼻づまりを改善します。これらの成分は、使い過ぎるとかえってひどい鼻づまりになります。点鼻薬による**薬剤性鼻炎**を防ぐために、「用法・用量を守って使い過ぎないこと」という説明は必須です。

使い方のポイントは、まず使用前に鼻をよくかんでおきます。次に息を軽く吸いながらスプレーします。使用後は、容器の先端をティッシュなどで拭き、必ずキャップを閉めた状態で保管します。

● 点鼻薬の使い方

❶ まず鼻をよくかむ

❷ 静かに息を吸いながら
1～2回噴霧する

プッシュした指を離すのは、
先端を鼻の外に出してから

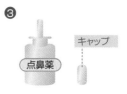

❸ 清潔なティッシュなどで
ふいてから、きちんと
キャップをしめ保管する

点鼻薬は用法・用量を越えて使いすぎるとかえって
鼻粘膜が腫れて鼻づまりがひどくなります。
3時間以上の間かくをあけ、1日6回までが目安です。

比較的新しい成分配合の点鼻薬や目薬は1日4回まで

Q 点鼻薬に配合される抗ヒスタミン薬の注意事項とは？

 眠気や抗コリン作用などへの注意です。

　点鼻薬は、内服薬と比べて、ほとんど吸収されません。しかし、点鼻薬や点眼薬を併用したり、何度も使ったりすると、多少吸収されます。そのため、抗ヒスタミン薬をのんだ時と同じような注意が必要になります。

Q 点鼻薬に配合される抗アレルギー薬とは？

A クロモグリク酸ナトリウムと、ケトチフェンフマル酸塩があります。

　クロモグリク酸ナトリウムは、肥満細胞から**ヒスタミン**が出てくるのを抑える作用があります。通常は、**クロルフェニラミンマレイン酸塩**などの抗ヒスタミン成分と組み合わせて配合されます。一方、**ケトチフェンフマル酸塩**は、一成分で抗ヒスタミン作用と抗アレルギー作用をあわせもつため、単剤です。

　これらの成分は、アレルギー性でない鼻炎に対しては効きません。添付文書に示された一定期間使用して症状の改善が見られないような場合には、受診します。まれに、重篤な副作用として、アナフィラキシー（ショック）を生じることがあります。なお、症状の改善が見られた場合であっても、2週間をこえて連用しないことです。

3-16
目薬（点眼薬）

一般用目薬（疲れ目、かすみ目、充血、プールのあとの眼病予防など）、抗菌用目薬（ものもらい、結膜炎など）、人工涙液（ドライアイ用、コンタクトレンズ装着中の不快感）、アレルギー用目薬（抗アレルギー成分配合）、洗眼薬（裸眼を洗う）があります。

 Q OTC薬の目薬にはどんな種類があるか？

A 一般用目薬、抗菌用目薬、人工涙液、アレルギー用目薬、洗眼薬があります。

OTC薬の目薬は、**一般用目薬**（疲れ目、かすみ目、充血、プールのあとの眼病予防など）、**抗菌用目薬**（ものもらい、結膜炎など）、**人工涙液**（ドライアイ用、コンタクトレンズ装着中の不快感）、**アレルギー用目薬**（抗アレルギー成分配合）、**洗眼薬**（裸眼を洗う）に大別されます。

● 目薬の種類

目のつかれ かすみに	目の充血 つかれ目に	目のかゆみ 眼病予防	ものもらい 結膜炎に

一般用目薬　　　　　　　　　　　　抗菌用目薬

涙液の補助・ドライアイ用	洗眼薬	アレルギー用 目薬

人口涙液　　1回使い切りタイプの
　　　　　　　人口涙液

クロモグリク酸ナトリウム
ケトチフェンフマル酸塩
アシタザノラスト
トラニラスト
ペミロラストカリウム

多くの目薬は
一般用目薬に
含まれます。

目薬は、何滴がちょうどよいのか？

A 1滴で十分です。（添付文書に1回2滴とかかれている製品もあります）

　1滴の薬液の量は約50μl であるのに対して、目に入る量は30μl程度（結膜嚢の容積）とされており、一度に何滴も点眼しても効果が増すわけではなく、こぼれるばかりです。用量をこえて点眼すると、むしろ目のまわりがかぶれたり、鼻粘膜などから吸収されるなど、副作用を起こしやすくなります。

　なお、目は「むきだしの内臓」といわれます。そのため目薬は、無菌的に製造されています。点眼の際に、容器の先端がまぶたやまつげに触れると、雑菌が混入するため、触れないように注意します。

Q **ソフトコンタクトレンズは、ソフトコンタクト用の目薬しか使ってはいけないのか？**

A ソフトコンタクトレンズ用の目薬しか使ってはいけません。

　ソフトコンタクトレンズは、水分を含みやすく、**防腐剤**（ベンザルコニウム塩化物、パラオキシ安息香酸ナトリウム）などの配合成分がレンズに吸着されて、角膜に障害を引き起こす原因となるおそれがあります。ソフトコンタクトレンズ使用者は、ソフトコンタクトレンズ用の目薬を選びます。

● ソフトコンタクトレンズには使えない目薬が多い

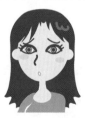

ソフトコンタクトの人は、ソフトコンタクト用以外の目薬を使うと、レンズに有効成分や添加物が吸着し、濃縮され角膜を刺激するおそれがある。

  1回使い切りタイプの人工涙液のメリットとは？

A 防腐剤を含まないことです。

　防腐剤は目の刺激になるため、無いほうが目に良いのです。1回使い切りタイプの人

工涙液には、防腐剤が含まれていません。

 使い切りタイプの抗菌目薬の利点は何か？

A 常に清潔に保てることや、余りを保存しておけることなどです。

　使い切りタイプの目薬は、防腐剤を使っていないので、「目に優しい」という利点があります。また、1本ずつ使うので、未開封の余りを使用期限までとって置くことができます。なお、**抗菌用目薬**については、ソフトコンタクトレンズ装着時は使えません。

● 使いきりタイプの目薬

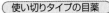

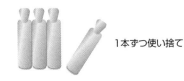

1本ずつ使い捨て

 抗アレルギー薬や抗ヒスタミン薬の目薬には、かぶれることはないのか？

A どんな目薬も、かぶれることはあります。

　アレルギー反応を抑えるための目薬でも、目の周りがひどくかぶれることがあります。点眼時に目の周りや頬にこぼれた分は、清潔なティッシュなどで拭き取ります。

 目薬に配合される抗アレルギー薬とは？

A クロモグリク酸ナトリウムと、ケトチフェンフマル酸塩、アシタザノラスト、トラニラスト、ペミロラストカリウムなどがあります。

　目薬は、さしたとたんに効き目を感じます。点鼻薬とちがって、即効性を実感しやすいのです。**クロモグリク酸ナトリウム**は、肥満細胞から**ヒスタミン**が出てくるのを抑える作用があります。通常は、**クロルフェニラミンマレイン酸塩**などの抗ヒスタミン成分と組み合わせて配合されます。

　その他の抗アレルギー薬には、**アシタザノラスト、トラニラスト、ペミロラストカリ**

3 おもな医薬品とその作用

195

ウムなどがあります。**ケトチフェン**は、抗アレルギー作用と抗ヒスタミン作用をあわせもつ第2世代抗ヒスタミン薬です。

Q プラノプロフェン配合目薬の使用上の注意点とは？

A 7才未満は、使えないことです。

　プラノプロフェンは、解熱鎮痛消炎薬です。目薬には、炎症をしずめる目的で配合されます。プラノプロフェンは、**イブプロフェン**、**ケトプロフェン**と同じ仲間で、**プロピオン酸系**の成分です。プラノプロフェン配合目薬は、1日4回までの用法です。

● プラノプロフェン配合目薬は幼児には使用不可

> プラノプロフェンは、小児に対する使用経験が少ないことから、とくにOTC薬では、「7才未満は使用不可」となっています。

Q ビタミンB₁₂を配合した目薬は、何色？

A 赤色です。

　ビタミンB₁₂（シアノコバラミンなど）を配合した目薬は、ビタミン由来の赤色です。着色料ではありません。ビタミンB₂（フラビンアデニンジヌクレオチドナトリウムなど）を配合した点眼薬は黄色です。ビタミンB₆（ピリドキシンなど）だけの配合では、無色から微黄色です。また、ビタミンではありませんが、抗炎症成分の**アズレンスルホン酸ナトリウム**（水溶性アズレン）を配合した目薬では、青紫色になります。

Q 保湿作用のある成分とは？

A ヒアルロン酸ナトリウムや、コンドロイチン硫酸ナトリウムです。

　ヒアルロン酸ナトリウムとコンドロイチン硫酸ナトリウムは、いずれも**ムコ多糖類**といって、水分を保持する成分です。お肌の真皮にあってモチモチとさせたり、軟骨の中

にあって水分を保持します。目薬では、保湿用に配合されます。

● 保湿成分

> ヒアルロン酸やコンドロイチン硫酸は、
> しっとり成分として目薬や保湿クリーム
> などに配合されています。
> 軟骨や真皮によく含まれるため、関節痛
> の内服薬や、美容サプリメントなどに
> 配合されます。

Q 抗菌用目薬の成分とは？

A ものもらいや黄色い目やにに使われる、スルファメトキサゾール、スルファメトキサゾールナトリウムなどのサルファ剤です。

　抗菌用目薬とは、スルファメトキサゾール、スルファメトキサゾールナトリウムなどの**サルファ剤**を配合した目薬のことです。細菌感染（ブドウ球菌やレンサ球菌）による結膜炎やものもらい（麦粒腫）などの化膿性の目の症状を改善します。

　なお、すべての細菌に対して効果があるというわけではありません。また、ウイルスや真菌（カビ類）に対する効果はありません。3〜4日使用しても症状の改善が見られない場合には、眼科を受診します。サルファ剤によるアレルギー症状を起こしたことがある人では、使用を避けてもらいます。

Q アミノ酸の配合意図とは？

A 目に栄養を与えて、新陳代謝をうながすことです。

　目薬に配合されるアミノ酸成分としては、**アスパラギン酸カリウム、アスパラギン酸マグネシウム、タウリン（アミノエチルスルホン酸）**などがあります。なお、アスパラギン酸は、ヒトが体内で合成できるアミノ酸で、タウリンはもともと角膜に含まれ、筋肉や脳、心臓など体のあらゆる部分に存在するアミノ酸の一種です。

Q 緑内障の場合は使えない目薬の成分とは？

 A 抗ヒスタミン成分や血管収縮成分です。

　抗ヒスタミン成分は抗コリン作用をあわせもつ（副交感神経を抑えることで交感神経を活発にする）成分であり、**血管収縮成分**は交感神経を刺激する（アドレナリン作動）成分であるため、**眼圧を上げる**おそれがあります。眼圧が上がると緑内障の症状が悪化する場合があるため、緑内障の人にはそれらの成分をおすすめできません。

 Q 目薬は、何才から使えるのか？

 A ほとんどの目薬に年齢制限はありません。

　目薬については、"小児用"と書いていないものでも、とくに年齢制限のないものがほとんどです。メーカーによって、「生後4ヶ月から使える」「1才以上」「意志表示ができるくらいの年齢からを目安に」などの設定の幅があります。なるべく、乳幼児は応急的な使用にとどめ、受診を優先させます。

　いずれにしても、目薬を小児（15才未満）に使わせるときは、「保護者の監督のもとで使用すること」です。なお、抗炎症成分プラノプロフェンを配合した目薬では、**7才未満の幼児は使用しないこと**となっています。また、ケトチフェンは、1歳未満は使用しないこととなっています。

 Q 目の乾きを改善する配合成分とは？

 A 角膜の乾燥を防ぐことを目的として、コンドロイチン硫酸ナトリウムや精製ヒアルロン酸ナトリウムが用いられます。同様の効果を期待して、ヒドロキシプロピルメチルセルロース、ポリビニルアルコール（部分けん化物）が配合されている場合もあります。

● 目薬の多くは小児も使える

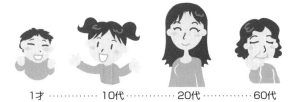

1才 ………… 10代 ………… 20代 ………… 60代

目薬を小児に使用させる場合には、
保護者の指導監督のもとに
使用させてください。

 目薬のイプシロン-アミノカプロン酸とは何か？

A 目の炎症を抑える成分です。

　イプシロン-アミノカプロン酸は、抗炎症成分です。イプシロンは成分の形（化学構造）を示しており、ε-アミノカプロン酸と書かれることがあります。そのほか、抗炎症成分として、青紫色の**アズレンスルホン酸ナトリウム**、甘草由来でおなじみの**グリチルリチン酸ニカリウム**、生薬由来の**ベルベリン硫酸塩**、荒れた粘膜をととのえる**アラントイン**や**硫酸亜鉛**などを覚えておきましょう。比較的新しい成分は、**プラノプロフェン**（7才未満は使えない）、**ケトチフェン**（1才未満は使えない）です。他の目薬が1日5〜6回までの用法であるのに対し、プラノプロフェンとケトチフェン配合の目薬は1日4回までとなっています。

目薬に配合されるビタミン成分　　COLUMN

　目薬に配合されるビタミン成分は、栄養補給し新陳代謝を高めることを目的としています。ビタミンA（レチノールなど）は、視細胞が光を感受する反応に関与しており、目に良い成分といわれます。ビタミンB₂（フラビンアデニンジヌクレオチドナトリウムなど）は、角膜中に存在し明暗順応を助ける成分といわれています。ビタミンB₅（パンテノール、パントテン酸カルシウムなど）や、ビタミンB₆（ピリドキシンなど）は、疲れ目を緩和することを期待して配合されます。ビタミンB₁₂（シアノコバラミンなど）は神経のビタミン、ビタミンE（トコフェロールなど）は、血行促進成分といわれます。

3-17
皮膚に用いる薬

皮膚に用いる薬のうち、きず口などの殺菌消毒成分、痒み、腫れを抑える成分（ステロイドなど）、ハップ剤の解熱鎮痛消炎成分、うおのめ・たこ・いぼ用の角質軟化薬などについて解説します。

 殺菌消毒薬は、傷口にたっぷり使うとよいのか？

A 最低限の量の殺菌消毒薬を使います。

ポビドンヨード、グルコン酸クロルヘキシジンなどは、いずれも**殺菌消毒薬**に配合される成分であり、傷口にたっぷり使うとかえって刺激になります。

切り傷や擦り傷を負ったら、何をするよりも先に、流水で患部のゴミや砂などを洗い流します。その後、最低限の量の殺菌消毒薬を使います。

● パウダータイプの殺菌消毒薬は、傷口を洗浄してから使う

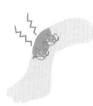

傷口を洗わないまま
パウダータイプの消毒薬を
使ってはいけません。
パウダー（粉）でフタをされた
傷口が化膿する場合があります。

 ステロイド薬はおそろしい薬なのか？

A 適切に使えば、かゆみや炎症を抑える作用の優れた成分です。

おもな**ステロイド**としては、**デキサメタゾン、プレドニゾロン吉草酸エステル酢酸エステル（PVA）、プレドニゾロン酢酸エステル、ヒドロコルチゾン、ヒドロコルチゾン酪酸エステル、ヒドロコルチゾン酢酸エステル**などがあります。

ステロイドには5段階の強さがありますが、OTC薬では3段階目までしかありませ

ん。ステロイドは、患部における**プロスタグランジン**などの炎症を引き起こす局所ホルモンを抑え、かゆみや炎症をしずめます。

● ステロイドランクは5段階

		成分名	
強 ↑ I群 strongest	医療用医薬品	製品名の例 (デルモベート ダイアコートなど)	
II群 very strong	医療用医薬品	製品名の例 (アンテベート フルメタ パンデルなど)	
III群 strong	デキサメタゾン吉草酸エステル フルオシノロンアセトニド ベタメタゾン吉草酸エステル		OTC薬はこの範囲
IV群 medium	プレドニゾロン吉草酸エステル酢酸エステル(PVA) ヒドロコルチゾン酪酸エステル トリアムシノロンアセトニド デキサメタゾン		
弱 ↓ V群 weak	ヒドロコルチゾン酢酸エステル プレドニゾロン、プレドニゾロン酢酸エステル		

OTC薬に配合されている
ステロイドは「III」までです。

ステロイドランクは試験には出ません

Q ステロイドの好ましくない作用とは?

A かゆみや炎症をしずめる一方で、**局所免疫機能を低下させる作用**を示します。

　長期間、大量に使い続けていると、細菌、真菌、ウイルスなどによる**皮膚感染** (みずむし・たむしなどの白癬菌 (カビ)、にきびなどの化膿症状) が悪化する場合があります。水痘 (水疱瘡) の水疱が悪化する場合もあります。誤って、ステロイドを感染部位に使い続けると悪化します。

　なお、皮膚科医が、どんな皮膚病なのか症状をはっきり (顕在化) させるため、意図的に**ステロイド**をみずむしの疑いのある部位などに処方することがあります。

局所麻酔成分とは？

A 局所麻酔成分は、皮膚や粘膜などの局所に適用されると、その周辺の知覚神経に作用して、刺激の伝達を可逆的に遮断する作用を示します。

　リドカイン、ジブカイン、プロカイン、アミノ安息香酸エチル等があります。その他の局所麻酔成分として**テシットデシチン**があります。あせも薬のタクトローションに配合されているテシットデシチンは出題されたことがあります。

 虫さされに、ステロイドが効果的とは？

A ぶりかえしのかゆみには、ステロイドが適しています。

　蚊などの虫さされは、最初のアレルギー反応 (**即時反応**) が起こってから数時間から1〜2日後に、かゆみや腫れがぶりかえすアレルギー反応 (**遅延反応**) が起きます。即時反応にはもちろんのこと、遅延反応にはステロイドが適しています。

● ぶりかえしのかゆみにはステロイド

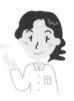

蚊に刺されてすぐは、ぷっくり腫れます(即時反応)。
いったん腫れがおさまった後また数時間たつと
カユくなり、その後、赤みとカユみが1〜2日かけて
ピークに達します(遅延反応)。ぶりかえしのカユみには、
ステロイドがぴったりです！

 非ステロイド性の抗炎症成分とは？

A ブフェキサマクやウフェナマートがあります。

　ブフェキサマクは、湿疹、皮膚炎、かぶれ、日焼け、あせもなどに用いる非ステロイド性の抗炎症成分です。まれに重い接触皮膚炎を生じることがあります。2010年、欧州でブフェキサマクがかえって症状を悪化させる場合があることなどから、承認取り消しとなりました。これを受けて**日本でもメーカーが自主的に製造中止を決めました**。

　ウフェナマート (製品名：ロバックU、イハダ プリスクリードAA、メンソレータム

カブレーナなど) は、プロスタグランジンの産生を抑える作用については必ずしも明らかにされておらず、抗炎症作用を示すと考えられています。湿疹、皮膚炎、かぶれ、あせも等による皮膚症状の緩和を目的として用いられます。副作用として、刺激感 (ヒリヒリ感) などが生じることがあります。

 ハップ剤配合成分の中で、プロスタグランジンの生成を抑える成分とは？

A **インドメタシン、ケトプロフェン、フェルビナク、ピロキシカムなどです。**

　インドメタシン、ケトプロフェン、フェルビナク、ピロキシカム、ジクロフェナクなどは、**プロスタグランジン**の生成を抑える鎮痛消炎薬です。**アスピリン喘息**を起こしたことがある人では、ぜんそくを誘発する危険性があります。

 肩こり・腰痛・筋肉痛などのハップ剤に、よくある副作用とは？

A **皮膚の過敏症状です。**

　塗り薬や貼り薬でもっともよくある副作用は、**かぶれ**などの過敏症状です。また、おもに鎮痛消炎薬の**ケトプロフェン**で**光線過敏** (日光に当たった部位がかぶれること) が報告されています。

　ゴルフやマラソンなど長時間日光の下にいる時は、ハップ剤を貼らないほうがよいでしょう。ハップ剤を剥がせば安心ということはなく、皮膚に薬の成分が残っているとかぶれることがあります。ハップ剤を使う場合は、黒や濃い色の長そでで長ズボンで日光を防御するなどの工夫が必要です。

● ハップ剤を使う場合は、日に当たらないように

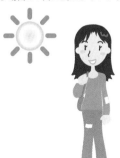

ハップを貼っている時は濃い色の長袖、長ズボンがベストです。

ハップ剤の温感、冷感のちがいはどこから？

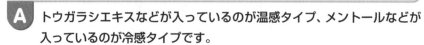

トウガラシエキスなどが入っているのが温感タイプ、メントールなどが
入っているのが冷感タイプです。

❶ 温感刺激成分

　皮膚に温感刺激を与え、患部の血行を促す成分として、**カプサイシン、ノニル酸ワニ
リルアミド、ニコチン酸ベンジル（ニコチン酸ベンジルエステル）**などがあります。カ
プサイシンを含む生薬成分として、**トウガラシ**（ナス科のトウガラシの果実）のエキス
もよく用いられます。温感刺激成分は、人によっては刺激が強すぎることがあります。
ホッカイロと一緒に使ったり、入浴前後に使用したりすると刺激が強くなります。入浴
1時間前には剥がし、入浴後は皮膚のほてりがおさまってから貼付します。

❷ 冷感刺激成分

　皮膚表面に冷感刺激を与え、患部の血行を促したり、スーッとした清涼感をもたらし
たりする成分として、**メントール、カンフル、ハッカ油、ユーカリ油**などが配合されて
います。

 **打撲やねんざなどには、温感タイプと冷感タイプのハップ
剤はどちらがよいのか？**

打撲やねんざなどの急性疾患に対しては、冷感タイプのハップ剤が適し
ています。

　急性疾患には、**インドメタシン、ケトプロフェン、フェルビナク、ピロキシカム、ジ
クロフェナク**などを配合した製品が効果的です。その後、痛みや腫れがひかないようで
あれば、骨折や筋肉の重大な損傷の可能性を考え、早めに受診するようアドバイスしま
す。

 一般的な打撲、ねんざなどへの対応とは？

まず、打撲やねんざなどの急性疾患については、とにかく冷やすこと。

RICE療法が有名です。RICE療法とは、Rest（安静）、Ice（氷冷：アイシング）、

Compression（圧迫）、Elevation（挙上）の頭文字です。RICE療法後、早めに受診します。

❶ Rest（安静）

患部を安静に保ちます。たとえば、足を痛めた場合は、なるべく歩いたり、走ったりしないことです。

❷ Ice（氷冷：アイシング）

次に、氷のうなどで冷やします。バケツに入れた氷水でもかまいません。患部を冷却することにより、内出血を最小限にし痛みをやわらげます。冷やし過ぎて凍傷にならないよう、適度に休みながらくり返します。

❸ Compression（圧迫）

また、患部が腫れてくるのを抑えるため、弾性包帯やサポーターで軽く圧迫します。

❹ Elevation（挙上）

患部を心臓よりも高くしておくと効果的とされています。

 Q うおのめ（鶏眼）やたこ（胼胝）をやわらかくするおもな成分とは？

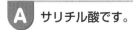 **A** サリチル酸です。

サリチル酸は、角質をやわらかく溶解することにより、角質軟化作用を示します。あわせて、抗菌、抗真菌、抗炎症作用も期待されます。**うおのめ（鶏眼）、たこ（胼胝）**は、皮膚に物理的刺激がくり返し加わったことにより、角質層が部分的に厚くなったものです。

うおのめは、角質の芯が真皮にくい込んでおり、それがニワトリの目のように見えるため、鶏眼といいます。たこには、芯はありません。筆記用具によってできたたこを、ペンダコといいます。なお、角質軟化薬は、感染が疑われる患部には使えません。

● うおのめやたこには……

サリチル酸入りのパットや、液剤を固くなった患部につけます。

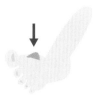

3

おもな医薬品とその作用

サリチル酸は、いぼにも使ってよいのか?

A いぼの効能を持つ医薬品ならオッケーです。医薬部外品は、うおのめ・たこ用です。

　いぼ(疣贅)は、ウイルス性のいぼと、老人性のいぼに大別されます。ウイルス性のいぼは1～2年で治ります(自然寛解)。角質質軟化薬のうち、いぼの効能を持つのは、医薬品のみです。ただし、いぼが広範囲に渡って生じたり、外陰部や肛門周囲に生じたりしたような場合には受診します。

　代表的な製品である『イボコロリ』は、物理的な刺激による足などのいぼ、たこ、うおのめに用いることを想定しており、顔には使えません。また、水イボや老人性イボなどには使えません。小児はこういったOTC薬で対応せず、早めに受診したほうがよいでしょう。なお、イボコロリには、**サリチル酸**のほか、**コロジオン**という成分が配合されています。コロジオンは、液体バンソウコウ(液バン)にも使われている、皮膜を作る成分です。

 ニキビをやわらかくするためによく使われる成分とは?

A イオウです。

　イオウは、皮膚の角質層を構成するケラチンを変質させることにより、やわらかくします。あわせて抗菌、抗真菌作用も期待されます。イオウが含まれる温泉は、湿疹や皮膚炎に効く場合があります。人によっては、逆に刺激になることもあります。

 紫雲膏の特徴とは?

A 漢方薬のひとつであり、有名な塗り薬です。

　紫雲膏には、江戸紫という染物にも使われた植物ムラサキの根からとった**シコン**(紫根)という生薬を配合しています。濃い赤紫をしたものが、品質が良いといわれます。紫雲膏には、**ゴマ油、シコン**(紫根)**、トウキ、サラシミツロウ**、豚脂が配合されています。シコン、ゴマ油、豚脂、サラシミツロウなどが混ざりあった独特のニオイがあります。

　紫雲膏は、万能塗り薬とよばれます。紫雲膏は、比較的体力が低下した人の乾いた湿疹、軽いキズ、軽いヤケド、口内炎、肌荒れ、痔などに効きます。

● 紫雲膏は色がつきやすいことを顧客に説明

紫雲膏は赤ムラサキ色なので、
肌着などに色がつきます。
そのことをお客様に
お伝えしましょう。

 ドライスキン用製品とは？

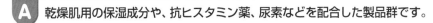

 乾燥肌用の保湿成分や、抗ヒスタミン薬、尿素などを配合した製品群です。

　白色ワセリンやグリセリンなど保湿成分のみを配合した製品、尿素を主成分とした製品、**ヘパリン類似物質**、かゆみをしずめる抗ヒスタミン成分を配合した製品などがあります。

　軽度のドライスキンであれば、**保湿成分**のみでもかゆみはおさまります。かゆみが気になる場合は、**抗ヒスタミン薬**などを配合した製品から選びます。**尿素配合剤**については、顔には刺激になるため避けます。ヘパリン類似物質は、血行促進、抗炎症、保湿などの作用が期待できます。

Q **当帰飲子とは、どんな漢方薬か？**

A 乾燥肌のかゆみに使う漢方薬です。

　当帰飲子は、体力中等度以下で冷え症の人における、分泌物が少ない慢性の湿疹や、かゆみの症状に適します。胃腸の弱い人では、トウキがもたれる場合があります。当帰飲子には、**トウキ、シャクヤク、センキュウ、シツリシ、ボウフウ、ケイガイ、オウギ、カシュウ、カンゾウ**を配合。「がまんできない、ガサガサな乾燥肌のかゆみに効く」として、市販されています。

3

おもな医薬品とその作用

Q 次の記述にあてはまる漢方処方製剤はどれか。

ひび、あかぎれ、しもやけ、うおのめ、あせも、ただれ、外傷、火傷、痔核による疼痛、肛門裂傷、かぶれに適すとされるが、湿潤、ただれ、火傷又は外傷のひどい場合、傷口が化膿している場合、患部が広範囲の場合には不向きとされる。

(1) 猪苓湯　　(2) 桔梗湯　　(3) 五積散　　(4) 紫雲膏

A (4) 紫雲膏です。

　紫雲膏は、生薬のシコン（ムラサキ科のムラサキの根）を由来とする、赤紫色をした軟膏です。組織修復促進、抗菌などの作用があり、湿疹や痔など皮膚の万能薬として用いられてきました。ひび、あかぎれ、しもやけ、うおのめ、あせも、ただれ、外傷、火傷、痔核による疼痛、肛門裂傷、かぶれに適すとされますが、ただれやジュクジュク、火傷又は外傷のひどい場合、傷口が化膿している場合、患部が広範囲の場合には不向きとされます。

　なお、猪苓湯は、膀胱炎の人に良くすすめられる漢方薬です。尿量が減少し、尿が出にくく、排尿痛あるいは残尿感がある人に適すとされています。

　桔梗湯は、のどが腫れて痛む時に用いる漢方薬です。胃腸が弱く下痢しやすい人では、食欲不振、胃部不快感等の副作用が現れやすい等、不向きとされます。

　五積散は、慢性で、症状の激しくない胃腸炎、腰痛、神経痛、関節痛、月経痛、頭痛、冷え症、更年期障害、かぜに適すとされます。**マオウを含むため体の虚弱な人**（体力の衰えている人、体の弱い人）、胃腸の弱い人、発汗傾向の著しい人では、不向きとされます。マオウは、交感神経系への刺激作用によって、心臓血管系や、肝臓でのエネルギー代謝等に影響することが考えられます。たとえば、心臓病、高血圧、糖尿病または甲状腺機能障害（甲状腺機能亢進症など）の診断を受けた人では、症状を悪化させるおそれがあります。

● シコン（紫根）は外用にも内服にも

シコンは、美肌作用があるとテレビで話題になったわね。

みずむし・たむし用薬（抗真菌薬）

みずむし・いんきんたむし・ぜにたむし用の抗真菌薬です。近年OTC薬市場に投入されたスイッチOTC薬は、1日1回型のものが主流です。ここでは、おもに足白癬（あしはくせん）に使う抗真菌薬を取り上げます（膣カンジダ用製品をのぞく）。

 イミダゾール系抗真菌成分とは？

A ミコナゾール硝酸塩、オキシコナゾール硝酸塩、ネチコナゾール塩酸塩、ラノコナゾール、ビホナゾール、スルコナゾール硝酸塩、エコナゾール硝酸塩、クロトリマゾール、チオコナゾールなどの成分です。

イミダゾール系の抗真菌薬（カビの薬）は、皮膚糸状菌（カビ）の細胞膜を作る成分の産生を妨げたり、細胞膜の透過性を変化させたりして、その増殖を抑えます。

● みずむし・たむし用薬の副作用

みずむし用薬のおもな副作用は、かぶれ、腫れ、刺激感などです。これは塗り薬全般に言えます。

 みずむし・たむし用薬（抗真菌薬）を使ってはいけない場所とは？

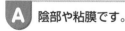 陰部や粘膜です。

強い刺激を生じたり、症状が悪化したりする可能性があるため、目、鼻の中（鼻粘膜）、膣、陰のう、外陰部などには使ってはいけません。また、湿疹、ただれ、かき傷や外傷のひどい、化膿しているなどの患部には使用を避けます。この説明を無視して使うと、ひどくしみたりかぶれたりします。

いんきんといんきんたむしはどうちがうのか？

 いんきんは、陰のう湿疹のことで、いんきんたむしは、白癬菌（カビ）による感染です。

　いんきんは「陰のう湿疹」と呼ばれ、抗真菌薬で治るものではありません。陰のうに湿疹ができる場合は、ほかの原因であることが多いのです。

　いんきんたむしは抗真菌薬で治りますが、通常足のつけねの股のあたりにできるもので、陰のうにはできないといわれています。そもそもOTC薬のみずむし・たむし用薬は、股のあたりに塗るのはオッケーですが、陰のうや外陰部、膣などには使ってはいけないことになっています。

　デリケートゾーンのかゆみには、抗ヒスタミン薬を主成分にした製品（製品例：『フェミニーナ』『デリケア』など）が出ています。メントールを入れた男性向け製品もありますが、かき傷にはものすごくしみるのでご注意ください。

Q アモロルフィン、ブテナフィン、テルビナフィンの作用メカニズムとは？

A カビの体を作らせないようにします。

　アモロルフィン、ブテナフィン、テルビナフィンは、皮膚糸状菌（カビ）の細胞膜を作る成分の産生を妨げることにより、その増殖を抑えます。つまり、カビの体を作らせないようにするのです。皮膚貯留性に優れた比較的新しい抗真菌薬です。従来からある**イミダゾール系**抗真菌成分を使ってきた人は、ちがう成分に変えると効果的な場合があります。

Q シクロピロクスオラミンの作用メカニズムとは？

A カビに栄養をやらないようにはたらきます。

　シクロピロクスオラミンは、皮膚糸状菌（カビ）の細胞膜に作用して、その増殖・生存に必要な物質の輸送機能を妨げ、その増殖を抑えます。つまり、カビに栄養をやらないようにはたらきます。

Q ウンデシレン酸、ウンデシレン酸亜鉛の作用メカニズムとは？

A 患部を酸性にすることで、皮膚糸状菌（カビ）の発育を抑えます。

Q ピロールニトリンの作用メカニズムとは？

A 呼吸や代謝を妨げることにより、皮膚糸状菌（カビ）の増殖を抑えます。

　ピロールニトリンは、単独での抗真菌作用が弱いため、他の抗真菌成分と組み合わせて配合されます。

Q 生薬のみずむし薬配合成分とは？

A モクキンピがあります。

　生薬成分であるモクキンピ（アオイ科のムクゲの樹皮）のエキスにも、皮膚糸状菌（カビ）の増殖を抑える作用があるといわれています。

Q かゆみが治まったら、抗真菌薬をやめてよいか？

A かゆみが治まっても、白癬菌はまだ残っていることが多いので、やめてはいけません。

　皮膚は、1か月のサイクルで生まれ変わります。抗真菌薬は、角質層の表面に近いカビから作用していきます。かゆみが治まっても、足の水虫には、最低1か月連続でみずむし・たむし用薬を塗りつづける必要があります。皮膚科医は、最低3か月といいますが、OTC薬では長期間のおすすめができないため、**かゆみなどの症状がなくなってから最低1～2か月**と説明しています。

3

おもな医薬品とその作用

211

● 症状が改善しなかったら……

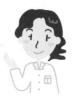

OTC薬のみずむし・たむし用薬を、
2週間位使用しても症状がよくならない場合や、
症状が悪化した場合は受診して下さい。

 Q **爪水虫に効くOTC薬とは？**

A **爪水虫に効くOTC薬はありません。**

爪水虫（つめみずむし）は、おもにのみ薬などで治療します。OTC薬では、塗り薬しかありません。爪水虫の場合は医療機関を受診していただきます。

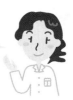

「メンソレータム エクシブ
Wきわケアジェル」という、
爪まわりに塗ることを想定した
OTC薬は販売されています。

爪水虫（つめみずむし）とは？ **COLUMN**

　爪水虫は白癬菌が原因の病気です。白癬菌とは、いわゆる水虫の原因菌。白癬菌が足にいれば足白癬（水虫）で、爪の中に侵入すると爪白癬です。なんと、白癬菌は切った爪の中で半年間も生き続けます。

　爪は硬く、白癬菌は奥深く潜んでいるので、OTC薬の塗り薬やスプレーでは、対応できません。爪の中まで有効成分が浸透しにくく、白癬菌まで有効成分が届きにくいのです。そこで爪白癬の治療には、おもに医師が処方する内服薬が使われます。内服薬は血流にのって爪まで運ばれ、身体の中から白癬菌に作用して死滅させる効果があります。内服薬の服用期間は手の爪で3〜6ヶ月、足の爪で6〜10ヶ月ほど。やがて新しい爪に生え替わりながら、ゆっくりと治っていきます。

（参考：「ノバルティスファーマ爪ネット」）

3-19
発毛・育毛剤（毛髪用薬）

毛髪用薬は、脱毛の防止、育毛、ふけやかゆみを抑えること等を目的として、頭皮に適用する医薬品です。毛髪用薬のうち、壮年性脱毛症、円形脱毛症、粃糠性脱毛症、瀰漫性脱毛症等の疾患名を掲げた効能・効果は、医薬品においてのみ認められています。

Q 毛髪用薬の医薬品成分とは？

A 医薬品は、ミノキシジルとカルプロニウム塩化物の2成分のみです。

ミノキシジルは「リアップシリーズ」、カルプロニウム塩化物は「カロヤンシリーズ」の主成分です。その他の毛髪用薬はすべて、医薬部外品か化粧品に分類されます。

『リアップ』の効能は、「壮年性脱毛症における発毛、育毛及び脱毛（抜け毛）の進行予防」。『カロヤン』の効能は、「若はげ（壮年性脱毛症）、円形脱毛症、瀰漫性脱毛症、粃糠性脱毛症。発毛促進、育毛、脱毛（抜毛）の予防など」。

Q カルプロニウム塩化物の作用メカニズムとは？

A カルプロニウム塩化物を主成分とする発毛促進剤は、頭皮の血管を拡張、毛根への血行を促すことによって、栄養をいきわたらせ、効果を発揮する医薬品です。

カルプロニウム塩化物は、適用局所において、アセチルコリンに類似した作用（コリン作用）を示し、血行を促進する作用があります。

カルプロニウム塩化物濃度は、医療用医薬品では5％ですが、OTC薬のカロヤンシリーズは1％のものと2％のものがあります。2％のものは『NFカロヤンガッシュ』だけです。『NFカロヤンガッシュ』の「NF」とは、「ノンフレグランス（無香料）」の意味です。

おもな医薬品とその作用

ダイレクトOTC薬ミノキシジル配合『リアップ』とは？

 リアップは、医療用医薬品における使用経験を経ないで市販されたダイレクトOTC薬です。

リアップは、1999年に発売された発毛剤です。主成分の**ミノキシジル**は、**壮年性脱毛症**（男性型脱毛症）で小さくなった毛包（もうほう）を深く、大きくすることで発毛を促します。リアップは、1mLを正確に計量できる容器を採用しており、「1回1mLの使用」が容易です。効能に「発毛促進」ではなく、「発毛」と表示することを承認された製品は、リアップのみです。なお、頭皮のマッサージは、リアップをつける前に行います。また、よく誤解されますが、リアップは、男性ホルモンには影響しません。リアップは1%ミノキシジル製剤ですが、2009年にミノキシジル5%製剤（リアップ X 5　エックスファイブ）が承認されました。

● ダイレクトOTC薬発毛剤『リアップ』

効能に「発毛促進」ではなく、「発毛」と承認された製品はリアップシリーズのみです。

 男性ホルモン（テストステロン）を配合した塗り薬は、何に使うのか？

 まゆげやあごヒゲ、体毛を増やすのに用いるOTC薬です。

製品名は、『ミクロゲン・パスタ』。ミクロゲン・パスタは、2種の**テストステロン**（男性ホルモン）を主成分としたクリーム状の外用育毛剤です。男性ホルモンの塗り薬は、頭髪以外の硬毛、つまり、まゆ毛、ヒゲ、胸毛、ワキ毛、性毛などの育成（うが）を促します。

頭皮は男性ホルモンが多いと毛が抜けて、頭皮以外の顔の皮膚や体は、男性ホルモンが多いと毛が増えます。そのため、男性ホルモンが多い男性は、頭は寂しいのに、胸毛やすね毛はボーボーなのです。2012年、**メチルテストステロン配合の『ペレウス』**が発売されました。うすいまゆ毛に悩む女性をメインターゲットとしたペンタイプの製品です。

● 男性ホルモンのはたらき

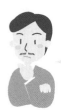

頭皮は、男性ホルモンが多いと
毛が薄くなる。
顔の皮フから下は、
男性ホルモンが多いと毛が多くなる。

 毛髪用薬に使われる生薬とは？

 カシュウ、チクセツニンジン、ヒノキチオールなどがあります。

❶ カシュウ

　タデ科ツルドクダミの塊根（かいこん）を用いた生薬。カシュウは、頭皮における脂質代謝（ししつたいしゃ）を高めて、余分な皮脂を取り除きます。

❷ チクセツニンジン

　ウコギ科トチバニンジンの根を用いた生薬。チクセツニンジンは、血行促進、抗炎症などの作用があります。

❸ ヒノキチオール

　ヒノキから得られた精油（せいゆ）成分。ヒノキチオールには、抗菌、血行促進、抗炎症などの作用があります。

3

おもな医薬品とその作用

215

3-20
口内炎用薬・歯槽膿漏薬

　口内炎用薬は、口内炎、舌炎の緩和を目的として口腔内局所に適用される外用薬です。歯槽膿漏薬は、歯肉炎や歯槽膿漏の諸症状（歯肉からの出血や膿、歯肉の腫れ、むずがゆさ、口臭、口腔内の粘りなど）の緩和を目的とする外用薬です。

Q トラネキサム酸のはたらきとは？

A 抗炎症作用です。

　トラネキサム酸は、のどの痛みや口内炎などの炎症を抑える（抗炎症）成分として、かぜ薬やのどの薬、口内炎用薬などに配合されています。その他、歯ぐきの腫れや炎症を抑える目的で、歯みがき粉などに配合されています。

Q トラネキサム酸の変わった使い方とは？

A 内服のトラネキサム酸配合剤があります。

　トラネキサム酸は、2007年に新発売された内服薬『トランシーノ』に、肝斑という"しみ"を改善する成分として配合されています。

　トランシーノは、従来のしみの薬（L-システイン＋ビタミンCなど）に、トラネキサム酸を加えたOTC薬です。医療機関で、皮膚科医が肝斑というしみにこの組み合わせで処方してみたところ、効果があったため、OTC薬の配合剤として発売されました。

Q トラネキサム酸の使用上の注意点とは？

A 血栓傾向のある人に注意が必要です。

　トラネキサム酸は副作用の少ない比較的安全な成分で、健康な人の血を固まらせることはありません。しかし、もともと血栓のある人（脳血栓、心筋梗塞など）や、血栓を

起こすおそれのある人では、血栓を安定化してしまうおそれがあります。

　『トランシーノ』は、薬剤師の必要な第1類医薬品ですが、トラネキサム酸配合のかぜ薬や口内炎用薬は、登録販売者も扱います。胃腸薬に配合される**セトラキサート塩酸塩**は、おもな代謝物としてトラネキサム酸を生じる成分です。内服の口内炎用薬、かぜ薬、トランシーノの併用は、トラネキサム酸の重複になるので、してはいけません。

● トラネキサム酸の使用上の注意点

トラネキサム散は、
トランシーノやかぜ薬、
口腔咽喉薬などに
含まれます。
重複に注意しましょう。

胃腸薬に入っている
セトラキサート塩酸塩も
お忘れなく。
代謝されるとおもに
トラネキサム酸に変わり
ます。

3

おもな医薬品とその作用

ヨウ素の入ったうがい薬では、どんな使用上の注意が必要か？

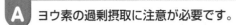 ヨウ素の過剰摂取に注意が必要です。

　ヨウ素の配合製品でうがいを何度も行った場合、結果的にヨウ素の摂取につながり、甲状腺におけるホルモン産生に影響を及ぼす可能性があります。甲状腺は、ヨウ素を取り込んでためこむはたらきがあります。**バセドウ病***や**橋本病***などの甲状腺疾患の診断を受けた人では、その治療に悪影響（薬の効果が減弱してしまうなど）を生じるおそれがあるため、使用する前に医薬専門家に相談してもらいます。

　また、妊婦では、摂取されたヨウ素の一部が、胎盤関門を通過して胎児に移行します。授乳婦の場合は、母乳に移行します。妊婦・授乳婦が長期間大量に使用した場合には、赤ちゃんにヨウ素の過剰による甲状腺機能障害を生じるおそれがあります。

　このほか、**ポビドンヨード***などヨウ素のうがい薬（含嗽薬）や消毒薬では、しみるなどの過敏症や、吐き気などの副作用があらわれることがあります。また、銀歯が変色することがあります。まれに、アナフィラキシーショックが起こることもあります。

***バセドウ病**　甲状腺機能亢進症の代表的な病気。バセドウ病の人は1000人中2～6人いるといわれている。バセドウ病は、甲状腺ホルモンを必要より大量に作りすぎるため、新陳代謝が活発になり、微熱、脈が早いなどさまざまな症状があらわれる。

***橋本病**　甲状腺機能低下症の病気。橋本病は、バセドウ病と反対で、甲状腺ホルモンの量が不足して、新陳代謝が低下し、全てが老けていくような症状が見られる。無気力で寒がりで、肌が乾燥してカサカサになったり、眠気がありボーッとして活動的でなくなったりする。

***ポビドンヨード**　ポリビニルピロリドンとヨウ素の化合物。明治の『明治うがい薬』は、1ml中にポビドンヨード70mg（有効ヨウ素として7mg）を含む。

Q 駆風解毒湯は、どんな漢方薬か？

A のどが腫れて痛む場合（扁桃炎や扁桃周囲炎など）に適する漢方薬です。

駆風解毒湯は、正しい服用方法が「うがいをしながら飲む」というユニークなお薬です。顆粒、液剤、トローチなどの剤形があります。駆風解毒湯は、**ボウフウ、ゴボウシ、レンギョウ、ケイガイ、キョウカツ、カンゾウ、キキョウ、セッコウ**＊を配合しています。セッコウを含むので、胃腸が弱く下痢しやすい人には、不向きとされます。

＊**セッコウ** 医療用の石膏（鉱物の一種）。天然の含水硫酸カルシウム。おもに激しい口渇や体全体に熱感のあるものを治す。

● 駆風解毒湯の液剤とは

かつて、駆風解毒湯の飲み方をわかりやすく表した「のどぬ～るガラゴック」という製品がありました。

Q セチルピリジニウム塩化物、ベンザルコニウム塩化物、ベンゼトニウム塩化物とは？

A 殺菌成分です。

セチルピリジニウム塩化物、ベンザルコニウム塩化物、ベンゼトニウム塩化物は、殺菌成分として、うがい薬やのど飴、トローチ、のどスプレーキズ用の消毒薬、歯みがき類、痔の軟膏などにも含まれる殺菌成分です。成分名を見たら、殺菌成分とわかるように覚えておきましょう。

Q 歯ぐきの腫れなどに効く生薬とは？

A カミツレ、ラタニア、ミルラなどの生薬成分があります。

カミツレはキク科のカミツレ（別名カモミール）の頭花を用いた生薬で、抗炎症、抗菌などの作用が期待されます。

ラタニアは、マメ科のラタニアの根を用いた生薬で、粘膜をひきしめる（収れん）作用により、炎症をやわらげます。

　ミルラは、カンラン科のミルラ（別名モツヤクジュ）などの樹脂・精油成分です。粘膜をひきしめる（収れん）作用のほか、抗菌作用も期待されます。これらは、アセスシリーズなどに入っています。

 歯ぐきの出血に対して用いられる成分とは？

 止血成分の**フィトナジオン**（ビタミンK₁）や、**カルバゾクロム**などがあります。

　フィトナジオンやカルバゾクロムは、痔の薬に止血作用を期待して配合されている場合もあります。

 口内炎の外用薬には、どんなものがあるか？

 トリアムシノロンアセトニド、シコンエキス、アズレンスルホン酸ナトリウム（水溶性アズレン）などがあります。

❶ トリアムシノロンアセトニド

　すぐれた抗炎症作用がありますが、ステロイドなので化膿部位には使えません。製品例としては、パッチタイプの『アフタッチA』と、軟膏タイプの『口内炎軟膏大正クイッククケア』などがあります。

❷ シコンエキス

　シコン（紫根）は、ムラサキ科の多年草ムラサキの根。紫雲膏のおもな生薬としても知られており、抗炎症作用、修復作用があります。製品例としては、パッチタイプの『口内炎パッチ大正A』があります。

❸ アズレンスルホン酸ナトリウム

　アズレンスルホン酸ナトリウム（水溶性アズレン）は、抗炎症作用を期待して配合されます。アズレンはカモミール由来の青ムラサキ色の成分です。製品例としては、『サトウ口内軟膏』などがあります。

3

おもな医薬品とその作用

❹ その他の成分

抗炎症作用のある**グリチルレチン酸**、患部を保護する**ハチミツ**、細菌を抑える殺菌消毒成分（**セチルピリジニウム塩化物**、**クロルヘキシジン塩酸塩**、**アクリノール**、**ポビドンヨード**など）が配合されています。なお、アクリノールは黄色、ポビドンヨードは赤紫色の殺菌成分です。

 茵蔯蒿湯はどんな漢方薬か？

 口内炎に用いられることがある漢方薬です。

茵蔯蒿湯は、**インチンコウ***、**ダイオウ**、**サンシシ***の3種の生薬で構成されます。

体力中等度以上で、口渇があり、尿量少なく、便秘するものの諸症状（じんましん、口内炎）。上腹部が張り、つまったような不快感があり、また、のどがかわく、尿量が少なく色が濃い、便秘などがあるものを目標とします。まれに、重篤な副作用として、肝機能障害を起こすことがあります。

体の虚弱な人（体力の衰えている人、体の弱い人）、胃腸が弱く下痢しやすい人では、激しい腹痛を伴う下痢等の副作用が現れやすい等、不向きとされます。

***インチンコウ**　キク科のカワラヨモギの頭花。胆汁分泌促進、消炎性利尿、利胆薬として、黄疸、伝染性肝炎などに応用する。
***サンシシ**　サンシシはアカネ科のクチナシの果実。消炎、止血、解熱、鎮痛薬として用いられる。

1週間くらい使用しても、症状の改善がみられない時は、医薬専門家に相談するようアドバイスしましょう。

3-21
禁煙補助薬

禁煙を達成するには、本人の禁煙の意思に加えて、ニコチン置換療法が有効とされます。ニコチン置換療法は、ニコチンを喫煙以外のガムやパッチに換えて摂取するものです。次第に減らし、最終的にニコチン摂取量をゼロにする方法です。

 禁煙補助薬では、どんな注意が必要か？

 使い過ぎないことです。

禁煙補助薬には、ガム、パッチなどがありますが、いずれもニコチンを配合しているため、用量を越えて使用すると、かえってニコチン依存が強くなります。禁煙には強い意志が必要です。なお、禁煙補助薬使用中はゼッタイに喫煙してはいけません。

● 禁煙補助薬の注意点

OTCの禁煙補助薬は、いずれもニコチンを含みます。用量を越えて使うと、ニコチン依存が強まります。

 禁煙補助薬を使う前に、医師または薬剤師に相談が必要な人とは？

 心疾患、脳血管障害をはじめとした、動脈硬化のリスクの高い人などです。

ニコチン置換療法を行うには、次の人に注意が必要です。

心疾患（心筋梗塞、狭心症、不整脈）、脳血管障害（脳梗塞、脳出血など）、高血圧、甲状腺機能障害、褐色細胞腫、糖尿病（インスリン注射を使用している人）、咽頭炎、食道炎、胃・十二指腸潰瘍、肝臓病又は腎臓病の診断を受けた人です。

禁煙補助薬は、タバコのようにタールこそ入っていませんが、ニコチンが入っているため、タバコ同様に毒性や依存性があり、血行も悪くなるためです。

3-22
滋養強壮保健薬（ビタミン剤・ドリンク剤）

　滋養強壮保健薬は、体調不良を生じやすい状態や体質の改善、特定の栄養素の不足による症状の改善または予防等を目的として、ビタミン成分、カルシウム、アミノ酸、生薬成分等が配合された医薬品です。

Q　なぜ栄養ドリンクは、茶色いビンに入っているのか？

A 光が当たると、分解してしまうビタミンがあるからです。

　栄養ドリンクが入っている茶色いビンのことを、**遮光ビン**といいます。文字通り、光を遮っているビンです。現在の遮光ビンは茶色がほとんどですが、緑色のビンなどもあります。たとえば、蛍光グリーンイエローのような色あいを持つ**ビタミンB$_2$**（リボフラビン）は、光に対して不安定です。光に当たると、一部が分解して、ビタミンB$_2$としてはたらかなくなってしまいます。

● 栄養ドリンクの茶色いビン

ファイト
100発

（遮光ビン）
ビタミン類を光から守るためのビン。
ビタミンB$_2$をのむと
おしっこが黄色っぽくなる。

Q　栄養ドリンクの中で、医薬品、医薬部外品以外のものはなんなのか？

A 清涼飲料水（食品）にあたります。

　栄養ドリンクの中には、**清涼飲料水**に分類されるものがあります。清涼飲料水の中で、とくに外観や使用法が栄養ドリンクにそっくりなものについては、**ドリンク剤類似の清涼飲料水**とよびます。これは食品扱いであり、医薬品や医薬部外品のように、さまざまなデータを厚生労働省に提出して製造許可された製品ではないため、効能を表示することはできません。

「ドリンク剤類似の清涼飲料水」には、医薬品でないと配合できないような有効成分を入れてはいけません。**滋養強壮生薬**の中では、とくに**ゴオウ**、**ジャコウ**、**イカリソウ**、**ロクジョウ**などを入れてはいけないことになっています。

 ## 水溶性ビタミン、脂溶性ビタミンとは？

 水溶性ビタミンは、水に溶けやすいもの、脂溶性ビタミンは、水に溶けにくく油（脂）に溶けやすいものをいいます。

少々摂りすぎても、おしっこなどから排出されやすいのが水溶性ビタミンで、**ビタミンC**や**ビタミンB群**（B_1・B_2・B_6・B_{12}）などがあげられます。一方、摂りすぎると内臓などにたまり、過剰症が起きやすくなるのが脂溶性ビタミンです。脂溶性ビタミンには、**ビタミンA**、**ビタミンD**、**ビタミンE**、**ビタミンK**があげられます。

ビタミンAの摂りすぎは、妊婦に禁物です。ビタミンAを摂りすぎると、お腹の赤ちゃんに催奇性をもたらす可能性があります。ビタミンDは、日光に当たれば体内で合成されるため、通常は必要ありません。ビタミンDは、カルシウムの吸収を高めるため、カルシウム剤に配合されていることがあります。

ビタミンAが「目に良い」とは？

ビタミンAは、暗順応を助けます。

暗順応とは、暗い所でじょじょに目が慣れて、あたりが見えるような能力のことです。わたしたちは、急に暗い部屋に入っても、だんだんと目が慣れてあたりが見えるようになりますよね。この暗順応には、**ビタミンA**が不可欠です。ビタミンAが不足すると、暗い所でものが見えにくくなる**とり目**になってしまいます（暗い所での見えにくさをとり目といいます。鳥類の多くは、あたりが暗いと、ものが見えません）。ビタミンAの不足は、ヒトにとって夜間視力の低下を招いてしまうのです。

ビタミンAは、脂溶性ビタミンです。ビタミンAには、**酢酸レチノール**、**パルチミン酸レチノール**、**ビタミンA油**、**肝油**などがあります。効能としては、目の乾燥感、夜盲症（とり目）の症状の緩和、また妊娠・授乳期、病中病後の体力低下時、発育期等のビタミンAの補給です。妊婦はとくに、摂りすぎてはいけないビタミンです。

● ビタミンAはトリ目を防ぐ

暗い部屋に
目が慣れて
きたぞ

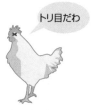

トリ目だわ

暗順応には
ビタミンAが必要

ほとんどの鳥は
夜になると目が見えない

● カロテン類（β-カロテンは、ビタミンAに変わる成分）

なお、ピーマンやニンジンなどの
緑黄色野菜に含まれるカロテン類
（カロテノイド）は、ビタミンAと
比べて、摂りすぎの心配があまり
ありません。

Q ビタミンAの1日量、4000国際単位の「コクサイタンイ」とは？

A 国際単位（IU）とは、濃度をあらわす規格です。

たとえば、お酒で「焼酎30度」といえば、アルコールが30％入っていることを指します。同じように、「国際単位」とは、ビタミンAやビタミンEなどがどれくらい配合されているかという規格をあらわしています。国際的な規格なので**国際単位（IU：International Unit）**とよぶのです。ビタミンAやビタミンEの配合量は、「1500IU」のように、コクサイタンイで書かれていることが多いのです。

Q 妊婦が、とくに気をつけないといけないビタミンとは？

A 妊婦は、ビタミンAの摂りすぎに注意が必要です。

妊婦は、とくに**ビタミンA**を摂りすぎてはいけません。ビタミンAは、妊婦が摂りすぎると、**先天異常**（生まれる前の胎児に起こった障害）を持った赤ちゃんが誕生するリスクが高まります。アメリカの研究では、妊婦が1日3,000μg以上のビタミンAを摂取した際に、胎児頭部の奇形の発生率が、1,500μg以下の場合に比べて5倍に

なったという報告があります。

　ビタミンAは、肝油に含まれます。また、**酢酸レチノール**や、**パルミチン酸レチノール**という名前でOTC薬に配合されています。食品では、ウナギ、あなご、銀だら、鶏レバーなどに多く含まれます。

● 妊婦がビタミンA入りのOTC薬やサプリを買おうとしたら？

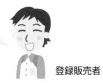

妊婦さんはとくに用法用量を
守ってください。
ウナギや鶏レバーなどの食品
の摂りすぎにも注意して
ください。

登録販売者

 Q 　妊婦が積極的に摂ったほうがよいビタミンとは？

A 　ビタミンB群の一種である葉酸です。

　葉酸は、妊娠の正常な維持と血管障害を予防するビタミンです。とくに、妊娠前から初期に葉酸を摂ることは、胎児の神経管欠損とよばれる先天異常のリスクを減らせます。

　葉酸は、ブロッコリー、ほうれん草、小松菜、柑橘類などいろいろな野菜に含まれます。日本では、妊娠前1ヶ月から妊娠3ヶ月まで毎日0.4mg（400μg）を、なるべくサプリメントから摂るよう厚生労働省が推奨しています。

● 妊婦は葉酸を積極的に摂りましょう

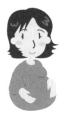

日本では、妊娠前1ヶ月から
妊娠3ヶ月まで毎日0.4mg(400μg)
サプリメントから摂るよう厚生労働省
が推奨しています。

3

おもな医薬品とその作用

Q なぜ、ビタミンDは、わざわざ摂らなくても大丈夫なのか？

A 日光に当たれば、皮ふで産生されるからです。

ビタミンDは、わざわざのまなくともよいのです。太陽に当たれば、自分の皮ふが作ってくれます。できたビタミンDは、そのままでは作用しません。肝臓と腎臓を通ってから**活性型ビタミンD**となり、はたらきます。

ビタミンDのはたらきは、胃腸からのカルシウムの吸収を助けて、骨を作ること（**骨形成**）です。そのほか、ビタミンDは、カルシウムがおしっこから出ていくのを防ぐ（尿細管からカルシウムを再吸収させる）はたらきがあります。カルシウム剤に、ビタミンDが入っている製品があるのはそのためです。

● ビタミンDは、日光に当たると、皮膚で産生される

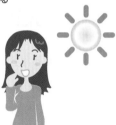

日光浴すれば
ビタミンDは
体の中でできる
のね。

Q ビタミンDは、どんなビタミンか？

A 腸管でのカルシウム吸収や、尿細管でのカルシウム再吸収を促して、骨の形成を助ける脂溶性ビタミンです。

ビタミンDの仲間は、**エルゴカルシフェロール**、**コレカルシフェロール**です。効能は、骨や歯の発育不良の予防、くる病の予防、また妊娠・授乳期、発育期、老年期のビタミンDの補給に用いられます。

ビタミンDの過剰症としては、**高カルシウム血症**が知られています。初期症状としては、便秘、吐き気、食欲減退、多尿などです。

● ビタミンDの多い食べ物

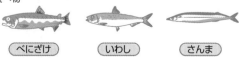

| べにざけ | いわし | さんま |

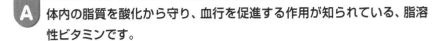

Q ビタミンEは、どんなビタミンか？

A 体内の脂質を酸化から守り、血行を促進する作用が知られている、脂溶性ビタミンです。

ビタミンEの仲間は、トコフェロール、コハク酸トコフェロール、酢酸トコフェロール（トコフェロール酢酸エステル）など。効能としては、末梢血管障害による肩・首すじのこり、手足のしびれ・冷え、しもやけの症状の緩和、更年期におけるのぼせ、月経不順の症状の緩和、または、老年期におけるビタミンEの補給に用いられます。

ビタミンEの服用によって、ときに生理が早く来たり、経血量が多くなったりすることがあります。不正出血が続く場合は婦人科を受診してもらいます。

● ビタミンEの多い食べ物

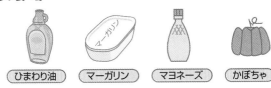

ひまわり油　マーガリン　マヨネーズ　かぼちゃ

Q ビタミンB₁は、どんな成分か？

A 炭水化物からのエネルギー産生に不可欠で、神経の正常なはたらきを助ける、水溶性ビタミンです。

ビタミンB₁の仲間は、**チアミン塩化物塩酸塩**、**チアミン硝化物**などで、苦みがあります。チアミンジスルフィド、フルスチアミン塩酸塩、ビスイブチアミンなどは、吸収を高めたビタミンB₁です。効能は、神経痛、筋肉痛・関節痛（腰痛、肩こり、五十肩など）、手足のしびれ、便秘、眼精疲労、脚気。または、滋養強壮薬や栄養ドリンクに肉体疲労時、妊娠・授乳期、病中病後の体力低下時におけるビタミンB₁の補給に用いられます。

● ビタミンB₁の多い食べ物

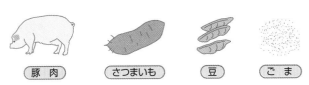

豚肉　さつまいも　豆　ごま

おもな医薬品とその作用

227

Q　ビタミン B2 は、どんな成分か？

A 脂質の代謝に関与し、皮膚や粘膜のビタミンと呼ばれる、水溶性ビタミンです。

　ビタミン B2 の仲間は、リボフラビン酪酸（らくさん）エステル、フラビンアデニンジヌクレオチドナトリウム、リボフラビン酸エステルナトリウムなど。効能は、口角炎（こうかくえん）、口唇炎（こうしんえん）、口内炎、舌炎（ぜつえん）、湿疹、皮膚炎、かぶれ、ただれ、にきび、肌荒れ、赤鼻、目の充血、目のかゆみの症状の緩和、または、滋養強壮薬や栄養ドリンクに肉体疲労時、妊娠・授乳期、病中病後の体力低下時におけるビタミン B2 の補給に用いられます。ビタミン B2 を摂ると、尿が蛍光イエローのような色あいになります。

● ビタミン B2 の多い食べ物

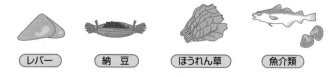

| レバー | 納　豆 | ほうれん草 | 魚介類 |

Q　ビタミン B6 は、どんな成分か？

A ビタミン B6 は、タンパク質の代謝に関与し、皮膚や粘膜、神経機能を維持する、水溶性ビタミンです。

　ビタミン B6 の仲間は、ピリドキシン塩酸塩、ピリドキサールリン酸エステルなど。効能は、口角炎、口唇炎、口内炎、舌炎、湿疹、皮膚炎、かぶれ、ただれ、にきび、肌荒れ、手足のしびれの症状の緩和、または、滋養強壮薬や栄養ドリンクに肉体疲労時、妊娠・授乳期、病中病後の体力低下時におけるビタミン B6 の補給に用いられます。

● ビタミン B6 の多い食べ物

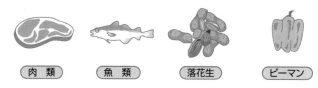

| 肉　類 | 魚　類 | 落花生 | ピーマン |

Q ビタミンB₁₂は、どんな成分か？

A 赤血球を作るのを助けたり、神経のビタミンとよばれる、水溶性ビタミンです。

ビタミンB₁₂は、赤色をしています。ビタミンB₁₂の仲間は、**シアノコバラミン、ヒドロキソコバラミン塩酸塩**など。医療用医薬品では、腱鞘炎（けんしょうえん）などによる手足のしびれなどにも用います。また、眼精疲労（がんせい ひ ろう）などの目薬、肩こりや関節痛のビタミン剤、貧血用薬にも配合されます。

● ビタミンB₁₂の多い食べ物

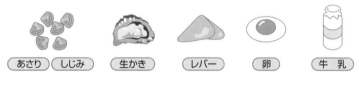

| あさり | しじみ | 生かき | レバー | 卵 | 牛 乳 |

Q ビタミンCは、どんな成分か？

A 体内の脂質を酸化から守る作用（抗酸化作用）を示し、皮膚や粘膜の機能を正常に保つ、水溶性ビタミンです。

ビタミンCの仲間は、**アスコルビン酸、アスコルビン酸ナトリウム**または**アスコルビン酸カルシウム**など。効能は、しみ、そばかす、日焼け・かぶれによる色素沈着の症状の緩和、歯ぐきからの出血・鼻出血の予防、また、肉体疲労時、妊娠・授乳期、病中病後の体力低下時、老年期におけるビタミンCの補給に用いられます。

ビタミンCは、メラニンの産生を抑えるはたらきもあるとされ、しみそばかすのOTC薬にも配合されます。

● ビタミンCの多い食べ物

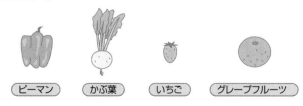

| ピーマン | かぶ葉 | いちご | グレープフルーツ |

3

おもな医薬品とその作用

Q その他の水溶性ビタミンとは？

A 皮膚や粘膜などの機能を維持することを助ける栄養素があります。

　皮膚や粘膜などの機能を維持することを助ける栄養素として、ナイアシン（ニコチン酸アミド、ニコチン酸）、ビタミンB_5（パントテン酸カルシウム、パンテトン酸ナトリウム、パンテノール等）、ビオチンなどがあります。

 Q アミノ酸の一種、タウリンとは？

A 肝臓の解毒作用を助ける成分です。

　タウリンの別名は、アミノエチルスルホン酸（アミノ酸の一種）です。タウリンは、筋肉や脳、心臓、目、神経等、体のありとあらゆる部分に存在し、細胞の機能を正常に保つために重要な成分です。医療用医薬品では、肝機能を改善するために使われます。多くの栄養ドリンクに配合され、肝臓の解毒作用を助けるといわれます。また、飲酒で顔が赤くなったり悪酔いしたりする原因物質**アセトアルデヒド**と反応して代謝を促します。

 Q アミノ酸の一種、システインとは？

 A 肝臓の解毒作用を助ける成分です。

　システインは、髪や爪、肌などに存在するアミノ酸の一種で、皮膚におけるメラニンの生成を抑えます。また、肝臓においてアルコールを分解する酵素のはたらきを助け、飲酒で顔が赤くなったり悪酔いしたりする原因物質アセトアルデヒドと反応して代謝を促します。システインは、しみ・そばかす・日焼けなどの色素沈着症、だるさ、二日酔い、にきび、湿疹などに用いられます。

システインは、
しみ・そばかすだけでなく、
二日酔いや湿疹にも！

Q　グルクロノラクトンとは？

A 肝臓の解毒作用を助ける成分です。

　グルクロノラクトンは、栄養ドリンクや湿疹の薬などに配合されています。グルクロノラクトンは肝臓のはたらきを助け、肝血流を促進するはたらきがあり、だるさ（全身倦怠感）や疲労時の栄養補給を目的として配合されています。広範囲に有毒物質と結合し、体外に排泄させます。タウリン、システイン、グルクロノラクトンは、肝機能改善作用をもつ成分と覚えましょう。

Q　アスパラギン酸とは？

A アスパラギン酸は、生体におけるエネルギーの産生効率を高めるとされる、アミノ酸の一種です。

　アスパラギン酸カリウムと、アスパラギン酸マグネシウムの等量混合物は、カリウムとマグネシウムの補給にすぐれた効果を示します。アスパラギン酸が生体におけるエネルギーの産生効率を高めるとされ、栄養ドリンクや目薬などに配合されます。

Q　ヨクイニンの栄養ドリンクへの配合目的とは？

A 肌あれの防止です。

　ヨクイニンは、イネ科のハトムギの種皮を除いた種子で、肌荒れやいぼに用いられる生薬です。妊娠中は避けたほうがよい生薬です。

Q　生薬のロクジョウとは？

 ロクジョウは、シカ科の Cervus nippon Temminck、Cervus elaphus Linne、Cervus canadensis Erxleben 又はその他同属動物の雄鹿の角化していない幼角です。

　強心作用のほか、強壮、血行促進等の作用があるとされます。

3

おもな医薬品とその作用

栄養ドリンクのカフェイン配合量は、通常何ミリグラム？

A 通常、50mgです。

　これは緑茶やウーロン茶、コーヒーなどの1杯分に相当します。**カフェイン**が150〜200mgなど多く含まれる製品は、栄養ドリンクではなく**眠気防止薬**です。混同しないようにしましょう。

 なぜ、ビタミンB₂とB₆はよく肌あれに使われるのか？

A ビタミンB₂は、脂質の代謝に関与し、皮膚や粘膜の機能を正常に保つビタミンで、ビタミンB₆は、タンパク質の代謝に関与し、皮膚や粘膜の機能を正常に保つビタミンだからです。

　ビタミンB₂は、脂質の代謝に関与し、皮膚や粘膜の機能を正常に保つために重要な栄養素です。ビタミンB₂主薬製剤は、**リボフラビン酪酸エステル、フラビンアデニンジヌクレオチドナトリウム、リボフラビンリン酸エステルナトリウム**等が主薬として配合された製剤で、口角炎（唇の両端の腫れ・ひび割れ）、口唇炎（唇の腫れ・ひび割れ）、口内炎、舌の炎症、湿疹、皮膚炎、かぶれ、ただれ、にきび・吹き出物、肌あれ、赤ら顔に伴う顔のほてり、目の充血、目の痒みの症状の緩和、また、肉体疲労時、妊娠・授乳期、病中病後の体力低下時におけるビタミンB₂の補給に用いられます。ビタミンB₂の摂取により、尿が黄色くなることがあります。

　ビタミンB₆は、タンパク質の代謝に関与し、皮膚や粘膜の健康維持、神経機能の維持に重要です。ビタミンB₆主薬製剤は、**ピリドキシン塩酸塩**又は**ピリドキサールリン酸エステル**が主薬として配合された製剤で、口角炎（唇の両端の腫れ・ひび割れ）、口唇炎（唇の腫れ・ひび割れ）、口内炎、舌の炎症、湿疹、皮膚炎、かぶれ、ただれ、にきび・吹き出物、肌あれ、手足のしびれの症状の緩和、また、妊娠・授乳期、病中病後の体力低下時におけるビタミンB₆の補給に用いられます。

鉄剤を服用する時の注意事項とは？

 タンニン酸を含む飲食物と併用すると、鉄分の吸収が悪くなります。

　鉄剤服用の前後30分に**タンニン酸**を含む飲食物（緑茶、紅茶、コーヒー、ワイン、果物の柿など）を摂取してはいけません。タンニン酸は、下痢止めにも配合されています。鉄分がタンニン酸と反応して、鉄の吸収が悪くなることがあります。また、鉄剤は、胃にもたれる場合があるので、食後に服用します。

 ユビデカレノンとは、どんな成分か？

A **別名「コエンザイムQ_{10}」とよばれ、エネルギー代謝を高める成分です。**

　ユビデカレノン（コエンザイムQ_{10}）は、もともと肝臓や心臓などの臓器に多く存在し、エネルギー代謝を助ける成分です。心筋にはたらいて、血行を良くします。

　医療用医薬品のユビデカレノンは、軽度な心疾患による、動悸、息切れ、むくみの症状に用いられます。副作用としては、胃部不快感、発疹・かゆみなどがあります。小児において動悸、息切れ、むくみの症状があるような場合には、受診を優先します。OTC薬では、大人限定（15歳以上）の成分です。（製品例：ユビテンS（エーザイ））

 ルチンとは、どんな成分か？

A **ルチンはおそばや柑橘類（かんきつるい）に多く含まれるビタミンのような物質です。**

　ルチンは、高血圧などにおける毛細血管の補強・強化の効果を期待して配合されます。最近では、柑橘類（かんきつるい）の白い皮などに多く含まれる**ヘスペリジン**、たまねぎの皮に含まれるさらさら成分**ケルセチン**と併せて、**ビタミンP**と呼ばれることがあります。いずれも、毛細血管を補強し、結果として血行をスムーズにする成分といわれます。

3

おもな医薬品とその作用

233

● ビタミンPとは？

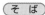
そ　ば

ミカン

おそばやいちじくに含まれる
ルチンや、ミカンなどのかんきつ類の、
白皮や薄皮に多く含まれている
ヘスペリジン。
タマネギや緑茶、リンゴ、プロポリス、
イチョウ葉エキスに含まれている
ケルセチンなどをあわせて「ビタミンP」
と呼ぶことがあります。

高血圧を予防する

毛細血管を強化する

Q 滋養強壮に用いられるおもな漢方薬とは？

 補中益気湯や十全大補湯が知られています。

❶ 補中益気湯

「中」とは中医学（漢方薬の医学）において、胃腸をあらわします。補中益気湯とは、胃腸をあたため、気力を益すという漢方薬です。胃腸のはたらきが弱っている人や、疲れやすい人における、虚弱体質、病後の衰弱、寝汗（ねあせ）の症状、かぜなどの滋養強壮に適します。まれに重篤な間質性肺炎、肝障害を生じることがあります。

❷ 十全大補湯

気力や体力がかなり低下した人に用います。十全大補湯は、病後の体力低下、食欲不振、寝汗、手足の冷え、貧血に適します。生薬として**ジオウ**を含むため、貧血にもよいのですが、胃腸の弱い人では、もたれる場合があります。「漢方薬の服用は空腹時にお湯」が原則ですが、胃にもたれる人は食後でもかまいません。まれに重篤な肝障害を生じることがあります。

Q　小建中湯は、どんな漢方薬か？

A　体質虚弱な人で、疲れやすく腹痛があるような場合に用いる漢方薬です。

小建中湯には、シャクヤク、ケイヒ、タイソウ、カンゾウ、ショウキョウが入っています。小建中湯といえば、虚弱な小児に使う漢方薬として有名です。滋養強壮、体質改善などや、小児ぜんそく、おねしょ、夜泣きにも使います。もちろん、虚弱で疲労しやすい大人にも使います。ぜんそくの場合は発作時ではなく、体質改善に用います。

黄耆建中湯は、小建中湯よりさらに疲れやすい人のために、小建中湯に黄耆を加えた漢方薬です。虚弱体質の人、痔瘻（あなじ）、アレルギー性鼻炎、慢性中耳炎などに使います。

Q　漢方薬に含まれるジオウの注意事項とは？

A　胃にもたれやすいという注意事項があります。

ジオウは、ゴマノハグサ科のアカヤジオウまたはカイケイジオウの根（そのまま、または蒸したもの）です。補血、強壮、解熱などの目的で、配合されます。蒸したものを熟地黄といい、血を補う作用が高まります。

ジオウは、八味地黄丸に配合されています。漢方薬は空腹時にお湯で飲むのがベストですが、胃腸が弱くて胃にもたれる人は、八味地黄丸などを食後に飲んでもかまいません。

Q　滋養強壮薬における注意点とは？

A　疲労などの症状が続くようなら受診することです。

滋養強壮剤や栄養ドリンクを毎日飲んでも、疲れがひどく抜けない場合は、なんらかの疾患の可能性があります。滋養強壮薬は、ある程度続けて使用することによって効果が得られる性質の医薬品ですが、1か月位服用しても症状の改善がみられない場合には、栄養素の不足以外の要因が考えられるため、漫然と使用を継続することなく、受診など適切な対応が必要です。

3

おもな医薬品とその作用

Q カンゾウとは？

A カンゾウ（マメ科の Glycyrrhiza uralensis Fischer 又は Glycyrrhiza glabra Linne の根及びストロンで、ときには周皮(じゅうひ)を除いたもの（皮去り カンゾウ）を基原とする生薬です。カンゾウは、グリチルリチン酸を含む 生薬成分として知られています。

カンゾウについては、グリチルリチン酸による抗炎症作用のほか、気道粘膜からの粘液分泌を促す等の作用も期待されます。

Q カンゾウには、どんな注意が必要か？

A カンゾウが、1日1g以上、また、カンゾウの主成分であるグリチルリチンとして40mg以上入っている製品は、長期連用しないでください。

アルドステロンとは、ステロイドの一種です。**カンゾウの主成分グリチルリチン**は、ステロイドそっくりの形をしています。そのため、カンゾウを長期連用しているとまれに、アルドステロンを長期連用したかのように、高血圧やむくみを生じることがあります。これを**偽(ぎ)アルドステロン症**というのです。

カンゾウは、かぜ薬やせき止め、多くの漢方薬などさまざまなOTC薬に配合されています。さらに甘味料などからも、重複して摂っている場合があるので、注意が必要です。

Q 生薬のニンジンは、八百屋のニンジンと同じなのか？

A ちがいます。

八百屋のニンジンはセリ科ですが、生薬のニンジンは、ウコギ科という科です。ウコギ科には、滋養強壮作用のある生薬が多く見られます。たとえば、**刺五加（シゴカ）**があります。

ウコギ科のシゴカとは？

 滋養強壮作用のある生薬です。

　ウコギ科には、**ニンジン**や**チクセツニンジン**のほか、**刺五加**という生薬があります。**シゴカ**には、別名がいくつかあります。たとえば、**エゾウコギ**、**エレウテロコック**で、これらと刺五加は同じ生薬をさします。シゴカの成分名で、『ゼナキング活精』に配合されていますし、エレウテロコックの名で、『ユンケル黄帝ロイヤル』などに配合されています。

● 滋養強壮生薬が多いウコギ科

滋養強壮生薬である
ニンジン、チクセツニンジン、
シゴカは全部ウコギ科です。

タラノメ（タラノキの若芽）が
とれるタラノキもウコギ科なのよ。

 ガンマ-オリザノールは、どんな成分か？

 ガンマ-オリザノールは、米油および米胚芽油から見出された抗酸化作用を示す成分です。

　ガンマ-オリザノールは、ビタミンE等と組み合わせて配合されている場合があります。例えば、アリナミンEXプラスα、チョコラBBプラスなどに配合されています。

● 米油の中にガンマ-オリザノール

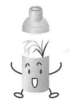

米ぬかを原料とした
こめ油の中に
γ-オリザノールは
含まれるよ♪

3

おもな医薬品とその作用

237

3-23
虫よけ（害虫忌避剤）

ハエ、ダニ、蚊、ゴキブリなどの衛生害虫の防除を目的とする殺虫剤・忌避剤について理解します。2016年、高濃度ディート30％製品（12歳以上）が発売されました。

Q 虫よけ（ディート剤）には、医薬品と医薬部外品があるが、どこがちがう？

A ディートの配合量が10％以下が医薬部外品、12％からが医薬品です。

虫よけスプレーの成分にディートがあります。ディートとは、忌避剤とよばれ、蚊やアブなどが嫌う成分です。虫よけスプレーでは、主成分のディートの量が少ないもの（10％以下）は**医薬部外品**ですが、ディートの量が多いもの（12％や30％）は**医薬品**という区別があります。

● 虫よけ（害虫忌避剤）の医薬品と医薬部外品のちがい

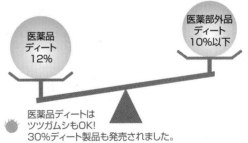

医薬品
ディート
12％

医薬部外品
ディート
10％以下

医薬品ディートは
ツツガムシもOK！
30％ディート製品も発売されました。

Q 虫よけ（ディート剤）の、医薬品と医薬部外品の効能のちがいとは？

A ツツガムシへの効能が認められていることです。

効能のちがいとしては、医薬品のディートには、**ツツガムシ**への効能が認められていることです。つつがむしは吸血害虫であり、**ツツガムシ病リケッチア**を媒介します。

Q 蚊などの虫の忌避剤（虫よけディート剤）の中でも液体ポンプタイプは、どんな注意が必要なのか？

A ストッキングの上から吹きつけると、ストッキングが溶けてボロボロになる場合があります。

　液体ポンプタイプの虫よけには、次のような注意事項が書かれています。しかし、生活者は注意書きを読まないことが多いので、アドバイスしてあげましょう。

　「シャツ、ズボン、ストッキングなどの衣類に噴霧するとき、繊維の種類によっては本剤により変質する場合があります。ウール（毛）、コットン（綿）、ナイロンは変質しませんが、ポリエステル系やポリウレタン系の合成繊維は変質しやすいので注意してください。ストッキングにはポリウレタン系が多いので噴霧しないでください。」

Q 虫よけ（ディート剤）のおもな注意事項とは？

A 小児は大人よりも肌が過敏な場合があるため、使用上の注意が表記されています。なお、30%ディート製品は12歳未満には使用できません。

虫よけ剤の使用上の注意（追加事項）

■小児（12歳未満）に使用する場合には、保護者の指導監督のもとに以下の回数を目安に使用すること。なお、顔には使用しないこと。

・6カ月未満は使用しないこと。

・6カ月以上2才未満は、1日1回

・2才以上12才未満は、1日1～3回

■漫然とした使用を避け、蚊、ブユ（ブヨ）等が多い戸外での使用等、必要な場合にのみ使用すること。

■目に入ったり、飲んだり、なめたり、吸い込んだりすることがないようにし、塗布した手で目をこすらないこと。万一目に入った場合には、すぐに大量の水又はぬるま湯でよく洗い流すこと。また、具合が悪くなる等の症状があらわれた場合には、直ちに、本剤にエタノールとディートが含まれていることを医師に告げて診療を受けること。

3

おもな医薬品とその作用

Q 虫よけ（ディート剤）を小児に塗るときの注意事項とは？

A 目に入ったり、吸い込んだりしないように塗ることです。

　小児の首や上半身に、スプレータイプやミストタイプの虫よけ（ディート剤）を塗るときは、直接スプレーしてはいけません。大人がいったん手に吹き付け、手で塗るのが推奨されています。なお、肌が敏感な小児では、いきなり広い範囲に使わず、腕の内側などのやわらかい部分に少量を塗って様子を見ます。

● 虫よけはお母さんの手にふき付けて塗る

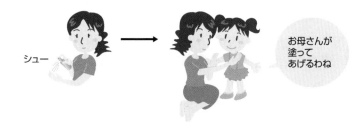

シュー

お母さんが
塗って
あげるわね

Q イカリジンとは？

A イカリジンは、年齢による使用制限がない忌避（きひ）成分です。

　蚊やマダニなどに対して効果を発揮します。

ツツガムシとは……　　　　　　COLUMN

　ツツガムシはダニの一種です。おもに地中で生活していますが、幼虫から成虫になるためにはどうしても動物の体液が必要なので、地表に出てきてネズミやヒトに付着し、体液を吸います。

　病原リケッチアを持っているツツガムシに刺されると、10〜14日後にかぜでもないのに急に体がだるく高い熱がでて、全身にかゆみのない赤いブツブツがでてきます。適切な治療をしないと死亡する場合もあります。

　『ムシペール（ディート12％）』を噴霧しておくとツツガムシが寄ってこなくなります。
（池田模範堂のホームページより）

燻蒸剤でゴキブリを駆除するポイントとは？

燻蒸処理を行う場合、ゴキブリの卵には効かないため、3週間位後に、もう一度燻蒸処理を行い、孵化した幼虫を駆除する必要があること。

　ゴキブリは、食品にサルモネラ菌、ブドウ球菌、腸炎ビブリオ菌、ボツリヌス菌、O-157大腸菌などを媒介します。また、アメーバ赤痢等の中間宿主になっています。燻蒸処理を行う場合、ゴキブリの卵は医薬品の成分が浸透しない殻で覆われているため、殺虫効果を示しません。そのため3週間位後に、もう一度燻蒸処理を行います。なお、**毒エサ式**の場合は、「親虫が持ち帰ったエサで、幼虫も駆除」というものなど、しばらく設置していると孵化した幼虫も駆除できます。

シラミの駆除は？

医薬品による方法では、殺虫成分としてフェノトリンが配合されたシャンプーやてんか粉が用いられます。

　シラミは、現在も、保育園や小学校などで時折見られます。シラミは、種類ごとに寄生する動物が決まっています。ヒトに寄生するシラミ（コロモジラミ、アタマジラミ、ケジラミ等）による保健衛生上の害としては、吸血か所の激しい痒み、日本紅斑熱、発疹、チフスなどの病原細菌であるリケッチア（リケッチアは人獣共通して感染する）の媒介です。シラミの防除は、医薬品による方法以外に、散髪、洗髪、入浴などがあります。医薬品による方法では、殺虫成分として**フェノトリン**が配合されたシャンプー（製品例：『スミスリンLシャンプータイプ』）やてんか粉が用いられます。

有機リン系殺虫成分の中毒症状とは？

誤って多量に飲みこんだ場合、神経の異常な興奮が起こり、縮瞳、呼吸困難、筋肉麻痺などの症状が起こります。

　有機リン系殺虫成分は、毒ギョーザ事件で有名になった成分です。有機リン系殺虫成分として、ジクロルボス、ダイアジノン、フェニトロチオン、フェンチオン、トリクロルホン、クロルピリホスメチル、プロペタンホスなどがあります。殺虫作用としては、ア

241

セチルコリンを分解する酵素（コリンエステラーゼ）と不可逆的*に結合して、そのはたらきを阻害します。哺乳類や鳥類ではすみやかに分解されて排泄されます。誤って多量に飲みこんだ場合、神経の異常な興奮が起こり、縮瞳、呼吸困難、筋肉麻痺などの症状が起こります。

*不可逆的　元に戻らないこと。不可逆的反応とは、いったん反応したら元には戻らない反応。

ピレスロイド系殺虫成分とは？

除虫菊の成分から開発された成分で、比較的すみやかに自然分解するため、家庭用殺虫剤に広く用いられています。

　おもな**ピレスロイド系殺虫成分**として、ペルメトリン、フェノトリン、フタルスリンなどがあります。このうちフェノトリンは、殺虫成分で唯一人体に直接使用されるものです（シラミの駆除を目的とする『スミスリンシャンプープレミアム』など）。

有機塩素系殺虫成分とは？

ピレスロイド系殺虫成分と同様、神経細胞に対する作用に基づくものです。

　有機塩素系殺虫成分（DDTなど）は、かつて日本では広く使用され、感染症の撲滅に大きな効果を上げましたが、残留性などの問題から、現在では**オルトジクロロベンゼン**が、ウジやボウフラの防除の目的で使用されているのみとなっています。

昆虫成長阻害成分は、どんな時に有効か？

殺虫でなく、昆虫の脱皮や変態を阻害する作用があるため、有機リン系殺虫成分やピレスロイド系殺虫成分に対して抵抗性を示す場合に効果があります。

　メトプレンやピリプロキシフェンは、幼虫が十分成長するまで蛹になるのを抑えているホルモン（幼若ホルモン）に類似した作用があります。つまり、幼虫が蛹になるのを妨げます。**ジフルベンズロン**は、脱皮時の新しい外殻の形成を阻害して、幼虫の正常な脱皮をできなくします。

Q　燻蒸剤を使うときの注意点とは？

A　小動物や観葉植物を隔離することです。

　燻蒸剤は、燻煙剤ともいいます。犬、猫等のペットや観葉植物は部屋の外に出し、小鳥や魚については、燻蒸処理後2～3日間、カブトムシなどの昆虫類は、1週間は部屋に戻さないようにします。また、洋服ダンスには目張りを施し、煙感知器をラップで覆うなどの作業も必要です。後で煙探知機のラップを外し忘れないようにしましょう。

 Q　シラミの防除法とは？

A　フェノトリンを使用する方法と物理的方法があります。

　医薬品による方法では、殺虫成分としてフェノトリンが配合されたシャンプーや、てんか粉が用いられます。物理的方法としては、散髪（ヘアカット）や洗髪、入浴、衣服の熱湯処理などがあります。

フェノトリンは、殺虫成分の中で、ゆいいつ人体に直接使用されるものです。

Q　カーバメイト系殺虫成分、オキサジアゾール系殺虫成分とは？

A　プロポクスルに代表されるカーバメイト系殺虫成分、メトキサジアゾンに代表されるオキサジアゾール系殺虫成分などがあります。

　カーバメイト系殺虫成分、オキサジアゾール系殺虫成分は、いずれも有機リン系殺虫成分と同様に、アセチルコリンエステラーゼの阻害によって殺虫作用を示します。有機リン系殺虫成分と異なり、アセチルコリンエステラーゼとの結合は可逆的です。ピレスロイド系殺虫成分に抵抗性を示す害虫の駆除に用いられます。

3
おもな医薬品とその作用

3-24
消毒薬

消毒薬が微生物を死滅させる仕組みおよび効果は、殺菌消毒成分の種類、濃度、温度、時間、消毒対象物の汚染度など、さまざまな条件によって異なります。

 クレゾール石鹸はインフルエンザウイルスに効くのか?

A ウイルスには効きません。

クレゾール石鹸は、結核菌を含む一般細菌類、真菌類に対して比較的広い殺菌消毒作用を示しますが、大部分のウイルスに対する殺菌消毒作用はありません。

クレゾール石鹸液は、原液を水で希釈(薄めること)して用いられます。原液が直接肌に付着すると刺激があるため炎症が起きることがあります。同じような殺菌消毒成分として、ポリアルキルポリアミノエチルグリシン塩酸塩、ポリオキシエチレンアルキルフェニルエーテルなどがあります。

Q **エタノールやイソプロパノールは、インフルエンザウイルスに効くのか?**

A 効きます。

エタノールやイソプロパノールは、アルコールの仲間です。アルコール分が微生物のタンパク質を変性*させ、結核菌を含む一般細菌類、真菌類、ウイルスに対して殺菌消毒作用を示します。粘膜刺激性があり、粘膜面や目の周り、傷がある部分への使用は避けることとされています。また、揮発性で引火しやすい成分です。

＊**変性** タンパク質の構造が変わってしまって、元に戻らないこと。たとえば、生卵がゆで卵になること。

Q ノロウイルスに有効な消毒薬とは？

A 塩素系殺菌消毒成分です。

　激しい下痢を起こす**ノロウイルス**は、加熱（85℃、1分以上）が有効とされています。ノロウイルスは、10〜100個程度でも感染の可能性があるので、エタノールでは効果は不十分であり、塩素系の消毒薬が有効と考えられます。

　塩素系消毒薬は、**次亜塩素酸ナトリウム**や**サラシ粉**などがあります。強い酸化力により一般細菌類、真菌類、ウイルス全般に対する殺菌消毒作用を示しますが、**刺激が強いため、人体の消毒には用いられません。**漂白作用があり、毛、絹、ナイロン、アセテート、ポリウレタン、色・柄物などには使用を避けます。酸性の洗剤・洗浄剤と混ぜると反応して、有毒な「塩素ガス」が発生します。そのため「混ぜるな危険！」と書かれています。

Q 有機塩素系殺菌消毒成分とは？

A ジクロロイソシアヌル酸ナトリウムと、トリクロロイソシアヌル酸などを指します。

　ジクロロイソシアヌル酸ナトリウムと、トリクロロイソシアヌル酸などの有機塩素系殺菌消毒成分は、塩素臭や刺激性、金属腐食性が比較的抑えられており、プールなど大型設備の消毒に使われます。

Q 殺菌消毒薬が、目や皮膚についた場合はどうするか？

A 十分に水洗します。

　目の場合は、弱い流れの水を用い、流水で十分に（15分間以上）洗眼します。水流が強いと目に障害を起こすことがあります。目が痛くて開けられないときには、水を満たした容器に顔をつけて、水の中で目を開けます。誤って皮膚に付着した場合は、流水で皮膚を十分に（15分間以上）水洗します。

　なお、酸をアルカリで中和したり、アルカリを酸で中和するといった処置は、熱を発生してかえって刺激を強めるおそれがあります。

きず口等の殺菌消毒成分に関する記述の正誤について、答えよ。

a ベンザルコニウム塩化物は、石けんとの混合により殺菌消毒効果が高まる。
b ヨードチンキは、ヨウ素をポリビニルピロリドン (PVP) に結合させて
　水溶性とし、ヨウ素が遊離して殺菌作用を示すように工夫されている。
c クロルヘキシジン塩酸塩は、結核菌を含む一般細菌類、真菌類、ウイルス
　に対して殺菌消毒作用を示す。
d 消毒用エタノールは、皮膚への刺激性が弱いため、脱脂綿やガーゼに浸
　して患部に貼付することができる。

A すべて誤り

aは×。ベンザルコニウムは石けんとの混合により、殺菌消毒効果が低下します。

bは×。**ポビドンヨード**は、ヨウ素をポリビニルピロリドン (PVP) に結合させて水溶
性とし、ヨウ素が遊離して殺菌作用を示すように工夫されている。

cは×。**クロルヘキシジン**は、一般細菌類、真菌類に対して殺菌消毒作用を示すが、結
核菌やウイルスに対する殺菌消毒作用はない。

dは×。消毒用エタノールは、皮膚刺激性が強いため、患部表面を軽く清拭（せいしき）するにとど
め、脱脂綿やガーゼに浸して患部に貼付することは避けるべきとされている。

 感染症の防止及び消毒薬に関する記述の正誤について、答えよ。

a 滅菌は、物質中のすべての微生物を殺滅又は除去することである。
b 消毒薬の効果は、微生物の種類による影響を受けない。
c クレゾール石ケン液は、結核菌を含む一般細菌類、真菌類に対して殺菌
　消毒作用を示すが、大部分のウイルスに対する殺菌消毒作用はない。
d 次亜塩素酸ナトリウムは、皮膚刺激性が弱く、手指・皮膚の消毒に適し
　ている。

A　　　aは〇。bは×。消毒薬が微生物を死滅させる効果は、殺菌消毒成分の種類、
濃度、温度、微生物の種類や状態など条件によって異なる。消毒薬の選択によっては、
殺菌消毒効果が得られない場合がある。cは〇。dは×。**次亜塩素酸ナトリウム（塩素
系殺菌消毒成分）**は、**強い酸化力**により一般細菌類、真菌類、ウイルス全般に対する殺
菌消毒作用を示すが、皮膚刺激性が強いため、通常人体の消毒には用いられない。金属
腐食性があるとともに、プラスチックやゴム製品を劣化させる。

3-25
一般用検査薬

専ら疾病の診断に使用されることが目的とされる医薬品のうち、人体に直接使用しないものを体外診断用医薬品といいます。多くは医療用検査薬ですが、一般用検査薬として許可されたものについては、市販されています。

 妊娠検査薬は、結果が陽性であれば100%妊娠しているといえるのか？

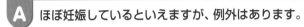 ほぼ妊娠しているといえますが、例外はあります。

妊娠検査薬は、hCG（ヒト絨毛性ゴナドトロピン）という、妊娠が成立すると急速に分泌される糖タンパク質を検出します。妊娠検査薬の性能は高く、生理予定日を1週間過ぎれば、ほんのわずかな量のhCGを検出します。しかしまれに、異常妊娠（子宮外妊娠、その他子宮の病気など）の場合も、陽性になります。

● 妊娠検査薬で陽性が出たら……

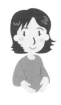 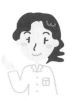

妊娠検査薬で陽性が出たら、できるだけ早く産婦人科を受診しましょう。

 OTC薬の尿糖・尿潜血などの検査薬を使う時の注意点とは？

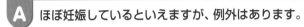 結果が陽性でも陰性でも、気になる症状が続いている場合は、なるべく早く受診することです。

尿糖値に異常があると、一般に**高血糖**と結びつけて捉えられることが多いのですが、腎性糖尿、妊娠糖尿等のように高血糖を伴わない場合もあります。尿中のタンパク値に異常を生じる要因には、腎臓機能障害によるものとして、**腎炎**や**ネフローゼ**があります。また、尿路感染症、尿路結石、膀胱炎などでも尿タンパクが陽性になります。

Q 採尿するときに、出始めの尿を使わないのはなぜか？

A 出始めの尿では、細菌や分泌物が混じりやすいからです。

　尿検査において、「中間尿を採取してください」という指示が出ます。なぜなら出始めの尿では、尿道や外陰部等に付着した細菌や分泌物が混入することがあるため、中間尿を採取することが望ましいのです。

　採取した尿（検体）はただちに検査すること。しばらく放置すると、雑菌の繁殖等によって、尿中の成分の分解が進み、検査結果に影響するおそれがあります。

今後、一般用検査薬の種類が増えることが予測されています。以下の項目を音読し、理解しましょう。

①一般用検査薬とは

　専ら疾病の診断に使用されることが目的とされる医薬品のうち、人体に直接使用されることのないものを**体外診断用医薬品**といいます。体外診断用医薬品の多くは医療用検査薬ですが、**一般用検査薬**については薬局又は医薬品の販売業（店舗販売業、配置販売業）において取り扱うことが認められています。

・一般用検査薬は、一般の生活者が正しく用いて健康状態を把握し、速やかな受診につなげることで**疾病を早期発見するためのもの**である。
・検査に用いる検体は、尿、糞便、鼻汁、唾液、涙液など採取に際して**侵襲（採血や穿刺等）のないもの**である。検査項目は、学術的な評価が確立しており、情報の提供により結果に対する適切な対応ができるものであり、健康状態を把握し、受診につなげていけるものである。
・悪性腫瘍、心筋梗塞や遺伝性疾患など**重大な疾患の診断に関係するもの**は**一般用検査薬の対象外**である。

②販売時の留意点

　販売を行う際には、製品や添付文書等を用い、購入者等が購入後も確認できるように**以下の項目をわかり易く説明します**。また、相談に応じる体制を充実し、購入者等に問い合わせ先を周知するとともに、検査項目によっては、**プライバシーに配慮した形で製品の説明を行いましょう**。

・専門的診断におきかわるものでないこと（確定診断は医師にしてもらう）

・検査薬の使い方や保管上の注意について

・検体の採取時間とその意義

・妨害物質及び検査結果に与える影響

・検査薬の性能について

・検査結果の判定について

・適切な**受診勧奨**を行う

・医療機関を受診中の場合は、通院治療を続けるよう説明する

③**検出感度、偽陰性・偽陽性**

　検査薬は、対象とする生体物質を特異的に検出するように設計されています。しかし、検体中の対象物質の濃度が極めて低い場合には検出反応が起こらずに陰性の結果が出ます。検出反応が起こるための最低限の濃度を**検出感度（又は検出限界）**といいます。

　検体中に存在しているにもかかわらず、その濃度が検出感度以下であったり、検出反応を妨害する他の物質の影響等によって、検査結果が陰性となった場合を**偽陰性**といいます。逆に、検体中に存在していないにもかかわらず、検査対象外の物質と非特異的な反応が起こって検査結果が陽性となった場合を**偽陽性**といいます。

　生体から採取された検体には予期しない妨害物質や化学構造がよく似た物質が混在することがあり、いかなる検査薬においても偽陰性・偽陽性を完全に排除することは困難です。また、検査薬が高温になる場所に放置されたり、冷蔵庫内に保管されていたりすると、設計どおりの検出感度を発揮できなくなるおそれがあります。

尿糖・尿タンパク検査薬

①尿中の糖・タンパク値に異常を生じる要因

　泌尿器系の機能が正常に働いていて、また、血糖値が正常であれば、糖分やタンパク質は腎臓の尿細管においてほとんどが再吸収されます。尿糖値に異常を生じる要因は、一般に高血糖と結びつけて捉えられることが多いが、腎性糖尿等のように高血糖を伴わない場合もあります。尿中のタンパク値に異常を生じる要因については、腎臓機能障害によるものとして**腎炎やネフローゼ**、尿路に異常が生じたことによるものとして**尿路感染症、尿路結石、膀胱炎**等があります。

②検査結果に影響を与える要因、検査結果の判断、受診勧奨

検査結果に影響を与える要因　尿糖・尿タンパクの検査結果に影響を与える主な要因として以下のものがあります。

・採尿に用いた容器の汚れ

　尿をとるコップが汚れているとダメ。

・採尿のタイミング

　尿糖検査の場合、食後1～2時間など、検査薬の使用法に従って採尿を行います。**尿タンパクの場合、早朝尿（起床直後の尿）を検体とし、激しい運動の直後は避ける必要**があります。尿糖・尿タンパク同時検査の場合、早朝尿（起床直後の尿）を検体としますが、尿糖が検出された場合には、食後の尿について改めて検査して判断する必要があります。

・採尿の仕方

　出始めの尿では、尿道や外陰部等に付着した細菌や分泌物が混入することがあるため、**中間尿を採取して検査します。**

・検体の取扱い

　採取した尿を放置すると、雑菌の繁殖等によって尿中の成分の分解が進み、検査結果に影響を与えるおそれがあるので、なるべく採尿後速やかに検査しましょう。

・検査薬の取扱い

　尿糖又は尿タンパクを検出する部分を直接手で触れると、正確な検査結果が得られなくなることがあります。また、長い間尿に浸していると検出成分が溶け出してしまい、正確な検査結果が得られなくなることがあります。

・食事等の影響

　通常、尿は弱酸性ですが、食事その他の影響で中性～弱アルカリ性に傾くと、正確な検査結果が得られなくなることがあります。また、医薬品の中にも、検査結果に影響を与える成分を含むものがあります。医師（又は歯科医師）から処方された薬剤（医療用医薬品）や一般用医薬品を使用している場合には、医師等又は薬剤師に相談するように説明しましょう。

③検査結果の判断、受診勧奨

　尿糖・尿タンパク検査薬は、尿中の糖やタンパク質の有無を調べるものであり、**その結果をもって直ちに疾患の有無や種類を判断することはできません。**

　尿糖又は尿タンパクが陽性の場合には、疾患の確定診断や適切な治療につなげるた

め、早期に医師の診断を受ける必要があります。また、検査結果では尿糖又は尿タンパクが陰性でも、何らかの症状がある場合は、再検査するか又は医療機関を受診して医師に相談するなどの対応が必要になります。

妊娠検査薬

①妊娠の早期発見の意義

　妊娠の初期（妊娠12週まで）は、胎児の脳や内臓などの諸器官が形づくられる重要な時期であり、母体が摂取した物質等の影響を受けやすい時期でもあります。そのため、妊娠しているかどうかを早い段階で知り、食事の内容や医薬品の使用に適切な配慮がなされるとともに、飲酒や喫煙、風疹や水痘（水疱瘡）などの感染症、放射線照射等を避けることが、母子の健康にとって重要となります。

②検査結果に影響を与える要因、検査結果の判断、受診勧奨

検査結果に影響を与える要因　妊娠が成立すると、胎児（受精卵）を取り巻く絨毛細胞からヒト絨毛性性腺刺激ホルモン（hCG）が分泌され始め、やがて尿中にhCGが検出されるようになる。妊娠検査薬は、尿中のhCGの有無を調べるものであり、通常、実際に妊娠が成立してから4週目前後の尿中hCG濃度を検出感度としています。

　その検査結果に影響を与える主な要因として以下のものがあります。

・検査の時期

　一般的な妊娠検査薬は、月経予定日が過ぎて概ね1週目以降の検査が推奨されています。月経周期が不規則な人や、月経の日数計算を間違えた場合など、それよりも早い時期に検査がなされ、陰性の結果が出たとしても、それが妊娠していないこと（単なる月経の遅れ）を意味するのか、実際には妊娠していて尿中hCGが検出感度に達していないことによる偽陰性であるのか判別できません。

・採尿のタイミング

　検体としては、尿中hCGが検出されやすい早朝尿（起床直後の尿）が向いていますが、尿が濃すぎると、かえって正確な結果が得られないこともあります。

・検査薬の取扱い、検出反応が行われる環境

　尿中hCGの検出反応は、hCGと特異的に反応する抗体や酵素を用いた反応であるため、温度の影響を受けることがあります。

3

おもな医薬品とその作用

検査操作を行う場所の室温が極端に高いか、又は低い場合にも、正確な検査結果が得られないことがあります。

・検体の取扱い、検体中の混在物質

　採取した尿を放置すると、雑菌の繁殖等によって尿中の成分の分解が進み、検査結果に影響を与えるおそれがあるので、なるべく採尿後速やかに検査がなされることが望ましい。高濃度のタンパク尿や糖尿の場合、非特異的な反応が生じて偽陽性を示すことがあります。

・ホルモン分泌の変動

　絨毛細胞が腫瘍化している場合には、妊娠していなくてもhCGが分泌され、検査結果が陽性となることがあります。また、本来はhCGを産生しない組織の細胞でも、腫瘍化するとhCGを産生するようになることがあります（胃癌、膵癌、卵巣癌等）。

　経口避妊薬や更年期障害治療薬などのホルモン剤を使用している人では、妊娠していなくても尿中hCGが検出されることがあります。閉経期に入っている人も、検査結果が陽性となることがあります。

③検査結果の判断、受診勧奨

　妊娠検査薬は、妊娠の早期判定の補助として尿中のhCGの有無を調べるものであり、**その結果をもって直ちに妊娠しているか否かを断定することはできません**。妊娠の確定診断には、尿中のホルモン検査だけでなく、専門医による問診や超音波検査などの結果から総合的に妊娠の成立を見極める必要があります。

　妊娠が成立していたとしても、**正常な妊娠か否かについては**、妊娠検査薬による検査結果では**判別できない**ので、早期に医師の診断を受けるなどの対応が必要です。また、検査結果が陰性であって月経の遅れが著しい場合には、偽陰性であった（実際は妊娠している）可能性のほか、続発性無月経等の病気であるおそれもあり、医療機関を受診して専門医へ相談するなどの対応が必要となります。

③おもな医薬品とその作用
過去問にチャレンジ

*初めは、すぐに答えを見てしまってかまいません。ここの解説を読んで、「よくわからない、くわしく知りたい」と感じたら、厚労省ホームページの「試験問題作成に関する手引き」を確認してください。まずは3回、くり返し解いてみましょう。

問1 眠気を促す薬とその配合成分等に関する次の記述の正誤について、正しい組合わせはどれか。

a 抗ヒスタミン成分を主薬とする催眠鎮静薬は、睡眠改善薬として一時的な睡眠障害の緩和に用いられるだけでなく、慢性的に不眠症状がある人や、医療機関において不眠症の診断を受けている人も対象としている。

b 小児及び若年者では、ジフェンヒドラミン塩酸塩により眠気とは反対の神経過敏や中枢興奮などが現れることがある。

c ブロモバレリル尿素を含有する催眠鎮静薬は、胎児に障害を引き起こす可能性がないため、妊婦の睡眠障害の緩和に適している。

d 桂枝加竜骨牡蛎湯は、体力中等度以下で疲れやすく、興奮しやすいものの神経質、不眠症、小児夜なき、夜尿症、眼精疲労、神経症に適すとされる。

	a	b	c	d
1	誤	正	誤	正
2	正	正	正	正
3	誤	正	誤	誤
4	正	誤	正	誤
5	誤	誤	正	誤

問1 …………答え（1）

aは誤りです。抗ヒスタミン成分を主薬とする催眠鎮静薬は、睡眠改善薬として一時的な睡眠障害（寝つきが悪い、眠りが浅い）の緩和に用いられるものであり、慢性的に不眠症状がある人や、医療機関において不眠症の診断を受けている人を対象とするものではありません。

cは誤りです。ブロモバレリル尿素は胎児に障害を引き起こす可能性があるため、妊婦又は妊娠していると思われる女性は使用を避けるべきです。

問2 咳止めや痰を出しやすくする目的で用いられる漢方処方製剤に関する次の記述の正誤について、正しい組み合わせはどれか。

a 五虎湯は、体力中等度以上で、咳が強く出るものの咳、気管支喘息、気管支炎、小児喘息、感冒、痔の痛みに用いられ、構成生薬としてカンゾウとマオウを含む。

b 柴朴湯は、体力中等度で、気分がふさいで、咽喉、食道部に異物感があり、かぜをひきやすく、ときに動悸、めまい、嘔気などを伴うものの小児喘息、気管支喘息、気管

支炎、咳、不安神経症、虚弱体質に適すとされ、構成生薬としてカンゾウを含む。

c 半夏厚朴湯は、体力中等度あるいはそれ以上で、咳が出て、ときにのどが渇くものの咳、気管支喘息、気管支炎、感冒、痔の痛みに適すとされ、構成生薬としてカンゾウを含む。

d 神秘湯は、体力中等度あるいはそれ以上で、咳、喘鳴、息苦しさがあり、痰が少ないものの小児喘息、気管支喘息、気管支炎に用いられ、構成生薬としてカンゾウとマオウを含む。

	a	b	c	d
1	誤	正	正	正
2	正	正	誤	正
3	正	正	誤	誤
4	誤	誤	正	正
5	正	誤	正	誤

問2 …………答え(2)

cは誤りです。半夏厚朴湯は、半夏(ハンゲ)、厚朴(コウボク)、茯苓(ブクリョウ)、蘇葉(ソヨウ)、生姜(ショウキョウ)からなります。つまり、カンゾウは入っていません。半夏厚朴湯は、体力中等度をめやすとして、気分がふさいで、咽喉・食道部に異物感があり、ときに動悸、めまい、嘔気などを伴う不安神経症、神経性胃炎、つわり、咳、しわがれ声、のどのつかえ感に適すとされます。

問3 喉の痛み等を鎮めることを目的とし、咳や痰に対する効果を標榜しない漢方処方製剤に関する次の記述について、正しいものはどれか。

「体力中等度以上で、熱感と口渇が強いものの喉の渇き、ほてり、湿疹・皮膚炎、皮膚のかゆみに適すとされますが、体の虚弱な人(体力の衰えている人、体の弱い人)、胃腸虚弱で冷え症の人では、食欲不振、胃部不快感等の副作用が現れやすい等不向きとされる。また、比較的長期間(1か月位)服用されることがある。」

1 駆風解毒湯
2 響声破笛丸
3 桔梗湯
4 白虎加人参湯
5 六君子湯

問3 …………答え(4)

駆風解毒散及び駆風解毒湯は体力に関わらず、喉が腫れて痛む扁桃炎等に適すとされますが、体の虚弱な人(体力の衰えている人、体の弱い人)、胃腸が弱く下痢しやすい人では、食欲不振、胃部不快感等の副作用が現れやすい等、不向きとされます。

響声破笛丸は、体力に関わらず広く応用できます。しわがれ声、咽喉不快に適すとされますが、胃腸が弱く下痢しやすい人では、食欲不振、胃部不快感等の副作用が現れやすい等、不向きとされます。なお、構成生薬としてダイオウを含む場合があります。

桔梗湯は、体力に関わらず広く応用できます。喉が腫れて痛み、ときに咳がでるもの

の扁桃炎等に適すとされますが、胃腸が弱く下痢しやすい人では、食欲不振、胃部不快感等の副作用が現れやすい等、不向きとされます。
　六君子湯は、胃腸薬として用いる漢方薬です。体力中等度以下で、胃腸が弱く、食欲がなく、みぞおちがつかえて疲れやすく、貧血性で手足が冷えやすいものの胃炎、胃腸虚弱、胃下垂、消化不良、食欲不振、胃痛、嘔吐に適すとされます。まれに重篤な副作用として、肝機能障害を生じることが知られています。

問4　強心薬の配合成分に関する次の記述の正誤について、正しい組合わせはどれか。
a センソは、ヒキガエル科のアジアヒキガエル等の耳腺の分泌物を集めたものを基原とする薬で、微量で強い強心作用を示し、一般用医薬品では、1日用量が5mg以下となるよう用法・用量が定められている。
b ゴオウは、ウシ科のサイカレイヨウ等の角を基原とする生薬で、強心作用のほか呼吸中枢を刺激して呼吸機能を高めたり、意識をはっきりさせる等の作用があるとされる。
c ジャコウは、シカ科のジャコウジカの雌の麝香腺分泌物を基原とする生薬で、強心作用のほか、末梢血管の拡張による血圧降下、興奮を鎮める等の作用があるとされる。
d ロクジョウは、シカ科のマンシュウアカジカ又はマンシュウジカの雄のまだ角化していない、若しくは、わずかに角化した幼角を基原とする生薬で、強心作用のほか、強壮、血行促進等の作用があるとされる。

	a	b	c	d
1	正	正	誤	正
2	正	誤	正	誤
3	正	誤	誤	正
4	誤	正	誤	誤
5	誤	誤	正	誤

問4　…………答え（**3**）
　bは誤りです。この説明はレイヨウカクのものです。ゴオウは、ウシ科のウシの胆嚢中に生じた結石を基原とする生薬で、強心作用のほか、末梢血管の拡張による血圧降下、興奮を静める等の作用があるとされます。
　cは誤りです。ジャコウは、シカ科のジャコウジカの雄の麝香腺分泌物を基原とする生薬で、強心作用のほか、呼吸中枢を刺激して呼吸機能を高めたり、意識をはっきりさせる等の作用があるとされます。「メスの」が誤りで、「オスの」が正解です。

問5　コレステロールに関する次の記述の正誤について、正しい組合わせはどれか。
a コレステロールは細胞の構成成分で、胆汁酸や副腎皮質ホルモン等の生理活性物質の産生に重要な物質である。
b 低密度リポタンパク質（LDL）は、末梢組織のコレステロールを取り込んで肝臓へと運ぶリポタンパク質である。
c 血漿中のリポタンパク質のバランスの乱れは、生活習慣病を生じる以前の段階から動悸の自覚症状を伴うことが多い。
d コレステロールは水に溶けにくい物質で、血液中では血漿タンパク質と結合したリ

3
おもな医薬品とその作用

ポタンパク質となって存在する。

	a	b	c	d
1	正	正	誤	誤
2	誤	誤	正	誤
3	正	誤	正	正
4	誤	正	正	誤
5	正	誤	誤	正

問5 …………答え（5）

bは誤りです。低密度リポタンパク質（LDL）は、コレステロールを肝臓から末梢組織へと運ぶリポタンパク質です。一方、高密度リポタンパク質（HDL）は、末梢組織のコレステロールを取り込んで肝臓へと運ぶリポタンパク質です。このように、2種類のリポタンパク質によって、肝臓と末梢組織の間をコレステロールが行き来していますが、血液中のLDLが多く、HDLが少ないと、コレステロールの運搬が末梢組織側に偏ってその蓄積を招き、心臓病や肥満、動脈硬化症等の生活習慣病につながる危険性が高くなります。

cは誤りです。血漿中のリポタンパク質のバランスの乱れは、生活習慣病を生じる以前の段階では自覚症状を伴うものでないため、自分で気付いて医療機関の受診がなされるよりもむしろ、偶然又は生活習慣病を生じて指摘されることが多いものです。医療機関で測定する検査値として、LDLが140mg/dL以上、HDLが40mg/dL未満、中性脂肪が150mg/dL以上のいずれかである状態を、脂質異常症といいます。

問6 循環器用薬及びその配合成分に関する次の記述の正誤について、正しい組合わせはどれか。

a ヘプロニカートは、ニコチン酸を遊離し、そのニコチン酸の働きによって末梢の血液循環を改善する作用を示すとされる。

b ルチンは、ビタミン様物質の一種で、高血圧等における毛細血管の補強、強化の効果を期待して用いられる。

c 三黄瀉心湯は、体力中等度以下で、顔色が悪くて疲れやすく、胃腸障害のないものの高血圧に伴う随伴症状（のぼせ、肩こり、耳鳴り、頭重）に適すとされ、構成生薬としてダイオウを含まない。

d 七物降下湯は、体力中等度以上で、のぼせ気味で顔面紅潮し、精神不安、みぞおちのつかえ、便秘傾向などのあるものの高血圧の随伴症状（のぼせ、肩こり、耳鳴り、頭重、不眠、不安）、鼻血、痔出血、便秘、更年期障害、血の道症に適すとされる。

	a	b	c	d
1	誤	正	誤	正
2	正	誤	正	正
3	正	正	正	誤
4	誤	誤	正	誤
5	正	正	誤	誤

問6 ……… 答え（5）

cは誤りです。三黄瀉心湯は、体力中等度以上で、のぼせ気味で顔面紅潮し、精神不安、みぞおちのつかえ、便秘傾向などのあるものの高血圧の随伴症状（のぼせ、肩こり、耳なり、頭重、不眠、不安）、鼻血、痔出血、便秘、更年期障害、血の道症に適すとされますが、体の虚弱な人（体力の衰えている人、体の弱い人）、胃腸が弱く下痢しやすい人、だらだら出血が長引いている人では、激しい腹痛を伴う下痢等の副作用が現れやすい等、不向きとされます。**構成生薬としてダイオウを含みます。**

dは誤りです。この説明は三黄瀉心湯のものです。七物降下湯は、体力中等度以下で、顔色が悪くて疲れやすく、胃腸障害のないものの高血圧に伴う随伴症状（のぼせ、肩こり、耳鳴り、頭重）に適すとされますが、胃腸が弱く下痢しやすい人では、胃部不快感等の副作用が現れやすい等、不向きとされます。

問7 内用痔疾用薬の配合成分に関する次の記述の正誤について、正しい組合わせはどれか。

a セイヨウトチノミは、トチノキ科のセイヨウトチノキ（マロニエ）の種子を用いた生薬で、主に抗炎症作用を期待して用いられる。

b カイカは、シソ科のコガネバナの周皮を除いた根を基原とする生薬で、抗炎症作用を期待して用いられる。

c カルバゾクロムは、毛細血管を補強、強化して出血を抑える働きがあるとされ、止血効果を期待して配合されている場合がある。

d トコフェロール酢酸エステルは、血管を収縮する働きがあるとされ、止血効果を期待して用いられる。

1（a、b） **2**（a、c） **3**（b、c） **4**（b、d） **5**（c、d）

問7 ……… 答え（2）

bは誤りです。カイカはマメ科のエンジュの蕾を基原とする生薬、カイカクはマメ科のエンジュの成熟果実を基原とする生薬で、いずれも主に止血効果を期待して用いられます。シソ科のコガネバナの周皮を除いた根を基原とする生薬は、オウゴンです。

dは誤りです。トコフェロールはビタミンEです。トコフェロールは、血行促進作用があります。痔の薬で、血管を収縮する働きがあるとされ、止血効果を期待して用いられるのは、カルバゾクロムです。

問8 次の泌尿器用薬配合成分のうち、利尿作用のほかに、尿路の殺菌消毒効果を期待して用いられる生薬成分はどれか。

1 ウワウルシ
2 キササゲ
3 サンキライ
4 ソウハクヒ
5 ブクリョウ

ウワウルシ（ツツジ科のクマコケモモの葉を基原とする生薬）は、利尿作用のほかに、経口的に摂取した後、尿中に排出される分解代謝物が抗菌作用を示し、尿路の殺菌消毒効果を期待して用いられます。日本薬局方収載のウワウルシは、煎薬として残尿感、排尿に際して不快感のあるものに用いられます。

問9 婦人薬及びその配合成分に関する次の記述の正誤について、正しい組合わせはどれか。

a 人工的に合成された女性ホルモンの一種であるエチニルエストラジオール、エストラジオールを含有する婦人薬は、一般用医薬品では内服薬のみが認められている。

b 桂枝茯苓丸は、体力虚弱なものの月経不順や更年期障害に伴う諸症状の緩和に用いられる漢方処方製剤であり、特に重篤な副作用は認められていない。

c 妊娠中の女性ホルモン成分の摂取によって胎児の先天性異常の発生が報告されており、妊婦又は妊娠していると思われる女性では使用を避ける必要がある。

d 女性の月経や更年期障害に伴う諸症状の緩和に用いられる主な漢方処方製剤として、四物湯、温清飲、当帰芍薬散があり、これらは構成生薬としてカンゾウを含まない。

1（a、b）　**2**（a、d）　**3**（b、c）　**4**（b、d）　**5**（c、d）

問9 …………答え（5）

aは誤りです。一般用医薬品では、人工的に合成された女性ホルモンの一種であるエチニルエストラジオール、エストラジオールは、**外用薬のみが**認められています。

bは誤りです。桂枝茯苓丸は、比較的体力があり、ときに下腹部痛、肩こり、頭重、めまい、のぼせて足冷えなどを訴えるものの、月経不順、月経異常、月経痛、更年期障害、血の道症、肩こり、めまい、頭重、打ち身（打撲症）、しもやけ、しみ、湿疹・皮膚炎、にきびに適すとされますが、体の虚弱な人（体力の衰えている人、体の弱い人）では不向きとされます。まれに重篤な副作用として、肝機能障害を生じることが知られています。

問10 鼻炎用点鼻薬及びその配合成分に関する次の記述の正誤について、正しい組合わせはどれか。

a クロモグリク酸ナトリウムは、肥満細胞からアドレナリンの遊離を抑えることによる鼻アレルギー症状の緩和を目的として配合される。

b スプレー式鼻炎用点鼻薬は、噴霧後に鼻汁とともに逆流する場合があるので、使用前に鼻をよくかんでおく必要がある。

c 鼻粘膜の過敏性や痛みや痒みを抑えることを目的として、リドカイン、リドカイン塩酸塩等の局所麻酔成分が配合されている場合がある。

d ベンザルコニウム塩化物は、陽性界面活性成分で、黄色ブドウ球菌、結核菌、溶血性連鎖球菌、ウイルス等に対する殺菌消毒作用を目的として用いられる。

1（a、b）　**2**（a、c）　**3**（a、d）　**4**（b、c）　**5**（c、d）

問10 ……………答え（4）

　aは誤りです。クロモグリク酸ナトリウムは、肥満細胞から**ヒスタミンの遊離**を抑える作用を示し、花粉、ハウスダスト（室内塵）等による鼻アレルギー症状の緩和を目的として、通常、抗ヒスタミン成分と組み合わせて配合されます。

　dは誤りです。ベンザルコニウム、ベンゼトニウム、セチルピリジニウムのような殺菌消毒成分は、いずれも陽性界面活性成分です。黄色ブドウ球菌、溶血性連鎖球菌又はカンジダ等の真菌類に対する殺菌消毒作用を示しますが、**結核菌やウイルス**には効果がありません。

問11　外皮用薬の配合成分に関する次の記述の正誤について、正しい組合わせはどれか。

- a　イブプロフェンピコノールは、イブプロフェンの誘導体であり、筋肉痛、関節痛、肩こりに伴う肩の痛み、腰痛に用いられる。
- b　ウフェナマートは、炎症を生じた組織に働いて、細胞膜の安定化、活性酸素の生成抑制などの作用により、抗炎症作用を示すと考えられている。
- c　ジフェンヒドラミンは、湿疹、皮膚炎、かぶれ、あせも、虫さされ等による一時的かつ部分的な皮膚症状（ほてり・腫れ・痒み等）の緩和を目的として用いられる。
- d　ノニル酸ワニリルアミドは、皮膚表面に冷感刺激を与え、軽い炎症を起こして反射的な血管の拡張による患部の血行を促す効果を期待して用いられる。

　1（a、b）　**2**（a、c）　**3**（b、c）　**4**（b、d）　**5**（c、d）

問11 ……………答え（3）

　aは誤りです。イブプロフェンピコノールは、イブプロフェンの誘導体ですが、外用での鎮痛作用はほとんど期待されません。吹き出物に伴う皮膚の発赤や腫れを抑えるほか、吹き出物（面皰）の拡張を抑える作用があるとされ、**専らにきび治療薬**として用いられます。

　dは誤りです。ノニル酸ワニリルアミドは、皮膚に**温感刺激**を与え、末梢血管を拡張させて患部の血行を促す効果を期待する成分です。温感刺激の成分は他に、カプサイシン、ニコチン酸ベンジルエステル等が配合されている場合があります。カプサイシンを含む生薬成分として、トウガラシ（ナス科のトウガラシの果実を基原とする生薬）も同様に用いられます。

問12　ニコチンを有効成分とする禁煙補助剤に関する次の記述の正誤について、正しい組合わせはどれか。

- a　副作用として、口内炎、喉の痛み、消化器症状（悪心・嘔吐、食欲不振、下痢）などがある。
- b　有効成分であるニコチンは、アドレナリン作動成分が配合された医薬品との併用により、その作用を減弱させるおそれがある。
- c　妊婦又は妊娠していると思われる女性、母乳を与える女性では、摂取されたニコチンにより胎児又は乳児に影響が生じるおそれがあるので、使用を避ける必要がある。
- d　非喫煙者では、一般にニコチンに対する耐性がないため、吐きけ、めまい、腹痛など

の症状が現れやすく、誤って使用されることがないよう注意する必要がある。

	a	b	c	d
1	誤	正	正	正
2	正	誤	正	正
3	正	正	誤	正
4	正	正	正	誤
5	正	正	正	正

問12 …………答え（**2**）

bは誤りです。ニコチンは交感神経系を興奮させる作用を示し、アドレナリン作動成分が配合された医薬品（鎮咳去痰薬、鼻炎用薬、痔疾用薬等）との併用により、その作用を**増強させる**おそれがあります。

問13 次の漢方処方製剤のしばり（使用制限）と適用となる症状に関する記述の正誤について正しい組合わせはどれか。

	漢方処方製剤	しばり（使用制限）	適用となる症状
a	防風通聖散 （ぼうふうつうしょうさん）	体力中等度以下で、口渇があり、尿量少なく、便秘するもの	蕁麻疹、口内炎、湿疹・皮膚炎、皮膚のかゆみ
b	防已黄耆湯 （ぼういおうぎとう）	体力中等度以下で、疲れやすく、汗のかきやすい傾向があるもの	肥満に伴う関節痛、むくみ、多汗症、肥満（筋肉にしまりのない、いわゆる水ぶとり）
c	十全大補湯 （じゅうぜんたいほとう）	体力が充実して、脇腹からみぞおちあたりにかけて苦しく、便秘の傾向があるもの	胃炎、常習便秘、高血圧や肥満に伴う肩こり・頭痛・便秘・神経症、肥満症
d	清上防風湯 （せいじょうぼうふうとう）	体力中等度以上で、赤ら顔でときにのぼせがあるもの	にきび、顔面・頭部の湿疹・皮膚炎、赤鼻（酒さ）

	a	b	c	d
1	誤	正	誤	正
2	正	誤	誤	正
3	誤	正	正	誤
4	正	正	正	誤
5	誤	誤	正	正

問13 …………答え（**1**）

aは誤りです。防風通聖散は、体力充実して、腹部に皮下脂肪が多く、便秘がちなものの高血圧や肥満に伴う動悸・肩こり・のぼせ・むくみ・便秘、蓄膿症、湿疹・皮膚炎、ふきでもの、肥満症に適すとされますが、体の虚弱な人（体力の衰えている人、体の弱い人）、胃腸が弱く下痢しやすい人、発汗傾向の著しい人では、激しい腹痛を伴う下痢等の副作用が現れやすい等、不向きとされます。また、小児に対する適用はありません。また、本剤を使用するときには、他の瀉下薬との併用は避けることとされています。構成

生薬としてカンゾウ、マオウ、ダイオウを含みます。まれに重篤な副作用として肝機能障害、間質性肺炎、偽アルドステロン症、腸間膜静脈硬化症が起こることが知られています。

cは誤りです。cの説明は、十全大補湯ではなく、大柴胡湯の説明です。十全大補湯は、便秘薬ではなく滋養強壮作用のある漢方薬です。十全大補湯は、体力虚弱なものの病後・術後の体力低下、疲労倦怠、食欲不振、寝汗、手足の冷え、貧血に適すとされますが、胃腸の弱い人では、胃部不快感の副作用が現れやすい等、不向きとされます。まれに重篤な副作用として、肝機能障害を生じることが知られています。

問14 漢方処方製剤及び生薬製剤に関する次の記述の正誤について、正しい組合わせはどれか。

a 患者の「証」に合わない漢方処方製剤が選択された場合には、効果が得られないばかりでなく、副作用を招きやすくなる。

b 漢方処方製剤は、用法用量において適用年齢の下限が設けられていない場合には、3か月未満の乳児にも使用することができる。

c 生薬製剤は、生薬成分を組み合わせて配合された医薬品で、漢方処方製剤と同様に、使用する人の体質や症状その他の状態に適した配合を選択するという考え方に基づくものである。

d 生薬製剤に配合される生薬成分は、医薬品的な効能効果が標榜又は暗示されていなければ、食品（ハーブ）として流通することが可能なものもある。

1 (a、b)　2 (a、d)　3 (b、c)　4 (b、d)　5 (c、d)

問14 …………答え（2）

bは誤りです。漢方処方製剤は、用法用量において適用年齢の下限が設けられていない場合であっても、生後3ヶ月未満の乳児には使用しないこととされています。

cは誤りです。生薬製剤は、生薬成分を組み合わせて配合された医薬品で、成分・分量から一見、漢方薬的に見えますが、漢方処方製剤のように、使用する人の体質や症状その他の状態に適した配合を選択するという考え方に基づくものでなく、個々の有効成分（生薬成分）の薬理作用を主に考えて、それらが相加的に配合された、西洋医学的な基調の上に立つものであり、伝統的な呼称（「○○丸」等）が付されているものもありますが、定まった処方というものはありません。

問 15 次の表は、ある一般用医薬品の内服アレルギー用薬に含まれている成分の一覧表である。この内服アレルギー用薬に関する次の記述について、誤っているものはどれか。

3カプセル中	
メキタジン	4mg
プソイドエフェドリン塩酸塩	75mg
dl-メチルエフェドリン塩酸塩	60mg
ベラドンナ総アルカロイド	0.4mg
グリチルリチン酸二カリウム	60mg
無水カフェイン	90mg

1 ヒスタミンが受容体と反応するのを防げる。
2 副交感神経系の働きを抑える。
3 鼻粘膜の血管を収縮させ、鼻粘膜の充血や腫れを和らげる。
4 副作用として不眠や神経過敏が現れることがある。
5 セレギリン塩酸塩を服用している場合、体内でのプソイドエフェドリンの代謝が促進されて、作用が減弱するおそれがある。

問 15 ……… 答え（5）
パーキンソン病の治療のため、医療機関でセレギリン等のモノアミン酸化酵素阻害剤を処方されている人が、プソイドエフェドリンを服用すると、プソイドエフェドリンの代謝が阻害されて副作用が現れやすくなるおそれがあります。

問 16 咳止めや痰を出しやすくする目的で用いられる漢方処方製剤として、次の記述にあてはまるものは何か？

体力中程度をめやすとして、気分がふさいで、咽喉・食道部に異物感があり、ときに動悸、めまい、嘔気などを伴う不安神経症、神経性胃炎、つわり、咳、しわがれ声、のどのつかえ感に適すとされる。

問 16 ……… 答え：半夏厚朴湯

「のどのつかえ感」ときたら、
ハンゲコウボクトウ！

第 **4** 章

薬事関係法規・制度

—医薬品、医療機器等の品質、有効性及び安全性の確保等に関する法律—

薬事関係法規を遵守して一般用医薬品（OTC薬）を販売することができるよう、制度の仕組みや内容を正確に理解しましょう。医薬品医療機器等法は、医薬品、医薬部外品、化粧品、医療機器および再生医療等製品の品質、有効性および安全性の確保のために必要な規制を行っています。

4-1
医薬品医療機器等法の目的

これまで「薬事法」と呼ばれていた法律の名称が、「医薬品、医療機器等の品質、有効性及び安全性の確保等に関する法律」という長いものに変わりました。（平成25年11月27日公布、平成26年11月25日施行）。略称には、「医薬品医療機器等法」「医薬品医療機器法」「薬機法」などがあります。本書では、「薬機法」の略称を用います。法律の条文は、音読して言い回しに慣れましょう。

■ 医薬品、医療機器等の品質、有効性及び安全性の確保等に関する法律（薬機法）の目的：法第1条

この法律は、医薬品、医薬部外品、化粧品、医療機器及び再生医療等製品※の品質、有効性及び安全性の確保並びにこれらの使用による保健衛生上の危害の発生及び拡大の防止のために必要な規制を行うとともに、指定薬物の規制に関する措置を講ずるほか、医療上特にその必要性が高い医薬品、医療機器及び再生医療等製品の研究開発の促進のために必要な措置を講ずることにより、保健衛生の向上を図ることを目的とする。

「再生医療」が
入ったことが大きな
変更点です。

※ 再生医療等製品とは？

かんたんに説明すれば、「人の身体の構造または機能の再建、修復または形成などを目的として、企業が細胞に培養その他の加工を施した製品とするもの（ヒト細胞加工製品）」をさします。医師の責任のもと、あるいは医療機関からの委託により細胞を培養する場合は、薬機法の対象にはなりません。

この「再生医療等製品が何をさすか？」については出題されないので覚える必要はありませんが、例えば、ノーベル賞を受賞した山中伸弥氏が開発したiPS細胞を使った再生医療や、その他の細胞注入によって、毛髪をフサフサに、脳梗塞の治療などの細胞医薬品が期待されています。

■ 医薬品等関連事業者等の責務：法第１条の４

　医薬品等の製造販売、製造（小分けを含む。以下同じ。）、販売、貸与若しくは修理を業として行う者、第４条第１項の許可を受けた者（以下「**薬局開設者**」という。）又は**病院、診療所若しくは飼育動物診療施設（略）の開設者**は、その**相互間の情報交換を行うこと**その他の必要な措置を講ずることにより、医薬品等の品質、**有効性及び安全性の確保**並びにこれらの使用による**保健衛生上の危害の発生及び拡大の防止**に努めなければならない。

■ 医薬関係者の責務：法第１条の５

　医師、歯科医師、薬剤師、獣医師その他の**医薬関係者**は、医薬品等の**有効性及び安全性**その他これらの**適正な使用に関する知識と理解**を深めるとともに、これらの使用の対象者（略）及びこれらを購入し、又は譲り受けようとする者に対し、これらの適正な使用に関する事項に関する**正確かつ適切な情報の提供に努めなけれ**ばならない。

> 登録販売者は、購入者等に対して
> 正確かつ適切な情報提供が行えるよう、
> 日々最新の情報の入手、自らの研鑽に
> 努める必要があります。

※　この薬機法に基づき、薬局開設者、店舗販売業者又は配置販売業者は、その薬局、店舗又は区域において業務に従事する登録販売者に対し、厚生労働省大臣に届出を行った者（研修実施機関）が行う研修を毎年度受講させなければならないこととされています。

■ 国民の役割：法第１条の６

　国民は、医薬品等を適正に使用するとともに、これらの有効性及び安全性に関する知識と理解を深めるよう努めなければならない。

※　登録販売者は、購入者が求める知識、理解に応えることが求められています。

4

薬事関係法規・制度

4-2

登録販売者

登録販売者とは、一般用医薬品の販売に従事するために必要な資質があることを確認するために都道府県知事が行う試験に合格し、登録された者をいいます。

■ 登録販売者とは

一般用医薬品の販売又は授与に従事する者がそれに必要な資質を有することを確認するために都道府県知事が行う試験に合格した者であって、医薬品の販売又は授与に従事しようとするものは、都道府県知事の登録を受けなければならない。

■ 販売従事登録の申請

販売従事登録を受けようとする者は、申請書を医薬品の販売又は授与に従事する薬局又は医薬品の販売業の店舗の所在地の都道府県知事（配置販売業にあつては、配置しようとする区域をその区域に含む都道府県の知事）に提出しなければならない。

一 販売従事登録を受けようと申請する者（以下「申請者」という）が登録販売者試験に合格したことを証する書類
二 申請者の戸籍謄本、戸籍抄本、戸籍記載事項証明書又は本籍の記載のある住民票の写し等
三 申請者が精神の機能の障害により業務を適正に行うに当たって必要な認知、判断及び意思疎通を適切に行うことができないおそれがある者である場合は、当該申請者に係る精神の機能の障害に関する医師の診断書
四 申請者が薬局開設者又は医薬品の販売業者でないときは、雇用契約書の写しその他薬局開設者又は医薬品の販売業者の申請者に対する使用関係を証する書類

※ 二以上の都道府県において販売従事登録を受けようと申請した者は、当該申請を行った都道府県知事のうちいずれか一の都道府県知事の登録のみを受けることができる。

■ 登録販売者名簿に記載される事項

　都道府県知事によって、都道府県に備えられた登録販売者名簿に、次に掲げる事項が登録される。

一　登録番号及び登録年月日

二　**本籍地**都道府県名（日本国籍を有していない者については、その国籍）、氏名、生年月日及び性別**（住所ではなく本籍地）**

三　登録販売者試験合格の年月及び試験施行地都道府県名

四　前各号に掲げるもののほか、適正に医薬品を販売するに足るものであることを確認するために都道府県知事が必要と認める事項

※　都道府県知事は、販売従事登録を行ったときは、当該販売従事登録を受けた者に対して、登録証を交付しなければならない。

■ 登録事項に変更を生じたときは30日以内に届け出を！

・登録販売者は、登録事項に変更を生じたときは、**30日以内**に、その旨を届けなければならない。例えば、「結婚して名字が変わった」等も含まれる。

・届出をするには、変更届に届出の原因たる事実を証する書類を添え、登録を受けた都道府県知事に提出しなければならない。

・登録販売者は、一般用医薬品の販売又は授与に従事しようとしなくなったときは、30日以内に、登録販売者名簿の登録の消除を申請しなければならない。

・登録販売者が死亡し、または失踪の宣告を受けたときは、30日以内に、登録販売者名簿の登録の消除を申請しなければならない。

・登録販売者が精神の機能の障害を有する状態となり登録販売者の業務の継続が著しく困難になったときは、遅滞なく、登録を受けた都道府県知事にその旨を届け出ることとされている。

■ 登録販売者名簿の消除

　都道府県知事は、登録販売者が次の各号のいずれかに該当する場合には、その登録を消除しなければならない。

一　消除申請がされたとき、又は、登録販売者が死亡し、若しくは失踪の宣告を受けたことが確認されたとき

二　次のいずれかに該当したとき（許可を取消されてから3年以内、禁固以上の刑に処されて執行が終わって3年以内、麻薬や大麻などの中毒、心身の障害、精神機能の障害等）

三　偽りその他不正の手段により販売従事登録を受けたことが判明したとき

4

薬事関係法規・制度

4-3

医薬品の分類・取扱い

医薬品の定義については、よく出題されますのでしっかり理解しましょう。

■ 医薬品の定義：法第2条第1項

一　日本薬局方に収められている物

二　人又は動物の疾病の診断、治療又は予防に使用されることが目的とされている物であって、**機械器具等**（機械器具、歯科材料、医療用品、及び衛生用品並びに**プログラム**（電子計算機に対する指令であつて、一の結果を得ることができるように組み合わされたものをいう。（以下同じ。）及びこれを記録した記録媒体をいう。以下同じ「機械器具等」という。）**でないもの**（医薬部外品及び再生医療等製品を除く。）

三　人又は動物の身体の構造又は機能に影響を及ぼすことが目的とされている物であって、機械器具等でないもの（医薬部外品、化粧品及び再生医療等製品を除く。）

※ 二（第2号）に規定されている医薬品には、**検査薬や殺虫剤、器具用消毒薬**のように、**人の身体に直接使用されない医薬品**も含まれます。

※ 三（第3号）は、上記の一（第1号）、二（第2号）以外の医薬品をさします。医薬品として承認・許可をとっていない「**無承認無許可医薬品**」例えば、「やせ薬」を標榜したものが含まれます。**必要な承認・許可を受けずに製造販売された医薬品の販売等は禁止**されており、これらの規定に違反して販売等を行った者については、「3年以下の懲役若しくは300万円以下の罰金に処し、又はこれを併科する」こととされています。

■ 日本薬局方（日局）とは

　厚生労働大臣が医薬品の性状及び品質の適正を図るため、薬事・食品衛生審議会の意見を聴いて、保健医療上重要な医薬品（有効性及び安全性に優れ、医療上の必要性が高く、国内外で広く使用されているもの）について、必要な規格・基準及び標準的試験法等を定めたもの。

※ 日局に収載されている医薬品の中には、一般用医薬品として販売されている、又は
　一般用医薬品の中に配合されているものも少なくありません。（局方品の市販品の
　例：オリブ油、重曹（じゅうそう）、エタノール、白色ワセリンなど）

■ 医薬品の製造と製造販売

・医薬品は、厚生労働大臣により「製造業」の許可を受けた者でなければ製造をし
　てはならない。
・医薬品は、厚生労働大臣により「製造販売業」の許可を受けた者でなければ製造
　販売をしてはならない。

・医薬品は、品目ごとに、品質、**有効性及び安全性**について審査等を受け、その製
　造販売について**厚生労働大臣の承認**を受けたものでなければならない。
・**必要な承認を受けずに製造販売された医薬品の販売等は禁止**されており、これ
　らの規定に違反して販売等を行った者については、「3年以下の懲役若しくは
　300万円以下の罰金に処し、又はこれを併科する」こととされている。
・製造販売元の製薬企業、製造業者のみならず、薬局及び医薬品の販売業におい
　ても、不正表示医薬品は販売し、授与し、又は販売若しくは授与の目的で貯蔵
　し、若しくは陳列してはならない。

■ 次に掲げる不良医薬品は、販売し、授与し、又は製造等してはならない

(a) 日本薬局方に収められている医薬品であって、その性状、品質が日本薬局方
　　で定める**基準に適合しないもの**
(b) 体外診断用医薬品であって、その性状、品質又は性能がその基準に適合しな
　　いもの
(c) 承認を受けた医薬品または認証を受けた体外診断用医薬品であって、その成
　　分若しくは分量又は性状、品質若しくは性能がその**承認の内容と異なるもの**
(d) 厚生労働大臣が基準を定めて指定した医薬品であって、その成分若しくは分
　　量（成分が不明のものにあっては、その本質又は製造方法）又は性状又は品質
　　若しくは性能がその基準に適合しないもの
(e) 厚生労働大臣が定めた基準に適合しないもの
(f) その全部又は一部が**不潔な物質又は変質若しくは変敗した物質から成ってい**
　　る医薬品

4
薬事関係法規・制度

(g) 異物が混入し、又は付着している医薬品

(h) 病原微生物その他疾病の原因となるものにより**汚染され、又は汚染されてい**るおそれがある医薬品

(i) 着色のみを目的として、厚生労働省令で定めるタール色素以外のタール色素が使用されている医薬品

■ 次に該当する医薬品も、販売し、授与し、又は販売若しくは授与の目的で製造等してはならない

(a) 医薬品は、その全部若しくは一部が**有毒若しくは有害な物質**からなっているためにその医薬品を保健衛生上危険なものにするおそれがある物とともに収められている。

(b) 医薬品は、その全部若しくは一部が**有毒若しくは有害な物質**からなっているためにその医薬品を保健衛生上危険なものにするおそれがある容器若しくは被包（内包を含む。）に収められている。

(c) 医薬品の容器又は被包は、その医薬品の**使用方法を誤らせやすい**これらの規定に触れる医薬品（不良医薬品）の製造、輸入、販売等を行った者については、「**3年以下の懲役若しくは300万円以下の罰金**に処し、又はこれを併科する」こととされている。

※ これらの規定については、**製造販売元の製薬企業、製造業者のみならず、薬局及び医薬品の販売業においても適用される**ものであり、販売又は授与のため陳列がなされる際に適正な品質が保たれるよう十分留意される必要があります。

法律の条文の「○条○項」などの数字は出題されません。

4-4
一般用医薬品、要指導医薬品と医療用医薬品

要指導医薬品は、一般用医薬品とは別の医薬品として定義されています。医薬品には、一般用医薬品、要指導医薬品のほか、医師もしくは歯科医師によって使用され、又はこれらの者の処方箋もしくは指示によって使用されることを目的として供給されるもの（医療用医薬品）があります。

■ 一般用医薬品とは

医薬品のうち、その効能及び効果において**人体に対する作用が著しくないもの**であって、**薬剤師その他の医薬関係者から提供された情報に基づく需要者の選択**により使用されることが目的とされているもの（**要指導医薬品を除く**）。

■ 要指導医薬品とは

次のイからニまでに掲げる医薬品（専ら動物のために使用されることが目的とされているものを除く。）のうち、その効能及び効果において**人体に対する作用が著しくないもの**であって、薬剤師その他の医薬関係者から提供された情報に基づく需要者の選択により使用されることが目的とされるものであり、かつ、その適正な使用のために**薬剤師の対面による情報の提供**及び薬学的知見に基づく指導が行われることが必要なものとして、厚生労働大臣が薬事・食品衛生審議会の意見を聴いて指定するものをさす。

イ　**承認を受けてから厚生労働省令で定める期間を経過しないもの**
　　（スイッチOTC、ダイレクトOTC、新規効能のOTCなど）
ロ　（省略）イと同一成分の医薬品
ハ　毒薬
ニ　劇薬

※ 現在、毒薬に該当する要指導医薬品はありません

■ 医療用医薬品とは

医師もしくは歯科医師によって使用され又はこれらの者の処方箋^{しょほうせん}もしくは指示によって使用されることを目的として供給される医薬品である。

■「医療用医薬品」と「要指導医薬品および一般用医薬品」の違いとは？

	医療用医薬品	要指導医薬品および一般用医薬品
定　義	医師もしくは歯科医師によって使用され又はこれらの者の処方箋もしくは指示によって使用されることを目的として供給される医薬品	薬剤師その他の医薬関係者から提供された情報に基づく需要者の選択により使用されることが目的とされている医薬品
使用方法	注射や点滴等の侵襲性の高い使用方法もある。検査薬においても、血液を検体とするものがある	注射等の侵襲性の高い使用方法は用いられておらず、人体に直接使用されない検査薬においても、検体の採取に身体への直接のリスクを伴うもの（例えば、血液を検体とするもの）は、認められていない
用法・用量	医師又は歯科医師が診察をして患者の容態に合わせて処方量を決めて交付する	あらかじめ定められた用量に基づき、適正使用することによって効果を期待するもの
効能・効果	通常、診断疾患名（例えば、胃炎、胃・十二指腸潰瘍等）で示されている	一般の生活者が判断できる症状（例えば、胃痛、胸やけ、むかつき、もたれ等）で示されている
医薬品の目的	医師又は歯科医師の診療・診断により、処方内容が決められる	医療機関を受診するほどではない体調不良や疾病の初期段階において使用されるものであり、医師等の診療によらなければ一般に治癒が期待できない疾患（がん、心臓病等）に対する効能効果は、認められていない

生物由来製品とは

生物由来製品とは「人その他の生物（植物を除く。）に由来するものを原料又は材料として製造（小分けを含む。）をされる医薬品、医薬部外品、化粧品又は医療機器のうち、保健衛生上特別の注意を要するものとして、厚生労働大臣が薬事・食品衛生審議会の意見を聴いて指定するもの」です。

現在、生物由来製品として指定されたOTCはありません。生物由来製品は、製品の使用による感染症の発生リスクに着目して指定されており、生物由来の原材料（有効成分に限らない。）が用いられているものであっても、現在の科学的知見において、感染症の発生リスクの極めて低いものについては、指定の対象となりません。

現在のところ、生物由来製品
として指定された医薬品はありません。

現在のところ、生物由来製品として指定された一般用医薬品
または要指導医薬品、医薬部外品、化粧品はありません。

 生物由来製品に関する次の記述の正誤について、正しい組合せはどれか。

a 生物由来製品として指定されている要指導医薬品はない。

b 製品の使用による感染症の発生リスクに着目して指定されている。

c 化粧品及び医療機器は、生物由来製品の指定の対象とならない。

	a	b	c
1	正	正	誤
2	正	誤	誤
3	誤	誤	正
4	誤	正	誤
5	正	正	正

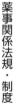

 答えは（1）です。

　自信をもって解くことができなかった場合は、前ページの「生物由来製品とは」を見直しましょう。

Q 容器・外箱等への記載事項とは？ ここが出る！

A 次の（a）～（l）の項目です。

（a）製造販売業者等の氏名又は名称及び**住所**

（b）名称（日局に収載されている医薬品では日局において定められた名称、また、その他の医薬品で一般的名称があるものではその一般的名称）

（c）**製造番号**又は**製造記号**

（d）重量、容量又は個数等の内容量

（e）日局に収載されている医薬品については**「日本薬局方」の文字**等

（f）**「要指導医薬品」**の文字

（g）一般用医薬品の**リスク区分**を示す字句

（h）日局に収載されている医薬品以外の医薬品における有効成分の名称及びその分量

（i）誤って人体に散布、噴霧等された場合に健康被害を生じるおそれがあるものとして厚生労働大臣が指定する医薬品**（殺虫剤等）**における**「注意－人体に使用しないこと」**の文字

（j）適切な保存条件の下で**3年を超えて**性状及び品質が**安定でない**医薬品等、厚生労働大臣の指定する医薬品における使用の期限

（k）配置販売品目以外の一般用医薬品にあっては、**「店舗専用」**の文字

（l）指定第二類医薬品にあっては、**枠の中に「2」の数字**

赤字の箇所を
よく覚えてください。

Q 次のうち、一般用医薬品及び要指導医薬品の法定表示事項として、正しいものの組合せはどれか。

a　日本薬局方に収載されている医薬品については、「日本薬局方」の文字等。

b　配置販売品目にあっては、「配置」の文字。

c　配置販売品目以外の一般用医薬品にあっては、「店舗限定」の文字。

d　指定第二類医薬品にあっては、枠の中に「2」の数字。

1（a、b）　2（a、c）　3（a、d）　4（b、c）　5（b、d）

A 答えは（3）です。

aは正しい。bは誤り。配置の文字は必要ありません。

cは誤り。店舗限定ではなく「店舗専用」の文字を表示します。

dは正しい。

法定表示事項は何か、覚えましょう。

4-5

毒薬・劇薬

毒薬・劇薬は、要指導医薬品に分類されます。現在、要指導医薬品には、劇薬に該当するものが少数ありますが毒薬はありません（医療用医薬品には毒薬があります）。

 毒薬、劇薬とは？

A ほんの少しの量で中毒になったり、副作用が出たりするなど、リスクの高い薬です。

リスクが高い順に、「**毒薬＞劇薬＞普通薬**」になります。薬学専門用語で説明すれば、「毒薬は、治療域（治療にちょうどよい領域）を少しでも超えると、中毒域（薬物中毒症状を起こす領域）に達する。つまり、安全域（治療域を超えていても中毒にはならない領域）が狭い」ということになります。

要は、ちょっとでも用量より多くのむとキケンな薬が毒薬です。劇薬は毒薬ほどではありませんが、やはり用量を超えると副作用が起こりやすくなる薬です。医療用医薬品においても毒薬は数少なく、よっぽど重症のときに使うような薬です。毒薬と劇薬は「**安全域が狭い**」という表現を覚えておいて下さい（過去問に出ました）。

■ 毒薬・劇薬とは（音読してみましょう）

　毒薬・劇薬は、単に毒性、劇性が強いものだけでなく、薬効が期待される**摂取量（薬用量）と中毒のおそれがある摂取量（中毒量）が接近しており安全域が狭い**ため、その取扱いに注意を要するもの等が指定されます。毒薬・劇薬の販売は元より、貯蔵及びその取り扱いは、他の医薬品と区別されています。なお、一般用医薬品で毒薬・劇薬に該当するものはありません。毒薬・劇薬は、要指導医薬品に分類されます。

　業務上毒薬又は劇薬を取り扱う者（薬局開設者又は医薬品の販売業の許可を受けた事業者（以下「医薬品の販売業者」という。）を含む。）は、それらを他の物と区別して貯蔵、陳列しなければならず、特に毒薬を貯蔵、陳列する場所については、かぎを施さなければならないとされています。これに違反した者については、

「1年以下の懲役若しくは100万円以下の罰金に処し、又はこれを併科する」こととされています。

Q　毒薬、劇薬の表示とは？

A　毒薬は黒地に白枠、劇薬は白地に赤枠をとって、必要事項を記載します。

　毒薬は、黒地に白枠をとって、当該医薬品の品名、および「毒」の文字を白字で記載しなければなりません。劇薬は、白地に赤枠をとって、当該医薬品の品名、および「劇」の文字を赤字で記載しなければなりません（薬剤師国家試験ではよく出ます）。

● 毒薬、劇薬の表示

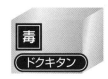
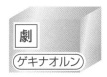

Q　一般用医薬品に、毒薬、劇薬はあるか？

A　一般用医薬品に、毒薬、劇薬はありません。

　毒薬、劇薬は、要指導医薬品に該当します。要指導医薬品には現在のところ、劇薬はありますが、毒薬はありません。毒薬、劇薬で、一般用医薬品のものはありません。

要指導医薬品は一般用医薬品とは別の区分です。一般用医薬品とは、第1類〜第3類を指します。間違えやすいので注意しましょう。

毒薬、劇薬を販売するのに、年齢制限があるとは？

 14才未満には、販売してはいけません。14才以上からオッケーです。

　14才未満のほか、安全な取扱いに不安のある者にも販売してはいけません。これに違反した者については、「2年以下の懲役もしくは200万円以下の罰金に処し、またはこれを併科」されてしまいます。

● 劇薬、毒薬の販売は14才以上に

つまり、小児に直接劇薬を販売してはいけないのです。

 毒薬、劇薬を販売・譲渡する際に必要な文書とは？

 譲受人の氏名、住所及び職業が記入され、署名又は記名押印された文書の交付を受けなければなりません。

　毒薬・劇薬の販売・譲渡時に必要な文書の内容は、次の通りです。

(1) 品名　　(2) **数量**　　(3) **使用目的**　　(4) 譲渡年月日

(5) 譲受人の氏名、**住所及び職業**　　(6) **署名**または**記名押印**

　また、文書の代わりに、一定の条件を満たす電子的ファイルに記録したものによることもできます。

毒薬・劇薬については、
店舗管理者が薬剤師である店舗販売業者及び
医薬品営業所管理者が薬剤師である卸売販売業者
以外の医薬品の販売業者は、開封して、
販売等してはなりません。

※これらの規定に違反して販売等した者については、「1年以下の懲役もしくは100万円以下の罰金に処し、又はこれを併科する」こととされています。

Q 毒薬及び劇薬に関する次の記述の正誤について、正しい組合せはどれか。

a 毒薬及び劇薬は、単に毒性、劇性が強いものだけではなく、薬効が期待される摂取量（薬用量）と中毒のおそれのある摂取量（中毒量）が接近しており、安全域が狭いため、その取扱いに注意を要するもの等が指定されている。

b 毒薬又は劇薬を、18歳未満の者その他安全な取扱いに不安のある者に交付することは禁止されている。

c 劇薬の直接の容器又は直接の被包には、赤地に白枠、白字をもって、当該医薬品の品名及び「劇」の文字が記載されていなければならない。

d 劇薬を一般の生活者に対して販売する際に譲受人から交付を受ける文書には、当該譲受人の職業の記載は不要である。

	a	b	c	d
1	正	正	誤	正
2	正	誤	正	誤
3	正	誤	誤	誤
4	誤	正	誤	正
5	誤	正	正	誤

A 答えは（3）です。

aは正しい。bは14歳未満。cは、白地に赤枠、赤字。
dは、職業の記載は必要（前ページをご参照ください）。

4-6
一般用医薬品のリスク区分

　一般用医薬品は、その保健衛生上のリスクに応じて、第1類〜3類に区分されています（要指導医薬品は、一般用医薬品に含まれません）。

 一般用医薬品のリスク区分とは

A 保健衛生上のリスクに応じて、第1類〜3類に区分されています。

①第一類医薬品

・その副作用等により**日常生活に支障を来す程度の健康被害が生ずるおそれがある医薬品**のうちその使用に関し特に注意が必要なものとして厚生労働大臣が指定するもの

・既存の要指導医薬品及び一般用医薬品と有効成分、分量、用法用量、効能効果等が明らかに異なるもののうち、**一般用医薬品としての使用経験が少なく**、より慎重に取り扱われる必要があり、その承認を受けてから厚生労働省令で定める期間を経過しないもの

②第二類医薬品

　その副作用等により**日常生活に支障を来す程度の健康被害が生ずるおそれがある医薬品**（第一類医薬品を除く。）であって厚生労働大臣が指定するもの

③指定第二類医薬品

　第二類医薬品のうち、特別の注意を要するものとして厚生労働大臣が指定するもの

④第三類医薬品

　第一類医薬品及び第二類医薬品以外の一般用医薬品。保健衛生上のリスクは比較的低い一般用医薬品である。ただし、日常生活に支障を来す程度ではないものの、副作用等により、身体の変調・不調が起こるおそれはあるもの

リスク区分に応じた販売従事者とは？

 以下の表の通りです。赤字部分はよく出題されますので、必ず覚えましょう。

● 医薬品の区分と販売制度について

区分 / 事項	要指導医薬品 ネット販売不可 対面販売が義務	一般用医薬品　ネット販売が可能			
		第1類 医薬品	指定第2類 医薬品	第2類 医薬品	第3類 医薬品
定義及び説明	新医薬品等で、安全性に関する調査期間中の医薬品、毒薬及び劇薬のうち厚生労働大臣が指定する医薬品	特にリスクの高い医薬品	リスクが比較的高く、特に注意を要する医薬品	リスクが比較的高い医薬品	リスクが比較的低い医薬品
表示	要指導医薬品	第1類医薬品	第②類医薬品 または 第②類医薬品	第2類医薬品	第3類医薬品
対応する専門家	薬剤師	薬剤師又は登録販売者			
情報提供	書面を用いて、適正使用のために必要な情報の提供を行います。 要指導医薬品は対面販売が義務づけられています。	服用してはいけない人や使用について注意すること等の情報提供に努めます。	服用してはいけない人や使用について注意すること等の情報提供に努めます。		
陳列方法	お客様が直接手に取れない陳列です（鍵のかかる陳列棚など）。直接手に取れる場所には空き箱を陳列しています。	医薬専門家の相談カウンター等から7m以内に陳列し、情報提供の機会を高めます。	区分ごとに分けて陳列をします。		
相談があった場合の対応	需要者から相談があった場合は、相談に応じる義務があります。				

※要指導医薬品：要指導医薬品陳列区画の内部の陳列設備に陳列しなければならない。または、かぎをかけた陳列設備、直接手の触れられない陳列設備に陳列しなければならない。

※第1類医薬品：第1類医薬品陳列区画の内部の陳列設備に陳列しなければならない。または、かぎをかけた陳列設備、直接手の触れられない陳列設備に陳列しなければならない。

4

薬事関係法規・制度

医薬品販売の記録とは？

 以下の表の通りです。

	要指導医薬品	一般用医薬品		
		第1類医薬品	第2類医薬品	第3類医薬品
対応する専門家	薬剤師	薬剤師	薬剤師または登録販売者	
情報提供	対面販売と、書面を用いた情報提供及び薬学的知見に基づく指導を義務づける	書面を用いた情報提供を義務づける	努力義務	（法上の規定は特になし）
書面による販売の記録	(a)品名 (b)数量 (c)販売、授与、配置した日時 (d)販売、授与、配置した薬剤師の氏名、情報提供を行った薬剤師の氏名 (e)医薬品の購入者等が情報提供の内容を理解したことの確認の結果を、書面に記載し、2年間保存しなければならない	(a)品名 (b)数量 (c)販売、授与、配置した日時 (d)販売、授与、配置した薬剤師の氏名、情報提供を行った薬剤師の氏名 (e)医薬品の購入者等が情報提供の内容を理解したことの確認の結果を、書面に記載し、保存するように努めなければならない		

 医薬品販売時の留意事項とは？

 販売者は、医薬品を購入したお客様の電話番号などの連絡先を記録するように努めることと、販売者の連絡先をお客様に伝えるようにするということです。

　現実には、医薬品を販売する際にお客様の連絡先を教えていただくというのは、なかなか難しいことだと思います。理想的には、顧客台帳（住所や電話番号、これまでの購入履歴）を作成し、お客様の体質や体調なども記録できれば、医薬品の販売における安全性が高まります。そのため、「購入者の連絡先を保存するように努めなければならない」とされています。

　また、販売者が、販売者（薬局または店舗販売業等）の連絡先を購入者に伝えることも、留意事項（心にとめておく事がら）とされています。販売者の電話番号などの連絡先を購入者に伝えるとともに、要指導医薬品・第一類医薬品では、情報提供した薬剤師

の氏名を、第二・第三類医薬品では薬剤師または登録販売者の氏名を伝えることで、販売後の相談先を示します。

● 医薬品販売時の留意事項

| 購入者の連絡先を記録する | 医薬品を購入した者の連絡先を書面に記載し、保存するように努めなければならない |
| 販売者の連絡先を購入者に伝える | 薬剤師又は登録販売者の氏名、当該薬局又は店舗の名称及び当該薬局、店舗又は配置販売業者の電話番号その他連絡先を、当該第二類医薬品又は第三類医薬品を購入し、又は譲り受けようとする者に伝えさせること |

 要指導医薬品および一般用医薬品を陳列する時の注意点とは？

A 要指導、第一類、第二類、第三類医薬品を混在させないことです。

　また、医薬品を販売・授与しない時間帯は陳列・交付する場所を閉鎖できる構造をとること、閉鎖した区画の入口に「専門家不在時の販売又は授与は薬機法に基づきできない」旨を表示することとされています。

 「一般用医薬品は、年齢に応じて服用量が定められているなど、それを使用する一般の生活者による判断の余地は少ない」とは？

A OTC薬は、生活者が自分で使い方を考えたり、自己判断したりしなくとも、添付文書を読めば使い方が決まっているという意味です。

● OTC薬は使い方が決まっている

OTC薬は、一般の生活者が判断に迷うようなクスリであってはいけないのです。

4

薬事関係法規・制度

Q 第1類医薬品の購入客から、「急いでいるので、説明はいらない！」と固辞されて、書面を渡すことができなかったときは、薬機法違反で罰せられるのか？

A そんなことはありません。

　第1類医薬品は、**薬剤師**のみが、書面をもって情報提供するのが義務です。購入客が急いでいても、最大限、情報提供を試みなければなりません。しかし、説明しようとしても、購入客から強く断られてしまった場合には、罰せられることはありません。

● 薬機法違反？

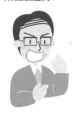

こっちは
急いでるんだ!
薬の説明は
いらん!

こんな時はやむをえませんが、
これは例外ケースです。
第1類は、書面による
情報提供を薬剤師が行わなけ
ればいけません。

なお、書面は提示すればよく、渡すことは必須ではない

Q 第3類医薬品（情報提供義務は定められていない）の購入客から相談があった場合に、レジが混んでいたら丁重にお断りしても良いのか？

A 一般用医薬品の購入者側から相談があった場合には、断ってはいけません。

　購入者側から求めがあった場合には、一般用医薬品のリスク分類に関わらず、情報提供の義務が生じます。

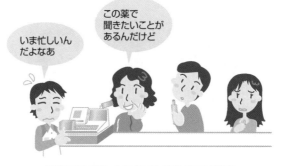

この薬で
聞きたいことが
あるんだけど

いま忙しいん
だよなあ

相談の求めがあった場合には、説明するのが義務

第2類医薬品については、購入者から相談された場合の対応は"努力義務"なので、忙しかったら断ってもよいか？

 相談されたら、断ってはいけません。

　購入者から質問や相談がない場合は**努力義務**ですが、質問や相談があった場合は**義務**として応じなければなりません。「忙しい」や「人手が足りない」は理由になりません。医薬品の相談をもちかけられた場合は、リスク区分にかかわらず相談に応じるのが義務です。

● 購入者から相談されたら……

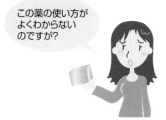

この薬の使い方がよくわからないのですが？

情報提供が努力義務の「第2類」
情報提供が不要の「第3類」で
あっても、生活者の求めがあれば
相談に応じなければならない。

4

薬事関係法規・制度

 第1類医薬品を求められたときは、登録販売者に代わって薬剤師をよび、口頭で説明してもらえばよいのか？

 第1類医薬品については、薬剤師が書面を用いて説明しなければなりません。

　第1類医薬品を販売する際は、**薬剤師**が**書面**で情報提供する"義務"があります。口頭説明だけではダメです。たとえば、「添付文書」や、「製薬メーカー提供の小冊子（必要事項が記載されたもの）」などを見せながらの説明が必要です。

● 第1類医薬品は薬剤師が書面を用いて説明

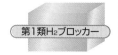

第1類H₂ブロッカー

第1類は、「書面」を用いて
説明する義務がある。
「書面」が必要。

書面を渡すことは必須ではない、対面は義務ではない

Q 第1類医薬品販売時の注意点とは？

A 第1類医薬品を使用しようとする者がお薬手帳を所持する場合には、必要に応じ、お薬手帳を活用した情報の提供を行わせることとされています。

お薬手帳には、要指導医薬品、一般用医薬品についても記録することが重要です。

また、薬局開設者または店舗販売業者は、情報提供にあたっては、薬剤師に、あらかじめ、次の事項を確認させなければならないと規定されています。

i) 年齢

ii) 他の薬剤又は医薬品の使用の状況

iii) 性別

iv) 症状

v) iv) の症状に関して医師又は歯科医師の診断を受けたか否かの別及び診断を受けたことがある場合にはその診断の内容

vi) 現にかかっている他の疾病がある場合は、その病名

vii) 妊娠しているか否か及び妊娠中である場合は妊娠週数

viii) 授乳しているか否か

ix) 当該第一類医薬品に係る購入、譲受け又は使用の経験の有無

x) 調剤された薬剤又は医薬品の副作用その他の事由によると疑われる疾病にかかったことがあるか否か、かかったことがある場合はその症状、その時期、当該薬剤又は医薬品の名称、有効成分、服用した量及び服用の状況

xi) その他情報の提供を行うために確認することが必要な事項

Q リスク区分は、見直されることがあるのか？

A リスク区分は見直されることがあります。

第一類、第二類、第三類医薬品などのリスク区分については、**安全性に関する新たな知見や副作用の発生状況等を踏まえ、**適宜見直しが図られています。

第１類医薬品に分類された成分が、その後、第２類医薬品に分類されることはあるのか？

 分類の見直しは、随時あります。

　第１類医薬品には、『リアップ』、『ロキソニンＳ』、『ガスター10』などのように、第１類医薬品として据え置きの医薬品もあります。一方、スイッチＯＴＣ薬となったばかりのみずむし成分（抗真菌薬）、去痰成分、抗アレルギー成分などでは、後に**第２類医薬品**に分類されています。

 第３類医薬品から第２類医薬品へというように、下から上へ分類され直すことはあるのか？

 リスクの低い分類から、高い分類へという見直しもありえます。

　2005年４月から2008年８月までに、**酸化マグネシウム**との関連が否定できない**高マグネシウム血症**の発症例が15例報告され、うち２例が死亡でした。**厚生労働省**は、2008年９月に添付文書の改訂を指示しました。これは医療用医薬品の話ですが、これを受けて、ＯＴＣ薬の酸化マグネシウムについても、リスク区分を第３類から第２類に格上げされることが検討されました。

　マグネシウムは、おだやかな便秘薬として使われ、ＯＴＣ薬では『ミルマグ』『スラーリア』などがあります。また、胃腸薬の胃酸を中和する成分（制酸成分）として、カルシウムの入った製品などにも配合されています。おだやかな便秘薬と考えられているため、毎日のみ続けてしまったり、高齢者が長期間投与され続けてしまったりしがちです。ときには、医療機関で「高マグネシウムになっていないかどうか」を調べるために、血液検査が必要です。結局、酸化マグネシウムのリスク引き上げはなされず、リスク区分は、現行通り「第３類医薬品」のままとなりました。

エフコート（フッ素洗口液）のように第１類の後、第３類に分類された医薬品もあります。

4

薬事関係法規・制度

4-7 特定販売、濫用のおそれのある医薬品

特定販売（来店しないお客様に、インターネットや電話を介して一般用医薬品を販売すること）の内容を理解しましょう。濫用のおそれのある医薬品を覚えましょう。

 特定販売とは？

A 特定販売とは、来店しないお客様に、ネットや電話などによって一般用医薬品を販売することをさします。

特定販売とは、「その薬局又は店舗におけるその薬局又は店舗以外の場所にいる者に対する一般用医薬品又は薬局製造販売医薬品（毒薬及び劇薬であるものを除く。）の販売又は授与」を行うことです。

①当該薬局又は店舗に貯蔵し、又は陳列している一般用医薬品又は薬局製造販売医薬品を販売し、又は授与すること。

②特定販売を行うことについて広告をするときは、インターネットを利用する場合はホームページに、その他の広告方法を用いる場合は当該広告に、**薬局・店舗の外観の写真、勤務している薬剤師・登録販売者の氏名**、特定販売を行う**時間**等、必要な情報を見やすく表示すること。ここが出る！

③特定販売を行うことについて広告をするときは、第一類医薬品、指定第二類医薬品、第二類医薬品、第三類医薬品及び薬局製造販売医薬品の区分ごとに表示すること。

④特定販売を行うことについてインターネットを利用して広告をするときは、**都道府県知事及び厚生労働大臣が容易に閲覧することができるホームページ**で行うこと。

特定販売を行う場合であっても、一般用医薬品を購入しようとする者等から、**対面又は電話により相談応需の希望があった場合**には、薬局開設者又は店舗販売業者は、その薬局又は店舗において医薬品の販売又は授与に従事する薬剤師又は登録販売者に、**対面又は電話により情報提供を行わせなければならない。**

濫用のおそれのある医薬品として厚生労働大臣が指定するものとは？

 エフェドリン、コデインなど、以下の成分です。

● 濫用のおそれのある医薬品として厚生労働大臣が指定するもの

①エフェドリン
②コデイン
③ジヒドロコデイン
④ブロモバレリル尿素
⑤プソイドエフェドリン
⑥メチルエフェドリン

 濫用のおそれのある医薬品を販売する場合の確認事項とは？

 薬剤師又は登録販売者は、購入者の年齢、使用理由等を確認しなければなりません。

①購入者が若年者である場合は、当該者の氏名および年齢

②他の店から濫用のおそれのある医薬品を重複して購入したり貰ったりしていないかどうかの確認（当該医薬品を購入し、又は譲り受けようとする者及び当該医薬品を使用しようとする者の他の薬局開設者、店舗販売業者又は配置販売業者からの当該医薬品及び当該医薬品以外の濫用等のおそれのある医薬品の購入又は譲受けの状況）

③適正な使用のために必要と認められる数量を超えて当該医薬品を購入し、又は譲り受けようとする場合は、その理由

④その他、適正な使用を目的とする購入であることを確認するために必要な事項

※上記により、薬剤師又は登録販売者が確認した事項を勘案（考えあわせること）し、適正な使用のため必要と認められる数量に限り、販売等を行います。

4-8

医薬品の販売業の許可

薬局開設者または医薬品の販売業の許可を受けた者でなければ、業として、医薬品を販売し、授与し、又は販売もしくは授与の目的で貯蔵し、もしくは陳列（配置することを含む。）してはならない」と規定されています。本規定に違反した者については、「3年以下の懲役若しくは300万円以下の罰金に処し、又はこれを併科する」こととされています。

Q **あなたが働いているのは、薬局かそれとも薬店か？**

A 調剤室があって、処方せん調剤ができるのが薬局です。

製薬メーカーやドラッグストアなどのいわゆる薬業界では、「薬局」「薬店」という言葉がよく使われます。薬の小売業者でも、「○○ファーマシー」「○○ドラッグ」「薬の○○」など、いろいろな名前があります。では、薬局と薬店の線引きはどこにあるのでしょう。

答えは、「処方せん調剤に応じられる」のが**薬局**です。あなたのお店に**調剤室**があって、薬剤師が調剤を行っていれば薬局です。お店の大きさとか、取り扱い品目の多さとか、薬剤師がいるいないは関係ありません。

なお、**薬店**とは通称で、医療用医薬品以外の医薬品を販売する**店舗販売業**のことです。店舗販売業とは、ドラッグストア、町の小売店、スーパー・大型店の薬品コーナーなど、**医薬品販売業**の許可を受けたお店のことです。医薬品の販売業の許可については、店舗販売業の許可、配置販売業の許可又は卸売販売業の許可の3種類に分けられており、このうち、一般の生活者に対して医薬品を販売等することができるのは、店舗販売業及び配置販売業の許可を受けた者のみです。

● 調剤室がなかったら「○○薬局」と名のれない

○○薬局

薬局と名のれるのは、
調剤室があって、処方せんに
対応できるお店だけなの。

薬剤師がいても薬店（店舗販売業）では
調剤はできない

● 医薬品を販売するには、許可を受けなければならない

薬局
ポイント　調剤室がある。医療用医薬品を扱える。
処方せん応需ができる。要指導医薬品および一般用
医薬品（第1類〜3類）もすべてOK。

店舗販売業
ポイント　いわゆる薬店をさす。
要指導医薬品と第1類は、薬剤師が必要。
第2類〜第3類のみなら、登録販売者。

配置販売業
ポイント　許可された薬だけ扱える。
従来の配置販売業は誰でもなれたが、2009年6月
の薬事法改正後は、管理者として、登録販売者また
は薬剤師の存在が必須となった。

卸売販売業
ポイント　生活者に直接薬を売れない。
お店におろすだけ。（業務上の取引のみ）

　　　医薬品販売業

Q　薬局開設者は、薬剤師でなければならないのか？

A　薬局開設者は薬剤師でなくともよい。

　薬剤師をやとっていれば、薬局のオーナーは薬剤師でなくともよいのです。OTC薬
を扱う薬店も同様です。考えてみればアタリマエの話ですね。みなさんのお店でも、「社
長や店長は薬剤師ではない」ことが多いのではないでしょうか。

● 薬局開設者は薬剤師でなくともよい

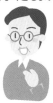

薬局や店舗販売業などのオーナー
（開設者）は、誰でもよい

薬局の管理者は薬剤師、店舗販売業の
管理者は薬剤師または登録販売者でな
ければならない

薬剤師　　　登録販売者

4

薬事関係法規・制度

薬局・薬店を開設するときは、厚生労働省への申請が必要なのか？

 厚生労働省ではなく、都道府県知事へ申請します。

薬局・薬店の開設は、その所在地の**都道府県知事**が開設の許可を与えます。

● 許可は店舗の所在地の都道府県知事が与える

「薬局の開設」も「店舗販売業の許可」も、そのお店ごとに、所在地の都道府県知事が与えます。

 薬局製造販売医薬品とは何か？

 薬局オリジナルの医薬品のことです。

あなたのお店が薬局だとしたら、薬局オリジナルの肩こりや腰痛用のクリーム、せき止めの内服薬などはありませんか？ それを**薬局製造販売医薬品**といいます。略して「**薬局医薬品**」と呼ぶこともあるようです。「**薬局製剤**」とも呼びます。

 地域連携薬局とは？

 地域連携薬局とは、薬局であって、その機能が、医師もしくは歯科医師又は薬剤師が診療又は調剤に従事する他の医療提供施設と連携し、地域における薬剤及び医薬品の適正な使用の推進及び効率的な提供に必要な情報の提供及び薬学的知見に基づく指導を実施するために一定の必要な機能を有する薬局のことです。

その薬局は、所在地の都道府県知事の認定を受けて**地域連携薬局**と称することができることとされています。

Q 専門医療機関連携薬局とは？

A 専門医療機関連携薬局とは、薬局であって、その機能が、医師若しくは歯科医師又は薬剤師が診療又は調剤に従事する他の医療提供施設と連携し、薬剤の適正な使用の確保のために専門的な薬学的知見に基づく指導を実施するために必要な機能を有する薬局のことです。

その薬局は、傷病の区分ごとに、その所在地の都道府県知事の認定を受けて**専門医療機関連携薬局**と称することができることとされています。

Q 健康サポート薬局とは？

A 健康サポート薬局とは、患者が継続して利用するために必要な機能及び個人の主体的な健康の保持増進への取組を積極的に支援する機能を有する薬局のことです。

薬局開設者は、**健康サポート薬局**である旨を表示するときは、その薬局を、厚生労働大臣が定める基準に適合するものとしなければなりません。

Q 店舗販売業の許可を得たものは、医薬品の露天販売を行ってもよいのか？

A 露天販売はダメです。

店舗販売業は、店舗のある場所での医薬品販売を許可されているのであって、**露店**はダメです。つまり、店先で販売するのはオッケーですが、公園や公道に屋台を構えて医薬品を売ってはいけません。考えてみればアタリマエのことです。

Q 店舗販売業者の店舗を実地に管理するもの（店舗管理者）は誰でもよいのか？

A 店舗管理者は、薬剤師または登録販売者でなければなりません。

店舗管理者は、店舗に関する必要な業務を遂行し、必要な事項を遵守するために必要な能力及び経験を有する者でなければならないこととされています。

4
薬事関係法規・制度

293

	取り扱う医薬品	管理者
薬局	医療用医薬品を含むすべての医薬品	薬剤師
店舗販売業	要指導医薬品・第一類医薬品を販売する場合	薬剤師
店舗販売業	第二類医薬品・第三類医薬品のみを販売する場合	薬剤師または登録販売者

※この（管理者になれる）登録販売者は、薬局、店舗販売業又は配置販売業において、**過去5年間のうち、**

①一般従事者（その薬局、店舗又は区域において実務に従事する薬剤師又は登録販売者以外の者をいう。）として薬剤師又は登録販売者の管理及び指導の下に実務に従事した期間

②登録販売者として業務（店舗管理者又は区域管理者としての業務を含む。）に従事した期間が**過去5年間のうち通算して2年以上**（1か月に80時間以上従事した月が24月以上、または、従事期間が通算して2年以上あり、かつ、過去5年間において合計1,920時間以上）あること。

　ただし、これらの従事期間が通算して1年以上であり、かつ、過去に店舗管理者等として業務に従事した経験がある場合も店舗管理者となれることとされています。

　第1類医薬品を販売し、授与する店舗において薬剤師を店舗管理者とすることができない場合には、要指導医薬品もしくは第1類医薬品を販売し、もしくは授与する薬局、薬剤師が店舗管理者である要指導医薬品もしくは第一類医薬品を販売し、もしくは授与する店舗販売業又は薬剤師が区域管理者である第1類医薬品を配置販売する配置販売業において登録販売者として**3年以上**（従事期間が月単位で計算して、1か月に80時間以上従事した月が36月以上、又は、従事期間が通算して3年以上あり、かつ、過去5年間において合計2,880時間以上）業務に従事した者であって、その店舗において医薬品の販売又は授与に関する業務に従事するものを店舗管理者にすることができます。**この場合には、店舗管理者を補佐する薬剤師を置かなければなりません。**

　さらに、店舗管理者は、保健衛生上支障を生ずるおそれがないよう、その店舗に勤務する他の従事者を監督するなど、その店舗の業務につき、必要な注意をしなければならず、また、店舗販売業者に対して必要な意見を**書面により**述べなければならないこととされています。一方、店舗販売業者は、その店舗管理者の意見を尊重するとともに、法令遵守のために措置を講ずる必要があるときは、当該措置を講じ、かつ、講じた措置の内容（措置を講じない場合にあつては、その旨及びその理由）を記録し、これを適切に保存しなければならないこととされています。

Q 配置販売業者とは？　また、配置薬にはどんな薬が適しているのか？

A 配置販売業者とは、いわゆる置き薬やさんのことで、配置薬には、日持ちがする薬が適しています。

　配置販売業者が扱う医薬品は、**配置薬**（置き薬）とよばれます。家庭や事業所などの薬箱に薬を入れて、使ったぶんだけ新たに薬を補充して、お金をもらいます。あらかじめ薬を箱につめておくために、日持ちのしない薬は認められません。置き薬は、一つ一つ都道府県に申請して認められたものです。置き薬には、長く置いておいても問題のない、比較的品質保持期限の長いクスリが適しています。

● 配置薬（置き薬）とは

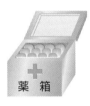

配置薬に適しているのは
日持ちのする薬です

薬箱

配置薬とは、使った分だけ
お金をもらって補充する
置き薬のこと。

配置販売業の分割販売は禁止

Q 配置販売業者の一般用医薬品の陳列の仕方とは？

A 配置販売業者も、リスク区分ごとに陳列しなければなりません。

　配置販売業者は、医薬品を他の物と区別して貯蔵し、又は陳列しなければならないこととされています。また、配置販売業者は、一般用医薬品を陳列する場合は、第一類医薬品、第二類医薬品、第三類医薬品の区分ごとに陳列しなければならないとされており、第一類医薬品、第二類医薬品及び第三類医薬品を混在させないように配置しなければなりません。

Q 配置販売業者は、薬を開封して分割販売してもよいのか？

A やってはいけません。

　配置販売業者は、薬を開封して**分割販売**してはいけません。

4

薬事関係法規・制度

● 医薬品の分割販売について

	薬局	医薬品販売業		
		店舗販売業	配置販売業	卸売販売業
分割販売	できる	できる	できない	できる

 配置販売業者は、業務を開始したあとに届け出をしてもよいのか？

 事後はダメ、あらかじめ届け出ないといけません。

　配置販売業を始めてから、事後承諾をしてはいけません。医薬品販売にたずさわるものとして当然のことですね。引っかけ問題として「30日以内に届け出ればよい」などと書いてあることがあるため注意が必要です。

● 配置販売業はあらかじめ届け出が必要

置き薬をはじめたけど
あとで届ければいいかな？

事後の届け出はダメ。
事前届けのみ

 配置員は、配置販売にたずさわる者として身分証明書を携^{けい}行しないといけないが、この身分証明は誰が発行したものか？

 都道府県知事です。

　配置員^{はいちいん}は身分証明書を携行しないといけませんが、これは配置販売業者が発行したものではなく、**都道府県知事**が発行したものです。

● 身分証明書を発行するのは知事

配置薬の身分証明書は
自作の社員証でいいかな？

配置薬の身分証明書は、
都道府県知事が発行する

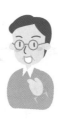

4-9

医薬品の取扱い

医薬品・医薬部外品・化粧品の定義、医薬品の直接の容器に表示しなければならない
事項などについて理解しましょう。

 **医薬品の定義について、薬機法の条文の 　　　　 にあては
まる語句とは？**

（法　第2条第1項）この法律で「医薬品」とは、次に掲げるものをいう。

一. 　　　　　　　　　　　　　　

二. 人又は動物の疾病の診断、治療又は予防に使用されることが目的とさ
れている物であって、機械器具、歯科材料、医療用品及び衛生用品（以
下「機械器具等」という）でないもの（医薬部外品及び再生医療等製品
を除く）。

三. 人又は動物の疾病の診断、治療又は予防に使用されることが目的とさ
れている物であって、機械器具等でないもの（医薬部外品及び化粧品
を除く）。

A 「日本薬局方に収められているもの」です。

日本薬局方とは、「医薬品の性状および品質の適正を図るために定められた医薬品の
規格」です。つまり、日本薬局方に載っている成分は、日本のクスリとして認められた
ものです。医薬品の成分一つ一つについて、効き目や、水への溶けやすさ、色や味など
の性状が載っています。

日本薬局方（「**局方**」と略される）には、保険医療上重要な医薬品が**成分名**（一般名）
で載っています。薬局や薬店では、日本薬局方「白色ワセリン」「消毒用エタノール」「オ
リブ油」などの局方品が販売されています。このような局方品は、どの店舗にもいくつ
か販売されていますので、あなたのお店でも探してみてください。

4

薬事関係法規・制度

日本薬局方エタノールと日本薬局方消毒エタノールは、どう違うのか？

 消毒用エタノールのほうが、エタノールの濃度が薄いのです。

　日本薬局方消毒用エタノールは、エタノールの濃度が80%くらい（76.9～81.4%）ですが、**日本薬局方エタノール**は、95%くらい（95.1～95.6%）です。なお、いちばん濃い日本薬局方無水エタノールは、エタノール99.5%です。

● 無水エタノール、エタノール、消毒エタノール

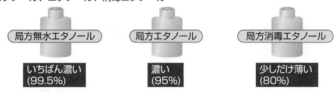

局方無水エタノール	局方エタノール	局方消毒エタノール
いちばん濃い (99.5%)	濃い (95%)	少しだけ薄い (80%)

 医薬品は、効能効果のある有効成分を配合してあれば、品質はどうでもよいのか？

A 品質も確かなものでなければなりません。

　アタリマエのことですが、医薬品に**異物**が混入したり、錠剤の表面などに異物が付着していたりしてはいけません。また、**病原微生物**に汚染されていたり、汚染されているおそれがあったりするものを販売してはいけません。

Q **医薬品の「製造番号または製造記号」とは？**

A 医薬品を製造するときに付けられる、ひと続きの番号または記号のことです。

（法　第50条）医薬品は、その直接の容器または直接の被包に、次に掲げる事項が記載されていなければならない。ただし、厚生労働省令で別段の定めをしたときは、この限りではない。

一．製造販売業者の氏名または名称および住所 ← おぼえましょう

二．名称

三．製造番号または製造記号 ← おぼえましょう

四．重量、容量または個数等の内容量

　製薬メーカーは、医薬品を管理するために、たとえば、同じ日に同じ工場で作られた製品に同じ番号または記号をつけます。これが**製造番号または製造記号**です。「ロットごとに管理する」「ロットごとに回収する」というように、**ロット**とよばれることもあります。

　めったにないことですが、異物が混入するなどして製品を回収しなければならないときに、「製造番号または製造記号」を小売店に伝えます。過去には、コンタクトレンズの保存液の回収や、事故米に由来するコメデンプンを使った漢方薬の回収などがありました。

 通常、医薬品を保存するのは、気温何度がよいのか？

A OTC薬は通常、室温（1℃〜30℃）で保存します。

　室温は1℃〜30℃、**常温**は15℃〜25℃、**冷所**は15℃以下の場所をさします。室温の範囲をよく見てください。冷蔵庫に入れても、入れなくてもよい範囲ですね。冷蔵庫はダメではなく、冷蔵庫"でも"オッケーなのです。しかし、冷凍庫に入れて凍らせてはダメです。また、医療用医薬品では、冷蔵庫に入れたらダメなものや、逆に冷蔵庫に入れなくてはいけないものがあります。

　夏場の車中や窓際に医薬品を放置すると、室温を超えてしまいます。アルコールの入った養毛剤の容器がふくらんで液モレしたり、坐薬が溶けてしまったり、医薬品が変質してしまったりすることがあります。30℃を超えると、医薬品の品質を保証できなくなるのです。冷やして飲む栄養ドリンクは、とくに冷蔵する決まりではありませんが、「直射日光を避け、涼しい場所で保管してください」などと書いてあります。

● 室温、常温、冷所

室温とは	1℃〜30℃
常温とは	15℃〜25℃
冷所とは	15℃以下の場所

使いかけのシロップ剤は冷所で保存しよう

4

薬事関係法規・制度

薬局医薬品、要指導医薬品、第1類医薬品の販売記録とは？

A 薬局開設者は、薬局医薬品、要指導医薬品、第1類医薬品を販売し、または授与したとき、店舗販売業者は、要指導医薬品又は第1類医薬品を販売し、または授与したとき、配置販売業者は、第1類医薬品を配置したときは、次に掲げる事項を書面に記載し、2年間保存しなければなりません。

(a) 品名

(b) 数量

(c) 販売、授与、配置した日時

(d) 販売、授与、配置した薬剤師の氏名、情報提供を行った薬剤師の氏名

(e) 医薬品の購入者等が情報提供の内容を理解したことの確認の結果

Q **医薬部外品の定義について、薬機法の条文の [   ] にあてはまる語句とは？**

（法　第2条第2項）この法律で「医薬部外品」とは、次に掲げるものであって人体に対する作用が緩和なものをいう。

　以下の用途で使用されるもの（省略）であって機械器具等でないもの

　　イ. 吐きけその他の不快感又は口臭若しくは体臭の防止

　　ロ. [   ] などの防止

　　ハ. 脱毛の防止、育毛又は除毛　　　　　　　　　　　　（以下省略）

A 「あせも、ただれ」です。

　医薬部外品の効能を選ばせる問題がよくあります。医薬部外品の効能は、医薬品よりも人体に対しておだやかなものです。「おだやかな効能」をめざして選べば、医薬部外品の効能に正答する確率が高くなります。

　なお、医薬部外品にはどんな種類があるのか、巻末の付録に示しましたので、必ず目を通して確認しておいてください。また、スーパーやコンビニ等で実際に売られている医薬部外品を手に取ってみてください。

Q 化粧品の定義について、薬機法の条文の ⬚ にあてはまる語句とは？

（法　第2条第3項）この法律で「化粧品」とは、人の体を清潔にし、美化し、魅力を増し、容貌を変え、または皮膚若しくは毛髪を健やかに保つために、身体に塗擦、散布その他これらに類似する方法で使用されることが目的とされている物で、⬚ をいう

A 「人体に対する作用が緩和なもの」です。

　医薬品よりも、人体に対する作用が緩和なものが**医薬部外品**であり、医薬部外品より人体に対する作用が緩和なものが**化粧品**です。上記を何度か音読して下さい。

Q 薬用化粧品とは、「化粧品」と「医薬部外品」どちらに分類されるのか？

A 薬用化粧品は、医薬部外品に分類されます。

　例えば、抗真菌成分が配合されたシャンプーは、医薬部外品に分類されます。医薬部外品の中には、薬用化粧品、薬用せっけん、薬用シャンプーなどと呼ばれる製品群もあります。

　例えば、持田製薬のコラージュシャンプーSは化粧品ですが、カビを抑える成分（抗真菌薬）を配合したコラージュフルフルネクストシャンプーは、医薬部外品です。

Q 食品で許される剤形、許されない剤形とは？

A 錠剤やカプセル剤は許されますが、アンプル剤、舌下剤、注射剤などは許されません。

　健康食品（サプリメント類）やトクホなどには、錠剤、カプセル剤、ソフトカプセルなど、中身を手のひらに出して見ただけでは、医薬品なのか食品なのかわからないものがあります。これらは、医薬品的な効能効果を表示しなければ、許される剤形です。

　一方、食品と明記してあっても、医薬品成分を配合していたり、意図的に医薬品成分を混入させていたり、**アンプル剤**、**舌下剤**、**注射剤**などの形をとっていたら、薬機法違反です。

4

薬事関係法規・制度

● 食品で許される剤形、許されない剤形

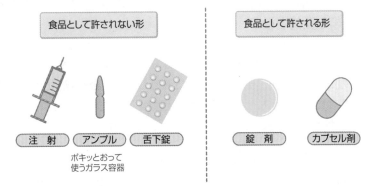

| 食品として許されない形 | 食品として許される形 |

注　射　　アンプル　　舌下錠

ポキッとおって
使うガラス容器

錠　剤　　カプセル剤

Q 「錠剤、丸剤、カプセル剤、顆粒剤、散剤等の形状については、食品である旨が明記されている場合に限り、当該形状のみをもって医薬品への該当性の判断がなされることはない」とは？

A 錠剤やカプセル剤のような医薬品っぽい形をしていても、「食品」と明記してあれば「形状は違反ではない」という意味です。

　一方、「食品」と明記してあっても、アンプル剤、舌下剤、注射剤などの剤形をしていたら、その形状だけでアウト！ 薬機法違反です。

Q これまでで違法な食品にはどんなものがあったのか？

A 清涼飲料水やお茶がありました。

　過去に、バイアグラに類似の成分を入れた清涼飲料水や、便秘薬に使う生薬の一部を意図的に入れたお茶（食品）がありました。医薬品の成分をこっそり食品に配合するのは、明らかな薬機法違反です。

● 薬機法違反の例

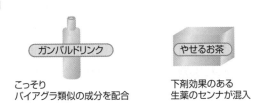

ガンバルドリンク

こっそり
バイアグラ類似の成分を配合

やせるお茶

下剤効果のある
生薬のセンナが混入

咳や痰に効く、医薬部外品の口腔咽喉薬というのはアリか？

 医薬部外品の効能として、「せき、たん」はダメです。

「のどの痛み」「のどのはれ」「声がれ」ならば、医薬部外品のトローチやドロップの効能として許されますが、「せき」「たん」というのは医薬品に許された効能です。単なる"のどアメ"に見えるドロップでも、「せき、たん」という効能があって、薬局や薬店で販売されているものは、立派な医薬品です。

 次の記述は、医薬品医療機器等法第66条第1項の条文である。（　　）の中に入れるべき字句の正しい組合せはどれか。

（　a　）、医薬品、医薬部外品、化粧品、医療機器又は再生医療等製品の名称、製造方法、（　b　）に関して、明示的であると暗示的であるとを問わず、（　c　）な記事を広告し、記述し、又は流布してはならない。

	a	b	c
1	医薬関係者は	成分、性状又は品質	虚偽又は誇大
2	医薬関係者は	効能、効果又は性能	虚偽又は誇大
3	医薬関係者は	効能、効果又は性能	不正又は不明確
4	何人も	成分、性状又は品質	不正又は不明確
5	何人も	効能、効果又は性能	虚偽又は誇大

 答えは（5）です。

これは条文の表現なので、音読して慣れましょう。何人は「なんぴと」と読みます。虚偽又は誇大は「きょぎまたはこだい」と読みます。なお、条文の○条という数字は出題されません。

4-10
医薬品販売に関する法令遵守

　一般用医薬品（OTC薬）の適正な販売広告、適正な販売方法、行政庁の監視指導などについて理解しましょう。

 OTC医薬品は、どんな広告をしてはいけないのか？

A 虚偽または誇大な広告をしてはいけません。

（法　第66条第1項）何人も、医薬品、医薬部外品、化粧品、医療機器または再生医療等製品の名称、製造方法、効能、効果または性能に関して、明示的であると暗示的であるとを問わず、虚偽または誇大な記事を広告し、記述し、または流布してはならない。

承認前の医薬品については広告が禁止されています。

（法第68条）「何人も、（中略）認証を受けていないものについて、その名称、製造方法、効能、効果又は性能に関する広告をしてはならない。」と規定され、未承認の医薬品の名称、製造方法、効能、効果又は性能に関する広告が禁止されている。

　これらの規定に違反して広告を行った者については、「2年以下の懲役もしくは200万円以下の罰金に処し、又はこれを併科する」こととされています。

 違反広告に係る措置命令とは？

A 厚生労働大臣または都道府県知事が法第66条第1項などの規定に違反して広告等を行った者に対してその行為の中止、再発防止等の措置命令を行うことができることとされています。

Q　課徴金制度とは？

A　厚生労働大臣が医薬品、医療機器等の名称、製造方法、効能、効果または性能に関する虚偽・誇大な広告を行った者に対して、違反を行っていた期間中における対象商品の売上額×4.5％の課徴金を納付させる命令を行う課徴金制度があります。

Q　「天然成分を使っているので、副作用が起きません」という表現は、なぜダメなのか？

A　天然成分にも、副作用の可能性は必ずあるからです。

　漢方薬、生薬でも、重大な副作用が起きます。植物由来、天然成分由来だからといって、安全であるということにはならないのです。

Q　不適正な広告の例とは？

A　以下のように「事実に反する認識を得させるおそれがある広告」や「過度の消費や乱用を助長するおそれのある広告」は、不適正とされています。

● 事実に反する認識を得させるおそれがある広告

> ・承認の範囲を超える内容が表現されている場合
> ・特にその効能効果について、承認された内容に合致しない表現がなされている場合
> ・漢方処方製剤等では、使用する人の体質等を限定した上で特定の症状等に対する改善を目的として、効能効果に一定の前提条件（いわゆる「しばり表現」）が付されていることが多いが、そうしたしばり表現を省いて広告すること
> ・漢方薬の生薬の効能をひとつひとつ個別に挙げて説明することも不適当
> ・一般用医薬品と同じ有効成分を含有する医療用医薬品の効能効果をそのまま標榜すること
> ・一般用医薬品は、医療機関を受診するほどではない体調不良や疾病の初期段階において使用されるものが多く、医師による診断・治療によらなければ治癒が

期待できない疾患（例えば、**がん、糖尿病、心臓病等**）について**自己治療が可能であるかの表現**

・医薬品の有効性又は安全性について、それが**確実であることを保証するような表現**

・明示的・暗示的を問わず、虚偽又は誇大な広告

・使用前・使用後に関わらず図画・写真等を掲げる際には、効能効果等の保証表現となるものは認められない

・医薬品の効能効果又は安全性について、**最大級の表現を行うことも不適当**

・チラシやパンフレット等の同一紙面に、医薬品と、食品、化粧品、雑貨類等の医薬品ではない製品を併せて掲載すること自体は問題ないが、**医薬品でない製品について医薬品的な効能・効果があるように見せかけ、一般の生活者に誤認を与えるおそれがある場合には、不適当**

● 過度の消費や乱用を助長するおそれのある広告

医薬品は、生命関連製品である。生命関連製品としての信用や品位が損なわれることのないよう、節度ある適切な内容や表現の広告が求められる

・**商品名を連呼する音声広告**

・生活者の**不安をあおって購入を促す広告**

・医薬品が不必要な人にまで使用を促したり、安易な使用を促すおそれがあるもの

・「**天然成分を使用しているので副作用がない**」「いくら飲んでも副作用がない」といった事実に反する広告表現

・「○○**医師が太鼓判！**」など、医薬関係者、医療機関、公的機関、団体等が、公認、推薦、選用等している旨の広告（については、**事実であったとしても、不適当とされている**）

・チラシやパンフレット等において、**医薬品について食品的又は化粧品的な用法が強調されているような場合には、生活者に安易又は過度な医薬品の使用を促すおそれがある**

かぜ薬と胃腸薬などを組み合わせて販売してもよいのか？

A　異なる効能効果の医薬品であれば、組み合わせて販売することができます。

　ただし、**組み合わせ販売**のために使用される容器は、外から中が見えるようになっている必要があります。つまり、中がスケスケの透明容器に入れて、中に入っているものや効能効果などの情報が、外から読み取れなければいけません。つまり「開けてビックリ！ 医薬品福袋」や、同じ薬効の医薬品の組み合わせは、禁じられています。もちろん、「これとこれをセットで買わなければいけない」など、組み合わせ医薬品の強制や押し売りもいけません。

 組み合わせ販売では、かぜ薬と鎮咳去痰薬のセットなどが可能なのか？

A　重複する効能をもった組み合わせは、誤って併用するリスクが高いので、してはいけません。

● こんな組み合わせはダメ！

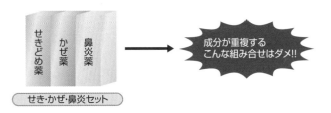

 不当景品類及び不当表示防止法の限度内であれば、キャラクターグッズ等の景品を提供して販売してもよいのか？

A　定められた限度内ならオッケーです。

　高価なものを医薬品のオマケにつけてはいけません。しかしたとえば、薬のケース、マスク、ウエットティッシュ、メガネふき、栄養ドリンクが箱で入るトートバック、製薬メーカーのマスコットなど、ちょっとした安価な景品をつけることはできます。

ある日突然、薬事監視員がやってきて、店頭の商品を品質チェックのため持って行くことがあるとは？

 品質チェックのために、必要最低限の商品を持って行くことがあります。

薬事監視員（やくじ かんしいん）は、品質チェックのために、ある日突然やってきて、必要最低限の商品を持って行くことがあります。これを収去（しゅうきょ）といいます。

 要指導医薬品販売において、適切な情報提供および指導とは？

 薬剤師が対面し、書面を用いて情報提供し、必要な薬学的知見に基づく指導を行います。

薬局開設者又は店舗販売業者は、これら情報提供または指導ができないとき、その他要指導医薬品の適正な使用を確保することができないと認められるときは、要指導医薬品を販売又は授与してはなりません。

特に、当該要指導医薬品を使用しようとする者が薬剤服用歴その他の情報を一元的かつ経時的に管理できる「お薬手帳」を所持しない場合はその所持を勧奨し、当該者が「お薬手帳」を所持する場合は、必要に応じ、当該お薬手帳を活用した情報の提供及び指導を行わせることとされており、「お薬手帳」には、要指導医薬品についても記録することが重要です。

薬剤師は、あらかじめ、次の事項を確認しなければなりません。（第１類医薬品についても同様）

i) 年齢

ii) 他の薬剤又は医薬品の使用の状況

iii) 性別

iv) 症状

v) iv) の症状に関して医師又は歯科医師の診断を受けたか否かの別及び診断を受けたことがある場合にはその診断の内容

vi) 現にかかっている他の疾病がある場合は、その病名

vii) 妊娠しているか否か及び妊娠中である場合は妊娠週数

viii) 授乳しているか否か

ix) 当該要指導医薬品に係る購入、譲受け又は使用の経験の有無

x) 調剤された薬剤又は医薬品の副作用その他の事由によると疑われる疾病にかかったこと

4-11

特別用途食品、保健機能食品

食品とは、医薬品及び医薬部外品以外のすべての飲食物をさします。食品の法的な区分である、「特別用途食品」、「保健機能食品」などの制度を理解しましょう。

 「機能性表示食品制度」とは？ ここが出る！

 病気ではない人（のうち未成年、妊娠・授乳婦を除く）のための、健康の維持増進に役立つ機能を食品に表示できる制度です。

平成27年4月1日より、「機能性表示食品」制度が施行されました。「機能性表示食品」は、「疾病に罹患していない者（未成年者、妊産婦、授乳婦を除く）の健康の維持及び増進に役立つ旨又は適する旨（疾病リスクの低減に係るものを除く。）」を表示するものです。

機能性表示食品は、「病気ではない人に使うもの」というのがポイントのひとつです。ですから「機能性表示食品」は「疾病に罹患していない者の健康維持および増進に使う」というところを覚えておきましょう。

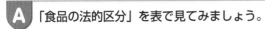 **食品の法的区分とは？**

 「食品の法的区分」を表で見てみましょう。

表のように、食品は、医薬品や医薬部外品以外のすべての飲食物をさします。そして、食品は、大別して、特別用途食品と保健機能食品の2グループと、それ以外の食品（いわゆる健康食品を含む）に分類できます。

表のように、特別用途食品と保健機能食品の2グループ以外の健康食品は、法的には、一般の食品と同じ位置づけです。少しややこしいのは、トクホが、特別用途食品と、保健機能食品の両制度に含まれるということです。「食品の法的区分」を表で見てみましょう。

4
薬事関係法規・制度

● 食品の法的区分

食品（医薬品・医薬部外品以外の飲食物すべて）				
特別用途食品		保健機能食品		それ以外の食品
病者用食品 妊産婦、授乳婦用 乳児用 えん下困難者用 	トクホ （特定保健用食品） 	栄養機能食品 （ビタミン、ミネラルの一部で、上限、下限が定められている）	機能性表示食品 （魚や野菜などの生鮮も可能に。これまで認可されなかったサプリメントがここに次々と参入する可能性が高い。） 2015年4月1日施行	一般の飲食物、いわゆる健康食品を含む。 栄養補助食品、健康補助食品、栄養調整食品といった表示の食品はすべて一般の食品扱い。
例）経口保水液OS-1、たんぱく質を25分の1にしたお米、特定のアレルゲンを除いた粉ミルクなど。	例）血圧、血糖値、中性脂肪などを気にする人用の食品など、生活習慣病予防の製品が多い。	例）ビタミン飲料、チューブ入りビタミンゼリー、カルシウム入りウエハースなど。	例）ルテイン、アスタキサンチン、乳酸菌、果実酢、難消化性デキストリン入り飲料など。アルコール入りは認められない。	例）特別用途食品や保健機能食品のいずれにも属さないサプリメントは、法的には、一般の食品扱い。

※トクホは、特別用途食品と保健機能食品制度の両制度に属する

Q 保健機能食品３種類（トクホ、栄養機能食品、機能性表示食品）の違いとは？

A 「保健機能食品の違い」を表で見てみましょう。

　保健機能食品とは、ひとことで言えば、「なんらかの効き目（機能性の表示）が許可された食品」のことです。保健機能食品には、「トクホ（特定保健用食品）」と「栄養機能食品」の２種類がありましたが、2015年４月から「機能性表示食品」が加わり、３種類となりました。機能性表示食品は、企業が責任を持って、食品になんらかの効能があるという研究レビューを根拠にして、消費者庁に届け出るものです。

● 保健機能食品の違い

	保健機能食品（機能性の表示ができる）		
	トクホ（特定保健用食品）	栄養機能食品	機能性表示食品
対象	おもに加工食品や飲料	おもに加工食品や飲料	野菜や魚など生鮮食品も対象
許可	消費者庁による許可が必要（国の許可） ・個別許可型 と ・規格基準型 がある	許可不要 （ビタミン、ミネラルの一部に限定されており、その基準に適合すれば許可申請や届出は不要） 消費者庁長官の個別の審査を受けたものではないという表記が必要	消費者庁に届け出制 （個々の企業の責任において発売する）
所要日数	申請から～3年程度	申請不要	販売開始60日前までに届け出る
臨床試験	必要（規格基準型※については、提出する資料の一部を省略できる） ※規格基準型とは、すでに発売されているトクホと同じ食品を使ったもの	不要（定められた栄養成分の基準に合致していれば栄養機能の表示が可能）	「機能がある」ことが書かれた文献（研究レビュー）があれば不要。 文献がなければ、最終製品を用いた臨床試験が必要。

Q トクホの表示が変わったとは？

A トクホは、かつては「厚生労働省許可」というマークでしたが、現在は「消費者庁許可」となっています。

消費者庁は、平成21年9月から発足した内閣府の外局です。消費者庁は、商品・金融などの『取引』、製品・食品などの『安全』、『表示』など、消費者の安全安心に関わる問題を幅広く所管（しょかん）します。**トクホ**（特定保健用食品）の許可も消費者庁の業務のひとつです。しかし、トクホの審査にはこれまで通り厚労省を含めさまざまな組織が関わっています。

　トクホ（特定保健用食品）とは、「健康増進法（けんこうぞうしんほう）ここが出る！」の規定に基づく承認を受けて、食生活において特定の保健の目的で摂取をする者に対し、その摂取により当該保健（とうがい ほ けん）の目的が期待できる旨（むね）の表示をする食品です。特定の保健の用途を表示するには、個別に生理的機能や特定の保健機能を示す有効性や安全性等に関する審査を受け、許可又は承認を取得することが必要です。

● トクホのマーク

トクホ（特定保健用食品）と特別用途食品のちがいとは？

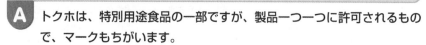

A トクホは、特別用途食品の一部ですが、製品一つ一つに許可されるもので、マークもちがいます。

トクホは、「コレステロールが高めの方に」「血圧が高めの方に」などの製品です。**特別用途食品**は、「病者用食品（低たんぱく質食品、アレルゲン除去食品、無乳糖食品、総合栄養食品）」「妊産婦、授乳婦用粉乳」「乳児用調整粉乳」「えん下困難者用食品」などの製品です。なお、トクホは特別用途食品に含まれますが、トクホ用の独自_{どくじ}のマークがあります。

● トクホ（特定保健用食品）と特別用途食品

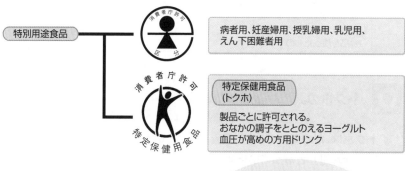

特別用途食品

病者用、妊産婦用、授乳婦用、乳児用、えん下困難者用

特定保健用食品（トクホ）

製品ごとに許可される。
おなかの調子をととのえるヨーグルト
血圧が高めの方用ドリンク

トクホは特別用途食品の
ひとつに分類されるんだけど、
マークが違うの。
製品ごとに審査され、
許可されるので、申請には
お金がかかるのよ。

トクホには、個別許可型と規格基準型（成分や品質の基準を満たしていれば少ない申請資料で許可されるもの）がある

 栄養機能食品とは何か？ トクホ（特定保健用食品）とのちがいとは？

A 栄養機能食品とは、ビタミンやミネラルの補給用の食品です。トクホとのちがいは、個別に許可の必要がないことです。

栄養機能食品は、表の17成分について基準が認められています。つまり、消費者庁が定める基準を満たしていれば、たとえば「マルチビタミン」や「カルシウム入りウエ

ハース」といったような画一的な製品は、栄養機能食品として販売できます。

　一方、**トクホ**は、さまざまな食品成分について「本当に血圧を下げるのか」「血糖値を下げるのか」など、人体実験（**臨床試験**）を行ったデータをつけて、「製品ごとに個別に」**消費者庁**および**食品安全委員会**の審査に合格しなければなりません（**個別許可型トクホ**）。トクホの申請にはかなりの費用がかかるため、ある程度資金力のあるメーカーしか作れないといわれています。また、トクホの中には、すでに市場で販売実績のあるトクホと同じ成分の製品で、消費者庁が定める基準を満たしていれば少ない申請資料で許可されるもの（**規格基準型トクホ**）もあります。

● 栄養機能食品の 17 成分

> **ビタミン**
>
> ビタミンA、ビタミンB₁、ビタミンB₂、ビタミンB₆、ビタミンB₁₂、ナイアシン、ビタミンC、ビタミンD、ビタミンE、パントテン酸、ビオチン、葉酸
>
> **ミネラル**
>
> 鉄分、カルシウム、亜鉛、銅、マグネシウム

● 国が制度を創設して表示を許可しているもの

特別用途食品		乳児、幼児、妊産婦又は病者の発育又は健康の保持若しくは回復の用に供することが適当な旨を医学的・栄養学的表現で記載し、かつ、用途を限定したもので、健康増進法の規定に基づく許可又は承認を受け、「特別の用途に適する旨の表示」をする食品であり、消費者庁の許可等のマークが付されている。
保健機能食品	特定保健用食品 特定保健用食品、条件付き特定保健用食品には、それぞれ消費者庁の許可マークがある。	健康増進法に基づく許可又は承認を受けて、食生活において特定の保健の目的で摂取をする者に対し、その摂取により当該（とうがい）保健の目的が期待できる旨の表示をする食品である。特定の保健の用途を表示するには、個別に生理的機能や特定の保健機能を示す有効性や安全性等に関する審査を受け、許可又は承認を取得することが必要である。現行の特定保健用食品の許可の際に必要とされる有効性の科学的根拠のレベルに達しないものの、一定の有効性が確認されるものについては、限定的な科学的根拠である旨の表示をすることを条件として許可されている。この条件で許可された特定保健用食品を「条件付き特定保健用食品」として区分している。
	栄養機能食品	1日当たりの摂取目安量に含まれる栄養成分の量が、基準に適合しており、栄養表示しようとする場合には、その栄養成分の機能の表示を行わなければならない。栄養成分の機能表示に関しては、消費者庁長官の許可は要さないが、その表示とあわせて、当該栄養成分を摂取する上での注意事項を適正に表示することが求められている。また、消費者庁長官の個別の審査を受けたものではない旨の表示も義務づけられている。
	機能性表示食品	疾病に罹患していない者(未成年者、妊産婦、授乳婦を除く)に対し機能性関与成分によって健康の維持及び増進に資する特定の保健の目的が期待できる旨を科学的根拠に基づいて容器包装に表示をする食品。消費者庁長官の許可を受けたものではない。販売日の60日前までに消費者庁長官に届け出たものをいう。

4-12
本試験問題からピックアップ！

「薬事関係・法規」に出題された本試験問題を実際に解いてみましょう。

 Q 次は、法の条文の一部である。a, bにあてはまる字句を答えよ。

第57条

医薬品は、その全部若しくは一部が（ a ）物質からなっているためにその医薬品を保健衛生上危険なものにするおそれがある物とともに、又はこれと同様のおそれがある容器若しくは被包（内袋を含む。）に収められていてはならず、また、医薬品の容器又は被包は、その医薬品の（ b ）を誤らせやすいものであってはならない。

A （4）a：有毒若しくは有害な　b：使用方法

「毒にも薬にもなる」と言われるように、医薬品は、人体にとって異物です。適量であれば、効果がありますが、のみすぎたり使用方法を誤れば「有毒・有害な成分」になってしまうのです。

● 医薬品は、人体にとって異物なので、正しく使おう

薬機法の条文は、2～3回は読んで表現に慣れておいてくださいね。

Q 次は、法の条文の一部である。a, bにあてはまる字句を答えよ。

第25条 一般用医薬品について

　医薬品のうち、その効能及び効果において人体に対する作用が（　a　）であって、薬剤師その他の医薬関係者から提供された情報に基づく（　b　）の選択により使用されることが目的とされているもの（要指導医薬品を除く）。

A （a）著しくないもの　（b）需要者

　一般用医薬品は人体に対する作用が「著しくないもの」であって、「需要者」の選択により使用される——。これは、条文を読んだことがないとピンと来ない表現です。必ず読み慣れておきましょう。

Q 次は、法の条文の一部である。a、bにあてはまる字句を答えよ。

第36条の3第1項

　一般用医薬品（専ら動物のために使用されることが目的とされているものを除く。）は、次のように区分する。

一　第一類医薬品　その副作用等により日常生活に支障を来す程度の健康被害が生ずるおそれが（　a　）医薬品のうちその使用に関し（　b　）ものとして厚生労働大臣が指定するもの及びその製造販売の承認の申請に際して第十四条第八項に該当するとされた医薬品であつて当該申請に係る承認を受けてから厚生労働省令で定める期間を経過しないもの

二から三（省略）

A （a）ある　（b）特に注意が必要な

　第1類医薬品は、薬剤師による書面を用いての情報提供が「義務」です。

4

薬事関係法規・制度

Q 次は、法の条文の一部である。a、bにあてはまる字句を答えよ。

第36条の10第3項

　薬局開設者又は店舗販売業者が第二類医薬品を販売し、又は授与する場合には、厚生労働省令で定めるところにより、その薬局又は店舗において医薬品の販売又は授与に従事する（　a　）に、その適正な使用のために必要な情報を（　b　）ならない。

A (a) 薬剤師又は登録販売者　(b) 提供させるよう努めなければ

　第2類医薬品は、薬剤師または登録販売者による情報提供が「努力義務（どりょくぎむ）」というところがポイントです。

Q 次は、法の条文の一部である。a、bにあてはまる字句を答えよ。

第50条

　医薬品は、その直接の容器又は直接の被包に、次に掲げる事項が記載されていなければならない。ただし、厚生労働省令で別段の定めをしたときは、この限りでない。

一　製造販売業者の氏名又は名称及び（　a　）

二　名称……（省略）……

三　（　b　）又は製造記号

四から十三（省略）

A (a) 住所　(b) 製造番号

　医薬品のパッケージや添付文書をみれば、メーカー名とメーカーの**住所**が載っていますね。また、**製造番号**とは、ロットのことです。なお、メーカーの電話番号は必須ではありませんが、ないと不便ですね。電話番号が必須であるというヒッカケ問題が過去に出たので注意してください。

次は、法の条文の一部である。a、bにあてはまる字句を答えよ。

第54条

　医薬品は、これに添付する文書、その医薬品の容器等又は被包（外箱や内袋を含む。）に、次に掲げる事項が記載されていてはならない。

一　当該医薬品に関し（　a　）おそれのある事項

二　（省略）

三　（　b　）がある用法、用量又は使用期間

A （a）虚偽又は誤解を招く（きょぎ）（b）保健衛生上危険

 次は、法の条文の一部である。a、bにあてはまる字句を答えよ。

第66条

　誇大広告等については、「何人も、医薬品、医薬部外品、化粧品又は医療機器の名称、製造方法、効能、効果又は性能に関して、（　a　）を問わず、（　b　）な記事を広告し、記述し、又は流布してはならない」とされる。

A （a）明示的であると暗示的であると（めいじてき）（あんじてき）（b）虚偽又は誇大（きょぎ）（こだい）

　例えば、「医師その他の者がこれを保証したものと誤解されるおそれがある記事を広告し、記述し、又は流布する（るふ）」ことはこれに該当（がいとう）するものとされています。

● 「○○医師も絶賛！」という広告はダメ

お医者さんもオススメ！
のような広告は禁止され
ています。

薬事関係法規・制度

次は、法の条文の一部である。a、b、cにあてはまる字句を答えよ。

第56条

　次の各号のいずれかに該当する医薬品は、販売し、授与し、又は販売若しくは授与の目的で製造し、輸入し、貯蔵し、若しくは陳列してはならない。

一　日本薬局方に収められている医薬品であって、その（　a　）が日本薬局方で定める基準に適合しないもの

二から五　（省略）

六　その全部又は一部が（　b　）から成っている医薬品

七　異物が混入し、又は付着している医薬品

八　（　c　）その他疾病の原因となるものにより汚染され、又は汚染されているおそれがある医薬品

九　（省略）

A （a）性状又は品質　（b）不潔な物質　（c）病原性微生物

薬機法の条文は、2〜3回は読んで表現に慣れておいてくださいね。

**店舗販売業に関する次の記述の正誤について、誤っている
ものはどれか。**

a 薬剤師が従事していても調剤を行うことはできない。

b 店舗販売業の許可は、5年ごとに、その更新を受けなければ、その期間の
経過によって、その効力を失う。

c 店舗管理者は、その店舗の所在地の都道府県知事（その店舗の所在地が
保健所を設置する市又は特別区の区域にある場合においては、市長又は
区長。）の許可を受けた場合を除き、その店舗以外の場所で業として店舗
の管理その他薬事に関する実務に従事する者であってはならない。

d 店舗販売業者は、その店舗管理者の意見を尊重するとともに、法令遵守
のために措置を講ずる必要があるときは、当該措置を講じ、かつ、講じた
措置の内容措置を講じない場合にあっては、その旨及びその理由 を記録
し、これを適切に保存しなければならない。

 b です。

医薬品販売業の許可は6年ごとに更新を受けなければなりません。

医薬品販売業の許可は
「6年ごとに更新！」と覚えましょう。

4

薬事関係法規・制度

次は、法の条文の一部である。a、b、にあてはまる字句を答えよ。

（特定販売の方法等）

第百四十七条の七

店舗販売業者は、特定販売を行う場合は、次に掲げるところにより行わなければならない。

一　（　a　）に貯蔵し、又は陳列している一般用医薬品を販売し、又は授与すること。

二　特定販売を行うことについて広告をするときは、インターネットを利用する場合はホームページに、その他の広告方法を用いる場合は当該広告に、別表第一の二及び別表第一の三に掲げる情報を、見やすく表示すること。

三　特定販売を行うことについて広告をするときは、第一類医薬品、指定第二類医薬品、第二類医薬品及び第三類医薬品の区分ごとに表示すること。

四　特定販売を行うことについてインターネットを利用して広告をするときは、（　b　）が容易に閲覧することができるホームページで行うこと。

A （a）当該店舗　（b）都道府県知事及び厚生労働大臣

　特定販売を行うことについてインターネットを利用して広告をするときは、都道府県知事（その薬局又は店舗の所在地が保健所を設置する市は特別区の区域にある場合においては、市長又は区長。）および厚生労働大臣が容易に閲覧することができるホームページで行うこと。

　特定販売を行う場合であっても、一般用医薬品を購入しようとする者等から、対面又は電話により相談応需の希望があった場合には、薬局開設者又は店舗販売業者は、その薬局又は店舗において医薬品の販売又は授与に従事する薬剤師または登録販売者に、対面又は電話により情報提供を行わせなければなりません。

次は、法の条文の一部である。a、b、cにあてはまる字句を答えよ。

（要指導医薬品に係る情報提供及び指導の方法等）

薬局開設者又は店舗販売業者は、情報の提供及び指導を、次に掲げる方法により、その薬局又は店舗において医薬品の販売に従事する薬剤師に行わせなければならない。

一　当該薬局又は店舗内の情報の提供及び指導を行う場所において行わせること。

二　当該要指導医薬品の特性、用法、用量、使用上の注意、当該要指導医薬品との併用を避けるべき医薬品その他の当該要指導医薬品の適正な使用のために必要な情報を、当該要指導医薬品を購入し、若しくは譲り受けようとする者又は当該要指導医薬品を使用しようとする者の状況に応じて個別に提供させ、及び必要な指導を行わせること。

三　当該要指導医薬品の（　a　）その他の事由によるものと疑われる症状が発生した場合の対応について説明させること。

四　情報の提供及び指導を受けた者が当該情報の提供及び指導の内容を理解したこと並びに質問の有無について確認させること。

五　必要に応じて、当該要指導医薬品に代えて他の医薬品の使用を勧めさせること。

六　必要に応じて、（　b　）を受けることを勧めさせること。

七　当該情報の提供及び指導を行った（　c　）を伝えさせること。

A （a）副作用　（b）医師又は歯科医師の診断　（c）薬剤師の氏名

4

薬事関係法規・制度

＊初めは、すぐに答えを見てしまってかまいません。ここの解説を読んで、「よくわからない、くわしく知りたい」と感じたら、厚労省ホームページの「試験問題作成に関する手引き」を確認してください。まずは3回、くり返し解いてみましょう。

問1 薬機法に基づく毒薬及び劇薬に関する次の記述のうち、正しいものの組合わせはどれか。

a 毒薬とは、毒性が強いものとして厚生労働大臣が薬事・食品衛生審議会の意見を聴いて指定する医薬品をいう。

b 毒薬又は劇薬は、14歳未満の者その他安全な取り扱いに不安のある者に交付することが禁止されている。

c 要指導医薬品で毒薬又は劇薬に該当するものはない。

d 業務上劇薬を取り扱う者は、劇薬を他の物と区別して貯蔵、陳列しなければならず、貯蔵、陳列する場所については、かぎを施さなければならない。

1 (a、b)　2 (a、c)　3 (b、c)　4 (b、d)　5 (c、d)

問1 …………答え（1）

cは誤りです。要指導医薬品には、毒薬はありませんが、劇薬はあります。

dは誤りです。劇薬については、他の物と区別して貯蔵、陳列しなければなりませんが、かぎをかけることは必須ではありません。（毒薬はかぎをかけることが必須です）

問2 一般用医薬品のリスク区分に関する次の記述の正誤について、正しい組合わせはどれか。

a 第一類医薬品は、その副作用等により日常生活に支障をきたす程度の健康被害が生じるおそれがある医薬品のうち、その仕様に関し特に注意が必要なものとして厚生労働大臣が指定するものが含まれる。

b 指定第二類医薬品は、第二類医薬品のうち、特別の注意を要するものとして厚生労働大臣が指定するものであり、直接の容器又は直接の被包には、枠の中に「指定」の文字を記載しなければならない。

c 第三類医薬品は、保健衛生上のリスクが比較的低い一般用医薬品であるため、第一類医薬品に分類が変更されることはない。

	a	b	c
1	正	正	正
2	正	正	誤
3	正	誤	誤
4	誤	正	誤
5	誤	誤	正

> **問2** ⋯⋯⋯⋯答え（**3**）
> bは誤りです。パッケージの『枠の中に「指定」の文字を記載しなければならない』の箇所が誤りで、正しくは、枠の中に「2」の数字を記載しなければなりません。
> cは誤りです。すべての一般用医薬品は、最新の知見に基づき、リスク分類が変更される可能性があります。

問3 店舗販売業に関する次の記述の正誤について、正しい組合わせはどれか。
a 店舗販売業の店舗において、薬剤師が従事していても調剤を行うことはできない。
b 店舗管理者は、保健衛生上支障を生ずるおそれがないよう、その店舗に勤務する他の従事者を監督するなど、その店舗の業務につき、必要な注意をしなければならない。
c 登録販売者は、過去5年間のうち、登録販売者として業務に従事した期間が通算して2年あれば、第一類医薬品を販売する店舗の店舗管理者になることができる。

	a	b	c
1	正	正	誤
2	正	誤	正
3	誤	正	正
4	誤	正	誤
5	正	誤	誤

> **問3** ⋯⋯⋯⋯答え（**1**）
> cは誤りです。第2類・3類医薬品を扱う店舗であれば、実務経験が**通算2年**あれば登録販売者が店舗管理者になれます。しかし、第1類医薬品の店舗において、薬剤師を店舗管理者とすることができない場合には、第1類医薬品等を販売する店舗販売業または配置販売業において**登録販売者として3年以上従事した者**であれば店舗管理者になることができます。

問4 薬機法に基づく薬局又は店舗販売業における掲示に関する次の記述の正誤について、正しい組合わせはどれか。
a 管理者の氏名を掲示しなければならない。
b 勤務する薬剤師の薬剤師名簿登録番号又は登録販売者の販売従事番号を掲示しなければならない。
c 取り扱う要指導医薬品及び一般用医薬品の区分を掲示しなければならない。
d 要指導医薬品を販売しない場合も、要指導医薬品の陳列に関する解説を掲示しなければならない。

	a	b	c	d
1	正	正	正	誤
2	正	正	誤	正
3	正	誤	正	正
4	誤	正	誤	正
5	誤	誤	正	誤

4
薬事関係法規・制度

問4 ……………答え(3)

bは誤りです。dは正しい記述です。どこのお店でも、店舗の中に、第一類医薬品は何か、要指導医薬品とは何かという説明が掲示されています。要指導医薬品を販売しない場合でも掲示はしなければなりません。

問5 薬局開設者が特定販売を行う場合に関する次の記述の正誤について、正しい組合わせはどれか。

a その薬局におけるその薬局以外の場所にいる者に対する一般用医薬品又は薬局製造一般用医薬品(毒薬及び劇薬であるものを除く。)の販売又は授与を特定販売という。

b 薬局開設者が特定販売を行う場合は、当該薬局に貯蔵又は陳列していない一般用医薬品も販売することができる。

c 特定販売を行うことについてインターネットを利用して広告をするときは、都道府県知事及び厚生労働大臣が容易に閲覧することができるホームページで行わなければならない。

	a	b	c
1	正	正	誤
2	正	誤	正
3	誤	正	正
4	誤	正	誤
5	誤	誤	正

問5 …………答え(2)

bは誤りです。薬局開設者又は店舗販売業者が特定販売を行う場合は、当該薬局又は店舗に貯蔵又は陳列していない一般用医薬品は販売することができません。つまり、実店舗に置いていない商品を、インターネット等で販売することはできません。

問6 医薬品の広告に関する次の記述のうち、正しいものの組合わせはどれか。

a 医薬品の使用前・使用後を示した図画・写真等を掲げることは、効能効果等の保証表現とはならない。

b チラシやパンフレット等の同一紙面に、一般用医薬品と、食品、化粧品、雑貨類等の医薬品ではない製品を併せて掲載することはできない。

c 漢方処方製剤等で、効能効果に一定の前提条件(いわゆる「しばり表現」)が付されている一般用医薬品について、しばり表現を省いて広告することは原則として認められていない。

d 「天然成分を使用しているので副作用がない」「いくら飲んでも副作用がない」といった事実に反する広告表現は、過度の消費や乱用を助長するおそれがある。

1 (a、b)　2 (a、c)　3 (b、c)　4 (b、d)　5 (c、d)

問6 ……… 答え（**5**）

aは誤りです。医薬品の使用前・使用後を示した図画・写真等を掲（かか）げることは、効能効果等の保証表現となります。「この医薬品をのんだらこんな症状が、こんなに良くなりました」というビフォー・アフターの表現をしてはいけないのです。

bは誤りです。ドラッグストアのチラシには、医薬品も、食品も、化粧品もいっしょに載っていますよね。

cは正しい記載ですが、補足します。漢方のしばり表現とは、どういう証の人に使うかどうかを表現したものです。例えば「体力中等度で」「体力虚弱で」「のぼせぎみで顔色が赤く」「いらいらして落ち着きのないもの」などです。この、しばり表現（使用制限）を省いて広告することは、原則として認められていません。

問7 薬機法に基づく行政庁による監視指導及び処分に関する次の記述の正誤について、正しい組合わせはどれか。なお、本設問において、「都道府県知事」とは、「都道府県知事（薬局又は店舗販売業にあっては、その薬局又は店舗の所在地が保健所設置市又は特別区の区域にある場合においては、市長又は区長）」とする。

a 都道府県知事は、薬事監視員に、医薬品の販売業者が医薬品を業務上取り扱う場所に立ち入り、その構造設備若しくは帳簿書類等を検査させることができる。

b 都道府県知事は、薬事監視員に、医薬品の販売業者が医薬品を業務上取り扱う場所に立ち入り、不良医薬品の疑いのある物品を、試験のため必要な最小分量に限り、収去させることができる。

c 都道府県知事は、店舗管理者について、その者に薬事に関する法令又はこれに基づく処分に違反する行為があったとき、又はその者が管理者として不適当であると認めるときは、その店舗販売業者に対して、その変更を命ずることができる。

d 都道府県知事は、店舗販売業の一般用医薬品の販売等を行うための業務体制が基準に適合しなくなった場合、店舗管理者に対して、その業務体制の整備を命ずることができる。

	a	b	c	d
1	正	正	正	誤
2	正	正	誤	正
3	正	誤	誤	正
4	誤	正	正	誤
5	誤	誤	正	正

4 薬事関係法規・制度

問7 ……… 答え（**1**）

dは誤りです。サラッと読んでしまうとどこが違うのかわかりません。正しくは、「都道府県知事等は、**薬局開設者又は医薬品の販売業者に対して**、一般用医薬品の販売等を行うための業務体制が基準（体制省令）に適合しなくなった場合において、その業務体制の整備を命ずることができる」というものです。つまり、店舗管理者に改善を命ずるのではなく、「オーナーに命じる！」が、正しいのです。

問8 次の記述は、法第1条の条文である。（　　　）の中に入れるべき字句の正しい組合せはどれか。なお、2箇所の（　a　）内にはどちらも同じ字句が入る。

　この法律は、医薬品、医薬部外品、化粧品、医療機器及び再生医療等製品（以下「医薬品等」という。）の品質、有効性及び安全性の確保並びにこれらの使用による（　a　）上の危害の発生及び（　b　）のために必要な規制を行うとともに、（　c　）の規制に関する措置を講ずるほか、医療上特にその必要性が高い医薬品、医療機器及び再生医療等製品の研究開発の促進のために必要な措置を講ずることにより、（　a　）の向上を図ることを目的とする。

	a	b	c
1	保健衛生	拡大の防止	麻薬
2	公衆衛生	まん延の予防	麻薬
3	保健衛生	まん延の予防	麻薬
4	保健衛生	拡大の防止	指定薬物
5	公衆衛生	拡大の防止	指定薬物

問8 …………答え（4）
　これは法律の条文ですので、音読しましょう。なお、試験範囲に「まん延の予防」という文言は一切出てきません。

問9 毒薬及び劇薬に関する次の記述のうち、正しいものの組合せはどれか。
a 一般用医薬品には、毒薬に該当するものはないが、劇薬に該当するものはある。
b 毒薬又は劇薬は、14歳以上の者であっても交付が禁止される場合がある。
c 劇薬を一般の生活者に対して販売する際、譲受人から交付を受ける文書には、当該医薬品の使用期間の記載が必要である。
d 店舗管理者が薬剤師以外である場合、店舗販売業者は、劇薬を開封して販売してはならない。
1（a、b）　2（a、c）　3（a、d）　4（b、c）　5（b、d）

問9 …………答え（5）
　aは誤り。一般用医薬品に毒・劇薬はありません。bは正しい。14歳以上であっても適正使用に不安のある人には販売できません。cは誤り。医薬品の使用期間の記載は必要ありません。dは正しい。店舗管理者が薬剤師である店舗販売業者および医薬品営業所管理者が薬剤師である卸売販売業者以外は、毒・劇薬を開封販売してはなりません。

第 **5** 章

医薬品の適正使用と
安全対策

医薬品の添付文書、製品表示等について、記載
内容を的確に理解し、生活者への適切な情報提
供や相談対応に活用できること。副作用報告制
度に関する基本的な知識を有していること。副
作用により重篤な健康被害を生じた生活者に対
し、副作用被害救済の制度を紹介できるように
なりましょう。

5-1 添付文書について

　添付文書の記載内容を理解しましょう。添付文書には、「改訂年月」「製造番号・記号（ロット番号）」「販売（製品）名および成分名」「OTC薬の特徴や性質」「使用上の注意（副作用などの安全性情報を含む）」「効能または効果」「用法および用量」「容量（錠剤の数や、液体の量など）」「保管上の注意事項」「生活者相談窓口」「製造メーカーの所在地」などが書かれています。

 添付文書の存在価値とは？

 添付文書は、薬機法に基づく医薬品の公式な説明文書です。

　「添付文書など読んだこともないし、ジャマだから捨ててしまう」「1回何錠のめばよいか、わかっているのでいらない」というお客さまがたまにおられます。添付文書の重みをご存じないのでしょう。

　添付文書は、法的根拠にされることもある公式な文書です。生活者が誤った使い方をしたり、副作用が起きても気づかなかったりすることのないように、薬の専門知識がなくてもわかりやすいように工夫して、必要な情報が書かれています。OTC薬では、「使用にあたっては添付文書をよく読むこと」は**一番上**に書かれています。

 添付文書に記載される「使用上の注意」の「してはいけないこと」のマークとは？

 「してはいけないこと」は、医療用医薬品でいえば「禁忌」にあたるマークです。

　「使用上の注意」の中に、「**してはいけないこと**（禁忌）」が書かれています。次に、「**相談すること**」および「その他の注意」が書かれています。

● 添付文書のマークはこれ！

 使用上の注意

 してはいけないこと

 相談すること

マークの意味を必ず覚えよう
次ページの添付文書で位置もカクニンしよう

 添付文書は、発売後に改訂されることはないのか？

 ときどき改訂されます。

　添付文書は、医薬品の公式な"取扱説明書"です。発売後も随時**改訂**されます。改訂の理由は、「新しい副作用が加わった」「新しい使用上の注意が加わった」「パッケージデザイン変更」「細別が（錠数や液量などが）変更された」などさまざまです。

● 添付文書の改訂

○○製薬

肝機能障害の報告が
8件集まったよ。

ではそろそろ
添付文書を
改訂しようか。

はじめに「服用前にこの説明書を必ずお読みください」と書かれています。この注意書きが**製品名の上にある**ということが、過去に出題されています。また、「使用上の注

- 2023年1月改訂
（使用上の注意の改訂）

服用前にこの説明書を必ずお読みください。
また、必要な時に読めるよう保管してください。

のどの痛み・せき・鼻みずに

パブロンSゴールドW 微粒

販売名：パブロンSゴールドW微粒　第②類医薬品　〈かぜ薬〉

アンブロキソール塩酸塩、L-カルボシステイン配合

◆パブロンSゴールドW微粒は、アンブロキソール塩酸塩、L-カルボシステインをはじめ6種類の有効成分を配合し、のどの痛み、せき、鼻みずなど11のかぜの諸症状に効果をあらわすかぜ薬です。
◆家庭の常備薬としてご使用ください。

⚠ 使用上の注意

必ず読むこと！

⊗ してはいけないこと

（守らないと現在の症状が悪化したり、副作用・事故が起こりやすくなります）

❶ 次の人は服用しないでください
(1)本剤又は本剤の成分によりアレルギー症状を起こしたことがある人。
(2)本剤又は他のかぜ薬、解熱鎮痛薬を服用してぜんそくを起こしたことがある人。
(3)12才未満の小児。

❷ 本剤を服用している間は、次のいずれの医薬品も使用しないでください
他のかぜ薬、解熱鎮痛薬、鎮静薬、鎮咳去痰薬、抗ヒスタミン剤を含有する内服薬等（鼻炎用内服薬、乗物酔い薬、アレルギー用薬等）

❸ 服用後、乗物又は機械類の運転操作をしないでください
（眠気等があらわれることがあります）

❹ 授乳中の人は本剤を服用しないか、本剤を服用する場合は授乳を避けてください

❺ 服用前後は飲酒しないでください

❻ 長期連用しないでください

相談すること

❶ 次の人は服用前に医師、薬剤師又は登録販売者に相談してください
(1)医師又は歯科医師の治療を受けている人。
(2)妊婦又は妊娠していると思われる人。
(3)薬などによりアレルギー症状を起こしたことがある人。
(4)次の症状のある人。
　高熱、排尿困難
(5)次の診断を受けた人。
　心臓病、肝臓病、腎臓病、胃・十二指腸潰瘍、緑内障、呼吸機能障害、閉塞性睡眠時無呼吸症候群、肥満症

❷ 服用後、次の症状があらわれた場合は副作用の可能性があるので、直ちに服用を中止し、この説明書を持って医師、薬剤師又は登録販売者に相談してください

関係部位	症状
皮膚	発疹・発赤、かゆみ
消化器	吐き気・嘔吐、食欲不振、胃部不快感、胃痛、腹痛、胃・腹部膨満感、胸やけ、下痢
精神神経系	めまい、しびれ感
泌尿器	排尿困難
その他	過度の体温低下、むくみ

まれに下記の重篤な症状が起こることがあります。その場合は直ちに医師の診療を受けてください。

症状の名称	症状
ショック（アナフィラキシー）	服用後すぐに、皮膚のかゆみ、じんましん、声のかすれ、くしゃみ、のどのかゆみ、息苦しさ、動悸、意識の混濁等があらわれる。

皮膚粘膜眼症候群（スティーブンス・ジョンソン症候群）、中毒性表皮壊死融解症、急性汎発性発疹性膿疱症	高熱、目の充血、目やに、唇のただれ、のどの痛み、皮膚の広範囲の発疹・発赤、赤くなった皮膚上に小さなブツブツ（小膿疱）が出る、全身がだるい、食欲がない等が持続したり、急激に悪化する。
薬剤性過敏症症候群*	皮膚が広い範囲で赤くなる、全身性の発疹、発熱、体がだるい、リンパ節（首、わきの下、股の付け根等）のはれ等があらわれる。
肝機能障害	発熱、かゆみ、発疹、黄疸（皮膚や白目が黄色くなる）、褐色尿、全身のだるさ、食欲不振等があらわれる。
腎障害	発熱、発疹、尿量の減少、全身のむくみ、全身のだるさ、関節痛（節々が痛む）、下痢等があらわれる。
間質性肺炎	階段を上ったり、少し無理をしたりすると息切れがする・息苦しくなる、空せき、発熱等がみられ、これらが急にあらわれたり、持続したりする。
ぜんそく	息をするときゼーゼー、ヒューヒューと鳴る、息苦しい等があらわれる。
再生不良性貧血	青あざ、鼻血、歯ぐきの出血、発熱、皮膚や粘膜が青白くみえる、疲労感、動悸、息切れ、気分が悪くなりくらっとする、血尿等があらわれる。
無顆粒球症	突然の高熱、さむけ、のどの痛み等があらわれる。
呼吸抑制	息切れ、息苦しさ等があらわれる。

❸ 服用後、次の症状があらわれることがあるので、このような症状の持続又は増強が見られた場合には、服用を中止し、この説明書を持って医師、薬剤師又は登録販売者に相談してください
便秘、口のかわき、眠気

❹ 5〜6回服用しても症状がよくならない場合は服用を中止し、この説明書を持って医師、薬剤師又は登録販売者に相談してください

用法・用量、効能、成分、保管及び取扱い上の注意については、裏面をよくご覧ください。 　51

意」、「してはいけないこと」、「相談すること」のマークや、副作用が「軽い副作用、重篤な副作用」の順で書いてあることをしっかり確認しましょう。

　用法・用量、効能、成分、添加物、尿の着色に関する記載などについて確認しましょう。最後に、副作用被害救済制度のお問い合わせ先が載っています。

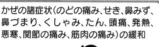 **用法・用量**　コデイン類が入っているため、12才未満禁忌になっています。

次の量を食後なるべく30分以内に水又はぬるま湯で服用してください。

年　令	15才以上	12才～14才	12才未満
1回量	1包	1/2包	服用しないこと
服用回数	1日3回		

[注意]
(1)定められた用法・用量を厳守してください。
(2)小児に服用させる場合には、保護者の指導監督のもとに服用させてください。

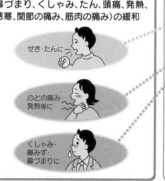 **効　能**

かぜの諸症状(のどの痛み、せき、鼻みず、鼻づまり、くしゃみ、たん、頭痛、発熱、悪寒、関節の痛み、筋肉の痛み)の緩和

せき・たんに

のどの痛み・発熱等に

くしゃみ・鼻みず・鼻づまりに

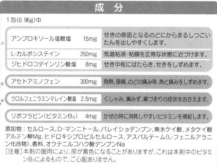 **成　分**

1包(0.96g)中

アンブロキソール塩酸塩	15mg	せきの原因となるのどにからまるしつこいたんを出しやすくします。
L-カルボシステイン	250mg	気道粘液・粘膜を正常な状態に近づけます。
ジヒドロコデインリン酸塩	8mg	せき中枢にはたらき、せきをしずめます。
アセトアミノフェン	300mg	発熱、頭痛、のどの痛み等、熱と痛みをしずめます。
クロルフェニラミンマレイン酸塩	2.5mg	くしゃみ、鼻みず、鼻づまりの症状をおさえます。
リボフラビン(ビタミンB₂)	4mg	かぜの時に消耗しやすいビタミンを補給します。

添加物：セルロース、D-マンニトール、バレイショデンプン、無水ケイ酸、メタケイ酸アルミン酸Mg、ヒドロキシプロピルセルロース、アスパルテーム(L-フェニルアラニン化合物)、香料、オクテニルコハク酸デンプンNa
[注意]本剤の服用により、尿が黄色になることがありますが、これは本剤中のビタミンB₂によるもので、ご心配ありません。

保管及び取扱い上の注意

(1)直射日光の当たらない湿気の少ない涼しい所に保管してください。
(2)小児の手の届かない所に保管してください。
(3)他の容器に入れ替えないでください。(誤用の原因になったり品質が変わることがあります)
(4)1包を分割した残りを服用する場合は、袋の口を折り返して保管し、2日以内に服用してください。
(5)使用期限を過ぎた製品は服用しないでください。

この製品についてのお問い合わせは、お買い求めのお店又は下記にお願い申し上げます。
連絡先　大正製薬株式会社　お客様119番室
電　話　03-3985-1800
受付時間　8:30～17:00(土、日、祝日を除く)
※受付時間の詳細は、大正製薬ホームページにてご確認ください

 大正製薬株式会社
東京都豊島区高田3丁目24番1号
https://brand.taisho.co.jp/pabron/

副作用被害救済制度のお問い合わせ先
(独)医薬品医療機器総合機構　https://www.pmda.go.jp/kenkouhigai_camp/index.html
電話：0120-149-931(フリーダイヤル)

KY3A1

5
医薬品の適正使用と安全対策

生活者向けの添付文書がついている医薬品にはどんなものがあるか？

 要指導医薬品、一般用医薬品、薬局製造販売医薬品【※】があります。

　これらの医薬品には、その添付文書またはその容器もしくは被包に、「用法・用量その他使用及び取扱い上の必要な注意」等の記載が義務づけられています。

※薬局製造販売医薬品とは、薬局開設者が当該薬局における設備及び器具をもって製造し、当該薬局において直接消費者に販売し、又は授与する医薬品であって、厚生労働大臣の指定する有効成分以外の有効成分を含有しないものを指します。

薬局製造販売医薬品をイメージできますか？
たとえば「○○薬局のインドメタシン外用液」のように、
調剤室で製造し、消費者に直接販売する製品をさします。

 添付文書は、年に１回、半年に１回など、「定期的に改訂」されるのか？

 定期的ではありませんが、必要に応じて随時（ずいじ）改訂されます。

　一般用医薬品を含めて、医薬品の添付文書の内容は変わるものであり、医薬品の有効性・安全性等に係る新たな知見、使用に係る情報に基づき、必要に応じて随時改訂がなされています。重要な内容が変更された場合には、改訂年月を記載するとともに改訂された箇所を明示することとされており、以前からその医薬品を使用している人が、添付文書の変更箇所に注意を払うことができるようになっています。

 小児用のかぜ薬には、車の運転や飲酒に関する注意事項を省略することができるのか？

 省略できません。

　小児用のかぜ薬であっても、車の運転やお酒などについての注意は省略してはいけません。小児用のかぜ薬であっても、大人がのむ可能性もあるからです。

● 小児用シロップを買う大人もいる

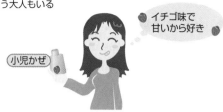

Q 成人（15才以上）限定の製品では、小児についての説明は不要か？

A 小児についての説明も必要です。

　たとえば、「15才未満は服用してはならない」など、小児には服用させない医薬品であることを明記しなければなりません。

Q 副作用はどのあたりに書いてあるか？

A 「使用上の注意」の「相談すること」に書いてあります。

　OTC薬を使っていて、副作用かもしれない症状が起きた場合には、まずは何よりも**使用中止**を優先します。その後、パッケージや添付文書を持参して、医師または薬剤師に相談します。重大な副作用に発展するおそれがある場合は、できるだけ早めに受診します。

● 副作用の相談は添付文書を持参して

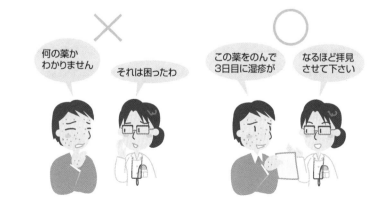

5

医薬品の適正使用と安全対策

333

副作用は、どんな順番で書いてあるのか？

A 軽い副作用、重大な副作用（重篤な症状）の順で書いてあります。

　これは、医療用医薬品とは逆の書き方です。OTC薬では、わかりやすくするために、多くの人に起こりやすい**軽い副作用**は先に、滅多に起こらないが見逃すとたいへんなことになる**重大な副作用**は後に書かれています。

● 医療用医薬品とOTC薬は順番が逆

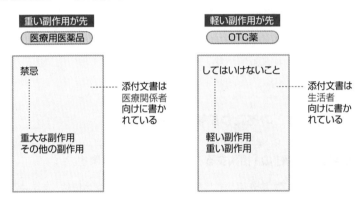

 副作用の軽い順に、皮膚粘膜眼症候群、発疹、中毒性表皮壊死融解症を並べると？

A 発疹、皮膚粘膜眼症候群、中毒性表皮壊死融解症の順になります。

　この３つは、いずれも薬疹の一種と考えてください。発疹は、比較的軽症の全身の湿疹です。

　皮膚粘膜眼症候群（**スティーブンス・ジョンソン症候群**）は、OTC薬のかぜ薬や解熱鎮痛薬で報告されています。高熱をともない、全身の皮ふ、目や口や性器などの粘膜がただれます。ヤケドのような症状です。

　中毒性表皮壊死融解症（**ライエル症候群**）は、さらに症状が進んだ重症な状態をさします。中毒性表皮壊死融解症には、一見なんともない皮ふであっても、さわるとズルリとはがれてしまうという特徴的な症状があります。

Q 皮膚粘膜眼症候群、中毒性表皮壊死融解症の英語の略称とは？

A それぞれ、SJS、TEN です。どちらも重症な薬疹です。

皮膚粘膜眼症候群（**SJS**：Stevens-Johnson syndrome：スティーブンス・ジョンソン症候群）。小児科医の Stevens と Johnson が、1922年に報告しました。皮ふや粘膜、眼がただれる重症な薬疹の一種です。

中毒性表皮壊死融解症（**TEN**：toxic epidermal necrosis：ライエル症候群）。英国の皮膚科医 Lyell が、1956年に報告しました。一見なんともない皮ふであっても、さわるとズルリとはがれてしまうという特徴的な症状があります。SJS が進んだものが TEN（であることが多い）と考えられています。TEN は人口100万人に年間1人くらいの頻度で報告があります。

医療用医薬品を自己判断で中止してはいけない　　COLUMN

「病院の薬って強いのでしょう？ のむのをやめて市販薬にしたいのですが」という顧客が来店したらどうしたらよいのでしょうか。通院中で、医療用医薬品を服用している人は、自己判断で薬を中止してはいけません。たとえば、心臓の薬や血圧の薬、糖尿病の薬などを中止すると、健康被害が生じるおそれがあります。また、抗生物質は、自己判断でのむのをやめたり、とぎれとぎれに続けたりすると、細菌の元気がぶり返して耐性菌ができやすいといわれています。自己判断で医療用医薬品を中止してはいけないのです。

「かかりつけのお医者さんに相談してくださいね。急にお薬をやめると予期せぬ症状が出るおそれがあります」とアドバイスしましょう。「なんだ、そんなこと常識だよ」という声が聞こえてきそうですが、実際の試験問題で即答できるでしょうか。実際の試験で、このような出題がありました。

● 次の文章の「正誤」について答えましょう。

医療機関で治療を受けている人が、治療のために処方された医薬品の使用を自己判断で控えることができるように、「本剤を使用（服用）している間は、次の医薬品を使用（服用）しないこと」の項に「医療機関で処方された医薬品」として記載されている。

答えは「誤」です。OTC 薬の添付文書に、「医療機関で処方された医薬品を服用しないこと」なんていうトンデモナイことは記載されておりません。

5

医薬品の適正使用と安全対策

5-2
授乳婦の服用について

授乳中の母親がのんだ薬が、母乳に出てくることがあります。この場合、母乳を通じて、乳児に薬の影響を与えることになります。母乳も薬の排泄器官の一つであることを理解しましょう。

 「母乳に移行する」とは？

A 母乳の中に、母親がのんだ薬の成分が出てくることをさします。

母親がのんだ薬は、その量のおおよそ1%程度が母乳に入ります。「**母乳に移行する**」という言い方は、医療関係者がよく使うコトバですので、覚えておいてソンはありません。

すべての医薬品成分が母乳に出てくるわけではなく、母乳に移行しやすい成分と移行しにくい成分があります。母乳に移行する成分を配合したOTC薬の添付文書には、「授乳中の人は本剤を服用しないか、本剤を服用する場合は授乳を避けること」と書いてあります。

たとえば、便秘薬の**ビサコジル**は母乳に移行しないので、授乳についての注意書きはありません。一方、植物性の便秘薬（**センナ、センノシド、ダイオウ、アロエ、カサントラノール**など）は母乳に移行するので、その注意書きがあります。母乳を飲んだ赤ちゃんが下痢をしてしまうことがあるからです。

● 植物性の便秘薬は母乳に移行する

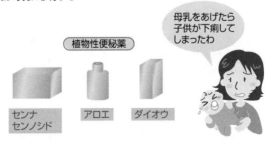

「授乳中の人は本剤を服用しないか、本剤を服用する場合は授乳を避けること」とは、具体的にはどうすればよいのか？

A 母親が「母乳に移行する薬をのむ」時の対応は、薬をのんでいる間は母乳を与えないか、服用中は粉ミルクにかえます。

　医師が医療用医薬品を処方する場合は、母乳に移行する成分であったとしても、「この薬なら、赤ちゃんの様子を見ながら、母親が薬をのんでもかまわない」と判断する場合があります。しかし、OTC薬では、添付文書の記載がゼッタイです。「してはいけないこと」に授乳の注意がある場合は、その薬をのんでいる間は授乳を避けなくてはなりません。

　しかし中には、母乳しか飲めないという赤ちゃんもいます。お母さんによっては、授乳を中断したために、母乳が出なくなってしまう人もいます。そのような場合には、母乳に関する注意が書かれていないOTC薬を選ぶ必要があります。眠気の副作用が出る成分には、たいてい授乳の注意があります。たとえば「かぜ」なら漢方薬や、抗ヒスタミン成分の配合のない製品から選ぶなどの対応をとります。

ジフェンヒドラミンで昏睡　COLUMN

　抗ヒスタミン薬などの眠くなる成分が母乳に移行すると、乳児が眠くなることがあるそうです。抗ヒスタミン薬の種類によって、眠くなりやすい成分と比較的眠くなりにくい成分があります。ジフェンヒドラミンは、眠くなりやすい抗ヒスタミン薬のひとつです。だからこそ、『ドリエル』『ネオデイ』『グ・スリーP』といった睡眠改善薬の主成分に選ばれたのです。母乳がたっぷり出るお母さんの場合、母親がジフェンヒドラミンをのむと、乳児が眠くなるおそれがあります。実際に、乳児が昏睡したという報告があります。実際の試験で、このような出題がありました。

● 次の文章の「正誤」について答えましょう。
　ジフェンヒドラミンの一部が乳汁に移行して、乳児に昏睡を生じるおそれがあるので、母乳を与える女性は使用を避けるか、使用する際には授乳を避ける。

　答えは「正」です。

5

医薬品の適正使用と安全対策

Q 授乳中の人は、カフェインの摂取量が継続して多くならないよう留意されることが望ましい？

A その通りです。授乳中の母親が摂取したカフェインの一部は乳汁中にも移行します。

　乳児ではまだ肝臓が未発達なため、摂取された**カフェイン**が代謝されるのにより多くの時間を要します。母乳を与える女性が大量のカフェインを摂取したり、連用した場合には、乳児の体内にカフェインの蓄積を生じ、頻脈、不眠等を引き起こす可能性があります。カフェインの血中濃度が最高血中濃度の半分に低減するのに要する時間は、通常の成人が約3.5時間であるのに対して、乳児では約80時間と非常に長いのです。

Q コデインリン酸塩類の、授乳中の服用が「してはいけないこと」になったとは？

A 欧米で、稀にコデインリン酸塩類を服用した母親から授乳を受けた乳児に、モルヒネ中毒がみられたためです。

　2010年1月、厚労省により、授乳中は、咳止めの**コデインリン酸塩類**を服用してはいけないという添付文書の改訂指示が出されました。これまでは咳止めのリン酸コデインが入ったかぜ薬（総合感冒薬）や咳止め（鎮咳去痰薬）は、「授乳中は相談すること」と記載がありましたが、今後は、「してはいけないこと（禁忌）」の中に、「授乳中の人は本剤を服用しないか、本剤を服用する場合は授乳を避けること」と記載されることになったのです。つまり、コデインリン酸塩類は「授乳中は禁忌」に格上げされたのです。
　しかし、母親が授乳によって乳児にモルヒネ中毒を起こす確率は低く、非常に稀なケース（母親が持つ遺伝的な体質によるもの）といわれています。

Q 2010年、新たに追記されたコデインリン酸塩類の「してはいけないこと」とは？

A 「してはいけないこと」に「過量服用・長期連用しないこと」を追記することになりました。

　これは、OTC薬の咳止め（鎮咳去痰剤）やかぜ薬に対して出された指示です。**コデインリン酸塩類**は、クセになりやすい（麻薬性中枢性鎮咳成分）です。咳止めをのむのがクセになって、液剤を一気のみしたり、たいして咳が出ていないのに薬をのみ続けたり

する事例は、以前から問題になっていました。2010年6月厚労省指示分により、「してはいけないこと」に「過量服用・長期連用しないこと」を記載することになりました。

● コデインリン酸塩類は、過量服用・長期連用しないこと

「過量服用しないこと」については、おもに咳どめに記載されています。

コデイン類は「呼吸抑制のリスク」を低減する観点から、
2019年から12歳未満禁忌になりました。

 Q 平成30年（2018年）、一般用黄体形成ホルモンキット（排卵日検査薬）について出された通知の内容とは？

A 避妊目的で使用できないことの周知を求めました。

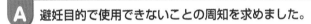

「一般用黄体形成ホルモンキットに係る情報提供の徹底について」（平成30年5月31日付け厚労省通知）において、一般用黄体形成ホルモンキット（排卵日検査薬）では、検査結果が陰性であっても確実に避妊できるものではないので、避妊目的で使用できないことを周知徹底するよう求めています。

5

医薬品の適正使用と安全対策

5-3
適正使用について

適正使用に関するアドバイスのポイントについて理解しましょう。それは、受診を奨めるタイミングや、よくある注意事項、安全性情報の活用などです。

Q なぜ、長期連用してはいけないのか？

A だらだらとOTC薬を使っていると、治療の機会を失ったり、重大な病気を見逃したりするおそれがあるからです。

OTC薬には、「長期連用しないこと」「○日飲んでも症状が改善しないときは、受診すること」「症状がある時のみの使用にとどめ、連用しないこと」などと書いてあります。**受診勧奨**の期間は、製品によってさまざまです。最新の添付文書で確認してください。

たとえば、「H₂ブロッカーをのみ続けていて、胃潰瘍が悪化してしまった」「みずむしだと思ってみずむし薬を塗っていたら違う皮ふ病だった」「かぜだと思ったら肺炎だった」などのケースが想定されます。OTC薬が効かなかったり、あるいは効いていても長期連用しているような場合には、早めに受診するよう生活者にアドバイスしましょう。症状が改善したか否かによらず、漫然と使用し続けることは避ける必要があります。

● 症状が続く場合は早めに受診

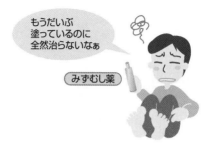

もうだいぶ
塗っているのに
全然治らないなぁ

みずむし薬

漢方薬は即効性が期待できないから、長期連用が必要なのか？

 漢方薬でも急性期の場合はすぐに効きます。

「**漢方薬**は長くのまないと効かない」と信じ込んでいる人がいますが、漢方薬でも**急性期**の場合はすぐに効きます。たとえば、かぜを引いて「頭が痛い」「咳が出る」といった症状がある場合には、適切な漢方薬を選べば、即効性があります。

一方、「虚弱体質」「疲れやすい」「鼻炎になりやすい」といった体質改善のために漢方薬を服用する場合には、1か月以上のみ続けることが多くなります。

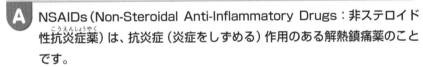

 NSAIDs（Non-Steroidal Anti-Inflammatory Drugs：非ステロイド性抗炎症薬）は、抗炎症（炎症をしずめる）作用のある解熱鎮痛薬のことです。

NSAIDsは、痛みと発熱だけでなく、炎症を抑える作用もある成分です。たとえば、アスピリン、イブプロフェン、イソプロピルアンチピリン、エテンザミドなどです。

アセトアミノフェンは、炎症を抑える作用が少ないので、NSAIDsには含まれません。

5

医薬品の適正使用と安全対策

Q 非ステロイド性抗炎症薬の “非ステロイド性” とは？

A ステロイドではないが、炎症を抑える成分という意味です。

“非ステロイド” とわざわざ断るのはなぜでしょう？ それは、ステロイドも、アスピリンやイブプロフェンと似たようなしくみで炎症を抑えるからです。

非ステロイド性抗炎症薬とは、「ステロイドではないが、炎症を抑える成分」という意味です。

● OTC薬のおもな抗炎症成分

分類	成分名	使用目的
非ステロイド性抗炎症薬（NSAIDs）	解熱鎮痛消炎成分：ロキソプロフェン、アルミノプロフェン、アスピリン、イブプロフェン、イソプロピルアンチピリン、エテンザミド	内服薬として：発熱・頭痛・歯痛・生理痛・関節痛など
	解熱鎮痛消炎成分：インドメタシン、フェルビナク、ケトプロフェン、ピロキシカム、ジクロフェナクなど	外用薬として：筋肉痛・腰痛・肩こり・関節痛など
	抗炎症成分：ウフェナマート、ブフェキサマク（ブフェキサマクは製造中止へ）	外用薬として：皮膚炎、湿疹、おむつかぶれ、虫刺されなど
ステロイド	デキサメタゾン、プレドニゾロン、ヒドロコルチゾンなど	外用薬として：炎症やかゆみを抑える
生薬由来の抗炎症薬	グリチルレチン酸、グリチルリチン酸※	内服薬として：抗炎症
		外用薬として：抗炎症

※グリチルリチン酸は、生薬の甘草に含まれる抗炎症成分で、これを加水分解して得られるのがグリチルレチン酸。

 アスピリン喘息を起こしたことがある人に、イブプロフェンをすすめてもかまわないのか？

A **アスピリン喘息を起こしたことがある人は、他の解熱鎮痛成分も避けてください。**

アスピリンをのんでぜんそくが起きたことのある人は、**イブプロフェン、イソプロピルアンチピリン、エテンザミド**など、他のNSAIDs（エヌセイズ）も避けたほうがよいのです。また、**アセトアミノフェン**によってもぜんそくが起こる可能性も否定できません。

内服薬だけでなく、外用のNSAIDsでもぜんそくが起こる可能性があります。外用のNSAIDsには、OTC薬では**インドメタシン**や**フェルビナク**などがあります。

● アスピリン喘息は、外用薬でも起こる

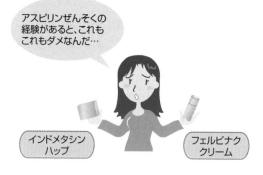

アスピリンぜんそくの経験があると、これもこれもダメなんだ…

インドメタシンハップ

フェルビナククリーム

● アスピリン喘息が起きた人は、他の解熱鎮痛成分も避ける

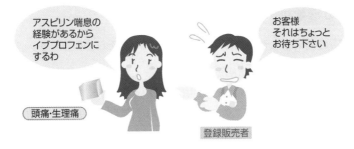

アスピリン喘息の
経験があるから
イブプロフェンに
するわ

お客様
それはちょっと
お待ち下さい

頭痛・生理痛

登録販売者

 Q カフェインと同じ仲間の成分を何系というか？

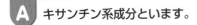 **A** キサンチン系成分といいます。

OTC薬に配合される**キサンチン系成分**としては、**カフェイン**、**テオフィリン**、**ジプロフィリン**があります。いずれも**中枢興奮作用**があり、だるさや眠気などがすっきりします。

カフェインは、栄養ドリンクやかぜ薬、解熱鎮痛薬、眠気防止薬などに配合される、だるさスッキリ成分です。テオフィリンは、気管支拡張成分として咳止めに配合されたり、乗り物酔い止め（鎮暈薬）にだるさスッキリ成分として配合されたりします。ジプロフィリンは、気管支拡張成分としてぜんそく用の咳止めに配合されます。

これらのキサンチン系成分は、いずれも**利尿効果**があります。また、カフェインやテオフィリンなどのキサンチン系成分を過量に摂ると**頭痛**や**悪心**（気分が悪くなること）が起きます。

● キサンチン系成分

キサンチン系成分
カフェイン　　テオフィリン　　ジプロフィリン

 栄養ドリンク
 かぜ薬
 のりものよいどめ
 せきどめ
 ぜんそく・咳に

※テオフィリンは第1類医薬品

5
医薬品の適正使用と安全対策

343

キサンチン系成分であるジプロフィリンには、どんな注意が必要か？

A 特定の病気の人では、症状の悪化をまねくおそれがあります。

　ジプロフィリンは、甲状腺機能を亢進させたり、てんかん発作を誘発したり、糖尿病の人では血糖値を上げたりするなどの注意事項があります。心臓病、高血圧、糖尿病、緑内障、甲状腺機能障害、てんかんの診断を受けた人では、症状の悪化をまねくおそれがあります。

 女性向けのみずむし薬や女性向けの栄養ドリンクは、男性には使用できないのか？

A 男性にも使用できます。

　女性向けパッケージのほとんどは、マーケティング上のターゲットというだけで、男女の制限はありません。効能効果上は、男女どちらが使っても差し支えありません。

 性別が限定されたOTC薬はないのか？

A 少数ですがあります。

　効能効果が、女性に限定された頻尿改善薬**フラボキサート塩酸塩**（『レディガードコーワ』）や、発毛剤**ミノキシジル**（女性用は『リアップリジェンヌ』のみ、他のリアップシリーズは男性用）、膣カンジダ用の治療薬（膣坐薬と膣錠がある）などがあります。

● 男女の性別が限定されたおもなOTC薬

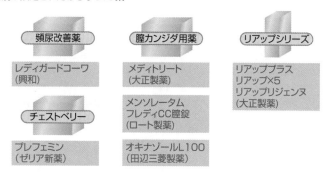

殺菌消毒薬は、傷のどこに使ってもよいのか？

 ぱっくり割れた傷の中に塗ると、かえって刺激になります。

　傷は、患部の水洗いをしっかり行った後に、軽く消毒するだけにします。ため水ではなく、水道水を流しながら細かい砂やゴミを洗い流すことのほうが、消毒することよりも重要です。**消毒薬**はたっぷり使いすぎると、健康な細胞まで傷めるといわれています。

● 傷は流水で洗い、消毒薬は少なめに

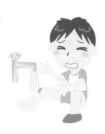

 医療機関に通院中の患者が、かぜ薬を求めたときの注意点は？

 相互作用に注意します。

　OTC薬にはさまざまな成分が配合されており、**相互作用**の可能性があります。慢性疾患があって通院中の患者さんは、かかりつけ医に処方してもらうのが理想です。しかし、とりあえず応急処置的にOTC薬を求められた場合には、薬剤師が服用中の薬をチェックします。その上で、最低限の量を販売し、症状が続く場合は受診していただきます。

 「OTC薬の添付文書をインターネットで見ることができる」とは？

 インターネット上の「一般用医薬品添付文書情報メニュー」から見ることができます。

　これは厚生労働省の関連機関である**独立行政法人医薬品医療機器総合機構**（総合機構）が運営しているホームページで、誰でも閲覧できます。以前から、医療用医薬品の添付文書情報メニューが公開されています。医療用医薬品の添付文書は、医療関係者

5
医薬品の適正使用と安全対策

345

向けに書かれているため、生活者にはわかりにくい表現です。OTC薬の添付文書は「一般用医薬品添付文書情報メニュー」から、誰でも検索して見ることができ、生活者にわかりやすい表現になっています。いずれにしても、医療用医薬品もOTC薬も「誰でも」ネットで添付文書が見られます。

 「咳が止まらないので、さっきのんだばかりだが、続けて咳止め薬をのみたい」という生活者に対してどう対応すべきか?

 過量服用による、副作用のおそれを説明します。

「この製品は○時間の間隔をあけることになっています。続けてのむとのみすぎ（**過量服用**）となり、副作用が起こりやすくなります」のようにアドバイスします。

1日3回タイプの内服薬では、おおむね4時間以上あけます。1日2回タイプの内服薬では、12時間ごとにのむのがベストです。そのほか、点鼻薬や咳止めドロップなどでは、おおむね3時間間隔です。製品によってちがいますので、必ず確認してください。

漢方薬には、長期連用してよいものが多い　　COLUMN

ほとんどのOTC薬は、長期連用してはいけません。なぜかといえば「OTC薬は、軽症の人の一時的な症状の緩和に使うもの」という基本的なスタンスがあるからです。OTC薬をずっとのんでいたために、医師の治療が必要な重大な病気が見逃されてしまうことのないようにという考え方です。

たとえば、漢方薬を体質改善に使う場合は、ある程度の長期間が必要になります。そのせいか「漢方薬は、長くのまないと効かないものだ」と思い込んでいる人が多いのです。しかし、のんだその日に効く漢方薬も多いです。かぜなどの急性疾患にピタリ！と合う漢方薬をのめば、即効性があります。一方、体質改善のために、ある程度長期間、漢方薬をのむ場合には、医薬専門家に相談しながら服用します。実際の試験で、このような出題がありました。

● 次の文章の「正誤」について答えましょう。

漢方処方製剤の中には、ある程度の期間継続して使用されることにより効果が得られるとされているものがあり、長期連用する場合には、専門家に相談する旨が記載されている。

答えは「正」です。

次は、医薬品の販売等に従事する専門家と購入者との会話である。購入者からの相談に対する専門家の対応の正誤について、正しい対応は（1）～（3）のどれか。

（1）**購入者**「解熱鎮痛薬を服用しましたが、1時間経っても歯の痛みがおさまりません。すぐに、もう1回服用してもよいですか」
専門家「過量服用となり副作用が発現するおそれがありますので、服用してはいけません」

（2）**購入者**「眠気防止薬を使用していますが、とてもよく効くので毎日使い続けてもよいですか」
専門家「問題ありませんので、長期間使い続けて構いません」

（3）**購入者**「打撲したので、外用の鎮痛消炎薬を貼付したいのですが、その部分に傷口があります。傷口の上から直接貼付してもよいですか」
専門家「よいです。きちんと効き目が得られるように、傷口を含む痛みのある部分に貼付してください」

 （1）

　（1）は正。その通りです。痛みがおさまらないからといって追加で服用してはいけません。医薬品によって「最低4時間あけて」など服用間隔が決められています。

　（2）は誤。眠気防止薬は、**カフェイン**によって脳に軽い興奮状態を引き起こす作用を示し、眠気や倦怠感を一時的に抑える効果が期待されています。毎日のむものではありません。カフェインの摂りすぎでは、脳が過剰に興奮し、副作用として振戦（震え）、めまい、不安、不眠、頭痛を生じることがあります。

　（3）は誤。湿疹、かぶれ、傷口などのあるところには、貼り薬を貼ってはいけません。外用鎮痛消炎薬や皮膚刺激成分により、強い刺激や痛みを生じるおそれがあるためです。

5
医薬品の適正使用と安全対策

Q 次の成分のうち、長期間服用した場合に、アルミニウム脳症及びアルミニウム骨症を発症するおそれがあるため、それを含有する内服用の一般用医薬品の添付文書において、「次の人は服用しないこと」の項目中に、「透析療法を受けている人」と記載することとされているものはどれか。

(1) サザピリン　　(2) プロメタジンテオクル酸塩
(3) ジヒドロコデインリン酸塩　　(4) メキタジン　　(5) スクラルファート

A (5) スクラルファートです。

　胃腸薬に配合されている胃粘膜保護成分のうち、**アルジオキサ**（アラントインと水酸化アルミニウムの複合体）と、**スクラルファート**は、アルミニウムを含みます。

　その他、アルミニウムを含む制酸成分にも注意しましょう。

Q 次の漢方処方製剤のうち、鬱血性心不全、心室頻拍の副作用が現れることがあるため、添付文書の「してはいけないこと」の項目中に「症状があるときのみの服用にとどめ、連用しないこと」と記載することとされているものはどれか。

(1) 小柴胡湯　　(2) 防風通聖散　　(3) 芍薬甘草湯
(4) 大柴胡湯　　(5) 小建中湯

A (3) 芍薬甘草湯です。

　こむらがえり（四肢筋肉のけいれん）や腹痛（胃腸のけいれん）などによく使われる芍薬甘草湯は、基本的に「とん服」です。症状のある時だけ、短期間の服用にとどめる漢方薬です。

次の成分のうち、腸管粘膜への刺激が大きくなり、腸管粘膜に炎症を生じるおそれがあるため、それを含有する内服用の一般用医薬品の添付文書において、「してはいけないこと」の項目中に、「大量に使用（服用）しないこと」と記載することとされているものはどれか。

(1) ジサイクロミン塩酸塩　　(2) ケイ酸アルミン酸マグネシウム

(3) アルジオキサ　　(4) ウルソデオキシコール酸

(5) ピコスルファートナトリウム

A (5) ピコスルファートナトリウムです。

しげきせいしゃげせいぶん
刺激性瀉下成分は
どれかを問う問題です。
「大量に使用（服用）しないこと」
と書かれています。

次は、医薬品の販売等に従事する専門家と購入者との会話である。購入者からの相談に対する専門家の対応の正誤について、誤っているものはどれか。

(a) **購入者**「今、妊娠中なのですが、便秘で悩んでいます。妊娠する前はヒマシ油を配合した便秘薬を使用していたのですが、使用してもよいですか。」

専門家「ヒマシ油を配合した便秘薬であれば妊娠中でも使用できます。」

(b) **購入者**「センソが配合された強心薬の丸剤を購入したいのですが、注意することはありますか。」

専門家「センソの吸収を良くするために、口中で噛み砕いてから服用してください。」

(c) **購入者**「下痢のため、次硝酸ビスマスが配合された医薬品を購入したいのですが、どのくらい服用すれば良いですか。」

専門家「次硝酸ビスマスが配合された止瀉薬は、1週間以上継続して服用する必要があります。」

A (a)、(b)、(c)、すべて「誤」です。

(a) ヒマシ油は、腹痛や悪心、嘔吐のある人、妊婦さん、3歳未満の乳幼児では作用が強いため「使用を避けること」とされています。

(b) センソ（ヒキガエルの分泌物）は、なめたりかんだりすると、舌がしびれたり麻痺することがあるので、必ず水で服用することとされています。

(c) ビスマスは、海外において長期連用した場合に不安や記憶力低下などの「精神神経症状」があらわれたことがあるため、「1週間以上続けてのまないこと」とされています。

5-4
OTC 薬の保管について

OTC薬の保管に関する基本的な注意事項を理解しましょう。冷蔵庫で保管するのが望ましいOTC薬や、逆に冷蔵庫で保管しない方がよいOTC薬などがあります。

 「目薬は、冷蔵庫に入れたほうがよいの？」と聞かれたら？

A 冷蔵庫に入れても入れなくてもかまいません。

OTC薬は、**室温保存**（1〜30℃）ですから、冷蔵庫に入れても入れなくとも、どちらでもかまいません。たとえば、30℃を超えるような窓際や車中に置いたり、凍るように寒い場所（冷凍庫など）に置いたりしなければよいのです。

● OTC薬の保存

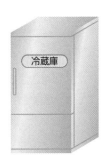

OTC薬は室温保存(1〜30℃)
冷蔵室の庫内の温度が1〜7℃
くらいならOK。
OTC薬をチルド室や冷凍室に
入れるのはダメ。

 開封後は冷蔵庫で保管するのが望ましい医薬品とは？

A シロップ剤です。

シロップ剤は、あたたかい部屋などでは**雑菌**が繁殖しやすくなります。また、シロップ剤には、白糖はもちろん、ソルビトールやサッカリンナトリウムなどの人工甘味料が入っているため、フタのあたりが濡れていると、糖分がくっついて開きにくくなる場合があります。

錠剤、カプセル剤、散剤では、冷蔵庫に保管することが望ましいのか？

 シロップ剤以外のOTC薬は、室温保存（1～30℃）でかまいません。

　シロップ剤や**アミノ酸製剤**、その他の計量カップで計ってのむ**液剤**などについては、開封後は冷蔵庫に保管が望ましいのです。開封後は、保存条件が悪いと、雑菌が繁殖したり変質したりしやすいからです。錠剤（とくに糖衣錠）、カプセル剤、散剤では、冷蔵庫から出し入れすると温度変化により吸湿しやすくなります。

● 冷蔵庫が望ましい液剤

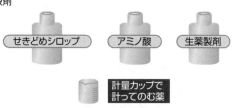

せきどめシロップ　　アミノ酸　　生薬製剤

計量カップで
計ってのむ薬

 小児用シロップ剤ならではの注意事項とは？

 小児の手の届かない場所に保管することです。

　小児に服用させる場合には、保護者の指導監督のもとに服用させてください。とくにシロップ剤は甘いので、小児がまちがえて飲みほしてしまう危険性が高いのです。

● 小児用シロップ剤の注意事項

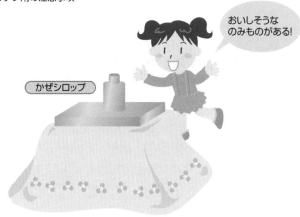

おいしそうな
のみものがある！

かぜシロップ

Q 開封して5か月たつ目薬に白いふわふわしたものが浮いて
いるが、使用期限内だったので使用しても差し支えないか?

A 使用してはいけません。

　異物が浮いている目薬は使ってはいけません。また、医薬品の**使用期限**とは、未開封
の場合の期限です(食品の場合も同じですね)。とくに目は「むきだしの内臓」といわれ
る器官であり、目薬は無菌の環境で作られるデリケートな製品です。目薬は、開封後は
2～3か月を目安に、薬液が残っていても捨てるようにアドバイスします(医療用の目
薬は開封後1か月を目安に。例外はあります)。なお、例外として人口涙液ソフトサン
ティア(参天製薬)は、約10日間をすぎたら捨てることになっています。

 Q 白い塗り薬が、部分的に黄色に変色し、油が分離していた
が、使用期限内であるため使用してよいのか?

A 品質が劣化したものは、使用期限内であっても捨てます。

　なお、使用期限は**未開封**の場合の期限です。開封後の期限はメーカーによって異なり
ますが、ジャー型(カップ型)容器は開封後1年間、チューブ式の開口部の小さな容器
では開封後2年間がおおよその目安です。ただし、保存状態によって、変色、変質が見
られたら捨てます。

● 開封後の期限(おおよその目安)

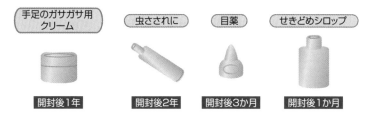

手足のガサガサ用クリーム　開封後1年
虫さされに　開封後2年
目薬　開封後3か月
せきどめシロップ　開封後1か月

 Q 浣腸や坐薬は、冷蔵庫保管がよいのか?

A 室温保存でかまいません。

　浣腸や**坐薬**は、医療用医薬品では冷所保存のものもありますが、OTC薬では室温保
存の製品ばかりです。肛門に挿入する浣腸、痔の坐薬、膣内に挿入するカンジダの坐

薬、小児用の解熱の坐薬などでは、冷たいままだとショックが起きやすくなります。冷たすぎる坐薬は溶けない程度に手で温めたり、浣腸薬を人肌に温めたりする工夫が必要です。もちろん温めすぎてもいけません。

● 浣腸は冷たいとショックが起きやすい

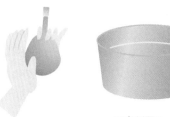

人肌にあたためる

35℃以下の
ぬるめのお湯で湯せん

錠剤は冷蔵庫に入れないほうがよい　　COLUMN

　私の友人が、『チョコラBB』を冷蔵庫に入れていました。『チョコラBB』は糖衣錠なので、冷蔵庫から出し入れすると、錠剤が吸湿してくっつきやすくなります。普通錠でも、温度差が激しいと湿ってくっつきやすくなります。冷蔵庫からさっと出して、さっとしまえば大丈夫かもしれません。しかし、試験では錠剤を冷蔵庫に入れないようにという問題が出ます。一方、シロップ剤は甘い液体なので、冷蔵しないと変質しやすくなります。なお、「シロップ剤を冷凍庫にしまう」というのは誤りですが、ひっかけ問題で出るので注意しましょう。実際の試験で、このような問題がありました。

● 次の文章の「正誤」についてそれぞれ答えましょう。
① 錠剤を冷蔵庫内で保管する行為は、取り出したときに室温との急な温度差で湿気を帯びるおそれがあるため不適当である。
② シロップ剤を長期保管する場合には、冷蔵庫内での保管が望ましい。

　答えは、①「正」、②「誤」です。

5-5
副作用（安全性情報）報告について

医薬品の副作用情報等の収集、評価および措置などを理解しましょう。また、医薬品による副作用等が疑われる場合の報告の仕方とポイントを理解しましょう。

 副作用の報告は、おもに誰がどこに行っているのか？

おもに、製薬メーカーが、総合機構を通じて、厚生労働大臣に行っています。

製薬メーカーは、厚生労働省の関係機関である、**独立行政法人医薬品医療機器総合機構**（以下「**総合機構**」）を通じて、厚生労働大臣に副作用報告を行っています。製薬メーカーは、自社製品についてさまざまな副作用報告を行い、必要に応じて添付文書の改訂を行います。

医療機関では、処方医（原因薬を処方した医師）や、治療医（副作用の治療を行った医師）などが製薬メーカーの依頼を受けて副作用の調査を行います。薬剤師や登録販売者を含め**医薬関係者**には、副作用報告が義務づけられています。

● 副作用（安全性情報）の報告

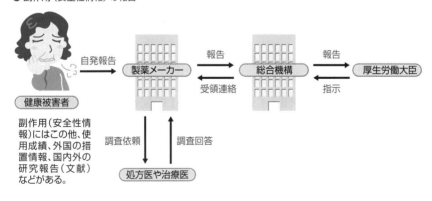

副作用（安全性情報）にはこの他、使用成績、外国の措置情報、国内外の研究報告（文献）などがある。

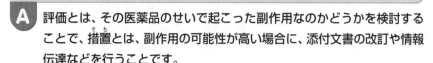

Q 副作用の評価とはなにか、措置とはなにか？

A 評価とは、その医薬品のせいで起こった副作用なのかどうかを検討することで、措置とは、副作用の可能性が高い場合に、添付文書の改訂や情報伝達などを行うことです。

　医薬関係者（製薬メーカーや医療機関の担当者）や総合機構が、その医薬品のせいで起こった副作用なのかどうか（因果関係の有無）を検討することを**評価**といいます。

　副作用のおそれがあるケース（症例）は、医薬関係者が総合機構を通じて、厚生労働大臣に郵送やファックス、電子報告などで報告します。厚生労働大臣が健康被害の拡大のおそれがあると判断した場合、その情報を広く発表したり、メーカーに添付文書改訂などの対応を求めたりすることを**措置**といいます。

Q 緊急安全性情報とは？

A A4サイズの黄色の印刷物で「イエローレター」とよばれます。

　緊急安全性情報（イエローレター）は、医薬品や医療機器についての、今までに知られていない重大な副作用や不具合を知らせる黄色の文書です。「今までに知られていない（予測できない、未知の）副作用」というところがポイントです。たとえば、近年のものでは、『タミフル』による異常行動（因果関係は不明）があります。

　医薬品・医療機器について緊急かつ重大な注意喚起や使用制限に係る対策が必要な場合に、厚労省からの命令、指示、製造販売業者の自主決定等に基づいて作成されます。

Q 緊急安全性情報（イエローレター）の配布期限とは？

A 製薬メーカーが1か月以内に行います。

　1か月以内に、その製品を扱う医療機関（病院やクリニックや薬局）に直接情報を伝えなければなりません。たとえば、イエローレターをファックスしたり郵送したあとに、製薬メーカーの医薬情報担当者（**MR** : medical representative）が説明するために、直接医療機関を訪問します。

● 緊急安全性情報（イエローレター）の配布（かつてドクターレターと呼ばれていた）

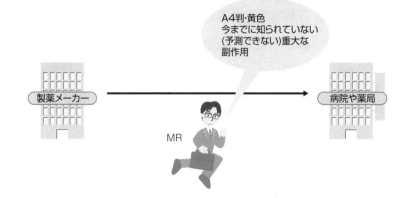

Q 緊急安全性情報（イエローレター）は、おもに医療用医薬品や医療用医療機器に対して行われるため、OTC薬は関係ないのか？

A おもに医療用医薬品ですが、OTC薬も関係があります。

　イエローレターは、「緊急安全性情報」という名の通り、命に関わるような重大な副作用で、かつ「今までに知られていない（予測できない、未知の）副作用」の伝達に使われます。

　イエローレターは、おもに医療用医薬品のためにありますが、平成8年の小柴胡湯（しょうさいことう）の**間質性肺炎**のように、OTC薬にも波及する副作用もあります。漢方薬のイエローレターが出たら、とくに注意しましょう。

Q 次は、医薬品の安全性情報に関する記述である。a、bにあてはまる字句はなにか。

緊急安全性情報は、医薬品又は医療機器について重要かつ緊急な情報伝達が必要な場合に、（　a　）からの指示に基づいて、製造販売元の製薬企業等からその医薬品又は医療機器を取り扱う医薬関係者に対して、1か月以内に原則として直接配布し、情報伝達されるものである。A4サイズの（　b　）の印刷物で、イエローレターとも呼ばれる。

A （a）厚生労働省　（b）黄色地

5

医薬品の適正使用と安全対策

「緊急安全性情報」「安全性速報」「医薬品・医療機器等安全性情報」の緊急度の順序とは？

A 緊急度が高い順に、「緊急安全性情報（イエローレター）」「安全性速報（ブルーレター）」、ほぼ毎月1回定期的に出される「医薬品・医療機器等安全性情報」です。

この3つの情報は、ほとんど医療用についての内容ですが、OTC（一般用医薬品）についても発出されることがあるので注意が必要です。

緊急安全性情報（イエローレター）は、医薬品、医療機器又は再生医療等製品について緊急かつ重大な注意喚起や使用制限に係る対策が必要な状況にある場合に、**厚生労働省からの命令**、指示、**製造販売業者の自主決定**等に基づいて作成されます。

製造販売業者（メーカー）および行政当局（厚労省）による報道発表、（独）医薬品医療機器総合機構（以下「総合機構」という）による医薬品医療機器情報配信サービス（PMDAメディナビ）、製造販売業者から医療機関や薬局等への直接配布、ダイレクトメールの郵送、ファックス、電子メールなどによって情報伝達が1か月以内になされます。A4サイズの黄色地の印刷物で、**イエローレター**とも呼ばれます。

例えば、「タミフル服用後の異常行動について（タミフルをのんだ若者や子供を見張っていないと飛び降りたりする（因果関係は不明）、インフルエンザ脳症その他の可能性もあるが、とにかく最低2日間は、保護者が見張っておくこと）」などは医療用医薬品などについての内容ですが、「小柴胡湯による間質性肺炎」に関するイエローレター（平成8年3月）のように、OTC薬も対象となる場合があります。

安全性速報（ブルーレター）は、イエローレターの次に注意喚起が必要と判断された内容（一般的、定期的な改訂情報よりもリスクが高いことを示すもの）で、新しい警告、新しい禁忌などがあります。「特定の状況下で、死亡例や重大な副作用が増える」といった内容です。**情報伝達は1か月以内になされます。**

A4サイズの青色地の印刷物で、**ブルーレター**とも呼ばれます。配布方法は、郵送、MRが持参、メールなど、イエローレターと同じような伝達方法です。例えば、統合失調症治療薬「ゼプリオン水懸筋注による（因果関係不明の）死亡例の集積」や、月経困難症治療剤「ヤーズによる血栓症」などで、OTC薬では出ていません。ブルーレターは、医療関係者や患者に「なにかおかしいな」と早めに感じとってもらい、迅速な対処につなげるための情報伝達物です。

医薬品・医療機器等安全性情報（モノクロ印刷）は、厚労省に集められた安全性情報をもとに厚労省が取りまとめて、広く医薬関係者に対して発行されます。

　内容は、安全性に関する解説や、使用上の注意の改訂などです。イエローレターやブルーレターとの違いは、急ぎではなく「適宜とりまとめて発行する情報提供」という意味合いです。

● 緊急度の順序とは？

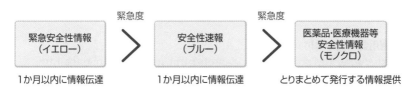

Q 独立行政法人医薬品医療機器総合機構（総合機構）「医薬品医療機器情報提供ホームページ」に関する記述のうち、正しいものの組み合わせはどれか。

(a) 企業や医療機関等から報告された、医薬品による副作用が疑われる症例情報が掲載されている。

(b) 医薬品等の製品回収に関する情報が掲載されている。

(c) 医療用医薬品の情報は掲載されているが、一般用医薬品の情報は掲載されていない。

(d) ホームページに掲載されている医薬品の添付文書に関する情報を閲覧することができるのは、医療関係者に限定されている。

A 正答は (a, b)。

　総合機構のホームページでは、医薬品による副作用、製品回収情報のほか、添付文書情報も載っています。かつては、医療用医薬品の情報しか載せていませんでしたが、近年では、一般用医薬品の情報も載っています。つまり、総合機構のホームページには、医療用医薬品とOTC医薬品に関する情報が、どちらも幅広く載っています。

　そして、その内容は、医薬関係者だけでなく「**誰でも自由に**」閲覧することができます。「医療用医薬品の添付文書は、医薬関係者向けに書かれている」のですが、総合機構のホームページでは、**閲覧する人を限定していません**。よく製薬メーカーでは、「あなたは医療関係者ですか？」というアイコンによって、医療用医薬品情報の閲覧を医療

5

医薬品の適正使用と安全対策

関係者に限定していますが、総合機構では限定していません。なお、過去問において、「新たに許可を取得した医薬品製造販売業者の情報が掲載されているかどうか？」という問題がありました。そのような情報は載っていません。つまり答えはバツです。

● 総合機構のHPで調べてみよう

あなたが知っている医薬品について、「添付文書情報」で調べてみてください。「誰でも閲覧できる情報」ということを実感できます。

● 医療用医薬品の添付文書情報
http://www.info.pmda.go.jp/psearch/html/menu_tenpu_base.html

● 一般用医薬品の添付文書情報
http://www.info.pmda.go.jp/osearch/html/menu_tenpu_base.html

Q ダイレクトOTC薬とは？

A 医療用医薬品としての使用経験がないまま、市販される成分のことです。

　ダイレクトOTC薬としては、発毛剤の『リアップシリーズ』と、月経前症候群治療剤『プレフェミン』などがあります。リアップの主成分**ミノキシジル**は、海外での使用経験はありましたが、日本国内では、医療用医薬品としての使用経験がありませんでした。いきなり、市販薬として新発売されたために、「ダイレクトOTC薬」とよばれたのです。

　なお、医薬品の発毛促進剤である『カロヤン』の主成分**カルプロニウム塩化物**は、医療用医薬品として実績を積んだあとに市販されたので、スイッチOTC薬です。

● ダイレクトOTC薬『リアップ』

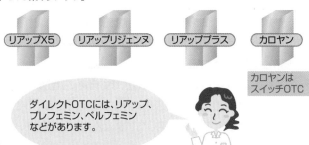

| リアップX5 | リアップリジェンヌ | リアッププラス | カロヤン |

カロヤンは
スイッチOTC

ダイレクトOTCには、リアップ、プレフェミン、ベルフェミンなどがあります。

ダイレクトOTC薬の安全対策には、どんな制度があるか？

 再審査制度です。

　病院やクリニックでも使ったことのない、まったく新規のOTC成分である**ダイレクトOTC薬**は、新発売後にも副作用などの**製造販売後調査**が課されます。製薬メーカーは、実際に使った人にアンケートを行ったり、副作用の報告を集めたりして、総合機構に報告しなければなりません。調査期間は厚生労働大臣が定めますが、10年を超えない範囲（だいたい8年くらい）です。

　リアップには6年が課されました。その後、リアップは**再審査**に合格したため、現在も販売されています。再審査とは、市場に出した薬について、市販しつづけてよい効能と安全性があるのかどうかなどについて、再度ジャッジを下される制度です。

 再審査のための製造販売後調査期間は、通常何年なのか？

 医療用医薬品では通常4年です。

　製薬メーカーが新薬の発売後に4年間の**製造販売後調査**を行い、総合機構に報告して、今後も販売を続けてよいかどうかお伺いをたてます。OTC薬の場合は、再審査のための製造販売後調査期間は、4年ではなく3年が主流です。

　たとえば、3年の製品には、睡眠改善薬『ドリエル』、女性の頻尿改善薬『レディガード』、膣カンジダ治療薬などがあります。また、4年が課せられた製品としては、『リアッププレディ（現リアップジェンヌ）』や『トランシーノ』があります。唯一のダイレクトOTC薬である『リアップ』には、新発売時は前例のないダイレクトOTC薬として、6年の製造販売後調査期間が課せられました。現在は、再審査に合格しています。

 再審査と再評価のちがいとは？

 新薬が出たあと、はじめて市販後の副作用などを報告するのが**再審査**、再審査に合格後、定期的に副作用などを報告するのが**再評価**です。

　再審査とは、新薬の発売後にはじめて行われる医薬品の存続（適合性）を問うジャッジです。定められた製造販売後調査期間に副作用を集め、総合機構に再審査してもらい

5

医薬品の適正使用と安全対策

ます。再審査に不合格となれば、薬を販売することができなくなる可能性もあるのです。なお、再審査に合格した後は、定期的に**再評価**を受けます。（参考：内服リゾチームは「有用性は確認できない」として再評価に不合格となった）

● OTC医薬品の安全対策

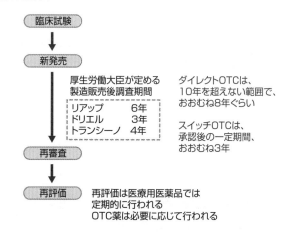

臨床試験
↓
新発売

厚生労働大臣が定める
製造販売後調査期間

リアップ	6年
ドリエル	3年
トランシーノ	4年

ダイレクトOTCは、
10年を超えない範囲で、
おおむね8年ぐらい

スイッチOTCは、
承認後の一定期間、
おおむね3年

再審査
↓
再評価

再評価は医療用医薬品では
定期的に行われる
OTC薬は必要に応じて行われる

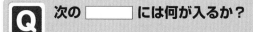

Q 次の ▢ には何が入るか？

「新規の「ダイレクトOTCおよびスイッチOTC」発売後に、初めて副作用などの使用成績を集積し、厚生労働省に提出する制度を ▢ という」

A 「再審査」です。

新発売後に初めて副作用などの使用成績を集積して報告することを**再審査**といい、それに合格した後、定期的に報告することを**再評価**といいます。

Q 医療用医薬品に同梱されなくなったものとは？

A 令和3年8月1日から、医療用医薬品への「紙の添付文書」の同梱は廃止されました。

令和3年8月1日から医療用医薬品の添付文書情報（注意事項等情報）は電子的な方法により提供されることになりました。具体的には医薬品の容器又被包に当該情報を入手するために必要な符号（バーコード又は二次元コード）を記載することが求めら

れています。この符号をスマートフォン等のアプリケーションで読み取ることで、総合機構のホームページで公表されている最新の添付文書等の情報にアクセスすることが可能です。

　一方で、**消費者が直接購入する医薬品（要指導医薬品、一般用医薬品、薬局製造販売医薬品）は、使用時に添付文書情報の内容を直ちに確認できる状態を確保する必要があるため、引き続き紙の添付文書が同梱**されています。

　医薬品の販売等に従事する専門家においては、総合機構に掲載されている最新の添付文書情報等から、医薬品の適切な選択、適正な使用が図られるよう、購入者等に対して情報提供を行うことができます。

医療用医薬品の添付文書情報は、ペーパーレスに変わりました。

Q **WHO国際医薬品モニタリング制度とは？**

A **世界保健機関（WHO）加盟国を中心に、各国自らが医薬品の副作用を集積、評価する体制です。**

　WHO国際医薬品モニタリング制度は、1961年に起こったサリドマイド事件を契機に、1968年に**世界保健機関**（WHO）が確立しました。

　国が製薬メーカーや医療機関などから報告された副作用を集積して**評価**します。評価は、「使った薬（被疑薬）が副作用の原因なのかどうか」を検討することをさし、国と製薬メーカーや医療機関（医師）などの双方が行います。「因果関係がある」「因果関係が不明」「因果関係がない」などと評価します。

● WHO国際医薬品モニタリング制度

> WHO国際医薬品モニタリング制
> （世界保健機構）
>
> 国が医薬品の副作用を維持評価する体制のこと

5

医薬品の適正使用と安全対策

Q 薬剤師や登録販売者は、副作用報告を行う必要がないのか？

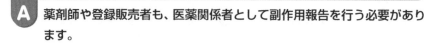 **A** 薬剤師や登録販売者も、医薬関係者として副作用報告を行う必要があります。

報告様式（所定の報告書のこと）は、総合機構のホームページからダウンロードできます。報告者に対しては、安全性情報受領確認書が交付されます。なお、本報告は、令和3年4月から、ウェブサイトに直接入力することによる電子的な報告が可能となりました。

 Q 登録販売者にとって、医薬品安全性情報報告書（副作用が疑われる症例）の報告に当てはまる製品とは？

A 医薬品、医薬部外品、化粧品です。

医薬品、医薬部外品、化粧品など、薬機法の管理下にある製品の不具合は、**医薬品安全性情報報告書**で報告します。また、医療機器の不具合については、**医療機器不具合・感染症例報告書**で報告します。

様式（所定の用紙）は、総合機構のホームページからダウンロードできます。報告内容をすべて埋められないときは、わかる範囲でかまいません。報告することが大切なのです。報告は総合機構を通じて、厚生労働大臣に行います。

Q どのような手段で副作用報告（医薬品安全性情報報告）を行うのか？

A 郵送、ファックス、FD（フロッピーディスク）、電子報告などがあります。

電子報告とは、パソコンを通じて総合機構に報告する方法です。電子的な報告については、事前に本人を証明する**電子証明書**をもらわないといけません。製薬メーカーの安全性担当部署は、電子報告をしているところがあります。

しかし、薬局・薬店では、手書きで郵送、ファックスのことが多いでしょう。令和3年4月からウェブサイトに直接入力することによる電子的な報告が可能となりました。

Q 副作用報告に〆切り（報告期限）はあるのか？

A メーカーは厚生労働大臣に対する〆切りがありますが、薬局・薬店に勤務する薬剤師や登録販売者は〆切りはありません。

たとえば、**予測できない副作用**（添付文書に書いてない副作用のこと。**未知の副作用**）で、死亡・入院など重大な副作用の場合は、15日以内。かぜ薬や解熱鎮痛薬のスティーブンス・ジョンソン症候群など、**予測できる副作用**（添付文書に書いてある副作用のこと。**既知の副作用**）で、死亡・重篤、市販直後調査などによって得られたものは、15日以内などと決まっています。

これは、製薬メーカー（企業）の場合であり、薬局・薬店に勤務する薬剤師や登録販売者には〆切り（報告期限）はありません。このように**報告期限は特に定められていません**が、保健衛生上の危害の発生または拡大防止の観点から、報告の必要性を認めた場合においては、**適宜**、**すみやかに報告書を総合機構に送付する**こととされています。

報告者に対しては、安全性情報受領確認書が交付されます。なお、本報告は、令和3年4月から、ウェブサイトに直接入力することによる電子的な報告が可能となりました。

Q 健康食品やサプリメントによると疑われる健康被害については、どこに報告するのか？

A 最寄りの保健所です。

● 健康食品、サプリメント、無承認無許可医薬品による健康被害の報告は……

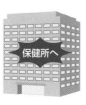

保健所へ
ダイエットサプリ
精力アップ
日本で未承認の医薬品

5 医薬品の適正使用と安全対策

通常、副作用報告（医薬品安全性情報報告）から除外される健康被害とは？

 OTC薬では、自殺目的や、用量を超えて何回ものんでしまうなど、間違った使用法をしている場合には除外されます。

　副作用とは、添付文書の通りに正しく、用法用量を守って服用した場合に起こってしまった“不快な症状”をさします。医薬品では、過量服用・誤用のほか、自殺目的の服用なども除外されます。しかし、特定の医薬品で過量服用や誤用が相次いだ場合には、**安全対策上必要があるとして**報告する必要があります。

Q **研究報告とは？**

A 医学文献や研究等でわかった、医薬品の安全性や有効性に関する新しい情報を総合機構に報告することです。

　研究報告とは、おもに製薬メーカーから、医薬品の**「安全性・有効性に関する新しい情報」**を総合機構に報告することをさします。研究報告は知り得てから**30日以内に報告**する必要があり、次のようなものがあります。
① 副作用・感染症により、癌その他の重大な疾病、障害若しくは死亡が発生するおそれがあることを示す研究報告
② 副作用症例・感染症の発生傾向が著しく変化したことを示す研究報告
③ 承認を受けた効能若しくは効果を有しないことを示す研究報告
　研究報告によって、添付文書に注意事項がが書き加えられることがあります。過去の有名な研究報告では、ビタミンAを妊娠3ヶ月前から妊娠3ヶ月までの間に栄養補助剤から1日10,000国際単位以上を継続的に摂取した婦人から生まれた児に、先天異常（口裂、耳・鼻の異常等）の発生率の増加が認められたとの報告がありました。
　そのため、「妊娠3ヶ月以内又は妊娠を希望する女性は過剰摂取にならないよう注意してください。」という注意が添付文書に書かれています。

5-6
医薬品副作用被害救済制度について

「医薬品副作用被害救済制度」はどこが行っており、どのようなケースが救済の対象となるのかを理解して、制度の概要を説明できるようになりましょう。

 医薬品副作用被害救済制度の給付金には、どんな種類があるか？

A 給付金には、表の7種類があります。 ここが出る!

● 医薬品副作用被害救済制度の給付の種類

給付の種類		請求の期限
① 医療費	医薬品の副作用による疾病の治療*に要した費用を実費補償するもの（ただし、健康保険等による給付の額を差し引いた自己負担分）	医療費の支給の対象となる費用の支払いが行われたときから5年以内
② 医療手当	医薬品の副作用による疾病の治療*に伴う医療費以外の費用の負担に着目して給付されるもの（定額）	請求に係る医療が行われた日の属する月の翌月の初日から5年以内
③ 障害年金	医薬品の副作用により一定程度の障害の状態にある18歳以上の人の生活補償等を目的として給付されるもの（定額）	請求期限なし
④ 障害児養育年金	医薬品の副作用により一定程度の障害の状態にある18歳未満の人を養育する人に対して給付されるもの（定額）	請求期限なし
⑤ 遺族年金	生計維持者が医薬品の副作用により死亡した場合に、その遺族の生活の立て直し等を目的として給付されるもの（定額）。ただし、最高10年間を限度とする	死亡のときから5年以内。遺族年金を受け取ることができる先順位者が死亡した場合には、その死亡のときから2年以内
⑥ 遺族一時金	生計維持者以外の人が医薬品の副作用により死亡した場合に、その遺族に対する見舞等を目的として給付されるもの（定額）	遺族年金と同じ
⑦ 葬祭料	医薬品の副作用により死亡した人の葬祭を行うことに伴う出費に着目して給付されるもの（定額）	遺族年金と同じ

＊医療費、医療手当の給付の対象となるのは、副作用による疾病が「入院治療を必要とする程度」の場合

Q 医薬品副作用被害救済制度の給付金の財源はどこから？

A 国と製薬メーカーがお金を出し合っています。

● 医薬品副作用被害救済制度

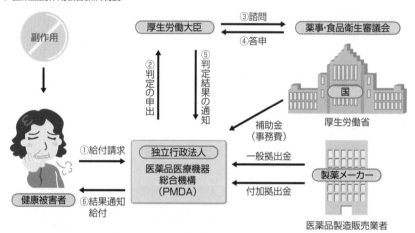

 Q 次は、医薬品副作用被害救済制度に関する記述のうち、a, bにあてはあてはまる字句はなにか。

　医薬品副作用被害救済制度は、医薬品を（　a　）発生した副作用による被害者の迅速な救済を図るため、製薬企業の社会的責任に基づく公的制度として運営が開始された。

　救済給付を受けようとする者が給付請求を行う請求先機関は、（　b　）である。

A （a）適正に使用したにもかかわらず
　　（b）独立行政法人医薬品医療機器総合機構

ワクチンによる重大な副反応は、救済の対象にならないのか？

 「生物由来製品感染等被害救済制度」の対象になります。

　2002年の（旧）薬事法改正によって、2004年4月1日以降に使われた生物由来製品が対象になりました。たとえば、脳外科手術等で広く用いられていた医療用具のヒト乾燥硬膜『ライオデュラ』による**クロイツフェルト・ヤコブ病**の被害や、汚染された血液製剤による**HIV感染**による被害などが生物由来製品の感染被害であり、**生物由来製品感染等被害救済制度**の対象になります。

 給付金は、すべての副作用が対象となるのか？

 軽い副作用は、給付の対象となりません。

　「入院を必要とする程度」の重大な副作用が対象となります（すべてではありません）。また、重大な副作用であっても、製薬メーカーの責任が明らかな場合には、適用されません。しかし、製薬メーカーが責任を認めないときや、責任の所在がわからないときは、対象となります。**裁判**の結果をズルズルと待っている間に、健康被害を受け、治療費が必要な被害者を早く救うための制度です。

　しかし重大な副作用の場合でも、申請してから給付が認められるまでにかなりの時間がかかります。結果として、給付が認められないこともあります。

 解熱鎮痛薬を10倍のんで、将来に残る障害が起きてしまったときは、給付の対象になるのか？

 過量服用・誤用のときは給付の対象にはなりません。

　医薬品副作用被害救済制度は、使用上の注意守って適正に使ったにもかかわらず、起きてしまった副作用が対象です。

● 副作用被害救済の対象とならないケース

（　自殺目的　）　（　誤　用　）　（　過量服用　）

5
医薬品の適正使用と安全対策

医薬品副作用被害救済制度は、どんな時に対象とならないのか？

 次のような場合は、対象となりません。

例

❶ 賠償責任者が明らかな場合

製薬メーカーの責任が明らかであり、賠償を了承している場合は、救済対象となりません。

❷ 効能効果の逸脱（いつだつ）

例えば、男性に限定した効能を持つ医薬品を女性が使用した場合は、効能効果を逸脱した「誤用」にあたるため、救済対象となりません。また、小児の用法のない製品を小児に飲ませて入院した場合も、救済対象となりません。

❸ 自殺企図（じさつきと）あるいは大量服用

自殺目的で大量に服用した場合は、用法用量を超えた過量服用にあたるため、救済対象となりません。また、用法用量を超えてのみすぎた場合も、救済対象となりません。

❹ 個人輸入

個人輸入した薬で副作用が出た場合は、救済対象となりません。日本で承認された医薬品でなければ救済対象として認められないのです。

❺ その他

抗がん剤など、ほとんどの人に副作用が起こる一部の薬も、救済対象から除外されています。OTC薬では、人体に直接使わない殺虫剤、殺鼠剤（さっそ）、消毒剤、一般用検査薬のほか、局方精製水、局方ワセリンなどが対象外です。

 医薬品副作用被害救済制度は、どんな時に対象となるのか？

 次のような場合は、対象となります。

例

❶ 重大な副作用が起きた場合

添付文書を読み適正に使用したにもかかわらず、起こってしまった重大な副作用が救済対象です。たとえばスティーブンス・ジョンソン症候群などです。

❷ 副作用で死亡した人の遺族の場合

副作用で死亡した人の遺族は、救済対象となります。

❸ 入院した場合、あるいは、重大な後遺症が残った場合

救済対象となります。

次の文章は、どこが間違っているか？

「医薬品・医療機器等安全性情報報告制度は、登録販売者を含む医薬関係者が、保健所へ副作用報告を行う制度である」

A 医薬品・医療機器等安全性情報（副作用）は、総合機構を通じて厚生労働大臣に報告します。つまり「保健所へ」という記述が誤りです。

● 医薬品、医療機器による健康被害の報告は……

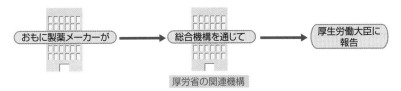

Q **無承認無許可医薬品（違法に販売している医薬品）による副作用は、どこに報告するのか？**

A 無承認無許可医薬品による健康被害の連絡先は、保健所です。

保健所に報告するのは、健康食品、サプリメント、日本で承認されていない医薬品などによる健康被害などです。

救済制度の対象とならない医薬品とは　ここが出る！　COLUMN

副作用被害救済制度の対象とならない医薬品は抗がん剤などです。OTC薬では、殺虫剤・殺鼠剤、殺菌消毒剤（人体に直接使用するものを除く）、一般用検査薬、一部の日局収載医薬品（局方精製水、ワセリン等）が対象となりません。

このほか、製品不良など、製薬企業に損害賠償責任がある場合や、無承認無許可医薬品（いわゆる健康食品として販売されたもののほか、個人輸入により入手された医薬品を含む）の使用による健康被害についても救済制度の対象から除外されています。

● 次の記述のうち、医薬品副作用被害救済制度の救済給付の対象となるものはどれか。

① 個人輸入により入手した医薬品による健康被害が生じた場合

② 一般用検査薬による疾病や障害が生じた場合

③ 健康被害の程度が、入院治療を必要と認められる程度の場合であって、やむを得ず自宅療養を行った場合

答えは「③」です。「入院が必要と認められていて自宅療養」は対象となります。

5-7
その他の安全対策

医薬品PLセンターとは、国際麻薬乱用撲滅デーとは、OTC薬の使用期限の表示義務などについて理解しましょう。

Q 医薬品PLセンターの対象となる製品は何か？ どんな場合に対象になるのか？

A ヒト用医療用医薬品と一般用医薬品（OTC薬）について、製品不良が対象になります。

医薬品副作用被害救済制度の対象とならないケースで、製品メーカーに損害賠償責任がある場合は、**医薬品PLセンター**の対象となります。いわゆるPL法（製造物責任法）の医薬品バージョンです。PL法が平成7年7月に施行されたのと同時に、医薬品PLセンターが開設されました。 ここが出る！

たとえば、想定できるケースは、「引火のおそれがあるという説明がなかったために、みずむしのスプレー剤など、ガスの入った製品を引火させてしまった」「目の中に塗ってはいけないという説明がないために、軟膏を目に塗ってしまった」などです。製薬メーカーは、PL法に引っかからないように注意して、添付文書を書いています。

Q 医薬品PLセンターは、裁判の仲介もしてくれるのか？

A 医薬品PLセンターは、裁判によらない解決を目指しています。 ここが出る！

医薬品PLセンターは、公正・中立な立場で生活者と製薬メーカーの間に入り、対応を依頼してくれます。**PL審査会**は、法律の専門家、医師・薬剤師、消費者代表、学識のある人などから構成されており、公正・中立な立場で**裁判によらない迅速な解決**を図ります。

Q 次は、医薬品PLセンターに関する記述である。a, bにあてはまる字句はなにか。

消費者（一般用医薬品を使用する生活者のほか、医療関係者も含む）が、医薬品又は医薬部外品に関する苦情（健康被害以外の損害も含まれる）について製造販売元の企業と交渉するに当たって、（　a　）で申立ての相談を受け付け、交渉の仲介や調整・あっせんを行い、（　b　）解決に導くことを目的としている。

A （a）公平・中立な立場　（b）裁判によらずに迅速な

Q 6.26（6月26日）国際麻薬乱用撲滅デーを、広く普及するためのスローガンとは？

A 「ダメ。ゼッタイ。」

　これは、覚せい剤、麻薬、大麻などの撲滅運動です。撲滅デー当日だけでなく、前後1か月間の啓蒙を行います。6月と覚えましょう。 ここが出る！

Q 薬物乱用や薬物依存は、OTC薬には関係のないことか？

A OTC薬の乱用をきっかけとして、覚せい剤や麻薬に手を染めるおそれがあります。

　「大人用咳止め（麻薬性鎮咳薬コデインリン酸塩類）シロップ一気のみ」「催眠鎮静薬の過量服用」「ニコチン製剤の過量使用」など、依存を生じる原因は、OTC薬にはたくさんあります。

Q 第3者に危害を加えなければ、多少の覚せい剤は許されるのか？

A もちろん、許されません。

　乱用者自身の健康被害はもとより、情緒不安定になったり、対人関係や社会生活がうまく構築できなくなったりするなど、社会的な弊害の原因となります。

5

医薬品の適正使用と安全対策

373

Q 医薬品の使用期限は、表示しないといけないのか？

A 使用期限が3年未満は表示しなければなりませんが、3年以上の場合は、表示しなくともよいのです。

　室温で直射日光に当たらないなど適切な保存条件のもとで、医薬品が製造後3年を超えて、性状および品質が安定であることが確認されている場合には、法的な表示義務はありません。**使用期限が3年に満たない医薬品は、表示義務があります。**

　しかし、使用期限が3年以上の製品であっても、メーカーが自主的に使用期限を表示している製品がほとんどです。流通管理の便宜(べんぎ)上、外箱に記載されるのがマナーであり、多くの製品はそうなっています。

Q 法第77条の4の2第1項の規定に基づき、医薬品の製造販売業者が、その製造販売した医薬品について行う副作用等報告のうち、15日以内に厚生労働大臣に報告することとされているものとして、正しい組合わせはどれか。

（a）医薬品によるものと疑われる副作用症例のうち、発生傾向が使用上の注意等から予測することができないもので、重篤（死亡を含む）な事例
（b）医薬品によるものと疑われる感染症症例のうち、使用上の注意から予測できるもので、重篤（死亡を含む）な事例
（c）副作用・感染症により、癌その他の重大な疾病、障害若しくは死亡が発生するおそれがあることを示す研究報告
（d）承認を受けた効能若しくは効果を有しないことを示す研究報告

（1）（a、b）　（2）（a、c）　（3）（b、c）　（4）（b、d）　（5）（c、d）

A （1）（a、b）です。

　「副作用報告」のほとんどは「15日以内」です。一方「研究報告」は、すべて「30日以内」です。研究報告とは、文献やさまざまな情報を調べてわかった医薬品のリスクや、新たな医薬品情報などを示すものです。どのような場合に期限があるのかないのかを、次ページの表「企業からの副作用等の報告」で確認しておきましょう。

● 企業からの副作用等の報告（※企業＝医薬品の製造販売業者）

副作用症例報告			報告期限	
		重篤性	国内事例	外国事例
医薬品によるものと疑われる副作用症例の発生	使用上の注意から予測できないもの	死亡	15日以内	
		重篤（死亡を除く）	15日以内	
		非重篤	定期報告	—
	使用上の注意から予測できるもの	死亡	15日以内	—
		重篤（死亡を除く）：新有効成分含有医薬品として承認後2年以内	15日以内	—
		市販直後調査などによって得られたもの	15日以内	—
		重篤（死亡を除く）：上記以外	30日以内	—
		非重篤	—	—
	発生傾向が使用上の注意等から予測することができないもの	重篤（死亡含む）	15日以内	—
	発生傾向の変化が保健衛生上の危害の発生又は拡大の恐れがあるもの	重篤（死亡含む）	15日以内	—
感染症症例報告			報告期限	
		重篤性	国内事例	外国事例
医薬品によるものと疑われる感染症症例の発生	使用上の注意から予測できないもの	重篤（死亡含む）	15日以内	
		非重篤	15日以内	—
	使用上の注意から予測できるもの	重篤（死亡含む）	15日以内	
		非重篤	—	
外国での措置報告			報告期限	
外国における製造、輸入又は販売の中止、回収、廃棄その他の保健衛生上の危害の発生又は拡大を防止するための措置の実施			—	15日以内
研究報告			報告期限	
副作用・感染症により、癌その他の重大な疾病、障害若しくは死亡が発生するおそれがあることを示す研究報告			30日以内	
副作用症例・感染症の発生傾向が著しく変化したことを示す研究報告			30日以内	
承認を受けた効能若しくは効果を有しないことを示す研究報告			30日以内	

5
医薬品の適正使用と安全対策

⑤医薬品の適正使用と安全対策
過去問にチャレンジ

＊初めは、すぐに答えを見てしまってかまいません。ここの解説を読んで、「よくわからない、くわしく知りたい」と感じたら、厚労省ホームページの「試験問題作成に関する手引き」を確認してください。まずは3回、くり返し解いてみましょう。

問1 次の医薬品成分とそれを含有することにより内服用の一般用医薬品の添付文書等において、「相談すること」の項目中に、「次の診断を受けた人」と記載することとされているものの組合わせの正誤について、正しい組合わせはどれか。

	医薬品成分	記載することとされているもの
a	エテンザミド	腎臓病
b	ジプロフィリン	てんかん
c	次硝酸ビスマス	胃・十二指腸潰瘍

	a	b	c
1	正	正	正
2	正	正	誤
3	誤	正	正
4	正	誤	誤
5	誤	誤	誤

問1 …………答え（1）
すべて正しいです。

問2 次の医薬品成分のうち、それを含有することにより内服用の一般用医薬品の添付文書等において、「相談すること」の項目中に、「次の症状がある人」として「排尿困難」と記載することとされていない成分等はどれか。

1 ロートエキス
2 クロルフェニラミンマレイン酸塩
3 イソプロパミドヨウ化物
4 テオフィリン
5 構成生薬としてマオウを含む漢方処方製剤

問2 …………答え（4）
「相談すること」の項目中に、「次の症状がある人」として「排尿困難」と記載されているのは、抗ヒスタミン成分、抗コリン成分、マオウ等です。テオフィリンにはそのような記載はありません。

問3 医薬品等の安全性情報に関する次の記述の正誤について、正しい組合わせはどれか。

a 医薬品の製造販売業者等は、医薬品の有効性及び安全性に関する事項その他医薬品の適正な使用のために必要な情報を収集し、検討するとともに、薬局開設者、店舗販売業者、配置販売業者及びそこに従事する薬剤師や登録販売者に対して、提供するよう努めなければならない。

b 安全性速報は、医薬品、医療機器又は再生医療等製品について一般的な使用上の注意の改訂情報よりも迅速な注意喚起や適正使用のための対応の注意喚起が必要な状況にある場合に、厚生労働省からの命令、指示、製造販売業者の自主決定等に基づいて作成される。

c 安全性速報は、A4サイズの黄色地の印刷物で、イエローレターとも呼ばれ、1か月以内に情報伝達される。

d 独立行政法人医薬品医療機器総合機構の医薬品医療機器情報配信サービス（PMDAメディナビ）の利用は、医薬関係者に限られる。

1（a、b） 2（a、c） 3（a、d） 4（b、c） 5（c、d）

問3 …………答え（1）

cは誤りです。**イエローレター**は、「**緊急安全性情報**」と呼ばれるもので、医薬品、医療機器又は再生医療等製品について緊急かつ重大な注意喚起や使用制限に係る対策が必要な状況にある場合に、厚生労働省からの命令、指示、製造販売業者の自主決定等に基づいて作成されます。一方、**安全性速報**は、ブルーレターと呼ばれます。医薬品、医療機器又は再生医療等製品について一般的な使用上の注意の改訂情報よりも迅速な注意喚起や適正使用のための対応の注意喚起が必要な状況にある場合に、厚生労働省からの命令、指示、製造販売業者の自主決定等に基づいて作成されます。

dは誤りです。医薬品医療機器情報配信サービス（PMDA メディナビ）は、誰でも利用可能であり、最新の情報を入手することができます。

問4 薬機法第68条の10第2項の規定に基づく医薬品の副作用等報告の義務のある者の正誤について、正しい組合わせはどれか。なお、報告の義務のある者は「正」、報告の義務のないものは「誤」と表記する

a 病院・診療所の開設者
b 薬局の開設者
c 獣医師
d 登録販売者

	a	b	c	d
1	正	正	正	正
2	正	正	誤	正
3	正	正	誤	誤
4	正	誤	正	正
5	誤	正	正	正

5

医薬品の適正使用と安全対策

問4 …………答え **(1)**

「医薬品・医療機器等安全性情報報告制度」の規定により、薬局開設者、病院、診療所若しくは飼育動物診療施設の開設者又は医師、歯科医師、薬剤師、登録販売者、獣医師その他の医薬関係者は、医薬品の副作用等によるものと疑われる健康被害の発生を知った場合において、保健衛生上の危害の発生又は拡大を防止するため必要があると認めるときは、その旨を厚生労働大臣に報告しなければならないとされています。なお、実務上は、定められた様式の報告書を総合機構に提出することとされています。これは医療関係者の義務です。令和3年4月からウェブ報告も可能になりました。

問5 医薬品副作用被害救済制度における給付の種類に関する次の記述の正誤について、正しい組合わせはどれか。

a 遺族年金は、生計維持者が医薬品の副作用により死亡した場合に、その遺族の生活の立て直し等を目的として15年間給付される。

b 医療手当は、医薬品の副作用による疾病の治療（「入院治療を必要とする程度」の場合）の治療に要した費用の実費を補償するものである。

c 障害年金は、医薬品の副作用により一定程度の障害の状態にある18歳以上の人の生活補償等を目的として給付されるものである。

	a	b	c
1	正	誤	正
2	正	正	誤
3	誤	正	正
4	誤	正	誤
5	誤	誤	正

問5 …………答え **(5)**

aは誤りです。遺族年金は、生計維持者が医薬品の副作用により死亡した場合に、その遺族の生活の立て直し等を目的として給付されるもの（定額）です。ただし、**最高10年間を限度**とします。

bは誤りです。医療手当は、医薬品の副作用による疾病の治療（「入院治療を必要とする程度」の場合）に伴う医療費以外の費用の負担に着目して給付されるもの（定額）です。

問6 医薬品PLセンターに関する次の記述の正誤について、正しい組合わせはどれか。

a 医薬品及び医療機器に関する苦情の申し立ての相談を受けている。

b 医薬品副作用被害救済制度の対象とならないケースのうち、製品不良など、製薬企業に損害賠償責任がある場合には、医薬品PLセンターへの相談が推奨されている。

c 製造物責任法の施行と同時に、独立行政法人医薬品医療機器総合機構により開設された。

	a	b	c
1	正	正	誤

2　正　誤　正
3　誤　正　正
4　誤　正　誤
5　正　誤　誤

> **問6** …………答え（**4**）
>
> **a**は誤りです。医薬品ＰＬセンターは、消費者が、「医薬品又は**医薬部外品**」に関する苦情（健康被害以外の損害も含まれる）について製造販売元の企業と交渉するに当たって、公平・中立な立場で申立ての相談を受け付け、交渉の仲介や調整・あっせんを行い、裁判によらずに迅速な解決に導くことを目的としています。
>
> **c**は誤りです。医薬品ＰＬセンターは、「**日本製薬団体連合会において**」、平成７年７月のＰＬ法の施行と同時に開設されました。

問7　一般用医薬品の安全対策に関する次の記述のうち、正しいものの組合わせはどれか。

a　アンプル入りかぜ薬の使用による重篤な副作用（ショック）で、複数の死亡例が発生し、1965年、厚生省（当時）より関係製薬企業に対し、緊急安全性情報の配布が指示された。

b　小柴胡湯とインターフェロン製剤の併用による間質性肺炎が報告されたことから、1994年1月、インターフェロン製剤との併用を禁忌とする旨の使用上の注意の改訂がなされた。

c　2003年5月までに、一般用かぜ薬の使用によると疑われる重篤な副作用（ショック）の発生事例が、計26例報告されたため、厚生労働省から関係製薬企業に対し、緊急安全性情報の配布が指示された。

d　塩酸フェニルプロパノールアミン（PPA）含有医薬品について、2000年5月米国で、女性が食欲抑制剤（我が国での鼻炎用内服薬等における配合量よりも高用量）として使用した場合に、出血性脳卒中の発生リスクとの関連性が高いとの報告がなされ、米国食品医薬品庁（FDA）から、米国内における自主的な販売中止が要請された。

1（a、b）　2（a、c）　3（b、c）　4（b、d）　5（c、d）

> **問7** …………答え（**4**）
>
> **a**は誤りです。1965年、厚生省（当時）より関係製薬企業に対し指示されたのは、アンプル入りかぜ薬の「**製品の回収**」です。解熱鎮痛成分としてアミノピリン、スルピリンが配合されたアンプル入りかぜ薬の使用による重篤な副作用（ショック）で、1959年から1965年までの間に計38名の死亡例が発生しました。アンプル剤は、他の剤形（錠剤、散剤等）に比べて吸収が速く、血中濃度が急速に高値に達するため、通常用量でも副作用を生じやすいことが確認されたことから、1965年、厚生省（当時）より関係製薬企業に対し、アンプル入りかぜ薬製品の回収が要請されました。
>
> **c**は誤りです。2003年5月に発出されたのは、ショックの副作用ではなく、間質性肺炎についての通知です。厚労省から「一般用かぜ薬による間質性肺炎」に係る使用上の注意の改訂指示が出ました（緊急安全性情報ではありません）。

医薬品のリスク評価（第1章の問題としてよく出る!）

　医薬品は、使用方法を誤ると健康被害を生じることがある。医薬品の効果とリスクは、用量と作用強度の関係（用量－反応関係）に基づいて評価される。投与量と効果又は毒性の関係は、薬物用量の増加に伴い、効果の発現が検出されない「無作用量」から、最小有効量を経て「治療量」に至る。治療量上限を超えると、効果よりも有害反応が強く発現する「中毒量」となり、「最小致死量」を経て、「致死量」に至る。動物実験により求められる50%致死量 (LD_{50}) は、薬物の毒性の指標として用いられる。

　治療量を超えた量を単回投与した後に毒性が発現するおそれが高いことは当然だが、少量の投与でも長期投与されれば慢性的な毒性が発現する場合もある。また、少量の医薬品の投与でも発がん作用、胎児毒性や組織・臓器の機能不全を生じる場合もある。

① GLP（ジーエルピー：Good Laboratory Practice）

動物実験などを通じて安全性を確かめるための非臨床試験の基準のこと。GLPのほか、医薬品毒性試験法ガイドラインに沿って、単回投与毒性試験、反復投与毒性試験、生殖・発生毒性試験、遺伝毒性試験、がん原性試験、依存性試験、抗原性試験、局所刺激性試験、皮膚感作性試験、皮膚光感作性試験などの毒性試験が実施される。

ラボラトリー（実験室）の L が入っていたら、動物実験などの「**非臨床試験**」と覚えよう。

② GCP（ジーシーピー：Good Clinical Practice）

ヒトを対象とした臨床試験の実施基準のこと。ヒトを対象とした臨床試験の実施の基準には、国際的にGCPが制定されており、これに準拠した手順で安全な治療量を設定することが新規医薬品の開発に関連する臨床試験（治験）の目標である。

クリニカルの C が入っていたら、「**ヒトの臨床**」と覚えよう。

③ GPSP（ジーピーエスピー：Good Post-marketing Study Practice）

製造販売後の調査及び試験の実施の基準。**医薬品の再審査、再評価に関わる基準**である。

ポストマーケティングの P が入っていたら、「**製造販売後**」GPSP と覚えよう。

④ GVP（ジーヴィーピー：Good Vigilance Practice）

製造販売後安全管理の基準。Vigilance という英単語は「警戒、用心」という意味。GVPは、医薬品、医薬部外品、化粧品、医療機器の副作用や不具合などの情報を集める際の「**安全管理基準**」である。

ヴィジランスの V が入っていたら、「**安全管理（副作用報告を含む）基準**」GVP と覚えよう。

LD₅₀（50％致死量）

実験動物の50％が死にいたる薬物量のことで、薬物の毒性の指標として用いられる。

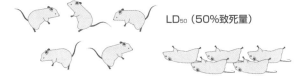

LD₅₀（50％致死量）

要指導医薬品（2024年1月）

製品名 （製造販売業者）	投与経路	有効成分	薬効 （概要）	承認年月日
コルゲンコーワLX錠 （興和）	内服	ロキソプロフェンナトリウム水和物／d-クロルフェニラミンマレイン酸塩／ジヒドロコデインリン酸塩／dl-メチルエフェドリン塩酸塩／グアイフェネシン／無水カフェイン	かぜの諸症状	令和5年8月22日
ルルアタックLXロキソニン総合かぜ薬 （第一三共ヘルスケア）	内服	ロキソプロフェンナトリウム水和物／ブロムヘキシン塩酸塩／クレマスチンフマル酸塩／ジヒドロコデインリン酸塩／dl-メチルエフェドリン塩酸塩	かぜの諸症状	令和5年8月22日
アレグラFXプレミアム （サノフィ）	内服	フェキソフェナジン塩酸塩／塩酸プソイドエフェドリン	鼻炎用内服薬	令和5年3月27日
オキナゾールL600 （田辺三菱製薬）	内服	オキシコナゾール硝酸塩	腟カンジダの再発	令和5年3月27日
アライ（大正製薬）	内服	オルリスタット	内臓脂肪および腹囲の減少	令和5年2月17日
ギュラック（小林製薬）	内服	ポリカルボフィルカルシウム	過敏性腸症候群（IBS）	令和4年9月16日
サンヨード（参天製薬）	外用	ヨウ素／ポリビニルアルコール（部分けん化物）	目の殺菌・消毒	令和4年6月3日
イラクナ（小林製薬）	内服	イトプリド塩酸塩	胃もたれ、胃部・腹部膨満感	令和3年12月27日
モートリンNX （ジョンソン・エンド・ジョンソン）	内服	ナプロキセン	解熱鎮痛薬	令和3年8月31日
コルペルミン （ゼリア新薬工業）	内服	セイヨウハッカ油	過敏性腸症候群（IBS）	令和3年8月31日
バップフォーレディユリレス （大鵬薬品工業）	内服	プロピベリン塩酸塩	尿意切迫感、尿意切迫感を伴う頻尿	令和3年5月31日
ナシビンメディ （佐藤製薬）	内服	オキシメタゾリン塩酸塩／クロルフェニラミンマレイン酸塩	鼻づまり、鼻みず（鼻汁過多）、くしゃみ	令和3年5月31日
ベルフェミン （ゼリア新薬工業）	内服	セイヨウトチノキ種子エキス	軽度の静脈還流障害	令和2年11月30日

要指導医薬品（劇薬）（2024年1月）

製品名	投与経路	有効成分	効能（概要）	用法・用量
ガラナポーン（大東製薬）	内服	ヨヒンビン	神経衰弱性陰萎、衰弱性射精、老衰性陰萎	大人 1日3回 1回1錠
ハンビロン（日本薬品）	内服	ヨヒンビン、ストリキニーネ、パントテン酸カルシウム、ハンピ末	神経衰弱性陰萎、衰弱性射精、老衰性陰萎	大人 1日1回 1回1カプセル
ストルピンMカプセル（松田薬品工業）	内服	ヨヒンビン、ガラナエキス、ハンピ末	神経衰弱性陰萎、衰弱性射精、老衰性陰萎	大人 1日3回 1回1カプセル
エフゲン（阿蘇製薬）	殺菌消毒	ホルマリン、焼セッコウ、タール色素（人体に直接使用しないこと）	器具類、書類、衣類、寝具などの殺菌（高・中水準消毒）	密封容器200リットルに対し本品30グラム 2014年3月末販売終了

第1類医薬品（2024年1月）

告示名（別名）	投与経路	代表的な製品名（薬効）
イコサペント酸エチル	内服	エパデールT
シメチジン	内服	アルサメック錠（H2ブロッカー）製造終了
ニザチジン	内服	アシノンZ（H2ブロッカー）
ファモチジン	内服	ガスター10（H2ブロッカー）
ラニチジン	内服	大正胃腸薬Z（H2ブロッカー）製造終了
ロキサチジン	内服	イノセアワンブロック（H2ブロッカー）
ミノキシジル5%	外用	リアップX5チャージ（毛髪用薬（発毛、育毛））スカルプDメディカルミノキ5（毛髪用薬（発毛、育毛））リグロEX5エナジー（毛髪用薬（発毛、育毛））
ミノキシジル1%	外用	リアップジェット（毛髪用薬（発毛、育毛））リアップリジェンヌ（毛髪用薬（発毛、育毛））
メチルテストステロン テストステロンプロピオン酸エステル	外用	ミクロゲン・パスタ（体毛用薬（まゆ毛、ヒゲ、胸毛など））
メチルテストステロン	外用	ペレウス（体毛用薬（まゆ毛、ヒゲ、胸毛など））
メチルテストステロン	内服	強力パロネス（男性ホルモン薬（陰萎、性欲減退など））
メチルテストステロン	内服	金蛇精（糖衣錠）（男性更年期）
テストステロン	外用	トノス：要冷蔵（男性ホルモン薬（早漏、勃起力減退））

告示名（別名）	投与経路	代表的な製品名（薬効）
メチルテストステロン	内服	プリズマホルモン錠（不眠、陰萎、強精）
メチルテストステロン	外用	オットピン -S（男性ホルモン薬（陰萎、恥部無毛症など））
テストステロン	外用	グローミン（男性ホルモン薬（陰萎、恥部無毛症など））
アミノフィリン	内服	セルペロイシン錠（高血圧、動脈硬化など）製造終了
イソコナゾール	外用	メンソレータムフレディ CC クリーム（膣カンジダの再発） メンソレータムフレディ CC 膣錠（膣カンジダの再発） メンソレータムフレディ CC 膣錠 A（膣カンジダの再発） メンソレータムフレディ CC1（膣カンジダの再発） メンソレータムフレディ CCA（膣カンジダの再発）
オキシコナゾール	外用	オキナゾール L100（膣カンジダの再発） フェミニーナ　膣カンジダ錠（膣カンジダの再発）
クロトリマゾール	外用	エンペシド L クリーム（膣カンジダの再発） エンペシド L（膣カンジダの再発）
ミコナゾール	外用	メディトリートクリーム（膣カンジダの再発） メディトリート（膣カンジダの再発）
トラネキサム酸。ただし、しみ（肝斑に限る。）改善薬に限る。	内服	トランシーノⅡ（肝斑（かんぱん）の薬）
ロキソプロフェンナトリウム水和物	内服	ロキソニン S、ロキソニン S プラス、ロキソニン S クイック ロキソニン S プレミアム（解熱鎮痛薬） エキセドリン LOX（解熱鎮痛薬） バファリン EX（解熱鎮痛薬） ナロン Loxy（解熱鎮痛薬） ロキソプロフェン T 液（解熱鎮痛薬）
ロキソプロフェンナトリウム水和物／トラネキサム酸	内服	コルゲンコーワ鎮痛解熱 LX α（解熱鎮痛薬）
ニコチン。ただし貼付剤に限る。	外用	シガノン CQ（禁煙補助薬）製造終了 ニコチネルパッチ（禁煙補助薬） ニコレットパッチ（禁煙補助薬）製造終了
アシクロビル	外用	ヘルペシアクリーム（口唇ヘルペスの再発） アクチビア軟膏（口唇ヘルペスの再発）
ビダラビン	外用	アラセナ S（口唇ヘルペスの再発） アラセナ S クリーム（口唇ヘルペスの再発）
テオフィリン	内服	アネトンせき止め顆粒（鎮咳去痰薬）製造終了 ミルコデ錠 A（鎮咳去痰薬）
ジエチルスチルベストロール	－	なし（ホルモン剤）
ジクロルボス。ただし、プラスチック板に吸着させた殺虫剤（ジクロルボス 5％ 以下を含有するものを除く。）に限る。	天井または壁から吊り下げる	バポナ殺虫プレート（殺虫薬） バナプレート（殺虫薬） クイックロンプレート（殺虫薬） 日曹殺虫プレート P（殺虫薬） （人体に使用しないこと、ペットや鑑賞魚を避難させること）
ストリキニーネ	内服	なし（配合製品が劇薬を含むため、要指導医薬品へ移行）
ヨヒンビン	内服	なし（配合製品が劇薬を含むため、要指導医薬品へ移行）
フルニソリド	外用	ロートアルガードクリアノーズ季節性アレルギー専用 （花粉による季節性アレルギー）指定第 2 類に変更されたが、製造終了
ベポタスチンベシル酸塩	内服	鼻炎用内服薬
精製ヒアルロン酸ナトリウム	外用	ヒアレイン S（目のかわき、異物感、疲れ、かすみなどの緩和）

第1類医薬品（2024年1月）

● 排卵日検査薬（一般用黄体形成ホルモンキット）

クリアブルー排卵日予測テスト
チェックワンLH・Ⅱ排卵日予測検査薬
ドゥーテストLHⅡ
ハイテスターH

● 新型コロナウイルス抗原及びインフルエンザウイルス抗原同時検査キット

エスプライン　SARS−CoV−2&Flu　A＋B（一般用）
GLINE-SARS-CoV-2 & FluA+B キット（一般用）
アドテスト SARS-CoV-2／Flu（一般用）

● 新型コロナウイルス抗原検査キット

エスプライン　SARS−CoV−2　N（一般用）
クリニテスト COVID-19 抗原迅速テスト（一般用）
Panbio　COVID−19　Antigen　ラピッド　テスト（一般用）
SARS-CoV-2　ラピッド抗原テスト（一般用）
アンスペクトコーワ SARS-CoV-2（一般用）
アドテスト SARS-CoV-2 NEO（一般用）
イムノエース SARS-CoV-2 Ⅱ（一般用）
BIOCREDIT　Covid-19 抗原検査キット Nasal（一般用）
HEALGEN COVID-19 抗原迅速テスト（一般用）
GLINE-2019-nCoV Ag キット（一般用）

スイッチOTC成分一覧（日本におけるスイッチOTC成分　2024年1月）

＊新薬承認年ではなくOTC薬の承認年　ダイレクトOTCは赤字で記載した。

スイッチOTC承認年＊	成分名	投与経路	薬効（概要）
2023	ロキソプロフェンナトリウム水和物／d-クロルフェニラミンマレイン酸塩／ジヒドロコデインリン酸塩／dl-メチルエフェドリン塩酸塩／グアイフェネシン／無水カフェイン	内服	かぜの諸症状
	ロキソプロフェンナトリウム水和物／ブロムヘキシン塩酸塩／クレマスチンフマル酸塩／ジヒドロコデインリン酸塩／dl-メチルエフェドリン塩酸塩	内服	かぜの諸症状
	フェキソフェナジン塩酸塩／塩酸プソイドエフェドリン	内服	鼻炎用内服薬
	オキシコナゾール硝酸塩	外用（膣錠）	膣カンジダの再発（1日療法600mg）
	オルリスタット	内服	内臓脂肪および腹囲の減少（ダイレクトOTC）
2022	新型コロナウイルス抗原及びインフルエンザウイルス抗原同時検査キット	検査	SARS-CoV-2抗原　A型インフルエンザウイルス抗原　B型インフルエンザウイルス抗原の検出（鼻腔）（唾液）
	新型コロナウイルス抗原検査キット	検査	SARS-CoV-2抗原の検出（鼻腔）（唾液）
	ポリカルボフィルカルシウム	内服	過敏性腸症候群（IBS）
	ヨウ素／ポリビニルアルコール（部分けん化物）	外用	目の殺菌・消毒
2021	イトプリド塩酸塩	内服	胃もたれ，胃部・腹部膨満感など
	ナプロキセン	内服	解熱鎮痛薬
	セイヨウハッカ油	内服	過敏性腸症候群（IBS）
	プロピベリン塩酸塩	内服	尿意切迫感，頻尿
	オキシメタゾリン塩酸塩／クロルフェニラミンマレイン酸塩	点鼻	鼻づまりのある急性鼻炎またはアレルギー性鼻炎
2020	セイヨウトチノキ種子エキス	内服	軽度の静脈還流障害による足のむくみ改善（ダイレクトOTC）
	精製ヒアルロン酸ナトリウム	点眼	一般点眼薬
	イソコナゾール硝酸塩	外用（膣錠）	膣カンジダの再発（1日療法600mg）
2019	フルチカゾンプロピオン酸エステル	外用	鼻炎用点鼻薬（季節性アレルギー専用）
2018	フルニソリド	外用	鼻炎用点鼻薬（季節性アレルギー専用）
2017	ロラタジン	内服	アレルギー専用鼻炎薬
	クロトリマゾール	外用	膣カンジダの再発（クリーム）
	フェキソフェナジン塩酸塩	内服	アレルギー専用鼻炎薬（小児用）
	ベポタスチンベシル酸塩	内服	アレルギー専用鼻炎薬
2016	一般用黄体形成ホルモンキット	体外診断用医薬品	排卵日検査薬
2015	ロキソプロフェンナトリウム水和物	外用	外用鎮痛・消炎薬
	エピナスチン塩酸塩（医療用と同量）	内服	アレルギー専用鼻炎薬
	フッ化ナトリウム	洗口	むし歯の予防
2014	アルミノプロフェン	内服	解熱鎮痛薬
	チェストベリー乾燥エキス	内服	月経前症候群（PMS）（ダイレクトOTC）

スイッチOTC 承認年*	成分名	投与 経路	薬効 （概要）
2013	ペミロラストカリウム	点眼	アレルギー専用目薬
	エバスチン	内服	アレルギー専用鼻炎薬
	トラニラスト	点眼	アレルギー専用目薬
	トリメブチンマレイン酸塩	内服	過敏性腸症候群の諸症状
2012	イブプロフェン（医療用と同量）	内服	解熱鎮痛薬
	イコサペント酸エチル	内服	健康診断等で指摘された中性脂肪値の改善
	セチリジン塩酸塩	内服	アレルギー専用鼻炎薬
	フェキソフェナジン塩酸塩	内服	アレルギー専用鼻炎薬
	ネチコナゾール塩酸塩	外用	膣カンジダの再発（クリーム）（未発売）
2011	ペミロラストカリウム	内服	アレルギー専用鼻炎薬
	イブプロフェン、ブチルスコポラミン臭化物	内服	生理痛専用薬
	メキタジン（医療用と同量）	内服	アレルギー専用鼻炎薬
	アシタザノラスト水和物	外用	アレルギー専用目薬
	オキシメタゾリン塩酸塩	外用	鼻炎用点鼻薬
	赤ブドウ葉乾燥エキス混合物	内服	下肢血行改善薬（ダイレクトOTC）
	クロトリマゾール	外用（膣錠）	膣カンジダの再発
2010	ベクロメタゾンプロピオン酸エステル	外用	鼻炎用点鼻薬（季節性アレルギー専用）
	オキシコナゾール硝酸塩	外用（膣錠）	膣カンジダの再発
	ロキソプロフェンナトリウム水和物	内服	解熱鎮痛薬
	エピナスチン塩酸塩	内服	アレルギー専用鼻炎薬
	トロキシピド（配合剤）	内服	総合胃腸薬
2009	ビダラビン	外用	抗ウイルス薬（口唇ヘルペスの再発）
	ジクロフェナクナトリウム	外用	外用鎮痛・消炎薬
	ミノキシジル（5%）	外用	発毛薬（ダイレクトOTC）
	イソコナゾール硝酸塩	外用	膣カンジダの再発（クリーム）
	ミコナゾール硝酸塩	外用	膣カンジダの再発（クリーム）
	エメダスチンフマル酸塩	内服	アレルギー用薬（鼻と皮膚）
2008	ミコナゾール硝酸塩	外用 （膣坐薬）	膣カンジダの再発
	ニコチン	貼付剤	禁煙補助薬
	イソコナゾール硝酸塩	外用（膣錠）	膣カンジダの再発
	フラボキサート塩酸塩	内服	女性専用の頻尿・残尿感改善薬
2007	アンブロキソール塩酸塩（配合剤）	内服	かぜ薬（去痰成分）
	アシクロビル	外用	抗ウイルス薬（口唇ヘルペスの再発）
	ケトチフェンフマル酸塩	点眼	アレルギー専用目薬
2006	ケトチフェンフマル酸塩	内服	アレルギー専用鼻炎薬
	トリアムシノロンアセトニド	口腔	口内炎用薬
	ラノコナゾール	外用	みずむし・たむし用薬
	臭化チキジウム	内服	胃腸薬（鎮痙薬）
	アゼラスチン塩酸塩	内服	アレルギー用薬（鼻と皮膚）
2005	ケトチフェンフマル酸塩	点鼻	アレルギー専用点鼻薬
	ニザチジン	内服	胃腸薬
	ロキサチジン酢酸エステル塩酸塩	内服	胃腸薬
2002	プラノプロフェン	点眼	目薬
	テルビナフィン塩酸塩	外用	みずむし・たむし用薬
	ネチコナゾール塩酸塩	外用	みずむし・たむし用薬
	ブテナフィン塩酸塩	外用	みずむし・たむし用薬
	アモロルフィン塩酸塩	外用	みずむし・たむし用薬

スイッチOTC 承認年＊	成分名	投与 経路	薬効 （概要）
2001	ニコチン	内服（ガム）	禁煙補助剤
2000	テプレノン	内服	胃腸薬
1999	ミノキシジル（1%）	外用	発毛薬（ダイレクトOTC）
1998	ソファルコン	内服	胃腸薬
1997	ラニチジン塩酸塩	内服	胃腸薬
	ファモチジン	内服	胃腸薬
	シメチジン	内服	胃腸薬
	クロモグリク酸ナトリウム	点眼 点鼻	アレルギー専用目薬 アレルギー専用点鼻薬
1995	ピレンゼピン塩酸塩水和物	内服	胃腸薬
	フェルビナク	外用	外用鎮痛・消炎薬
	トリメブチンマレイン酸塩	内服	胃腸薬
	オキセサゼイン	内服	胃腸薬
1994	ケトプロフェン	外用	外用鎮痛・消炎薬
	ピロキシカム	外用	外用鎮痛・消炎薬
1993	オキシコナゾール硝酸塩	外用	みずむし・たむし用薬
	ビホナゾール	外用	みずむし・たむし用薬
	スルコナゾール硝酸塩	外用	みずむし・たむし用薬
1992	L-アスパラギン酸カルシウム	内服	カルシウム主薬製剤
	吉草酸酢酸プレドニゾロン	内服	外用湿疹・皮膚炎用薬
	メコバラミン	内服	ビタミン主薬製剤
1991	チオコナゾール	内服	みずむし・たむし用薬
	塩酸エプラジノン	内服	鎮咳去痰薬
	ウフェナマート	外用	外用湿疹・皮膚炎用薬
	トルシクラート	外用	みずむし・たむし用薬
1990	イブプロフェンピコノール	外用	にきび治療薬
	酢酸ビソキサチン	内服	便秘薬
	メキタジン	内服	鼻炎用内服薬
	ヒドロコルチゾン酪酸エステル	外用	外用湿疹・皮膚炎用薬
	ユビデカレノン（コエンザイムQ10）	内服	強心薬
1989	ロペラミド塩酸塩	内服	止瀉薬
	ヘプロニカート	内服	血行促進薬
1988	L-カルボシステイン	内服	鎮咳去痰薬
	エコナゾール塩酸塩	外用	みずむし・たむし用薬
	ゲファルナート	内服	胃腸薬
	塩酸イソチペンジル	口腔	歯痛・歯槽膿漏薬
1987	ミコナゾール硝酸塩	外用	みずむし・たむし用薬
	シクロピロクスオラミン	外用	みずむし・たむし用薬
	チメピジウム臭化物水和物	内服	胃腸鎮痛鎮痙薬
	セトラキサート塩酸塩	内服	胃腸薬
	ブロムヘキシン塩酸塩	内服	かぜ薬（去痰成分）
	ブチルスコポラミン臭化物	内服	胃腸鎮痛鎮痙薬
	ポリエチレンスルホン酸ナトリウム	外用	外用鎮痛・消炎薬
1986	ポリエンホスファチジルコリン	内服	高コレステロール低下薬
1985	イブプロフェン	内服	解熱鎮痛薬
	インドメタシン	外用	外用鎮痛・消炎薬
	ジメモルファンリン酸塩	内服	鎮咳去痰薬
	エキサラミド	外用	みずむし・たむし用薬

資料

スイッチOTC 承認年＊	成分名	投与 経路	薬効 （概要）
1984	セミアルカリプロティナーゼ	内服	かぜ薬（消炎酵素薬）
1983	ピコスルファートナトリウム水和物	内服	便秘薬
	ソイステロール（大豆油不けん化物）	経口	高コレステロール低下薬

医薬部外品の容器の記載

（1）「防除用医薬部外品」

人又は動物の保健のためにするねずみ、はえ、蚊、のみその他これらに類する生物の防除の目的のために使用される医薬部外品（薬事法第2条第2項第2号に規定する医薬部外品）には、「**防除用医薬部外品**」の文字を記載すること。

（2）「指定医薬部外品」

人又は動物の疾病の診断、治療又は予防に使用されることが目的とされている若しくは人又は動物の身体の構造又は機能に影響を及ぼすことが目的とされている医薬部外品のうち、有効成分の名称及びその分量について表示が必要な医薬部外品（改正薬事法第59条第7号の規定に基づき厚生労働大臣が指定する医薬部外品）には「**指定医薬部外品**」の文字を記載すること。

（3）「医薬部外品」

（1）及び（2）以外の医薬部外品には「**医薬部外品**」の文字を記載すること。

ねずみ、はえ、蚊などの「**防除用医薬部外品**」

（1）厚生労働大臣が指定する医薬品／ねずみ、はえ、蚊、のみその他これらに類する生物の防除のために使用されることが目的とされる医薬品のうち、**人の身体に直接使用されることのないもの。**

（2）厚生労働大臣が指定する医薬部外品／ねずみ、はえ、蚊、のみその他これらに類する生物の防除のために使用されることが医薬部外品のうち、**人の身体に直接使用されることのないもの。**ただし、はえまたは蚊の防除の目的のために使用される医薬部外品であって、長時間にわたって連続的に有効成分を放出しまたは揮散するものを除く。（参考：虫よけでも、人体に直接ふきかけるディート濃度の高い11％以上のものは医薬品）

本件は、改正薬事法完全施行日2009年6月1日より適用される。2009年2月6日付官報（号外第23号）「厚生労働省告示第27号」より。

医薬部外品の効能効果の範囲

(1) 衛生害虫類の防除のため使用される医薬部外品	効能効果の範囲
殺鼠剤：保健のためにするねずみの防除を目的とする製剤	殺鼠、ねずみの駆除、殺滅又は防止
殺虫剤：衛生のためにするはえ、蚊、のみ等の衛生害虫の防除を目的とする製剤	殺虫、はえ、蚊、のみ等の駆除又は防止
忌避剤（虫除け薬）：はえ、蚊、のみ等の衛生害虫の忌避を目的とする外用剤	蚊成虫、ブユ（ブヨ）、サシバエ、ノミ、イエダニ、トコジラミ（ナンキンムシ）等の忌避

(2) 医薬品から医薬部外品へ移行した製品群	効能効果の範囲
●平成16年に医薬品から移行した新範囲医薬部外品	
健胃薬：胃のもたれ、食欲不振、食べすぎ、飲みすぎ等の諸症状を改善することを目的とする内用剤（煎じて使用するものを除く）	食欲不振（食欲減退）、胃弱、胃部膨満感・腹部膨満感、消化不良、食べすぎ、飲みすぎ、胸やけ、胃もたれ、胸つかえ、吐きけ、胃のむかつき、むかつき（二日酔い、悪酔い時を含む）、嘔気、悪心、嘔吐、栄養補給（妊産婦、授乳婦、虚弱体質者を含む）、栄養障害、健胃
整腸薬：腸内の細菌叢を整え、腸運動を調節することを目的とする内用剤（煎じて使用するものを除く）	整腸、便通を整える、腹部膨満感、便秘、軟便（腸内細菌叢の異常による症状を含む）
消化薬：消化管内の食物等の消化を促進することを目的とする内用剤	消化促進、消化不良、食欲不振（食欲減退）、食べすぎ（過食）、もたれ（胃もたれ）、胸つかえ、消化不良による胃部膨満感・腹部膨満感
健胃消化薬：食欲不振、消化促進、整腸等の複数の胃腸症状を改善することを目的とする内用剤	食欲不振（食欲減退）、胃弱、胃部膨満感・腹部膨満感、消化不良、消化促進、食べすぎ（過食）、飲みすぎ、胸やけ、もたれ（胃もたれ）、胸つかえ、健胃、むかつき（二日酔い、悪酔い時を含む）、嘔気、悪心、嘔お吐、吐きけ、栄養補給（妊産婦、授乳婦、虚弱体質者を含む）、栄養障害、整腸、便通を整える、便秘、軟便（腸内細菌叢の異常による症状を含む）
瀉下薬：腸内に滞留・膨潤することにより、便秘等を改善することを目的とする内用剤	便通を整える（整腸）、軟便、腹部膨満感、便秘、痔、下痢軟便の繰り返し、便秘に伴う頭重・のぼせ・肌あれ・吹き出物・食欲不振（食欲減退）・腹部膨満感、腸内異常発酵
ビタミン含有保健薬：ビタミン、アミノ酸その他身体の保持等に必要な栄養素の補給等を目的とする内用剤	滋養強壮、虚弱体質、次の場合の栄養補給：胃腸障害、栄養障害、産前産後、小児・幼児の発育期、偏食児、食欲不振、肉体疲労、妊娠授乳期、発熱性消耗性疾患、病後の体力低下、病中病後
カルシウム含有保健薬：カルシウムの補給等を目的とする内用剤（用時調整して使用するものを除く）	妊娠授乳期・老年期・発育期のカルシウム補給、虚弱体質の場合の骨歯の発育促進、骨歯の脆弱防止（妊娠授乳期）、カルシウム不足、カルシウム補給（栄養補給、妊娠授乳期）、腺病質、授乳期及び小児発育期のカルシウム補給源
生薬主剤保健薬：虚弱体質、肉体疲労、食欲不振、発育期の滋養強壮等を目的とする生薬配合内用剤（煎じて使用するものを除く）	虚弱体質、肉体疲労、病中病後・病後の体力低下、胃腸虚弱、食欲不振、血色不良、冷え症、発育期の滋養強壮

（2）医薬品から医薬部外品へ移行した製品群	効能効果の範囲
鼻づまり改善薬：胸又はのど等に適用することにより、鼻づまりやくしゃみ等のかぜに伴う諸症状の緩和を目的とする外用剤（蒸気を吸入して使用するものを含む）	鼻づまり、くしゃみ等のかぜに伴う諸症状の緩和
殺菌消毒薬：手指及び皮膚の表面又は創傷部に適用することにより、殺菌すること等を目的とする外用剤（絆創膏を含む）	手指・皮膚の殺菌・消毒、外傷の消毒・治療・殺菌作用による傷の化膿の防止、一般外傷・擦傷、切傷の殺菌・消毒、傷面の殺菌・消毒、きり傷・すり傷・さし傷・かき傷・靴ずれ・創傷面の殺菌・消毒・被覆
しもやけ・あかぎれ用薬：手指、皮膚又は口唇に適用することにより、しもやけや唇のひびわれ・ただれ等を改善することを目的とする外用剤	ひび、あかぎれ、手指のひび、皮膚のあれ、皮膚の保護、手指のひらのあれ、ひじ・ひざ・かかとのあれ、かゆみ、かゆみどめ、しもやけ、口唇のひびわれ・ただれ、口唇炎、口角炎
含嗽薬：口腔内又はのどの殺菌、消毒、洗浄等を目的とするうがい用薬（適量を水で薄めて用いるものに限る）	口腔内・のど（咽頭）の殺菌・消毒・洗浄、口臭の除去
コンタクトレンズ装着薬：ソフトコンタクトレンズ又はハードコンタクトレンズの装着を容易にすることを目的とするもの	ソフトコンタクトレンズ又はハードコンタクトレンズの装着を容易にする
いびき防止薬：いびきの一時的な抑制・軽減を目的とする点鼻剤	いびきの一時的な抑制・軽減
口腔咽喉薬：のどの炎症による痛み・はれの緩和等を目的とするトローチ剤、口腔用スプレー剤・塗布剤	のどの炎症によるのどの痛み・のどのはれ・のどの不快感・のどのあれ・声がれ、口腔内の殺菌・消毒・清浄、口臭の除去

●平成11年に医薬品から移行した新指定医薬部外品

のど清涼剤：のどの不快感を改善することも目的とする内用剤（トローチ剤及びドロップ剤）	たん、のどの炎症による声がれ、のどのあれ、のどの不快感、のどの痛み、のどのはれ
健胃清涼剤：胃の不快感の改善を目的とする内用剤（カプセル剤、顆粒剤、丸剤、散剤、舐剤、錠剤、内用液剤）	食べすぎ又は飲みすぎによる胃部不快感及び吐きけ（むかつき、胃のむかつき、二日酔い・悪酔いのむかつき、嘔気、悪心）
きず消毒保護剤：すり傷、切り傷、さし傷、かき傷、靴ずれ又は創傷面の消毒及び保護を目的とする外用剤（外用液剤、絆創膏類）	すり傷、切り傷、さし傷、かき傷、靴ずれ、創傷面の消毒・保護（被覆）
外皮消毒剤：すり傷、きり傷、さし傷、かき傷、靴ずれ、創傷面等の洗浄又は消毒を目的とする外用剤（外用液剤、軟膏剤）	・すり傷、きり傷、さし傷、かき傷、靴ずれ、創傷面の洗浄・消毒 ・手指・皮膚の洗浄・消毒
ひび・あかぎれ用剤：ひび、あかぎれ等の改善を目的とする外用剤（軟膏剤に限る）	・クロルヘキシジン主剤製剤：ひび、あかぎれ、すり傷、靴ずれ ・メントール・カンフル主剤製剤：ひび、しもやけ、・ ・ビタミンAE主剤製剤：ひび、しもやけ、あかぎれ、手足のあれの緩和
あせも・ただれ用剤：あせも、ただれの改善を目的とする外用剤（外用液剤、軟膏剤）	あせも、ただれの緩和・防止
うおのめ・たこ用剤：うおのめ、たこの改善を目的とする絆創膏	うおのめ、たこ
かさつき・あれ用剤：手足のかさつき又はあれの改善を目的とする外用剤（軟膏剤に限る）	手足のかさつき・あれの緩和

(2) 医薬品から医薬部外品へ移行した製品群	効能効果の範囲
ビタミン剤：1種類以上のビタミンを主体とした製剤であって、肉体疲労時、中高年期等における当該ビタミンの補給に用いることを目的とする内用剤（カプセル剤、顆粒剤、丸剤、散剤、舐剤、錠剤、ゼリー状ドロップ剤、内用液剤）	• ビタミンE剤：中高年期のビタミンEの補給 • ビタミンC剤：肉体疲労時、妊娠・授乳期、病中病後の体力低下時又は中高年期のビタミンCの補給 • 肉体疲労時、病中病後の体力低下時又は中高年期のビタミンECの補給
カルシウム補給剤：1種類以上のカルシウムを主体とした製剤であって、妊娠授乳期、発育期等におけるカルシウムの補給に用いることを目的とする内用剤（カプセル剤、顆粒剤、散剤、錠剤、内用液剤）	妊娠授乳期・発育期・中高年期のカルシウムの補給
ビタミン含有保健剤：1種類以上のビタミンを配合した製剤であって、滋養強壮、虚弱体質等の改善及び肉体疲労などの場合における栄養補給に用いることを目的とする内用剤（カプセル剤、顆粒剤、丸剤、散剤、錠剤、内用液剤）	滋養強壮、虚弱体質、肉体疲労・病中病後（又は病後の体力低下）・食欲不振（又は胃腸障害）・栄養障害・発熱性消耗性疾患、妊娠授乳期（又は産前産後）等の場合の栄養補給

● 平成8年に医薬品から移行した医薬部外品

ソフトコンタクトレンズ用消毒剤：ソフトコンタクトレンズの消毒に用いられる化学消毒剤	ソフトコンタクトレンズの消毒

(3) その他の医薬部外品	効能効果の範囲
口中清涼剤：吐きけその他の不快感の防止を目的とする内用剤	溜飲、悪心、嘔吐、乗物酔い、二日酔い、宿酔、口臭、胸つかえ、気分不快、暑気あたり
腋え臭防止剤：体臭の防止を目的とする外用剤	わきが（腋臭）、皮膚汗臭、制汗
てんか粉剤：あせも、ただれ等の防止を目的とする外用剤	あせも、おしめ（おむつ）かぶれ、ただれ、股ずれ、かみそりまけ
育毛剤（養毛剤）：脱毛の防止及び育毛を目的とする外用剤	育毛、薄毛、かゆみ、脱毛の予防、毛生促進、発毛促進、ふけ、病後・産後の脱毛、養毛
除毛剤：除毛を目的とする外用剤	除毛
生理処理用ナプキン：経血を吸収処理することを目的とする綿類（紙綿類を含む）	生理処理用
清浄用綿類：塩化ベンザルコニウム水溶液又はクロルヘキシジングルコン酸塩水溶液を有効成分とする、衛生上の用に供されることを目的とする綿類（紙綿類を含む）	• 乳児の皮膚又は口腔の清浄又は清拭 • 授乳時の乳首又は乳房の清浄又は清拭 • 目、性器又は肛門の清浄又は清拭
染毛剤（脱色剤、脱染剤を含む）：毛髪の染色*、脱色又は脱染を目的とする外用剤	染毛、脱色、脱染
パーマネント・ウェーブ用剤：毛髪のウェーブ等を目的とする外用剤	• 毛髪にウェーブをもたせ、保つ。 • くせ毛、ちぢれ毛又はウェーブ毛髪をのばし、保つ

（3）その他の医薬部外品	効能効果の範囲
薬用化粧品類：化粧品としての使用目的＊＊を併せて有する化粧品類似の剤型の外用剤	・シャンプー・リンス：ふけ・かゆみを防ぐ、毛髪・頭皮の汗臭を防ぐ、毛髪・頭皮を清浄にする、毛髪の水分・脂肪を補い保つ、裂毛・切毛・枝毛を防ぐ、毛髪・頭皮をすこやかに保つ又は毛髪をしなやかにする ・化粧水・クリーム・乳液・化粧用油、パック：肌あれ、あれ性、あせも・しもやけ・ひび・あかぎれ・にきびを防ぐ、油性肌、カミソリまけを防ぐ、日やけによるシミ・そばかすを防ぐ、日やけ・雪やけ後のほてり、肌をひきしめる、肌を清浄にする、肌を整える、皮膚をすこやかに保つ、皮膚にうるおいを与える、皮膚を保護する、皮膚の乾燥を防ぐ ・ひげそり用剤：カミソリまけを防ぐ、皮膚を保護し、ひげを剃りやすくする ・日やけ止め剤：日やけ・雪やけによる肌あれを防ぐ、日やけ・雪やけを防ぐ、日やけによるシミ・そばかすを防ぐ、皮膚を保護する
薬用石けん（洗顔料を含む）：化粧品としての使用目的を併せて有する石けん類似の剤型の外用剤	・殺菌剤主剤製剤：皮膚の清浄・殺菌・消毒、体臭・汗臭及びにきびを防ぐ ・消炎剤主剤製剤：皮膚の清浄、にきび・カミソリまけ及び肌あれを防ぐ
薬用歯みがき類：化粧品としての使用目的を併せて有する歯みがきと類似の剤型の外用剤、洗口することを目的とするもの（洗口液）	①ブラッシングにより歯を磨くことを目的とするもの：歯周炎（歯槽膿漏）の予防、歯肉（齦）炎の予防、歯石の形成及び沈着を防ぐ、むし歯の発生及び進行の予防、口臭又はその発生の防止、タバコのやに除去、歯がしみるのを防ぐ、歯を白くする、口中を浄化する、口中を爽快にする、むし歯を防ぐ ②口に含みすすいで、吐き出した後ブラッシングにより歯を磨くことを目的とするもの：歯周炎（歯槽膿漏）の予防、歯肉（齦）炎の予防、むし歯の発生及び進行の予防、口臭又はその発生の防止、歯を白くする、口中を浄化する、口中を爽快にする、むし歯を防ぐ ③洗口することを目的とするもの：口臭又はその発生の防止、口中を浄化する、口中を爽快にする
浴用剤：原則としてその使用法が浴槽中に投入して用いられる外用剤（浴用石けんを除く）	あせも、荒れ性、打ち身、肩のこり、くじき、肩の凝り、神経痛、湿疹、しもやけ、痔、冷え症、腰痛、リウマチ、疲労回復、ひび、あかぎれ、産前産後の冷え症、にきび

＊毛髪を単に物理的に染色するものは含まない。

＊＊人の身体を清潔にし、美化し、魅力を増し、容貌を変え、又は皮膚若しくは毛髪を健やかに保つために使用される目的（法第2条第3項）

化粧品の効能効果の範囲

(1) 頭皮、毛髪を清浄にする。	(31) 肌にツヤを与える。
(2) 香りにより毛髪、頭皮の不快臭を抑える。	(32) 肌を滑らかにする。
(3) 頭皮、毛髪をすこやかに保つ。	(33) ひげを剃りやすくする。
(4) 毛髪にはり、こしを与える。	(34) ひげそり後の肌を整える。
(5) 頭皮、頭髪にうるおいを与える。	(35) あせもを防ぐ (打粉)。
(6) 頭皮、毛髪のうるおいを保つ。	(36) 日やけを防ぐ。
(7) 毛髪をしなやかにする。	(37) 日やけによるシミ、ソバカスを防ぐ。
(8) クシどおりをよくする。	(38) 芳香を与える。
(9) 毛髪のつやを保つ。	(39) 爪を保護する。
(10) 毛髪につやを与える。	(40) 爪をすこやかに保つ。
(11) フケ、カユミがとれる。	(41) 爪にうるおいを与える。
(12) フケ、カユミを抑える。	(42) 口唇の荒れを防ぐ。
(13) 毛髪の水分、油分を補い保つ。	(43) 口唇のキメを整える。
(14) 裂毛、切毛、枝毛を防ぐ。	(44) 口唇にうるおいを与える。
(15) 髪型を整え、保持する。	(45) 口唇をすこやかにする。
(16) 毛髪の帯電を防止する。	(46) 口唇を保護する。口唇の乾燥を防ぐ。
(17) (汚れをおとすことにより) 皮膚を清浄にする。	(47) 口唇の乾燥によるカサツキを防ぐ。
(18) (洗浄により) ニキビ、アセモを防ぐ (洗顔料)。	(48) 口唇を滑らかにする。
(19) 肌を整える。	(49) ムシ歯を防ぐ (使用時にブラッシングを行う歯みがき類)。
(20) 肌のキメを整える。	
(21) 皮膚をすこやかに保つ。	(50) 歯を白くする (使用時にブラッシングを行う歯みがき類)。
(22) 肌荒れを防ぐ。	
(23) 肌をひきしめる。	(51) 歯垢を除去する (使用時にブラッシングを行う歯みがき類)。
(24) 皮膚にうるおいを与える。	
(25) 皮膚の水分、油分を補い保つ。	(52) 口中を浄化する (歯みがき類)。
(26) 皮膚の柔軟性を保つ。	(53) 口臭を防ぐ (歯みがき類)。
(27) 皮膚を保護する。	(54) 歯のやにを取る (使用時にブラッシングを行う歯みがき類)。
(28) 皮膚の乾燥を防ぐ。	
(29) 肌を柔らげる。	(55) 歯石の沈着を防ぐ (使用時にブラッシングを行う歯みがき類)。
(30) 肌にはりを与える。	
	(56) 乾燥による小ジワを目立たなくする。

注1) 例えば、「補い保つ」は「補う」又は「保つ」との効能でも可とする。
注2)「皮膚」と「肌」の使い分けは可とする。
注3) ( ) 内は、効能には含めないが、使用形態から考慮して、限定するものである。

このほかに、「化粧くずれを防ぐ」、「小じわを目立たなくみせる」、「みずみずしい肌に見せる」等のメーキャップ効果及び「清涼感を与える」、「爽快にする」等の使用感等を表示し、広告することは事実に反しない限り認められている。

索引（総合）

カ

400

索引（成分名）

402

著者紹介

新井 佑朋 （あらい ゆうほう）

1969年東京都生まれ。薬剤師。明治薬科大学薬学部を卒業後、国内大手のOTC薬メーカーに12年間勤務。その間、OTC薬販促ツール作成担当、OTC薬学術担当、医療用医薬品安全性情報担当を務める。2006年より薬局や薬店に勤務して、OTC薬の相談販売に取り組んでいる。現在、無料メールマガジン「おもいっきり具体的！薬局の薬の豆知識」を好評配信中。登録はhttp://yuho.main.jp/から。ツイッターは「yuho_arai」

登録販売者
試験対策必修ポイント450
2024年版

発行日	2024年 3月20日	第1版第1刷

著　者　　新井　佑朋

発行者　　斉藤　和邦
発行所　　株式会社　秀和システム
　　　　　〒135-0016
　　　　　東京都江東区東陽2-4-2　新宮ビル2F
　　　　　Tel 03-6264-3105（販売）Fax 03-6264-3094
印刷所　　三松堂印刷株式会社　　　　Printed in Japan

ISBN978-4-7980-7165-7 C3047

定価はカバーに表示してあります。
乱丁本・落丁本はお取りかえいたします。
本書に関するご質問については、ご質問の内容と住所、氏名、
電話番号を明記のうえ、当社編集部宛FAXまたは書面にてお送
りください。お電話によるご質問は受け付けておりませんので
あらかじめご了承ください。

CONTENTS

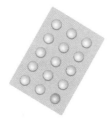
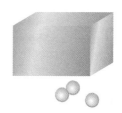

①医薬品に共通する特性と基本的な知識

○✕ カクニン！ 次の記述の正誤について判定せよ

＊「なんとなく」で回答してはいけません。自信が持てるまでくり返しましょう。

問題

1 ☐☐☐ 医薬品の効果とリスクは、用量と作用強度の関係（用量-反応関係）に基づいて評価される。

2 ☐☐☐ Good Laboratory Practice（ＧＬＰ）は、医薬品の安全性に関する非臨床試験の基準である。

3 ☐☐☐ お客様が一か月、鎮咳去痰薬をのみ続けていると話したため、一般用医薬品の紹介はせず、医療機関の受診を勧めた。

4 ☐☐☐ 生活習慣病の予防は、運動療法および薬物療法が基本であり、中心である。

5 ☐☐☐ 一般用医薬品は、市販後に、その有効性、安全性等の確認が行われる仕組みが設けられていない。

6 ☐☐☐ 一般用医薬品は、回収されることはない。

7 ☐☐☐ サリドマイド訴訟とは、サリドマイド製剤を使用したことにより亜急性脊髄視神経症に罹患したことに対する損害賠償訴訟である。

8 ☐☐☐ スモンの原因であるキノホルム製剤は、当初、結核の特効薬として市販されており副作用被害を広げた。

9 ☐☐☐ 我が国では、独立行政法人医薬品医療機器総合機構法で「疾病の予防、診断、治療のため、又は身体の機能を正常化するために、人に通常用いる量で発現する医薬品の有害かつ意図しない反応」を医薬品の副作用と定義している。

10 ☐☐☐ 生物由来の医薬品等によるヒト免疫不全ウイルス（HIV）やクロイツフェルト・ヤコブ病（CJD）の感染被害を契機に生物由来製品による感染等被害救済制度が創設された。

11 ☐☐☐ キノホルム製剤は、日本で現在も製造販売されている。

解答・解説

1 ○ その通りである。

2 ○ その通りである。

3 ○ その通りである。医薬品は、使用方法を誤ると健康被害を生じることがある。登録販売者は、症状が重い時や長引いている時など、OTC薬の守備範囲を超えると思われる時には受診を勧める。

4 ✕ まず「クスリ」ではなく、「運動と食事」が基本である。生活習慣病（糖尿病、脳卒中、心臓病、高脂血症、高血圧、肥満）の予防は、まずは運動療法および食事療法、それでもダメなら医薬品である。

5 ✕ OTC薬も医療用医薬品同様に、市販後（製造販売後）調査がなされている。副作用や新たにわかった安全性情報を加えて、添付文書を改訂することもある。

6 ✕ OTC薬も、製品に問題があれば回収される。

7 ✕ サリドマイド訴訟とは、妊娠している女性が催眠鎮静剤として市販されていたサリドマイド製剤を服用したことによって、胎児に手足がない（四肢欠損）、耳の形や聴覚障害などの先天異常（**サリドマイド胎芽症**）を起こしたことに対する損害賠償訴訟である。

8 ✕ キノホルム製剤は、**整腸薬として**市販されていた。激しい腹痛や視神経の障害、足のしびれなどの亜急性脊髄視神経症を起こした。

9 ✕ これは、**WHOにおける副作用の定義**である。ヒッカケ問題なので、注意しよう。なお、カギカッコ内の記述は正しい。特に次の部分は口に出して3回は読んでおくこと。「人に**通常用いられる量**で発現する医薬品の**有害かつ意図しない反応**」。

10 ○ その通りである。

11 ✕ キノホルム製剤は、1970年に販売が停止された。

12 □□□ サリドマイド製剤は、日本では1962年当時製造販売が中止された。

13 □□□ 検査薬は人体に対して使用される医薬品ではないので、人の健康に影響を与えるものとは考えられない。

14 □□□ CJD（クロイツフェルト・ヤコブ病）は、治療法が確立されている。

15 □□□ CJDは、死に至る重篤な神経難病である。

16 □□□ 一般用医薬品は、添付文書に記載されている用法・用量を変更して服用しても差し支えない。

17 □□□ 酒類をよく摂取する者では、肝臓の代謝機能が低くなっていることが多いため、十分な薬効が得られなくなることがある。

18 □□□ 普段は医薬品にアレルギーを起こしたことのない人でも、体調により思わぬアレルギーを生じることがある。

19 □□□ C型肝炎訴訟とは、出産や手術での大量出血などの際に特定のフィブリノゲン製剤や血液凝固第Ⅸ因子製剤の投与を受けたことにより、C型肝炎ウイルスに感染したことに対する損害賠償訴訟である。

20 □□□ 医薬品の副作用は、薬理作用によるものと、アレルギーによるものに大別される。

21 □□□ 一般用医薬品は、その目的とする効果に対して副作用が生じる危険性が最小限となるよう、使用する量や使い方が定められている。

22 □□□ 医薬品と特定の食品を一緒に摂取した場合、医薬品の作用が増強したり、減弱したりすることがある。

23 □□□ 相互作用には、医薬品が吸収、代謝、分布または排泄される過程で起こるものと、医薬品が薬理作用をもたらす部位において起こるものとがある。

12 ○ 「サリドマイドは1962年当時製造販売が中止された」という文章は正しい。その後2008年に、サリドマイドは多発性骨髄腫の効能で、再承認された。現在は、厳重な安全管理のもとで使用されている。

13 × 検査薬は、ヒトの健康に影響する。検査薬は、直接人体に対して使わなくとも、検査結果を正しく判断できないと、受診して病気を治療するチャンスを逃してしまう。

14 × CJDは、ぼけ（認知症）のような症状が進行し、死にいたる病気であり、治療法は確立していない。

15 ○ その通りである。

16 × OTC薬は、用法・用量を守って服用する。自己判断で、用量を増やしたり減らしたりしてはならない。

17 × 大酒のみは、肝臓の代謝機能が**高くなっている**ことが多い。また、常習的に大酒のみの人では、アセトアミノフェンで肝障害を起こしやすい。

18 ○ その通りである。今まで大丈夫だった医薬品で、体調により思わぬアレルギーを生じることはある。たとえば、体調が悪かったために、今までのんでいた医薬品で一時的に肝機能が悪化することなどがある。

19 ○ その通りである。

20 ○ その通りである。副作用は、たとえば眠気や便秘などは「**成分そのものによる薬理作用**」であり、それ以外は、「**成分に対するアレルギー反応**」であることがほとんどである。なお、副作用には「なぜその副作用が起こったかメカニズムがはっきりしない」場合も少なくない。

21 ○ その通りである。OTC薬は、医療用医薬品と比べておだやかなものが多い。近年、安全性が確認されたスイッチOTC薬を中心に、医療用医薬品の用量と同等のものも増えている。

22 ○ その通りである。グレープフルーツは降圧剤（血圧降下剤）や抗生物質などの作用に影響する。納豆やクロレラは血栓症の治療に用いられるワーファリンの作用を減弱する。

23 ○ その通りである。

1

医薬品に共通する特性と基本的な知識

24 □□□ 小児の用量が定められていない一般用医薬品については、大人の用量を体重に応じて適宜増減（てきぎぞうげん）して小児にのませてもよい。

25 □□□ 一般用医薬品は、通常、重大な副作用を回避することよりも、その使用を中断することによる不利益を回避することが優先される。

26 □□□ 一般用医薬品を生理機能が衰えつつある高齢者に使用する場合は、定められた用量よりも、多い量で使用する。

27 □□□ 医薬品の添加物は、製剤としての品質、有効性および安全性を高めることを目的として配合される。

28 □□□ ビタミンA含有製剤は、胎児への影響はなく安全とされている。

29 □□□ 複数の医薬品を併用した場合、医薬品の作用が増強することがあるが、作用が減弱することはない。

30 □□□ かつて、成人病と呼ばれていた「糖尿病、脳卒中、心臓病、高脂血症、高血圧、肥満など」は、現在は、「慢性疲労症候群」と呼ばれている。

31 □□□ 生活習慣病の発症前の段階といわれ、特定健康診査の対象となる症候群を、ライ症候群という。

32 □□□ 「生活の質」や「生命の質」などと訳され、生活者の充実感や満足感、幸福感などに影響する諸要因の質をGMPという。

33 □□□ 医薬品の販売等に従事する専門家は、購入者の理解力や医薬品を使用する状況等に即して説明しなければならない。

34 □□□ ジヒドロコデインリン酸塩は、依存性がある成分であり、少量でも眠気を催しやすく、大量摂取による急性中毒は、わが国における代表的な薬物中毒のひとつになっている。

35 □□□ 医薬品の使用上の注意などにおいて「高齢者」とは、おおよそ70歳以上をさす。

24 ✕ 子供の用量が定められていない製品は、量を減らしても子供に使ってはいけない。これは医薬品販売をしていれば、身にしみてわかっているはずである。問題を読み間違って、ひっかからないようにしよう。

25 ✕ OTC薬は通常、副作用が起こった場合安全性を優先してただちに中止する。OTC薬は、軽度な疾病（しっぺい）に伴う症状（とも）の改善を図るためのものであり、通常は、その使用を中断することによる不利益よりも、重大な副作用を回避することが優先される。

26 ✕ 一般に高齢者は、医薬品を代謝する能力が低下しているので、作用が強く出やすい。なお、高齢者とは65歳以上をさす。

27 ○ その通りである。

28 ✕ ビタミンAは、妊婦が服用すると胎児に先天異常のリスクが高まる。一方、同じ油性ビタミンであっても、ビタミンEは比較的安全性が高い。

29 ✕ 医薬品の相互作用によって、作用が増強する場合だけでなく、減弱する場合もある。

30 ✕ 現在は、**生活習慣病**と呼ばれている。予防は、まずは運動療法と食事療法、それでもダメなら医薬品である。

31 ✕ メタボリックシンドローム（内臓脂肪症候群）という。

32 ✕ QOL（クオリティ・オブ・ライフ）である。人は「ただ生きているだけ」ではなく、QOLを高めたいものである。

33 ○ その通りである。医薬品や養生法の説明がどんなに正しくとも、相手に伝わらなければ、なんにもならない。購入者（生活者）の悩みに共感し、相手に理解できるレベルの説明を行う。臨機応変のコミュニケーション能力が問われる。

34 ✕ 「少量でも眠気を催す」「急性中毒」の箇所が、ジヒドロコデインリン酸塩にはあてはまらない。本文は、ブロモバレリル尿素の説明である。コデイン類は、依存性のあるせき止め（麻薬性鎮咳成分）であり、反復摂取がクセになっている購入者がいる。なお、コデインの代表的な副作用は、**便秘**である。

35 ✕ 高齢者とは、おおよそ65歳以上をさす。

36 □□□ 高齢者が、一般用医薬品を定められた用量の下限で使用してもなお、作用が強すぎる等の問題が生じる場合は、それ以下に量を減らして服用を続けることが望ましい。

37 □□□ 高齢者は基礎体力や生理機能の衰えの度合いに個人差が大きく、年齢のみから一概にどの程度医薬品の副作用等のリスクが増大しているかを判断することはむずかしい。

38 □□□ 一般用医薬品の添付文書や製品表示は医薬専門家向けに作成されている。

39 □□□ 一時的に症状を緩和するために、一般用医薬品を漫然と使用し続けている場合、適切な治療の機会を失うこともある。

40 □□□ 医薬品は、適切に保管・陳列されていたとしても、経年変化による品質の劣化は避けられない。

41 □□□ 医薬品の品質が劣化しても、効き目が低下することはない。

42 □□□ 小児は、大人と比べて身体の大きさに対して腸が短く、服用した医薬品の吸収率が低い。

43 □□□ 小児は、肝臓や腎臓の機能が未発達であるため、医薬品の成分の代謝・排泄が早く、作用が減弱しやすい。

44 □□□ 7歳未満の幼児に使用される医薬品では、服用時にのどにつかえやすいので、注意するように添付文書に記載されている。

45 □□□ 医薬品の使用上の注意等において、乳児、幼児、小児という場合には、おおよその目安として、乳児：1歳未満、幼児：5歳未満、小児：15歳未満とされている。

46 □□□ 一般用医薬品では、生後3カ月未満の乳児を対象とする用法は認められない。

47 □□□ 5歳未満の幼児については、添付文書に「のどにつかえないように」という注意事項を記載すれば、直径1センチの錠剤を服用してもよい。

48 □□□ おおよその目安として生後4週以上、2歳未満を「乳児」としている。

36 ✕ OTC薬は、一般の生活者向けに用量が決められている。勝手に、用量を増やしたり減らしたりせず、医師または薬剤師に相談すること。

37 ○ その通りである。年の取り方、体力などには個人差が大きい。

38 ✕ 一般用医薬品の添付文書などは、**一般の生活者向け**に作られている。一方、医療用医薬品の添付文書は、医師、歯科医師、薬剤師、看護師など医療関係者向けに作られている。

39 ○ その通りである。たとえば、ガスター10などのH₂ブロッカーを漫然とのみつづけていると、腹痛がやわらぎ気持ちが良くなる。しかし、「クスリでその場しのぎ」ばかりしていると、胃かいようなどの治療のタイミングを失ってしまう。

40 ○ その通りである。医薬品は、室温以下で強い光も当たらない保存に適した場所にきちんとしまってあったとしても、経年変化は避けられない。例えば、有効成分が分解して減ってしまったり、錠剤が崩れやすくなったり、液剤の水分が蒸発するなどの劣化が起こる。

41 ✕ 通常、医薬品の品質が劣化した場合には、効き目が低下していることが多い。医薬品は、温度、湿度、日光（紫外線）などによって劣化する。

42 ✕ 子供は、腸が長〜い！吸収も良い。

43 ✕ 小児は、肝臓や腎臓の機能が未発達であるため、大人よりも、医薬品の作用が強く出たり、長く続いたりしやすい。

44 ✕ 7歳ではなく、5歳。イメージとしては、「小学生からは錠剤やカプセルを難なくのめる」ということで、5歳くらいまでは「のどにつかえてしまうかもしれない」という注意が記載される。

45 ✕ 幼児は、7歳未満である。（錠剤の注意は、5歳未満なので混同しないようにする。）

46 ○ その通りである。なお、こども向けのかぜシロップなどでは、0歳児向けの用量もあるが、2歳未満の乳幼児は、なるべく受診を優先する。

47 ✕ 3歳から4歳（3歳以上5歳未満）の乳児においては、**直径6mm**までなら、錠剤やカプセルもオッケーだが、それより大きい剤形はダメ。

48 ✕ 乳児とは、生後4週以上、**1歳未満**をさす。

49 □□□ 人体に対して使用されない医薬品の殺虫剤であれば、誤って人体がそれに曝されても、健康を害することはない。

50 □□□ プラセボ効果は、主観的な変化だけでなく、客観的に測定可能な変化としてあらわれることもある。

51 □□□ プラセボ効果によってもたらされる反応や変化には、望ましいもの（効果）のみで、不都合なもの（副作用）は含まない。

52 □□□ 抗炎症成分として広く使われてきた卵白リゾチーム製剤は、医薬品再評価の結果、あまり効果が期待できない（有用性が低い）とされ、内服薬には配合されなくなった。

53 □□□ 医薬品に用いられる成分の中で、牛乳アレルギーの人が服用してはいけないのは、タンニン酸ベルベリンである。

54 □□□ 湿疹のために処方された医療用医薬品スプロフェンに対してアレルギーを起こした経験のある生活者に、肩こりにOTC薬のケトプロフェンを販売した。

55 □□□ すべての医薬品は、使用期限を記載する義務がある。

56 □□□ 医薬品は、剤形や包装形態にかかわらず、開封して使用を開始した後も、表示されている「使用期限」まで品質が保証される。

57 □□□ 一般用医薬品の販売等に従事する専門家は、購入者とのコミュニケーション技術を身につける必要がある。

58 □□□ 一般用医薬品の販売等に従事する専門家は、購入者側に情報提供を受けようとする意識が乏しい場合はコミュニケーションを図る必要はない。

49 ✕ 医薬品の殺虫剤に曝露（ばくろ）されたら、健康を害するおそれがある。人体に直接使用されない医薬品の殺虫剤には、例えば、バポナ殺虫プレートに含まれるジクロルボスがある。これは、かつては劇薬指定だった成分であり、ヒトや家畜、ペットなどが長時間とどまる居住空間や飲食物が露出している調理室や倉庫などでは使用できない。

50 ○ その通りである。プラセボ効果は、主観的な変化（自分の思い込み）だけでなく、客観的に測定可能な変化（症状が改善しているデータ）としてあらわれる。偽薬（プラセボ）はある程度、本当に効くのである。「病は気から」だが、「治るのも気から」なのである。

51 ✕ 負のプラセボ効果も存在する。「これは毒だ」「これは効かない」「これは副作用が強い薬」などと思いこみながらのむと、負のプラセボ効果があらわれる。

52 ○ その通りである。

53 ✕ 牛乳アレルギーの人が服用してはいけないのは、タンニン酸アルブミンである。タンニン酸アルブミンに含まれるアルブミンは、牛乳に含まれるタンパク質（カゼイン）から精製された。タンニン酸アルブミンは、おだやかな収れん作用、つまり荒れた胃腸粘膜を修復する作用を期待して、下痢止めに配合される。

54 ✕ スプロフェンにアレルギーのある人は、ケトプロフェンにもアレルギーを起こすリスクが高い。なお、スプロフェンは、急性湿疹や接触性皮膚炎に用いられる医療用医薬品の塗り薬である。ケトプロフェンは、OTC薬にも配合され、肩こりや筋肉痛などに使われる消炎解熱鎮痛成分。

55 ✕ 使用期限を記載する義務があるのは、「使用期限が3年未満」のものである。正誤問題において、「すべてオッケー」あるいは「絶対に～しない」「起こらない」などの表現があったら、たいがい誤りである。全肯定あるいは全否定は、「誤」である確率がヒジョーに高い。

56 ✕ 表示された「使用期限」は、未開封状態で保管された場合に品質が保持される期限である。私の経験では、高齢者に使用期限の意味がわかっていない人が多い。

57 ○ その通りである。

58 ✕ お客様が急いでいたり、「説明はいらない」と固辞した場合でも、医薬品服用時の注意事項を伝える努力はする。会話を引き出す能力は、コミュニケーション技術である。

59 □□□ 購入者が医薬品を使用する状況は、随時変化する可能性があるため、コミュニケーションの機会が継続的に確保できるよう配慮する。

60 □□□ 一般用医薬品を一定期間又は一定回数使用しても症状の改善がみられない場合は、効果が現れるまで一般用医薬品の使用を継続するよう促すのが望ましい。

61 □□□ 家庭における常備薬として購入される場合は、すぐに使用されないため、情報提供を行う必要はない。

62 □□□ 過去に薬害の原因となったキノホルム製剤については、一般用医薬品として販売されたものはないが、一般用医薬品の販売等に従事する者においては、薬害事件の歴史を十分に理解し、安全性の確保に努めることが必要である。

63 □□□ CJD訴訟を契機として、2004年、医薬品の副作用による健康被害の迅速な救済を図るため、医薬品副作用被害救済制度が創設された。

64 □□□ スモン訴訟とは、催眠鎮静剤として販売されたサリドマイド製剤を使用したことにより、亜急性脊髄視神経症に罹患したことに対する損害賠償訴訟である。

65 □□□ クロイツフェルト・ヤコブ病（CJD）訴訟とは、脳外科手術等に用いられていたウシ乾燥硬膜を介してCJDに罹患したことに対する損害賠償訴訟である。

66 □□□ 情報提供は必ずしも医薬品の販売に結びつけるのではなく、医薬品の使用によらない対処を勧めることが適切な場合がある。

67 □□□ 一般用医薬品の場合、必ずしも情報提供を受けた当人が医薬品を使用するとは限らないことを踏まえ、販売時のコミュニケーションを考える必要がある。

68 □□□ サリドマイドは催眠鎮静成分として胃腸薬にも配合されたが、副作用として血管新生を妨げる作用があった。

69 □□□ HIVは、プリオンの一種である。

70 □□□ HIV訴訟は、国だけを被告とした訴訟であり、これまでに和解は一件も成立していない。

59 ○ その通りである。「このお薬をのんで、どうだったか教えてくださいね」など次回の来店を促したり、顧客台帳に購入履歴をつけるなど、日々変化する購入者の体調にあわせた適切なアドバイスができるように努力する。

60 × OTC薬を一定期間又は一定回数使用しても症状の改善がみられない場合は、ほかに治療を必要とする原因がある可能性があるため受診を促す必要がある。

61 × 常備薬であっても、使用上の注意を説明することは重要である。

62 × 「キノホルム製剤については、一般用医薬品として販売されたものはないが」という箇所が誤り。キノホルム製剤は、整腸薬として市販されたことがある。

63 × CJD訴訟を契機として、2004年に創設されたのは、**生物由来製品による感染等被害救済制度**である。

64 × スモン訴訟とは、**整腸薬として**市販されたキノホルム製剤を使用したことによる副作用の訴訟である。

65 × ウシではなく、**ヒト乾燥硬膜**である。ちなみに、Cはクロイツフェルト（Creutzfeldt）、Jはヤコブ（Jakob）、Dは、疾患を意味する英語ディズィーズ（disease）の頭文字である。牛がヨタヨタになる狂牛病と、混同しないようにしよう。

66 ○ その通りである。

67 ○ その通りである。

68 ○ その通りである。血管新生を妨げる作用は、サリドマイドの光学異性体のうち、一方の異性体（**S体）のみが有する作用**であり、もう一方の異性体（R体）にはなく、また、鎮静作用はR体のみが有するとされている。

69 × HIVは「ウイルス」であり、プリオンではない。プリオンは、細菌でもウイルスでもなく脳症を引き起こすタンパク質である。

70 × HIV訴訟は、国及び製薬企業を被告として、1989年5月に大阪地裁、同年10月に東京地裁で提訴された。その後、1996年3月に両地裁で和解が成立した。

71 ☐☐☐ 医薬品は、長年の使用経験を経てもなお、副作用被害が科学的に解明されつくしたとは言えない。

72 ☐☐☐ 世界保健機関（WHO）の定義によれば、医薬品の副作用とは、「疾病の予防、診断、治療のため、又は身体の機能を正常化するために、人に通常用いられる量で発現する医薬品の不快かつ意図しない反応」とされている。

73 ☐☐☐ 我が国では、「許可医薬品が適正な使用目的に従い適正に使用された場合においてもその許可医薬品により人に発現する有害な反応」（独立行政法人 医薬品医療機器総合機構法）を、医薬品の副作用と定義している。

74 ☐☐☐ アレルギーは、人体の免疫機構とは関係なく引き起こされる反応である。

75 ☐☐☐ 酒類（アルコール）をよく摂取する者では、その代謝機能が高まっていることが多い。その結果、アセトアミノフェンでは、薬効を発揮できないことがある。

76 ☐☐☐ 一般用医薬品には、習慣性や依存性がある成分を含んでいるものはない。

77 ☐☐☐ 医薬品の使用上の注意等において、乳児という場合には、おおよその目安として、1歳未満を指し、高齢者という場合には、おおよその目安として、65歳以上を指す。

78 ☐☐☐ 小児は、大人に比べて循環血液中に移行した医薬品の成分が脳に達しにくいため、中枢神経系に影響を与える医薬品であっても副作用を起こしにくい。

79 ☐☐☐ プラセボ効果は、主観的な変化だけで、客観的に測定可能な変化として現れることはない。

80 ☐☐☐ 医薬品は、適切に保管・陳列されていれば、経時変化による品質の劣化を避けることができる。

81 ☐☐☐ 血管新生を妨げる作用は、サリドマイドの光学異性体のうち、一方の異性体（S体）のみが有する作用である。

71 ○ その通りである。長年の使用経験を経てもなお、未知の副作用が生じることがある。

72 ✕ 文章後半の「不快」が誤り。「有害」が正解。これは、定義なので読んで覚えるしかない。

73 ○ その通りである。特に、副作用については「有害な」という文言をキーワードとして覚える。

74 ✕ アレルギーは、人体の免疫機構と関係していることが多い。その症状は、さまざま。流涙や眼の痒み等の結膜炎症状、鼻汁やくしゃみ等の鼻炎症状、蕁麻疹や湿疹、かぶれ等の皮膚症状、血管性浮腫などがある。

75 ○ その通りである。よくお酒をのむ人では、アセトアミノフェンは通常よりも代謝されやすくなっており、体内から速く消失して十分な薬効が得られなくなることがある。肝臓で代謝されてできてくるN－アセチル－p－ベンゾキノンイミンは、肝毒性を持つ。

76 ✕ 習慣性や依存性がある成分には、コデイン類、エフェドリン類、催眠鎮静成分などがある。「～はない」と断定したものは、たいてい「誤」である。

77 ○ その通りである。高齢者：65歳以上、新生児：生後4週未満、乳児：生後4週以上1歳未満、幼児：1歳以上7歳未満、小児：15歳未満である。

78 ✕ 小児は、大人に比べて医薬品成分が脳に達しやすく、中枢神経系に影響を与える医薬品で副作用を起こしやすい。

79 ✕ プラセボ（医薬品成分を含まないニセモノの薬）を使った人の中には、本人が治った気になるだけではなく、客観的に見ても症状が良くなる場合がある。それは、医薬品を使ったことによる楽観的な結果への期待（暗示効果）やたまたま自然に治った（自然緩解など）等が関与して生じると考えられている。

80 ✕ 医薬品は、温度、湿度、日光などを避け、適切に保管されていたとしても、時とともに古くなり劣化していく。つまり、経時変化による医薬品の品質の劣化は、当然、避けることはできない。

81 ○ その通りである。この過去問はあまり良くない。薬剤師も答えられない人が多いだろう。S体が、サリドマイドの副作用をもたらした悪い成分であると、暗記するしかない。R体・S体とは、右手と左手のように構成成分は同じだが向き（配置）だけが違うものであり「光学異性体」という。

82 □□□ HIV 訴訟は、血友病患者が、ヒト免疫不全ウイルス（HIV）が混入した原料血漿から製造された血液凝固因子製剤の投与を受けたことにより、HIV に感染したことに対する損害賠償訴訟である。国及び製薬企業を被告として、1989年5月に大阪地裁、同年10月に東京地裁で提訴された。

83 □□□ CJD 訴訟において、和解が成立した例はない。

84 □□□ 医薬品に対しては、製造販売後の調査及び試験の実施基準として Good Vigilance Practice（GVP）が制定されている。

85 □□□ 医薬品に対しては、製造販売後安全管理基準として Good Vigilance Practice（GVP）が制定されている。

86 □□□ 年齢からどの程度リスクが増大しているかを判断することが容易であるため、年齢のみに着目して情報提供や相談対応することが重要である。

87 □□□ HIV 訴訟は、血友病患者がヒト免疫グロブリン製剤の投与を受けたことにより、ヒト免疫不全ウイルス（HIV）に感染したことに対する損害賠償訴訟である。

88 □□□ CJD は、ウイルスの一種であるプリオンが脳の組織に感染することによって発症する。

89 □□□ 一般用医薬品の販売等に従事する専門家においては、購入者等に対し、医薬品の種類や使用する人の状態等に即して情報提供を行い、医療機関・薬局から交付された薬剤を使用している場合には、診療を行った医師若しくは歯科医師又は調剤した薬剤師に相談するよう説明がなされるべきである。

90 □□□ 外箱等に表示されている「使用期限」は、開封の有無にかかわらず製品の品質が保持される期限である。

91 □□□ 乳児とは、3才未満をさす。

82 ○ その通りである。「**血友病患者が**」「**国及び製薬企業を被告として**」という箇所を覚えておこう。

83 ✕ 和解が成立した例はある。このCJDやHIVの感染被害多発を契機（＝きっかけ）として、2004年、生物由来製品による感染等被害救済制度の創設がなされた。

84 ✕ 製造販売後の調査及び試験の実施基準は、Good Post-marketing Study Practice（GPSP）である。

85 ○ その通りである。GVPは「**副作用**」などの安全性情報を管理する基準を指す。なお「ヴィジランス」は、警戒を意味する英語である。

86 ✕ 高齢者であっても基礎体力や生理機能の衰えの度合いは個人差が大きく、年齢のみから一概にどの程度リスクが増大しているかを判断することは難しい。

87 ✕ 血友病患者が、ヒト免疫不全ウイルス（HIV）が混入した原料血漿から製造された**血液凝固因子製剤**の投与を受けたことにより、HIVに感染したことに対する損害賠償訴訟である。

88 ✕ CJDは、細菌でもウイルスでもないタンパク質の一種であるプリオンが原因とされる。

89 ○ その通りである。

90 ✕ 外箱に表示されている「使用期限」は、未開封状態で保管された場合に品質が保持される期限であり、液剤などでは、いったん開封されると記載されている期日まで品質が保証されない場合がある。

91 ✕ 新生児：生後4週未満、乳児：生後4週以上〜1歳未満、幼児：1歳以上〜7歳未満、小児：7歳以上〜15歳未満

②人体のはたらきと医薬品

◯✕ カクニン！ 次の記述の正誤について判定せよ

＊「なんとなく」で回答してはいけません。自信が持てるまでくり返しましょう。

問題

1 □□□ 舌の表面には舌乳頭があり、味覚を感知する味蕾が分布している。

2 □□□ 消化器系について。唾液腺から分泌される唾液には、デンプンをブドウ糖に分解するコール酸が含まれる。

3 □□□ 体の中で最も硬い部分は、軟骨である。

4 □□□ 唾液によって口腔内はpHがほぼ中性に保たれ、酸による歯の齲蝕を防いでいる。

5 □□□ 胃腺からは塩酸、ペプシノーゲンなどが分泌される。

6 □□□ 膵液中のペプシノーゲンは、十二指腸で分泌される腸液に含まれる成分の働きによって、蛋白質の消化酵素であるペプシンになる。

7 □□□ タンパク質は、小腸において消化酵素の作用によって単糖類に分解され、吸収される。

8 □□□ 膵臓は、消化腺であるとともに、血糖値を調節するホルモン（インスリン及びグルカゴン）等を血液中に分泌する内分泌腺でもある。

9 □□□ 胆汁は、肝臓で産生される。

10 □□□ 体内に滞留すると有害な物質であるアンモニアは、肝臓において尿素へと代謝される。

11 □□□ 肝臓では、必須アミノ酸が生合成される。

18

解答・解説

1 ○ その通りである。

2 × 唾液に含まれ、デンプンをブドウ糖に分解する消化酵素は、**プチアリン（別名：だ液アミラーゼ）**である。コール酸は、胆汁に含まれて、脂肪分（脂質）を消化するもの。つまり、コール酸は十二指腸に出てくるものなので、唾液腺から出るわけがない。

3 × 体の中で最も硬い部分は、歯冠の表面を覆っているエナメル質である。

4 ○ その通りである。

5 ○ その通りである。胃からは、皮膚が焼けただれるような強酸である胃酸のほか、タンパク質を消化するペプシノーゲンなどが分泌される。ペプシノーゲンは胃酸によって、タンパク質を消化する酵素であるペプシンとなり、胃酸とともに胃液として働く。タンパク質がペプシンによって半消化された状態をペプトンという。

6 × 消化酵素ペプシンになるペプシノーゲンを分泌するのは、「胃」である。十二指腸の中では、膵液中のトリプシノーゲンがトリプシンになる。トリプシンは、胃で半消化されたペプトンをさらに細かく消化する酵素である。

7 × タンパク質は、最後はアミノ酸になる。タンパク質は、消化酵素のペプシンでぐちゃぐちゃのペプトンになった後、小腸でアミノ酸にまで分解する。最後に糖になるのは、炭水化物である。

8 ○ その通りである。膵臓は、ペプトン（タンパク質がペプシンによって半消化されたもの）をさらに細かく消化する酵素のトリプシンを分泌したり、血糖値を下げるインスリンや血糖値を上げるグルカゴンを分泌する。

9 ○ その通りである。胆汁は肝臓で作られ、胆嚢にたくわえられる。

10 ○ その通りである。アンモニアは有害なので、肝臓で尿素に代謝される。肉や魚や豆などのタンパク質を食べれば、必ずアンモニアが発生し、肝臓で尿素に代謝される。

11 × 必須アミノ酸というのは、ヒトが体内で合成することができないので、食べ物から摂るしかないので「必須」という名前がついている。

2 人体のはたらきと医薬品

12 ☐☐☐ 小腸は、全長6～7mの管状の臓器で、十二指腸、空腸、盲腸の3部分に分かれている。

13 ☐☐☐ アルコールは、胃や小腸で吸収され、肝臓へと運ばれて一度酢酸に代謝されたのち、さらに代謝されて無毒なアセトアルデヒドになる。

14 ☐☐☐ 肝臓は、必須アミノ酸以外のアミノ酸を生合成する働きがある。

15 ☐☐☐ 肝臓は、胆嚢で産生された胆汁を濃縮して蓄える器官である。

16 ☐☐☐ 大腸は、内壁粘膜に絨毛がある管状の臓器である。

17 ☐☐☐ 盲腸は、大腸の終末の部分に位置し肛門へと続いている。

18 ☐☐☐ 肝機能障害や胆管閉塞などを起こすと、フィブリノゲンが循環血液中に滞留し黄疸を生じる。

19 ☐☐☐ 便は、通常、直腸に溜まっている。

20 ☐☐☐ 大腸の腸内細菌は、血液凝固に必要なビタミンCを産生する。

21 ☐☐☐ S状結腸に溜まった便が下行結腸へ送られてくると、便意が生じる。

22 ☐☐☐ 喉頭は、発声器としての役割があり、喉頭上部にある声帯で呼気を振動させて声が発せられる。

23 ☐☐☐ 鼻汁にはリゾチームが含まれ、気道の防御機構の一つとなっている。

24 ☐☐☐ 扁桃は、リンパ組織が集まってできていて、気道に侵入してくる細菌、ウイルス等に対する免疫反応が行われる。

25 ☐☐☐ 肺胞は、異物や細菌が侵入してきたときのために粘液層によって保護されている。

12 ✕ 小腸は、じゅうにくうかい（十二指腸・空腸・回腸）、大腸は、もうけっちょく（盲腸・結腸・直腸）。つまり、盲腸は、大腸の一部である。

13 ✕ お酒に酔って顔が赤くなったり、気分が悪くなる原因は有害なアセトアルデヒドである。アセトアルデヒドは代謝されて酢酸になる。

14 ○ その通りである。

15 ✕ 胆嚢は、肝臓で産生された胆汁を濃縮して蓄える器官である。胆嚢は、十二指腸に内容物が入ってくると収縮して腸管内に胆汁をしぼりこむ。

16 ✕ **大腸に絨毛は生えていない**。小腸には絨毛が生えている。この絨毛と、のど（気管）に生えている線毛は、言葉が似ているのでしっかり区別しよう。

17 ✕ 大腸の終末の部分に位置し肛門へと続いているのは、直腸である。

18 ✕ 肝機能障害や胆管閉塞などを起こすとビリルビンが循環血液中に滞留して、黄疸（皮膚や白目が黄色くなる症状）を生じる。

19 ✕ 通常、便は下行結腸とS状結腸に溜まっており、直腸はカラッポである。便が直腸へ送られてくると、そのわずかな刺激に反応して便意をもよおす。「便が直腸に溜まっている」という記述が誤り。

20 ✕ 大腸の腸内細菌は、血液凝固や骨へのカルシウム定着に必要なビタミンKを産生している。

21 ✕ S状結腸に溜まった便が直腸へ送られてくると、その刺激に反応して便意が起こる。

22 ○ その通りである。ちなみに、呼気とは息を吐くことである。人は声を出すとき、呼気で声帯を振動させている。

23 ○ その通りである。医薬品のリゾチームは、ニワトリの卵の白身由来の成分である。

24 ○ その通りである。俗に扁桃腺と呼ばれるが分泌腺ではなく、**扁桃**が正しい名称である。

25 ✕ 肺胞は、気管とちがって、粘液で覆われていないし、線毛も生えていない（ガス交換をするため）。その代わりに、マクロファージが自由に動き回り（遊走し）、異物を食べる。

26 ☐☐☐ 心臓から拍出された血液を送る血管を静脈、心臓へ戻る血液を送る血管を動脈という。

27 ☐☐☐ 肺でのガス交換が行われた血液は、心臓の左側部分（左心房、左心室）に入り、そこから全身に送り出される。

28 ☐☐☐ 膵臓の主な働きは、膵臓内を流れる血液から古くなった赤血球を濾し取って処理することである。

29 ☐☐☐ 膵臓は、膵液を胃へ分泌する。

30 ☐☐☐ 膵臓は、グルカゴンを血液中に分泌する。

31 ☐☐☐ リンパ系は、心臓を中心とする閉じた管（閉鎖循環系）である。

32 ☐☐☐ 血漿は、90％以上が水分からなり、アルブミン、グロブリン等のタンパク質のほか、微量の脂質、糖質、電解質を含む。

33 ☐☐☐ 赤血球は、リンパ節で増殖し、細菌、ウイルス等の異物を認識したり、それらに対する抗体を産生する。

34 ☐☐☐ 単球は、白血球中、最も数が多いが、異物に対する食作用は弱い。

35 ☐☐☐ 生体には損傷した血管からの血液流出を抑える仕組みが備わっており、血小板がその仕組みにおいて重要な役割を担う。

36 ☐☐☐ 皮膚の上から透けて見える血管は、静脈である。

37 ☐☐☐ 消化管壁を通っている毛細血管の大部分は、門脈と呼ばれる血管に集まって心臓に入る。

38 ☐☐☐ 尿素などの血液中の老廃物は、腎臓の腎小体でろ過される。

39 ☐☐☐ 腎臓には、内分泌腺としての機能はない。

40 ☐☐☐ 腎臓は、血液中の老廃物の除去のほか、血圧を一定範囲内に保つ役割を担っている。

26 ✕ 記述は逆である。心臓から送り出される血は**動脈**で、戻ってくるのが**静脈**である。

27 ○ その通りである。「心臓の血は、左胸から出ていく」と覚えよう。

28 ✕ 古くなった血液を濾し取るのは脾臓（ひぞう）である。脾臓は網目のようになっていて、古くなって柔らかさ（柔軟性）がなくなった赤血球をキャッチする。サラッと読むとひっかかるので注意しよう。

29 ✕ 膵臓（すいぞう）は、膵液（すいえき）を十二指腸へ分泌する。膵液は**弱アルカリ性**で、胃で酸性となった内容物を中和する。

30 ○ その通りである。

31 ✕ リンパ系は、**開放**（かいほう）循環系である。心臓の拍動とは関係なく、筋肉の動きや逆流防止弁によって、流れる液体である。血液の流れとはちがって、独立した流れを持っている。リンパ節には、リンパ球やマクロファージなどがいて、免疫反応によって異物と戦っている。

32 ○ その通りである。

33 ✕ 記述は、白血球の説明である、白血球は、免疫をつかさどる。赤血球は酸素を運ぶ。

34 ✕ 白血球の中でもっとも数が多いのは、**好中球**（60%）。好中球には、食作用がある。異物を食べる大型のマクロファージは、単球である。

35 ○ その通りである。血小板は、傷口に集まってフタをし、カサブタになる。

36 ○ その通りである。静脈は皮膚表面近くを通っている部分が多く、皮膚の上から透けて見える。静脈にかかる圧力は比較的低いため、**静脈の血管壁は動脈よりも薄い。**

37 ✕ 門脈が通じているのは、**肝臓**である。

38 ○ その通りである。

39 ✕ 腎臓には内分泌腺としてのはたらきもあり、骨髄における赤血球の産生を促すホルモンを分泌する。

40 ○ その通りである。

41 □□□ 膀胱括約筋が弛緩すると、同時に膀胱壁の排尿筋が弛緩し、その結果、尿は尿道へ押し出される。

42 □□□ ビタミンDは、腎臓で活性型ビタミンDに転換されて、骨の形成や維持の作用を発揮する。

43 □□□ 副腎皮質では、自律神経系に作用するアドレナリンとノルアドレナリンが産生・分泌される。

44 □□□ 副鼻腔には粘液を分泌する細胞はない。

45 □□□ 外耳は、鼓膜、鼓室、耳小骨、耳管からなる。

46 □□□ 内耳の蝸牛内部はリンパ液で満たされている。

47 □□□ 内耳の蝸牛内部はリンパ液で満たされており、平衡感覚をつかさどる。

48 □□□ 毛乳頭は、毛球の下端の凹んでいる部分のことを指す。

49 □□□ 皮膚は、表皮、真皮、皮下組織の3層構造からなる。

50 □□□ メラニン色素は、皮下組織の最下層にあるメラニン産生細胞で産生される。

51 □□□ 紫外線に曝されると、表皮の最下層にあるメラノサイトが抑制され、メラニン色素の過剰な産生が起こる。

52 □□□ 副交感神経が作用すると目（瞳孔）は収縮する。

53 □□□ 虹彩は、瞳孔を散大・縮小させて眼球内に入る光の量を調節している。

54 □□□ 副交感神経が作用すると、腸の運動は抑制される。

41 ✕ 膀胱の出口にある膀胱括約筋が緩むと、同時に膀胱壁の**排尿筋が収縮**し、尿が尿道へと押し出される。

42 ○ その通りである。ビタミンD₃は、日光にあたると生成が促進される。

43 ✕ アドレナリンとノルアドレナリンが分泌されるのは、**副腎髄質**である。副腎皮質からはステロイドが分泌される。ステロイドホルモンのひとつであるアルドステロンが過剰になると、高血圧、むくみ（浮腫）、ナトリウムをため込んで、カリウムを排泄するなどの反応が出る。

44 ✕ 鼻の中は、線毛があり、常に粘液で湿っている。副鼻腔の中も、線毛があり粘液で湿っている。

45 ✕ 鼓膜や耳小骨などがあるのは、**中耳**である。外耳は、文字通り外側にあって、私たちが耳かきを使う部分である。外耳の軟骨部分には耳毛が生えていて、耳垢を分泌する耳垢腺がある。

46 ○ その通りである。カタツムリのカラのようにくるるんとした部分には、リンパ液が満たされ、音の振動を伝える。

47 ✕ 平衡感覚をつかさどるのは、前庭である。蝸牛は聴覚をつかさどる。

48 ○ その通りである。

49 ○ その通りである。表皮の一番外側には、サランラップほどに薄い角質層がある。表皮はうるおいを逃さず、異物が侵入しないように守る部分で、真皮はモチモチした部分、皮下組織は皮膚を支える土台である。

50 ✕ しみやホクロの原因になる**メラニンを作っているのは、表皮の最下層**であり、皮下組織の最下層ではない。ホクロは表皮の最下層で生まれ、徐々に皮膚の表面に出てくる。

51 ✕ 紫外線に当たると、メラノサイトは抑制されるのではなく、**活性化**し、メラニン色素の産生が起こりシミやそばかすとなる。

52 ○ その通りである。

53 ○ その通りである。

54 ✕ 副交感神経は、リラックスしている時にはたらく。つまり副交感神経が作用すると、腸の運動は亢進する。「亢進」というのは、高まっていたり活発になっているという意味。

55 ☑☐☐ 副交感神経が興奮すると、肝臓はグリコーゲンの合成を行い、胃は、胃液の分泌を亢進（こうしん）する。

56 ☑☐☐ 副交感神経系がはたらくと、瞳孔は収縮し、排尿筋も収縮する（→排尿促進）。

57 ☑☐☐ 交感神経の神経伝達物質はアドレナリンとノルアドレナリン、副交感神経の神経伝達物質はアセチルコリンである。

58 ☑☐☐ 骨の成長が停止すると、骨の破壊と修復も停止する。

59 ☑☐☐ カルシウムは、生体の生理機能に関与する重要な物質であり、微量で筋組織の収縮、神経の伝達調節などに働いている。

60 ☑☐☐ 平滑筋（へいかつきん）は、自分の意識どおりに動かすことができる随意筋（ずいいきん）であるが、疲労しやすく長時間の運動はできない。

61 ☑☐☐ 一般に、消化管からの吸収は、医薬品の成分が濃い方から薄い方へ拡散していくことによって消化管にしみ込んでいく現象である。

62 ☑☐☐ 全身作用を目的として使用された坐剤の有効成分は、吸収されると初めに肝臓で代謝を受けた後血流に乗って全身へ巡る。

63 ☑☐☐ 皮膚に適用する医薬品の有効成分が皮膚から浸透する量は、皮膚の状態や傷の有無などの影響を受けることはなく、常に一定である。

64 ☑☐☐ 腎臓の機能が低下した状態にある人では、医薬品の成分が速やかに排泄されてしまい、循環血液中に存在する時間が正常の人よりも短くなるため、効き目が弱くなる。

65 ☑☐☐ 医薬品の成分の排泄は専（もっぱ）ら尿により行われ、糞便（ふんべん）中に混じって排泄されることはない。

66 ☑☐☐ 坐剤は、医薬品の成分が直腸から吸収されるため、循環血液中に入ることはない。

55 ○ その通りである。副交感神経は睡眠時など、リラックスした時にはたらく。肝臓はエネルギーをためこもうとし、胃腸の運動や消化活動は高まる。

56 ○ その通りである。

57 ○ その通りである。汗腺は例外で、交感神経の末端ではアセチルコリンが出る。

58 ✕ 骨の成長が停止しても、新陳代謝は続いている。つまり、骨の伸びが止まっても、骨の破壊と修復は行われている。

59 ○ その通りである。

60 ✕ 自分の意識どおりに動かせる随意筋は、骨格筋である。平滑筋は、消化管壁、血管壁、膀胱などに分布し、比較的弱い力で持続的に収縮する筋肉で、自分の意識どおりに動かすことはできない。

61 ○ その通りである。濃いものは薄いものにしみ込もうとする。煮物の汁が、野菜にしみ込むように、濃い医薬品は小腸へしみこんでいく。

62 ✕ 内服薬は、小腸から吸収されるので、まず肝臓を通って一部が代謝される（**初回通過効果**）。しかし、坐薬や注射薬や点滴では、直接血管に入るので、肝臓に入るのは体中を血がめぐった後になる。このように、初めに肝臓を通過することなく直接血中に入って効き目を発揮する剤形は、一般的に、内服薬より効果が早くでる。

63 ✕ 塗り薬や貼り薬などの外用薬は、皮膚が正常なら、ほんのわずかしか体内にしみこまない。しかし、キズや肌あれ、湿疹などがあると、想定したよりたくさんの薬が体内にしみ込んでしまう場合がある。

64 ✕ 腎機能が低下していると、おしっこから出ていくはずの医薬品が体内に長くとどまり、効果が強く出ることが多い。副作用の可能性も高まる。

65 ✕ 医薬品は、おしっこがおもな排泄経路だが、糞便中や汗などからも排泄される。試験問題で、「することはない」という言い切りは、たいていバツ（誤り）の選択肢である。

66 ✕ 坐剤は、医薬品の成分が直腸から吸収され、局所に作用するが、その後、循環血液中に入り全身にも作用するものが多い。

2

人体のはたらきと医薬品

27

67 ☐☐☐ 血漿タンパク質と結合し複合体を形成した医薬品の成分は、腎臓でのろ過を受けやすく、速やかに排泄される。

68 ☐☐☐ 循環血液中に移行した医薬品の成分は、主として肝細胞内の酵素系の働きで代謝を受ける。

69 ☐☐☐ 循環血液中に移行した医薬品の成分は、肝臓で代謝を受け、効力を失うものばかりである。

70 ☐☐☐ 内用液剤は予め有効成分が液中に溶けたり、分散したりしているため、服用した後、比較的速やかに消化管から吸収される。

71 ☐☐☐ 口腔内崩壊錠は、薬効を期待する部位が口の中や喉に対するものである場合が多く、のみこまずに口の中で舐めて徐々に溶かして使用する。

72 ☐☐☐ チュアブル錠は口の中で舐めたりかみ砕いたりして服用する剤型であり、水なしでも服用できる。

73 ☐☐☐ カプセル剤のカプセルは、容易に服用できるように原材料としてゼラチンが用いられており、水なしで服用する。

74 ☐☐☐ ショック（アナフィラキシー）は、顔や上半身の紅潮・熱感、皮膚のかゆみ、口唇や舌・手足のしびれ感、むくみ（浮腫）、顔面蒼白、吐き気などの症状が突如現れ、発症すると急速に症状が進行してチアノーゼや呼吸困難等を生じ、適切な対応が遅れれば致命的な転帰をたどるおそれがある。

75 ☐☐☐ 皮膚粘膜眼症候群（スティーブンス・ジョンソン症候群）は、発症機序の詳細が明確になっており、発症と関連がある医薬品の種類も限られているため、発症を容易に予測することができる。

76 ☐☐☐ スティーブンス・ジョンソン症候群は、高熱（38℃以上）を伴って、発疹・発赤、火傷様の水疱等の激しい症状が、比較的短期間に全身の皮膚、口、目の粘膜に現れる病態である。

77 ☐☐☐ スティーブンス・ジョンソン症候群の原因と考えられる医薬品の服用後2週間以内に発症することが多く、1カ月以上経ってから起こることはない。

78 ☐☐☐ スティーブンス・ジョンソン症候群は、いったん発症すると皮膚症状が軽快した後も目や呼吸器官等に障害が残ったり、多臓器障害の合併症等により致命的な転帰をたどることがある。

67 ✗ タンパク質とくっついた医薬品は、腎臓から排泄されにくくなり、長く体内にとどまる傾向がある。

68 ○ その通りである。血中に入った医薬品成分は、肝臓を通るたびに薬物代謝酵素のはたらきで代謝されていく。

69 ✗ 肝臓で代謝を受けて初めて、効果を発揮する医薬品もある。OTC薬では、ロキソプロフェンナトリウム。

70 ○ その通りである。錠剤より散剤、散剤より液剤のほうが吸収が早い。

71 ✗ 口腔内崩壊錠は、口の中で比較的速やかに溶け、水なしで服用することもできるが、通常の内服薬と同じで胃腸で吸収されてから効果を発揮する。のみこまずに舐めるのはトローチやドロップ剤である。

72 ○ その通りである。チュアブルは「噛む」薬である。「水なしでのめる！」が宣伝文句である。

73 ✗ カプセルはゼラチンでできているので、水なしでのむとのどにはりつくことがある。カプセル剤は多めの水で服用する。カプセルの素材は、ブタなど動物性のゼラチンや、トウモロコシデンプンなど植物性の素材がある。ゼラチンにアレルギーを起こす人には、注意が必要である。

74 ○ その通りである。アナフィラキシーは、医薬品のほか、食品や化粧品、ハチやハムスターなどの動物、運動などでも誘発される。救急受診が必要となる。

75 ✗ スティーブンス・ジョンソン症候群は、OTC薬のかぜ薬や解熱鎮痛薬などでも起こる。その他の薬さまざまな薬で起こる。なぜ激しい症状が起きるのか詳細はわからず、発症を予測することは困難である。

76 ○ その通りである。

77 ✗ 多くの場合スティーブンス・ジョンソン症候群は、服用後、数日以内あるいは、2週間以内に起こる。しかし、1カ月以上経ってから起こった例もある。

78 ○ その通りである。スティーブンス・ジョンソン症候群は、軽快後も目薬が手放せなかったり（ドライアイ）、多臓器の障害が残ったりする。

2
人体のはたらきと医薬品

79 □□□ 医薬品による肝機能障害は、医薬品の成分又はその代謝物の肝毒性による中毒性のものであり、特定の体質で現れるアレルギー性のものはない。

80 □□□ 肝機能障害の主な症状の一つである黄疸（おうだん）は、アルブミンが尿中へ排出されず血液中に滞留することにより、皮膚や白眼が黄色くなる現象である。

81 □□□ 医薬品による肝機能障害は原因と考えられる医薬品（被疑薬）の使用を中止せず、漫然と使用し続けた場合には、不可逆的な病変（肝不全）に至ることもある。

82 □□□ 肝機能障害の主な症状としては、全身の倦怠感（けんたいかん）、黄疸（おうだん）のほか、発熱・発疹、皮膚のかゆみが出る場合もあるが、自覚症状がみられず、血液検査によって初めて判明する場合もある。

83 □□□ 偽（ぎ）アルドステロン症とは、体内にカリウムと水が貯留し、身体から塩分（ナトリウム）が失われたことに伴う症状である。

84 □□□ 偽（ぎ）アルドステロン症とは、副腎皮質からのアルドステロン分泌が過剰になって生じる症状である。

85 □□□ 偽（ぎ）アルドステロン症は、原因となる医薬品を長期にわたって服用してから、初めて発症する場合もある。

86 □□□ 偽（ぎ）アルドステロン症の主な症状としては、血圧上昇、筋肉痛、むくみ（浮腫）等がみられる。

87 □□□ 間質性肺炎は、医薬品の使用から１〜２週間程度の間に、息切れ・息苦しさ等の呼吸困難、空咳等の症状が現れる。

88 □□□ 喘息は、内服薬だけでなく外用薬でも誘発されることがある。

89 □□□ 医薬品の副作用による喘息は、重症化することはない。

90 □□□ 間質性肺炎は、悪化すると肺線維症となる場合がある。

79 ✗ 肝機能障害は、それまで普通にのめていた医薬品で起こることもあれば、アレルギー反応で起こる場合もある。医薬品そのものに、肝毒性がない場合にも起こることがある。体調が悪い時は、アレルギー反応を起こしやすい。

80 ✗ 肝炎などの症状が強い時に現れる黄疸(おうだん)は、**ビリルビン（胆汁色素）の黄色**である。アルブミンは、血液の浸透圧を保持したり、ホルモンや医薬品と合体して、複合体を形成するタンパク質のことをさす。

81 ○ その通りである。肝障害や肝機能の悪化が起きた場合は、原因の可能性があるOTC薬やサプリメントなどをすべて中止し、医師に相談する。

82 ○ その通りである。

83 ✗ 塩分といわれ、むくみの原因となるのは**ナトリウムと水の貯留**である。ナトリウムは、食塩の主成分である。一方、カリウムは果物や野菜に多く含まれる。市販されている減塩用の塩とは、カリウム塩の比率を高めた塩のことである。

84 ✗ 偽(ぎ)アルドステロン症とは、カンゾウやグリチルレチン酸などの摂りすぎによって、副腎皮質からステロイドのアルドステロンが過剰に出た時と同じような症状がでるので、ニセモノのアルドステロン症という意味で、「偽アルドステロン症」という。

85 ○ その通りである。カンゾウやグリチルレチンなどを長期にわたって摂り続けていて、偽(ぎ)アルドステロン症になる場合がある。

86 ○ その通りである。偽(ぎ)アルドステロン症は、高血圧やむくみ、手足の脱力感などを伴う場合がある。高齢者や小柄な人に起こりやすいとされる。

87 ○ その通りである。長引く咳は、間質性肺炎やその他のさまざまな病気の可能性があるため、呼吸器内科の受診をすすめる。

88 ○ その通りである。例えば、アスピリン喘息はアスピリン以外の解熱鎮痛成分でも起こりうる。また、インドメタシンやフェルビナクなどの貼り薬（外用薬）でも起こりうる。

89 ✗ 医薬品の副作用によるぜんそくは悪化することがある。

90 ○ その通りである。間質性肺炎が悪化すると、肺胞を支える間質が硬くなり、肺線維症(はいせんいしょう)という重篤(じゅうとく)な状態になることがある。

2

人体のはたらきと医薬品

31

91 ☐☐☐ 間質性肺炎の症状は、かぜ、気管支炎等の症状との区別が容易である。

92 ☐☐☐ 医薬品による接触皮膚炎の症状は、原因となる医薬品が触れた部分の皮膚だけでなく、医薬品が触れた皮膚から全身へ広がる。

93 ☐☐☐ 抗コリン作用を有するベラドンナ総アルカロイドやヨウ化イソプロパミド、ロートエキスのほか、抗ヒスタミン薬などでは、眼圧の上昇が誘発され、白内障の悪化が懸念される。

94 ☐☐☐ 光線過敏症の症状は、原因となる医薬品が触れた部分の皮膚のみに生じ、正常な皮膚との境目がはっきりしている。

95 ☐☐☐ 一度軽度の薬疹ですんだ人は、再度同種の医薬品を使用しても、重篤な副作用を生じることはない。

96 ☐☐☐ 消化性潰瘍とは、医薬品の作用によって腸管運動が麻痺して、腸内容物の通過が妨げられた状態である。

97 ☐☐☐ 脳の血管は末梢に比べて物質の透過に関する選択性が高く、血液中から脳の組織へ移行できる物質の種類は限られている。

98 ☐☐☐ 十二指腸で分泌される腸液に含まれる成分の働きによって、膵液中のトリプシノーゲンがトリプシンになる。

91 ✕ 間質性肺炎の症状は、咳が長引いたり、なんとなく胸が苦しいなど、かぜの症状と区別がつきにくいため、発見が遅れてしまうことがある。

92 ✕ 接触皮膚炎は、いわゆる「肌に合わない」という状態であり、アレルギー性と刺激性とに大別される。医薬品が触れた部分の皮膚にのみ生じ、**正常な皮膚との境目がはっきりしている**のが特徴である。

93 ✕ 抗コリン薬や抗ヒスタミン薬などで悪化が懸念されるのは、**緑内障**である。その他、**前立腺肥大による排尿困難**などの悪化も懸念される。

94 ✕ これは、接触皮膚炎の記述である。原因となる医薬品が触れた部分の皮膚のみに生じ、境界線がはっきりしているのは、**接触皮膚炎**である。かぶれ症状は、太陽光線（紫外線）にさらされて初めて起こることもあり、これを**光線過敏症**という。光線過敏症の症状は、医薬品が触れた部分だけでなく、光が当たった部分の皮膚から全身へ広がり、重篤化する場合がある。また、貼付剤では剥がした後でも発症することがある。原因と考えられる医薬品の使用を中止して、患部を遮光して（白い生地や薄手の服は紫外線を透過するおそれがあるので濃い色の衣服で）速やかに医師の診療を受ける必要がある。

95 ✕ 過去に軽い薬疹だったとしても、再度同じ医薬品を使うと、今まで以上に重篤な症状になる場合がある。なにも起こらない場合もあるが、過去に副作用があった医薬品の再使用（再投与）は、とても副作用のリスクが高いので注意したい。

96 ✕ 記載は、イレウス様症状（腸閉塞様症状）についてである。腸内容物の通過が阻害された状態を**イレウス**といい、腸管自体は閉塞を起こしていなくても、医薬品の作用によって腸管運動が麻痺して腸内容物の通過が妨げられると、激しい腹痛やガス排出（おなら）の停止、腹部膨満感などの強い便秘が現れる。なお、イレウスが疑われる場合、便秘薬を使ってはいけない。

97 ○ その通りである。これを**血液脳関門**という。「選択性が高い」というのは、なんでも通すのではなく、通りやすい成分だけ通すという意味である。**小児は、血液脳関門が未発達**であるため、医薬品の成分が脳の組織に移行しやすい（薬の影響を受けやすい）。

98 ○ その通りである。

99 □□□ 膵臓は、横隔膜の下、背骨の左右両側に位置する一対の空豆状の臓器である。

100 □□□ 膵液は弱アルカリ性で、胃で酸性となった内容物を中和するのに重要である。

101 □□□ 肝臓では、アルコールを一度酢酸（さくさん）に代謝したのち、さらに代謝してアセトアルデヒドとする。

102 □□□ 心筋は、自律神経系に支配されている。

103 □□□ 血圧は、通常、上腕部の静脈で測定される。

104 □□□ 血漿（けっしょう）中のアルブミンは、免疫反応において、体内に侵入した細菌やウイルス等の異物を特異的に認識する抗体としての役割を担う。

105 □□□ 単球は、血管壁を通り抜けて組織の中に入り込むことができる。

106 □□□ リンパ液の流速（りゅうそく）は、血流に比べて緩（ゆる）やかである。

107 □□□ 腎小体では、原尿中のブドウ糖やアミノ酸等の栄養分及び血液の維持に必要な水分や電解質が再吸収される。

108 □□□ 副腎髄質（ふくじんずいしつ）では、アルドステロンが産生・分泌される。

109 □□□ 結膜（けつまく）には、光を受容する細胞（視細胞）が密集している。

110 □□□ 水晶体は、その周りを囲んでいる毛様体（もうようたい）の収縮・弛緩（しかん）によって、近くの物を見るときには丸く厚みが増し、遠くの物を見るときには扁平（へんぺい）になる。

111 □□□ 喉頭（こうとう）の後壁には扁桃（へんとう）があり、気道に侵入してくる細菌、ウイルス等に対する免疫反応が行われる。

99 ✕ これは、腎臓の記述である。膵臓は、胃の後下部に位置する「細長い臓器」で、膵液を十二指腸へ分泌する。

100 ○ その通りである。十二指腸で、酸性の胃内容物と、弱アルカリ性の膵液が混ざり合うことによって中和される。

101 ✕ 代謝される順序が間違っている。アルコールは、代謝されてアセトアルデヒド（酔った人の顔を真っ赤にする有害成分）になり、さらに代謝されて酢酸（食酢に5％程度含まれる酸）になる。

102 ○ その通りである。

103 ✕ 血圧は、左の上腕部（二の腕のあたり）の動脈で測定される。

104 ✕ 抗体は、グロブリンである。

105 ○ その通りである。単球は血管壁を通り抜けて、組織に入るとマクロファージ（貪食細胞）と呼ばれる。

106 ○ その通りである。リンパ液は、血液のように心臓から強く送りだされるわけではないので、流れは緩やかである。

107 ✕ 再吸収するのは、**尿細管**。腎小体では、血液中の老廃物を濾過して、大量の原尿を作り尿細管へ入れる。尿細管では、原尿中の栄養分、水分、電解質を再吸収する。その結果、老廃物が濃縮され、余分な水分、電解質とともに最終的に尿となる。

108 ✕ 副腎髄質では、自律神経系に作用するアドレナリンとノルアドレナリンが産生・分泌される。副腎皮質では、副腎皮質ホルモン（アルドステロンなど）を分泌する。

109 ✕ 網膜には、光を受容する細胞（視細胞）が密集していて、個々の視細胞は神経線維につながり、それが束なって眼球の後方で視神経となる。

110 ○ その通りである。近くを見るときは厚くなり、遠くを見るときはぺったんこになる。

111 ✕ これは扁桃が、喉頭ではなく「咽頭」にあるのが正解という問題である。字面が似ているので、読み飛ばしてしまいそうだ。扁桃は、咽頭の後壁にある。

2 人体のはたらきと医薬品

112 ☐☐☐ 肺胞まで進入してきた異物や細菌は、肺胞を保護している粘液にからめ取られ、線毛運動によって排出される。

113 ☐☐☐ 汗腺の一つであるアポクリン腺は、手のひらなど毛根がないところも含め全身に分布する。

114 ☐☐☐ 筋組織は、結合組織のみでできているため、伸縮性はあまりない。

115 ☐☐☐ 骨格筋は、筋線維を顕微鏡で観察すると横縞模様（＝横紋）が見えるので横紋筋とも呼ばれる。

116 ☐☐☐ 肝臓では、交感神経が優位になるとグリコーゲンが合成される。

117 ☐☐☐ 交感神経が優位になると、気管支が狭窄し、心拍数は減少する。

118 ☐☐☐ 有効成分は主に小腸で吸収される。一般に、消化管からの吸収は、濃度の低い方から高い方へ受動的に拡散していく現象である。

119 ☐☐☐ 加齢等により皮膚のみずみずしさが低下すると、医薬品の成分は、皮膚から浸潤・拡散しにくくなる。

120 ☐☐☐ 循環血液中に移行した医薬品の成分は、ほとんどの場合、血液中で血漿蛋白質と結合した複合体を形成するため、速やかに代謝される。

121 ☐☐☐ 循環血液中に移行した医薬品の成分は、未変化体又はその代謝物が腎臓で濾過され、大部分は尿中に排泄される。

112 ✕ 肺胞には、粘液も線毛も無い。マクロファージが遊走(ゆうそう)して、異物や細菌を貪食(どんしょく)する。

113 ✕ 手のひらは、エクリン腺。汗腺には、腋窩(えきか)（わきのした）などに分布するアポクリン腺（体臭腺）と、手のひらなど毛根がないところも含め全身に分布するエクリン腺の2種類がある。

114 ✕ 筋組織(きんそしき)は筋細胞と結合組織からできているので、伸び～る。一方、腱(けん)は結合組織のみでできているため、伸縮性はあまりない。力こぶをマンガで描いてみた時に、ぐん！と赤く盛り上がるのが筋組織である。その筋組織と骨をつなぐ、白くて固いあまり伸びない部分が、腱(けん)である。スーパーのお惣菜コーナーで売っている鳥のもも焼きをイメージしてみよう。骨から肉へとつながる白っぽいすじ。あれが腱(けん)である。筋組織(きんそしき)は、伸縮性(しんしゅくせい)アリ。腱(けん)は、伸縮性(しんしゅくせい)ナシ。イメージできましたね？

115 ○ その通りである。なお、骨格筋は、横紋(おうもん)があり自分の意志で動かせる随意(ずいい)筋である。心筋は、横紋があって強い収縮力を持つが、自分の意志では動かせない不随意(ふずいい)筋である。平滑筋(へいかつきん)は、内臓や血管を構成するので、当然、自分の意志では動かせない不随意(ふずいい)筋である。平滑筋(へいかつきん)には、横紋はなく収縮力も弱い。

116 ✕ グリコーゲンは「貯(た)めこんだエネルギー源(げん)」なので、交感神経が優位になると、エネルギー化するために分解が進む。交感神経が優位なのは、コーフン時、戦闘モード時である。一方、副交感神経が優位なのは、リラックス時、消化は進み、排尿筋は収縮して排尿を促進する。

117 ✕ 交感神経が優位になると、気管支は拡張し、心拍数は増える。また、皮膚ではトリハダが立つ。つまり、立毛筋(りつもうきん)が収縮する。

118 ✕ 設問は逆である。有効成分は主に小腸で吸収される。一般に、消化管からの吸収は、**濃度の高い方から低い方へ**受動的に拡散していく現象である。

119 ○ その通りである。

120 ✕ タンパク質と結合した薬の成分（複合体(ふくごうたい)）は代謝されないため、薬の成分は速やかに代謝されるのではなく、時間をかけてじょじょに代謝される。

121 ○ その通りである。

122 □□□ シロップ剤は、服用の際に使用した容器に薬液が残りやすいので、残った薬液を水ですすいで、すすぎ液も飲むとよい。

123 □□□ 一般的に軟膏剤は、適用部位を水から遮断することができる。

124 □□□ ショック（アナフィラキシー）を起こすと、呼吸困難や、意識消失、チアノーゼをまねくことがある。

125 □□□ ライエル症候群は、全身の10％以上に火傷様の水疱、びらんなどがみられる。

126 □□□ 肝機能障害では、過剰なビリルビンが尿中に排出され、尿の色が濃くなることがある。

127 □□□ イレウス様症状とは、医薬品の作用により胃や十二指腸の粘膜が障害され、組織が損傷した状態であり、胃のもたれ、食欲低下、胃痛、消化管出血に伴って糞便が黒くなるなどの症状を生じる。

128 □□□ 浣腸剤や坐剤の使用による一過性の症状として、排便直後の立ちくらみなどが現れることがある。

129 □□□ 抗コリン作用を有するブチルスコポラミン臭化物、ベラドンナ総アルカロイド、ロートエキス、ヨウ化イソプロパミドなどを使用した場合、副交感神経を抑制することによって、膀胱の排尿筋の収縮が抑制され、排尿困難になることがある。

130 □□□ 抗コリン作用を有するヨウ化イソプロパミドを配合した医薬品を使用した場合、副作用として眼圧の上昇が誘発され、眼痛、目の充血とともに急激な視力低下を起こすことがあり、特に緑内障がある場合には注意が必要である。

131 □□□ 大腸の粘膜上皮細胞は、腸内細菌が食物繊維を分解して生じる栄養分を、その活動に利用している。

122 ○ その通りである。たしかに、薬をのんだあとの計量カップに水を入れてすすいで、すすぎ液ものむと、薬をあまさずのむことができる。だが、めんどくさい。

123 ○ その通りである。軟膏を塗った部位は、水をはじく。

124 ○ その通りである。チアノーゼとは、顔色が悪く青くなり、くちびるが紫色になることだが、過去問で、「ショック（アナフィラキシー）で黄疸になる」というバツ（誤り）の選択肢があった。黄疸になるのは、肝障害である。

125 ○ その通りである。ライエル症候群は、スティーブンス・ジョンソン症候群より進行した、あるいはひどい状態をさす。

126 ○ その通りである。

127 ✕ 粘膜がただれたり出血するのは、消化性潰瘍のことである。胃潰瘍や十二指腸潰瘍などのこと。イレウスは、腸が閉塞したり、閉塞しなくとも、腸の内容物がまったく動かなくなるなどの状態。ダイエット目的の糸こんにゃくの食べ過ぎで、イレウスを起こした女の子もいる。

128 ○ その通りである。

129 ○ その通りである。抗コリン作用＝副交感神経を抑制するため、結果的に交感神経が優位になり、排尿筋の収縮が抑制され、排尿困難になる。ポイントは、副交感神経が抑制されると排尿筋の収縮は抑制されるのか、促進されるのかというところである。夜間頻尿という言葉があるように、**副交感神経が優位の時、排尿筋の収縮は促進され**（→ここ暗記して）、尿が出やすくなる。

130 ○ その通りである。抗コリン薬、眼圧の上昇、緑内障に注意と覚える。
他に、抗コリン薬は光をまぶしく感じたり、視界がぼやけたり、眠くなる場合もあるので、車の運転はしてはならない。
緑内障は2つにわけられ、開放隅角緑内障と閉塞隅角緑内障がある。中には、眼圧が正常な人もいる。特に眼房水の出口である隅角が狭くなっている閉塞隅角緑内障がある人では、厳重な注意が必要である。

131 ○ その通りである。

132 □□□ 大腸では、水分とナトリウム、カリウム、リン酸等の電解質の吸収が行われる。

133 □□□ 喉頭（こうとう）から肺へ向かう気道が左右の肺へ分岐（ぶんき）するまでの部分を気管支という。

134 □□□ 白血球の約60%を占める好中球は、感染が起きた組織に遊走して集まり、細菌やウイルス等を食作用によって取り込んで分解する。

135 □□□ 白血球の約1／3を占める単球は、リンパ節（せつ）、脾臓（ひぞう）等のリンパ組織で増殖し、細菌、ウイルス等の異物を認識したり、それらに対する抗体を産生する。

136 □□□ 水晶体は、その周りを囲んでいる毛様体の収縮（しゅうしゅく）・弛緩（しかん）によって、近くの物を見るときには丸く厚みが増し、遠くの物を見るときには扁平（へんぺい）になる。

137 □□□ 耳垢（じこう）は、内耳にある耳垢腺（じこうせん）や皮脂腺からの分泌物（ぶんぴつぶつ）に、埃や内耳上皮（ほこり　ないじじょうひ）の老廃物が混じったものである。

138 □□□ 体温が下がり始めると、皮膚を通っている毛細血管に血液がより多く流れるように血管が拡張し、体外への放熱を抑える。

139 □□□ メラニン色素は、表皮の最下層にあるメラニン産生細胞（メラノサイト）で産生され、太陽光に含まれる紫外線から皮膚組織を防護する役割がある。

140 □□□ 延髄（えんずい）には、心拍数を調節する心臓中枢、呼吸を調節する呼吸中枢などがある。

132 ○ その通りである。

133 ✕ サラッと読むと見逃しそうなひっかけで、本当にコワイ。喉頭から肺へ向かう気道が左右の肺に分岐するまでの部分を**気管**といい、そこから肺の中で複数に枝分かれする部分を**気管支**という。

134 ○ その通りである。好中球は、最も数が多く、白血球の約60％を占めている。

135 ✕ 白血球の約1／3を占めるのはリンパ球である。リンパ球は、血液のほかリンパ液にも分布して循環している。リンパ節、脾臓等のリンパ組織で増殖し、細菌、ウイルス等の異物を認識したり（T細胞リンパ球）、それらに対する抗体（免疫グロブリン）を産生する（B細胞リンパ球）。

136 ○ その通りである。近くを見る時は「**水晶体の厚みが増す！**」と覚えよう。

137 ✕ 「耳あか」、つまり、耳垢があるのは外耳である。外耳道にある耳垢腺（汗腺の一種）や皮脂腺からの分泌物に、埃や外耳道上皮の老廃物などが混じって耳垢（耳あか）となる。

138 ✕ 体温が下がり始めるとのところが間違い。皮膚は、**体温が上がり始めると**、皮膚を通っている毛細血管に血液がより多く流れるように血管が開き、体外へより多くの熱を排出（放熱）する。また、汗腺から汗を分泌し、その蒸発時の気化熱を利用して体温を下げる。逆に、体温が下がり始めると血管は収縮して、放熱を抑える。

139 ○ その通りである。「メラニン色素は、表皮の最下層にある」これは、過去問に何度も出ているので「皮膚のどこに？ → **表皮の最下層に**」というところをしっかり覚えよう。メラニン色素の防護能力を超える紫外線に曝されると、皮膚組織が損傷を受け、炎症を生じて発熱や水疱、痛み等の症状が起きる。また、メラノサイトが活性化されてメラニン色素の過剰な産生が起こり、シミやそばかすとして沈着する。

140 ○ その通りである。脳は脊髄と、延髄（後頭部と頸部の境目あたりに位置する）でつながっている。延髄には、心拍数を調節する心臓中枢、呼吸を調節する呼吸中枢がある。延髄は多くの生体の機能を制御する部位であるが、複雑な機能の場合はさらに上位の脳の働きによって制御されている。

2

人体のはたらきと医薬品

141 □□□ 局所（腋窩等）に分布するアポクリン腺を支配する交感神経線維の末端ではノルアドレナリンが神経伝達物質として放出される。

142 □□□ 無菌性髄膜炎の症状は、首筋のつっぱりを伴う激しい頭痛、発熱、吐きけなどが現れるものであり、早期に原因医薬品の使用を中止しても回復せず、予後不良となることがほとんどである。

143 □□□ 消化性潰瘍は、胃や十二指腸の粘膜組織が傷害されて、その一部が粘膜筋板を超えて欠損する状態である。

144 □□□ 胃腺から分泌されるペプシノーゲンは、胃酸によってペプトンとなる。

145 □□□ 胃粘液に含まれる成分は、小腸におけるビタミンB_{12}の吸収に重要な役割を果たしている。

146 □□□ 喉頭から肺へ向かう気道が左右の肺へ分岐するまでの部分を気管といい、そこから肺の中で複数に枝分かれする部分を気管支という。

147 □□□ 鼻腔から気管支までの呼気および吸気の通り道を気道といい、そのうち、咽頭・喉頭までの部分を上気道、気管から気管支、肺までの部分を下気道という。

141 ○ その通りである。通常、交感神経の末端では、ノルアドレナリンが神経伝達物質として放出される。局所（腋窩等）に分布するアポクリン腺を支配する交感神経線維の末端ではノルアドレナリンが神経伝達物質として放出される。しかし、例外的に汗腺（全身に広く分布するエクリン腺）を支配する交感神経線維の末端では、アセチルコリンが神経伝達物質として放出される。

142 ✕ 無菌性髄膜炎の発症は急性で、首筋のつっぱりを伴った激しい頭痛、発熱、吐きけ・嘔吐、意識混濁等の症状が現れる。これらの症状が現れた場合は、原因と考えられる医薬品の使用を直ちに中止し、医師の診療を受ける必要がある。早期に原因医薬品の使用を中止すれば、速やかに回復し、**予後は比較的良好であることがほとんどである**が、まれに重篤な中枢神経系の後遺症が残った例も報告されている。

143 ○ その通りである。粘膜筋板がどのあたりにあるか、ググってみよう。粘膜と粘膜下組織の間にある。粘膜筋板の位置だけ確認したら、直ちに勉強に戻ろう。消化性潰瘍の症状は、胃もたれ、食欲低下、胸やけ、吐きけ、胃痛、空腹時にみぞおちが痛くなる、消化管出血に伴って糞便が黒くなるなど。貧血、動悸、息切れ、吐血、下血などが見られる場合は受診勧奨。

144 ✕ ペプシノーゲンは胃酸によって、タンパク質を消化する酵素であるペプシンとなり、胃酸とともに胃液として働く。タンパク質がペプシンによって半消化された状態をペプトンという。

145 ○ その通りである。

146 ○ その通りである。

147 ○ その通りである。咽頭・喉頭までの部分を**上気道**、気管から気管支、肺までの部分を**下気道**という。なお、かぜ（かぜ症候群）は、主にウイルスが鼻や喉などに感染して起こる**上気道の急性炎症の総称**である。

③おもな医薬品とその作用

○× カクニン！ 次の記述の正誤について判定せよ

＊「なんとなく」で回答してはいけません。自信が持てるまでくり返しましょう。

問題

1 □□□ かぜ薬は、ウイルスの増殖を抑えて体内から取り除くことにより、かぜの諸症状の緩和を図るものである。

2 □□□ エテンザミドが配合されたかぜ薬は、小児のインフルエンザ（流行性感冒）に使用することが適切である。

3 □□□ サザピリンはピリン系のアレルギーに注意が必要である。

4 □□□ マオウやメチルエフェドリンを含有するかぜ薬は、偽アルドステロン症の発症に注意が必要である。

5 □□□ かぜ症状の緩和に用いられる漢方処方製剤のうち、麻黄湯、麻黄附子細辛湯のほか、小青竜湯と葛根湯も「マオウ」を含む。

6 □□□ インドメタシンは、プロスタグランジンの産生を抑える作用により発熱を鎮め、痛みを和らげることを目的としてもっぱら内服薬に用いられる。

7 □□□ トラネキサム酸は、抗コリン作用によって鼻汁分泌やくしゃみを抑えることを目的として用いられる。

8 □□□ カルボシステインは、中枢神経系に作用して咳を抑えることを目的として用いられる成分で、多くのかぜ薬に配合されている。

9 □□□ コデインリン酸塩、ジヒドロコデインリン酸塩は胃腸の運動を亢進させ、腸への水分分泌を促すため、副作用として下痢が現れることがある。

解答・解説

1 ✗ かぜ薬は**対症療法**である。つまり「ねつ、のどの痛み、せき、鼻水、たん」などの症状をやわらげるだけでありウイルスの増殖を抑えるはたらきの薬ではない。

2 ✗ サリチル酸系の解熱鎮痛成分は、インフルエンザや水ぼうそう（水痘）の疑いのある小児に使うと、脳症などを起こす危険性がある。ちなみに、サリチル酸系とは、アスピリン、サザピリン、サリチルアミド、エテンザミドなど。

3 ✗ **サザピリンやアスピリン**は、サリチル酸系の解熱鎮痛成分である。ピリンとついても**ピリン系の成分ではない**。現在、OTC薬に配合されているピリン系の解熱鎮痛成分は、イソプロピルアンチピリンのみである。

4 ✗ 偽アルドステロン症に注意が必要なのは、カンゾウやグリチルリチン酸などである。これらを長期間、大量にのんでいると、高血圧やむくみ、のどの渇きなどの症状をともなう偽アルドステロン症にかかることがある。

5 ○ その通りである。

6 ✗ インドメタシンは、アスピリンやイブプロフェンなどと同じように、プロスタグランジンの作用を抑えるが、抗炎症作用が強いため、OTC薬では**もっぱら外用薬**に用いられる。バンテリン（興和）、アンメルシン1%（小林製薬）など多数。

7 ✗ トラネキサム酸は、抗炎症成分としてかぜ薬に配合されている。また、口内炎の内服薬や、肝斑の効能を持つトランシーノⅡ（第1類医薬品）に配合されている。

8 ✗ カルボシステインは、痰の切れを良くする成分（去痰成分）である。中枢神経系に作用して咳を鎮める成分で、多くのかぜ薬に配合されているのは、ジヒドロコデインリン酸塩、コデインリン酸塩などである。

9 ✗ コデイン類は、中枢神経に作用する麻薬性の咳止め成分で、おもな副作用に**便秘**がある。

10 ☐☐☐ クレマスチンフマル酸塩は、タンパク質分解酵素で、炎症物質（起炎性ポリペプタイド）を分解し痰の切れを良くすることを目的として用いられる。

11 ☐☐☐ 細菌やウイルス等の感染等に対する生体防御機能として引き起こされる症状の一つに発熱がある。

12 ☐☐☐ 解熱鎮痛成分によって、解熱、鎮痛、抗炎症のいずれの作用が中心的であるかなどの性質が異なる。

13 ☐☐☐ 解熱鎮痛薬を生理痛に対し使用する際は、症状が現れないうちに予防的に使用することが適切である。

14 ☐☐☐ 月経痛は解熱鎮痛薬の効果・効果に含まれているが、腹痛を含む痙攣性の内臓痛については発生の仕組みが異なるため、一部の漢方処方製剤を除き、解熱鎮痛薬の効果は期待できない。

15 ☐☐☐ アスピリンは、ピリン系解熱鎮痛成分と呼ばれるため、ピリンアレルギーの人は服用を避ける必要がある。

16 ☐☐☐ アスピリンは小児（15歳未満）に対してはいかなる場合も使用しないこととされているが、サザピリンは使える。

17 ☐☐☐ イブプロフェンは、胃・十二指腸潰瘍、潰瘍性大腸炎又はクローン氏病の既往歴がある人では、それら疾患の再発を招くおそれがある。

18 ☐☐☐ ジフェンヒドラミン塩酸塩が配合されている睡眠改善薬について、適用対象の一つとして、妊娠中にしばしば生じる睡眠障害の緩和がある。

19 ☐☐☐ ジフェンヒドラミン塩酸塩は、脳内におけるヒスタミンによる刺激の発生を抑えることにより眠気を促す。

20 ☐☐☐ 睡眠改善薬を服用時に、アルコールを摂取しても構わない。

10 ✕ **クレマスチンフマル酸塩**は、かぜ薬新ルルＡゴールドやルルアタックEX などに鼻水を抑える目的で配合されている**抗ヒスタミン成分**である。問題文は、タンパク質分解酵素である**セミアルカリプロティナーゼ、ブロメライン**の説明になっている。

11 ◯ その通りである。ヒトは、細菌やウイルスと戦う時に発熱する。

12 ◯ その通りである。例えば、アセトアミノフェンは、解熱鎮痛作用があるが、抗炎症作用はほとんどない。また、イソプロピルアンチピリンは、解熱鎮痛作用が比較的強いが、抗炎症作用は弱い。イブプロフェンやアスピリンなどは、抗炎症作用が強い。このように、解熱鎮痛成分によって中心的な作用には違いがある。

13 ✕ 解熱鎮痛薬については、予防的な使用は想定されていない。特に、女性が生理痛に用いる場合は、**妊娠の可能性もあるため予防的にのんではいけ**ない。

14 ◯ その通りである。

15 ✕ **アスピリン**と**サザピリン**は**サリチル酸系**。イソプロピルアンチピリンは、ピリン系。良く出る問題なので、混同しないようにしよう。

16 ✕ **アスピリン、サザピリンは小児（15歳未満）に対してはいかなる場合も使用できない。**同じサリチル酸系だが、エテンザミドとサリチルアミドは、水ぼうそうとインフルエンザの時だけ、小児はダメと覚えよう。

17 ◯ その通りである。イブプロフェンは、体内でのプロスタグランジンの産生を抑えるため胃粘膜の防御機能が低下し、カイヨウがある人では再発のリスクが高まる。なおクローン氏病とは、口から肛門までの消化管全域に、不連続に、炎症やカイヨウを生じる病気である。

18 ✕ 妊娠中にしばしば生じる睡眠障害については、ホルモンのバランスやどんどんお腹が大きくなるなど体型の変化等によるものである。妊婦又は妊娠していると思われる女性では、睡眠改善薬の使用を避けることとされている。妊婦の不眠は、かかりつけ医に相談してもらう。

19 ◯ その通りである。抗ヒスタミン成分であるジフェンヒドラミンが、ヒスタミン受容体をブロックするため、眠気が生じる。

20 ✕ 医薬品とアルコールは併用してはならない。例えば抗ヒスタミン成分との併用は、眠気や鎮静作用などが増強されるおそれがある。

3

おもな医薬品とその作用

21 ☐☐☐ 睡眠改善薬は、慢性的な睡眠障害の緩和に用いられる。

22 ☐☐☐ ジフェンヒドラミンなどの抗ヒスタミン成分は、小児（15歳未満）が使用すると、神経過敏や興奮などの副作用が起きやすい。

23 ☐☐☐ 眠気防止薬は、かぜ薬や鼻炎用内服薬などを使用したことによる眠気を抑えるためにも用いられる。

24 ☐☐☐ 眠気防止薬を授乳中の母親が服用しても、摂取されたカフェインは乳汁中に移行しない。

25 ☐☐☐ カフェインは、胃酸の分泌を亢進させる作用があり、副作用として胃腸障害（食欲不振、悪心・嘔吐）が現れることがある。

26 ☐☐☐ 心臓病の診断を受けた人は、カフェインの服用を避ける必要がある。

27 ☐☐☐ カフェインの代表的な副作用のひとつに、排尿困難がある。

28 ☐☐☐ 鎮暈薬（乗物酔い防止薬）に用いられるジメンヒドリナートは、延髄にある嘔吐中枢への刺激や内耳の前庭における自律神経反射を抑える作用を示す。

29 ☐☐☐ プロメタジンテオクル酸塩は、専ら小児の乗物酔い防止薬に用いられる成分である。

30 ☐☐☐ スコポラミン臭化水素酸塩水和物やロートエキスは、吐き気を抑える作用を目的として配合され、眠気は出ない。

48

21 ✕ 一時的な睡眠障害（寝つきが悪い、眠りが浅い）の緩和に用いられる。

22 ○ その通りである。大人には鎮静作用のある抗ヒスタミン成分は、小児の場合、逆にコーフンしてしまうことがある。

23 ✕ 眠気防止薬は、主たる有効成分としてカフェインが配合されている。眠気防止薬は、**医薬品による眠気を抑える目的で服用するのは適切ではない**。車で移動中、仕事中や勉強中などで、眠くなった時に用いる。

24 ✕ カフェインは母乳に移行する。乳児の体内にカフェインが蓄積し、頻脈（脈拍が通常より多いこと）、不眠等を引き起こす可能性がある。幼児はカフェインを代謝するのに、3日以上かかる。

25 ○ その通りである。カフェインは、比較的胃腸が弱い人では、気持ちが悪くなったり、吐き気が起こることがある。カフェインは胃酸の分泌を促進するので、胃が弱い人は空腹時を避けること。

26 ○ その通りである。カフェインは、胃酸の分泌を亢進させるほか、心筋を興奮させる作用もあり、副作用として動悸が現れることがある。**心臓病の診断を受けた人は、カフェインの服用を避ける**。

27 ✕ カフェインをのむと、尿が出やすくなる（**利尿作用**）。カフェインは、腎臓での水分の再吸収を抑制するとともに、膀胱括約筋を弛緩（ゆるめること）させる働きがあり、尿量の増加（利尿）をもたらす。

28 ○ その通りである。**ジメンヒドリナート**とは、ジフェンヒドラミンテオクル酸塩という化合物である。ジフェンヒドラミンという名前でわかるように、**抗ヒスタミン成分**の仲間である。ジメンヒドリナート（＝ジフェンヒドラミンテオクル酸塩）は、もっぱら乗物酔い防止薬に配合される抗ヒスタミン成分である。

29 ✕ **プロメタジン**は、外国において、乳児が突然亡くなったり（乳児突然死症候群）、寝ている時に呼吸が止まる（乳児睡眠時無呼吸発作）などの症例が報告されている。プロメタジンはこのように乳児に致命的な呼吸抑制を生じたとの報告があるため、**15歳未満の小児では使用を避けることとなっている**。

30 ✕ 抗コリン成分（副交感神経を抑える成分）は、**目のかすみやまぶしさ、口やのどの渇き、眠気**などを生じる場合がある。抗コリン薬の眠気はよくある副作用のひとつであり、乗物の運転や機械の操作をしてはならない。

3

おもな医薬品とその作用

31 □□□ 抗コリン薬は、胃腸の運動を促進する作用があるため、腸が過剰に運動した時の腹痛や下痢などには適していない。

32 □□□ ジフェニドール塩酸塩は、おもに鼻炎薬に用いられる抗ヒスタミン成分である。

33 □□□ ジフェニドール塩酸塩には、眠気や口渇、排尿困難などがあらわれるおそれがある。

34 □□□ ジフェニドール塩酸塩は、緑内障の診断を受けた人が服用した場合、その症状を悪化させるおそれがある。

35 □□□ アミノ安息香酸エチルは、胃粘膜への麻酔作用によって嘔吐刺激を和らげ、乗り物酔いに伴う吐き気を抑えることを目的で用いられる。

36 □□□ キサンチン系成分は、頭痛、排尿困難、眠気、散瞳による異常なまぶしさ、口渇のほか、浮動感や不安定感が現れることがある。

37 □□□ 抗ヒスタミン薬では、抗コリン薬のように目のまぶしさや口渇、排尿困難などは起こりにくい。

38 □□□ 鎮咳去痰薬に用いられるメチルエフェドリン塩酸塩は、自律神経系を介さずに気管支の平滑筋に直接作用して弛緩させ、気管支を拡張させるキサンチン系成分である。

39 □□□ メチルエフェドリン塩酸塩は、副交感神経を抑える成分である。

40 □□□ プソイドエフェドリン塩酸塩は、心臓病、高血圧、糖尿病又は甲状腺機能障害の診断を受けた人が使用すると、症状を悪化させるおそれがある。

41 □□□ メチルエフェドリン塩酸塩、プソイドエフェドリン塩酸塩は、依存性がある成分であることに留意する必要がある。

42 □□□ ノスカピン、デキストロメトルファン臭化水素酸塩、ジメモルファンリン酸塩は、麻薬性鎮咳成分と呼ばれる。

43 □□□ デキストロメトルファン臭化水素酸塩は、延髄の咳嗽中枢（がいそうちゅうすう）に作用し、咳を抑えることを目的として用いられる非麻薬性鎮咳成分である。

31 ✕ 抗コリン薬は、中枢に作用して自律神経系の混乱を軽減させる（そのため眠気や鎮静が生じる）とともに、末梢では消化管の緊張を低下させる作用を示す。つまり、抗コリン薬は胃腸の過剰な運動をやわらげるため、腹痛や下痢などには適している。

32 ✕ ジフェニドールは、抗ヒスタミン成分であるが、**もっぱら抗めまい成分として用いられる**。抗ヒスタミン成分と同じように、眠気や口渇、排尿困難などの副作用のおそれがある。

33 ○ その通りである。ジフェニドールはもっぱら抗めまい成分として配合される抗ヒスタミン薬である。エーザイのトラベルミンRに配合されている。

34 ○ その通りである。抗ヒスタミン薬は、緑内障を悪化させるおそれがある。

35 ○ その通りである。アミノ安息香酸エチルは、局所麻酔成分であり、**6歳未満には使用できない**。

36 ✕ これらは、抗ヒスタミン成分や抗コリン成分に見られる副作用である。キサンチン系成分とは、カフェインやテオフィリン、ジプロフィリンのことであり、**中枢興奮作用**と**利尿作用**がある。

37 ✕ 抗ヒスタミン薬では、抗コリン作用をあわせもつことが多い。

38 ✕ エフェドリンは、アドレナリン作動（交感神経刺激）成分である。

39 ✕ エフェドリンは、アドレナリン作動成分（交感神経を活発にするはたらきのある成分）である。交感神経を刺激することによって、気管支を拡張させる。

40 ○ その通りである。エフェドリンと名のつくものは、アドレナリン作動成分（交感神経を活発にするはたらきのある成分）である。

41 ○ その通りである。エフェドリンは、「**覚せい剤の原料になる**」つまり、依存性のある（クセになる）成分である。

42 ✕ これらは、延髄の咳嗽中枢に作用するが、**非麻薬性**の鎮咳成分である。麻薬性の鎮咳成分は、コデイン類（コデインリン酸塩、ジヒドロコデインリン酸塩）と覚えておこう。

43 ○ その通りである。デキストロメトルファンは、**非麻薬性**鎮咳成分である。

44 □□□ メトキシフェナミン塩酸塩は、交感神経系を刺激して気管支を拡張させ、呼吸を楽にして咳や喘息の症状を鎮めることを目的として用いられる。

45 □□□ ジプロフィリンは、抗アレルギー作用により、咳を鎮め、鼻水の分泌を抑制する成分である。

46 □□□ グアイフェネシンは、延髄の咳嗽中枢に作用し、咳を抑えることを目的として用いられる。

47 □□□ エチルシステイン塩酸塩、メチルシステイン塩酸塩、カルボシステインなどは、おもに、メラニンの産生を抑えることで、しみ・そばかす用剤に配合される。

48 □□□ 噴射式の口腔咽喉薬（液剤）は、口腔の奥まで届くよう、息を吸いながら噴射することが望ましい。

49 □□□ トローチ剤は、有効成分が口腔内や咽頭部に行き渡るよう、口中に含み、噛まずにゆっくり溶かすようにして使用することが重要である。

50 □□□ 口腔咽喉薬・うがい薬（含嗽薬）は、局所的な作用を目的とする医薬品であり、配合されている成分により全身的な影響を生じることはない。

51 □□□ 一般用医薬品の胃薬（制酸薬、健胃薬、消化薬）は、基本的に、一時的な胃の不調に伴う諸症状を緩和する目的で使用されるものである。

52 □□□ 消化薬は、弱った胃の働きを高めること（健胃）を目的とする医薬品である。配合される生薬成分は独特の味や香りを有し、唾液や胃液の分泌を促して胃の働きを活発にする作用があるとされる。

53 □□□ プロザイムは、ご飯、パン、めん類など炭水化物の消化を助ける消化薬である。

54 □□□ ウルソデオキシコール酸は、胆汁の分泌を促す作用（利胆作用）があり、妊娠中で消化力が低下している人に勧めやすい。

44 ○ その通りである。**メトキシフェナミン**は、エフェドリンと同じような目的で配合される**アドレナリン作動成分**である。

45 ✕ **ジプロフィリン**は、**キサンチン系成分**である。ジプロフィリンは、カフェイン、テオフィリンと同じ仲間の成分と覚えておこう。中枢興奮作用があり、おしっこが出やすくなる（利尿）作用がある。

46 ✕ グアイフェネシンは**去痰薬**である。グアイフェネシン、グアヤコールスルホン酸カリウム、クレゾールスルホン酸カリウム、ブロムヘキシンなどと同様に、粘液の分泌を促進することで、痰の排出を促す。

47 ✕ これらは、粘っこい痰の結びつきを切断し、サラサラにして出しやすくする**去痰成分**である。しみ・そばかす用剤に配合されるのは、L-システインである。L-システインは、メラニンを作る反応を進める酵素チロシナーゼを阻害することで、メラニンの産生を抑える。

48 ✕ のどを殺菌するのどスプレーを、息を吸いながら噴射すると気道に入りキケンである。息を吸いながら噴射するとムセてしまうので、軽く息を吐いたり、声を出しながら噴射することが望ましい。

49 ○ その通りである。トローチは、唾液とともにのどに塗りつけるのが目的の剤形である。トローチをかんではいけない。

50 ✕ 局所的な作用を目的としていても、口やのどの粘膜から吸収されて全身的な影響を生じることはある。

51 ○ その通りである。慢然とのみつづけてはいけない。

52 ✕ これは、**健胃薬の説明である**。オウバク、オウレン、センブリ、ゲンチアナ、リュウタン、ケイヒ、ユウタンなど。**消化薬**は、ジアスターゼ（炭水化物）、リパーゼ（脂肪）など「アーゼ」という発音が語尾につくものが多い。「アーゼ」がつかない消化薬としてはタンパク質を消化する「プロザイム」、胆汁の分泌を促す作用（利胆作用）がある「ウルソデオキシコール酸」を覚えておこう。

53 ✕ プロザイムは、タンパク質の消化を助ける成分である。プロザイムは、例えば、太田胃散Ａ錠剤（太田胃散）、パンシロン01（ロート製薬）などに配合されている。

54 ✕ ウルソデオキシコール酸については、胎児毒性の可能性があるため、**妊婦又は妊娠していると思われる女性は使用を避ける**ことが望ましい。

3
おもな医薬品とその作用

55 □□□ 制酸薬は、胃液の分泌亢進による胃酸過多や、それに伴う胸やけ、腹部の不快感、吐き気等の症状を緩和することを目的とする医薬品である。

56 □□□ ボレイ（カキの貝殻）は、タンパク質の消化を目的として配合される生薬である。

57 □□□ 生薬製剤に用いられるシャゼンソウの素材（基原）は、ヒガンバナ科のヒガンバナの鱗茎である。

58 □□□ ロペラミド塩酸塩は、主として、細菌感染による下痢の症状に用いられる。

59 □□□ ロペラミド塩酸塩は、胃腸鎮痛鎮痙薬との併用は避ける必要がある。

60 □□□ ロペラミド塩酸塩は、「食あたりや水あたりによる下痢」が適用対象である。

61 □□□ ロペラミド塩酸塩は副作用としてめまいや眠気が現れることがあるため、服用後は、乗物又は機械類の運転操作を避ける必要がある。

62 □□□ カサントラノールは、おだやかな瀉下薬であり授乳婦に対しても安全性が高い。

63 □□□ うがい薬について、アズレンスルホン酸ナトリウム（水溶性アズレン）は、口腔内や喉に付着した細菌等の微生物を死滅させたり、その増殖を抑えることを目的として用いられる。

64 □□□ うがい薬について、ポビドンヨードを含有するうがい薬（含嗽薬）を使用後、銀を含有する歯科材料（義歯等）が変色する場合がある。

65 □□□ ジメチコンは、消化管内容物中に発生した気泡の分離を促す目的で用いられる。

66 □□□ セトラキサート塩酸塩は、体内で代謝されてトラネキサム酸を生じるため、血栓のある人が使用すると、血栓が分解されにくくなるおそれがある。

55 ◯ その通りである。

56 ✕ ボレイ（カキの貝殻）が胃腸薬に配合される場合は、ボレイに含まれる炭酸カルシウムの**制酸作用**を期待している。

57 ✕ シャゼンソウの基原は、オオバコ科のオオバコの花期の全草である。去痰作用を期待して用いられる。

58 ✕ ロペラミドは、食べ過ぎ・飲み過ぎによる下痢、寝冷えによる下痢の症状に使う。細菌感染による下痢（食あたり・水あたり）は、適用対象ではない（単剤の場合）。

59 ◯ その通りである。ロペラミドは、腸の運動を抑えるはたらきがあるので、同じく腸の運動を抑えるはたらきがある胃腸鎮痛鎮痙薬（抗コリン薬）との併用は避ける。

60 ✕ 「食あたりや水あたりによる下痢」は、**細菌感染による下痢**をさすので、ロペラミドの適用対象ではない。（配合剤としては食あたり、水あたりが適用対象のものもある）

61 ◯ その通りである。ロペラミドは、中枢神経系を抑制する作用もあり、**副作用としてめまいや眠気**が現れることがあるため、乗物又は機械類の運転操作を避ける必要がある。

62 ✕ カサントラノール、センノシド、センナ、ダイオウが配合された内服薬やヒマシ油類は、乳児に下痢を起こすおそれがあるため、**母乳を与える女性では使用を避ける**か、または使用期間中の授乳を避ける。

63 ✕ アズレンは、抗炎症成分で、荒れた粘膜の修復を促す。

64 ◯ その通りである。イソジンなどのヨード系うがい薬は、銀歯を変色させる場合がある。

65 ◯ その通りである。ジメチコン（別名：ジメチルポリシロキサン）は、界面活性作用によって、腸の中に発生した泡アワを消し、ガスをひとつにまとめてオナラやゲップとして排出されやすくする。「消化管内容物中に発生した気泡の分離を促す」という文章がわかりにくいが、そのように覚えよう。

66 ◯ その通りである。

3

おもな医薬品とその作用

67 □□□ オウレンのような苦味のある生薬成分を含む健胃薬は、散剤をオブラートで包む等、味や香りを遮蔽する方法で服用されることが適切である。

68 □□□ 瀉下薬に用いられる成分のうち、カルメロースナトリウムは大腸刺激性瀉下成分である。

69 □□□ 瀉下薬に用いられる成分のうち、ジオクチルソジウムスルホサクシネート（DSS）は、大腸刺激性瀉下成分である。

70 □□□ 瀉下薬に用いられる成分のうち、マルツエキスは大腸刺激性成分であり15歳以上限定である。

71 □□□ 瀉下薬に用いられる成分のうち、ヒマシ油は大腸刺激性成分である。

72 □□□ 小腸刺激性瀉下成分であるヒマシ油は、おだやかな作用があり乳幼児の便秘にも適している。

73 □□□ 小腸刺激性瀉下成分であるヒマシ油は、駆虫薬との併用は避けることとされている。

74 □□□ 浣腸薬は、効果を十分発揮させるため、注入した後すぐに排便を試みる。

75 □□□ 浣腸薬の薬液は、冷やしてから使用すると、不快感を生じることが少ない。

67 ✕ 健胃生薬は、香りや味も効き目のうちなので、オブラートで包まずにのむのが適切である。

68 ✕ **カルメロースナトリウム**は、**プランタゴ・オバタ**と同じように水分を吸ってふくらむことで、腸内で便のかさを増し、便秘解消に役立つ**膨潤性瀉下成分**。なお、プランタゴ・オバタとは、インドオオバコの種子のカラを粉末化したもので、別名サイリウムとも呼ばれる。

69 ✕ ジオクチルソジウムスルホサクシネート（DSS）は、浸潤性瀉下成分である。便のかたまり（腸内容物）に水分が浸透しやすくする作用があり、便を柔らかくすることによる瀉下作用（便秘解消作用）を期待して用いられるなめらか成分。DSSは、「コーラックⅡ（大正製薬）」や、「ハーブインタケダ（武田薬品工業）」などに補助的に配合されている。

70 ✕ **マルツエキス**は、水あめのように甘く、おもに乳幼児の便秘に用いられる。**サツマイモデンプン由来の麦芽糖**のゆるやかな発酵作用が腸の蠕動を亢進させる。添加されたカリウム塩の作用と相まって栄養を与えながら柔らかい便を排出させる。OTC薬における効能は「乳幼児の便秘」だが、医療用医薬品の効能には「乳幼児の便秘」のほか「乳幼児の栄養補給」もあるのだ。

71 ✕ ヒマシ油は、**小腸刺激性**瀉下成分である。ヒマシ油は、ヒマシ（トウダイグサ科のトウゴマの種子）を絞った油である。ヒマシ油は、小腸でリパーゼの働きによって生じる分解物が、小腸を刺激することによって瀉下作用をもたらすと考えられている。

72 ✕ ヒマシ油はお腹が痛くなることが多い瀉下成分である。激しい腹痛又は悪心・嘔吐の症状がある人、妊婦又は妊娠していると思われる女性、**3歳未満の乳幼児では使用を避けること**とされている。また母乳にも移行するので授乳中の女性も避ける。

73 ○ その通りである。駆虫薬とヒマシ油を併用すると、腸から吸収されにくいはずの駆虫成分が吸収されやすくなり、**全身性の副作用を生じる危険性が高まる**。

74 ✕ 浣腸薬は、注入してからすぐに排便しようとすると、薬液だけが排出されてしまうことが多い。浣腸薬を注入したらしばらくガマンし、ガマンできなくなってから排便すると効果的である。

75 ✕ 冷たい浣腸薬を注入すると、気分が悪くなったり、血圧が低下したり、立ちくらみが起こったりする。**人肌程度に温め**、素手で熱すぎないかどうか確認し、ぬるい温度の薬液を注入する。

76 ☐☐☐ テプレノンは、胆汁の分泌を促し、消化を助ける。

77 ☐☐☐ 次没食子酸ビスマスは、細菌性の下痢や食中毒の時に服用すると、かえって状態を悪化させるおそれがある。

78 ☐☐☐ 木クレオソートは、腸管内の異常発酵等によって生じた有害な物質を吸着させることを目的に用いられる。

79 ☐☐☐ 外痔核であろうと、内痔核であろうと、いぼ痔は痛い。

80 ☐☐☐ 肛門にできたいぼ痔を外痔核、肛門の中にできたいぼ痔を内痔核と呼ぶ。

81 ☐☐☐ あな痔（痔ろう）は、肛門内部に存在する肛門腺窩と呼ばれる小さなくぼみに糞便の滓が溜まって炎症・化膿を生じた状態である。

82 ☐☐☐ 外用痔疾用薬に配合されるアラントインは、痔による肛門部の創傷の治癒を促す効果を期待して用いられる。

83 ☐☐☐ リドカインやジブカインは、痔に伴う痛み・痒みを和らげることを目的として用いられる。

84 ☐☐☐ シコンは、痔疾患に伴う肛門周囲の末梢血管をひきしめるアドレナリン作動成分である。

85 ☐☐☐ 貧血用薬（鉄製剤）を服用すると、便が白くなることがある。

86 ☐☐☐ 鉄製剤は、服用の前後30分に、コーヒー、緑茶などタンニン酸を含む飲食物を摂取すると、タンニン酸と反応し、鉄の吸収が悪くなることがある。

87 ☐☐☐ アレルギー用薬（鼻炎用内服薬を含む）に関して、皮膚症状が治まると喘息が現れるなど、種々のアレルギー症状が連鎖的に現れるような場合は、一般用医薬品によって対処を図るよりも、医療機関で総合的な治療を受けたほうがよい。

76 ✕ テプレノンは、胃粘膜保護成分である。胆汁の分泌を促し消化を助ける作用（利胆作用）があるのは、胆汁末や動物胆（ユウタンを含む。）、ウルソデオキシコール酸、デヒドロコール酸である。

77 ○ その通りである。

78 ✕ 木クレオソートは吸着成分ではなく、吸着成分は、「薬用炭、乳酸カルシウム、天然ケイ酸アルミニウム、カオリン」などである。木クレオソートについては、殺菌作用のほか、局所麻酔作用もあるとされる。なお、木クレオソートには、過剰な腸管の蠕動運動を正常化し、あわせて水分や電解質の分泌も抑える止瀉（下痢を止める）作用がある。

79 ✕ 一般に、痔核のことを「いぼ痔」と呼ぶ。痔核には、外痔核と内痔核がある。**外痔核は痛いが、内痔核は痛くない。**

80 ✕ 肛門の中（直腸）には、「**歯状線**」と呼ばれる**皮膚と粘膜の境界線**がある。歯状線より外側にできたいぼ痔を外痔核、歯状線より内側（直腸の奥の方）にできたいぼ痔を内痔核と呼ぶ。

81 ○ その通りである。あな痔（痔ろう）になってしまったら、OTC薬の対応はできない。あな痔（痔ろう）は、体力が弱まっているときに起こりやすい。炎症・化膿が進行すると、肛門周囲の皮膚部分から膿があふれたり、穴が直腸から肛門まで貫通したりして、激痛を生じる。

82 ○ その通りである。アラントインは、荒れた肌や粘膜を修復する成分と覚えておこう。

83 ○ その通りである。リドカイン、アミノ安息香酸エチル、ジブカイン、プロカインは、**局所麻酔成分**であり、痔に伴う痛みやかゆみを和らげる。

84 ✕ **シコンは、炎症を鎮める作用のある生薬**であり、アドレナリン作動成分ではない。シコンは、ムラサキ科に属する「ムラサキ」という植物の根を用いた生薬で、新陳代謝促進、殺菌、抗炎症等作用がある。

85 ✕ 鉄剤を服用すると、便が黒くなることがある。なお、鉄剤をのむ前から、便が黒い場合は、胃腸のどこかで出血が起きているおそれがあるため、受診を促す。

86 ○ その通りである。

87 ○ その通りである。さまざまなアレルギー症状が次々と連鎖的にあらわれるような場合は、受診をすすめた方がよい。

3

おもな医薬品とその作用

88 ☐☐☐ 皮膚感染症（たむし、疥癬等）により、湿疹やかぶれ等に似た症状が現れた場合、アレルギー用薬によって一時的に症状の緩和を図ることが適当である。

89 ☐☐☐ 内服のアレルギー用薬は眠くなるものが多いが、外用の鼻炎用点鼻薬で眠くなることはない。

90 ☐☐☐ アレルギー用薬は、アレルギー症状が現れる前から予防的に使用することは適当でない。

91 ☐☐☐ 皮膚感染症の場合であっても、湿疹に似た症状が現れた時は、アレルギー用薬によって、一時的に痒み等の緩和を図ることが適当である。

92 ☐☐☐ スプレー式鼻炎用点鼻薬は、噴霧後に鼻汁とともに逆流する場合があるので、使用前に鼻をよくかんでおく必要がある。

93 ☐☐☐ フェニレフリンは、副交感神経系を刺激して鼻粘膜の血管を拡張させることにより、充血を和らげる目的で用いられる。

94 ☐☐☐ テトラヒドロゾリン塩酸塩やナファゾリン塩酸塩が配合された点鼻薬は、1～2回スプレーしても鼻づまり（鼻閉）が改善しない場合は、何度もスプレーして良い。

95 ☐☐☐ かぜ症候群等に伴う鼻炎症状の場合、鼻炎が続くことで副鼻腔炎や中耳炎などにつながることはない。

96 ☐☐☐ 蓄膿症などの慢性のものについても、一般用医薬品の鼻炎用点鼻薬の適用対象となっている。

97 ☐☐☐ ひどい蓄膿症は、受診対象である。

88 ✕ たむしとは、体にみずむしの原因（白癬菌）が感染した状態である。また、疥癬とは体力の低下したお年寄りなどにヒゼンダニというダニの一種が皮膚に感染することによって、激しいかゆみを伴う湿疹を生じた状態である。どちらも、アレルギー用薬を使ってかゆみを鎮めるよりも、かゆみの原因となる皮膚疾患の**根本的な治療が必要**とされる。

89 ✕ 「点鼻薬だけで強い眠気を感じた」という人もいる。内服のアレルギー用薬と併用すると眠気が増強するおそれがある。

90 ○ その通りである。軽いアレルギー症状が起こってから、使い始める。

91 ✕ 皮膚感染症（たむし、疥癬等）により、湿疹やかぶれ等に似た症状が現れることがある。その場合、アレルギー用薬によって一時的に痒み等の緩和を図ることは適当でなく、皮膚感染症そのものに対する対処を優先する必要がある。

92 ○ その通りである。

93 ✕ フェニレフリンは、**交感神経を刺激する**アドレナリン作動成分である。フェニレフリンのほか、ナファゾリン、テトラヒドロゾリンなどは、交感神経系を刺激して鼻粘膜を通っている血管を収縮させることにより、鼻づまり（鼻粘膜の充血や腫れ）を和らげる。

94 ✕ 血管収縮作用のあるアドレナリン作動成分は、過度に使用されると鼻粘膜の血管が反応しなくなり、反動的にむくみを生じ、かえって鼻づまり（鼻閉）がひどくなりやすい。

95 ✕ かぜ症候群等に伴う鼻炎症状の場合、鼻炎が続くことで副鼻腔炎や中耳炎などにつながるおそれがある。中耳炎が発生した場合などは医療機関を受診するよう勧めるべきである。

96 ✕ OTC薬の鼻炎用点鼻薬の対応範囲は、急性又はアレルギー性の鼻炎及びそれに伴う副鼻腔炎であり、蓄膿症などの慢性のものは対象となっていない（漢方薬は適応あり）。鼻炎用点鼻薬は、鼻炎の諸症状を和らげるが、鼻炎の原因そのものを取り除くわけではない。

97 ○ その通りである。ひどい蓄膿症（副鼻腔炎）は、受診を勧める。OTC鼻炎薬では、蓄膿症が効能のものはない。しかし、漢方薬には、蓄膿症を効能としたものがいくつかある。例えば、葛根湯加川芎辛夷、辛夷清肺湯などがある。チクナイン（小林製薬）は、辛夷清肺湯。

3

おもな医薬品とその作用

98 □□□ 人工涙液は、目の疲れや痒み、結膜充血等の症状を抑える成分が配合されているものである。

99 □□□ 一般用点眼薬は、抗菌成分が配合され、結膜炎（はやり目）やものもらい（麦粒腫）、眼瞼炎（まぶたのただれ）等に用いられるものである。

100 □□□ 洗眼薬は、目の洗浄に用いる製品群であり、予防には用いない。

101 □□□ 洗眼薬は、目の洗浄、眼病予防（水泳のあと、埃や汗が目に入ったとき等）に用いられるものである。

102 □□□ ソフトコンタクトレンズをしたまま点眼できる目薬について、裸眼の人や、ハードコンタクトレンズ装用者は、点眼してはいけない。

103 □□□ 目の充血やかゆみを抑える点眼薬によって、目の症状が悪化することはない。

104 □□□ スルファメトキサゾールは、細菌感染（ブドウ球菌や連鎖球菌）による結膜炎やものもらい（麦粒腫）、眼瞼炎などの化膿性の症状に用いられる。

105 □□□ ネオスチグミンメチル硫酸塩は、毛様体におけるアセチルコリンの働きを助けることで、目の調節機能を改善する効果を目的として用いられる。

106 □□□ ネオスチグミンメチル硫酸塩は、コリンエステラーゼの反応を促進する。

107 □□□ ネオスチグミンメチル硫酸塩は、肥満細胞からのヒスタミン遊離を抑える目的で用いられる。

98 ✕ 人工涙液は、目の疲れや乾き、コンタクトレンズ装着時の不快感等に用いられる。おもに、塩化ナトリウムや塩化カリウムなどの塩類が配合されている。

99 ✕ 一般用点眼薬とは、目の疲れや痒み、結膜充血等の症状を抑える成分が配合されているものである。一般用目薬は一番製品数が多く、疲れ目や充血用の目薬や中高年用目薬などの製品群を指す。

100 ✕ 洗眼薬は、目の洗浄のほか、**眼病予防**（水泳のあと、埃や汗が目に入ったとき等）に用いられるものを指す。洗眼薬の主な配合成分は、涙液成分のほか、抗炎症成分、抗ヒスタミン成分等が用いられる。配合成分の量は少なく、点眼薬より濃度が薄い薬液である。

101 ◯ その通りである。洗眼薬の主な配合成分として涙液成分のほか、抗炎症成分、抗ヒスタミン成分等が用いられる。

102 ✕ ソフトコンタクトレンズをしたまま点眼できる目薬は、裸眼の人はもちろん、ハードコンタクトレンズの人も使える。なお、ソフトコンタクトレンズ、ハードコンタクトレンズにかかわらず、添付文書に使用可能と記載されていない限り点眼を行わないことが望ましい。

103 ✕ 目薬の有効成分や添加物に対して、アレルギー反応が起こる場合がある。目薬の局所性の副作用としては、目の充血やかゆみ、腫れなどの過敏症状があらわれる。

104 ◯ その通りである。「スルファ」とついたらサルファ剤で、「抗菌目薬」と覚えよう。

105 ◯ その通りである。自律神経系の伝達物質であるアセチルコリンは、水晶体の周りを囲んでいる毛様体に作用する。ネオスチグミンメチル硫酸塩は、アセチルコリンのはたらきを助けることで目の調節機能を改善する。

106 ✕ ネオスチグミンメチル硫酸塩は、コリンエステラーゼのはたらきを抑える（阻害する）ことで、アセチルコリンのはたらきを助け、目の調節機能を改善する。コリンエステラーゼとは、アセチルコリンを分解する酵素であり、そのはたらきを抑えるということは、アセチルコリンが分解されずに残るので、働きやすくなるということである。

107 ✕ ネオスチグミンメチル硫酸塩は、ピント調節機能を改善する成分である。

3

おもな医薬品とその作用

108 □□□ 目薬の場合ナファゾリンは、結膜を通っている血管を収縮させて、目の充血を除去する目的で配合される。

109 □□□ クロモグリク酸ナトリウムは、花粉、ハウスダスト（室内塵）等による目のアレルギー症状の緩和を目的として用いられる。

110 □□□ クロモグリク酸ナトリウムは、炎症を生じた眼粘膜の組織修復を促す目的で用いられる。

111 □□□ ヨードチンキは、比較的刺激性が低く、創傷患部にしみにくい。

112 □□□ アクリノールは、連鎖球菌、黄色ブドウ球菌などの化膿菌に対する殺菌消毒作用を示すが真菌、結核菌、ウイルスに対しては効果がない。有機水銀の一種である。ヨードチンキと混合されると不溶性沈殿を生じて殺菌作用が低下するため、ヨードチンキと同時に使用しないこととされている。

113 □□□ 消毒用エタノールは、殺菌効果を高めるために脱脂綿やガーゼにひたしてから患部に貼りつけても良い。

114 □□□ 一般用検査薬で陽性の場合、その検査結果のみで確定診断ができる。

115 □□□ 塗り薬（軟膏剤、クリーム剤）を適量塗布するためには、容器の中に指先を入れ、少量を取って患部に塗り、またその指で取って塗ることを繰り返すことが望ましい。

116 □□□ イブプロフェンピコノールは、外用での鎮痛作用はほとんど期待されない。吹き出物に伴う皮膚の発赤や腫れを抑えるほか、吹き出物（面皰）の拡張を抑える作用があるとされ、専らにきび治療薬として用いられる。

117 □□□ いぼ、たこ用薬に配合されるサリチル酸は、角質成分を溶解することにより角質軟化作用を示す。

118 □□□ ジフェンヒドラミンは、ステロイド成分である。

108 ○ その通りである。ナファゾリン、テトラヒドロゾリンは、充血を除去する交感神経刺激（アドレナリン作動）成分である。

109 ○ その通りである。クロモグリク酸ナトリウムは、抗アレルギー成分であり、「アレルギーによるかゆみを予防」する。通常、「起きてしまったアレルギー反応を抑える」抗ヒスタミン薬とともに配合される。

110 ✕ クロモグリク酸ナトリウムは、抗アレルギー成分である。抗ヒスタミン作用はないので、通常、クロルフェニラミンなどの抗ヒスタミン成分とともに配合される。

111 ✕ ヨードチンキは、刺激が強いため、**目の周りやくちびる、粘膜への使用は避ける**。ヨードチンキとは、ヨウ素及びヨウ化カリウムをエタノールに溶解させたもので、化膿している部位では、かえって症状を悪化させるおそれがある。

112 ✕ この説明は、マーキュロクロムのものである。マーキュロクロムは、有機水銀の一種でヨードチンキと混ぜてはいけない。

3

おもな医薬品とその作用

113 ✕ エタノールは、皮膚刺激性が強いため、患部表面を軽く拭くにとどめ、脱脂綿やガーゼに浸して患部に貼付することは避けるべきとされている。また、粘膜、くちびる、目の周りなどへの使用は避ける。

114 ✕ 一般用検査薬では、その**検査結果のみで確定診断はできない**ので、判定が陽性であれば速やかに医師の診断を受ける旨が記載されている。

115 ✕ 軟膏やクリームを容器から直接指に取り、患部に塗ってまた指に取ることを繰り返すと、容器内に雑菌が混入するおそれがある。いったん手の甲などに必要量を取ってから患部に塗布することが望ましい。また、塗布前後は、必ず手を洗うこと。

116 ○ その通りである。

117 ○ その通りである。サリチル酸は、角質軟化成分である。併せて抗菌、抗真菌、抗炎症作用も期待され、にきび用薬等に配合されている場合もある。

118 ✕ ジフェンヒドラミンは、抗ヒスタミン成分である。ステロイド成分は、ヒドロコルチゾン、プレドニゾロン、デキサメタゾンなどである。

119 □□□ 肩こり・筋肉痛などに用いられるエアゾール剤は、同じ部位に噴霧(ふんむ)するのは15秒以内と定められている。

120 □□□ 打撲や捻挫(ねんざ)などの急性の腫れや熱感を伴う症状に対しては、冷感刺激成分が配合された外用鎮痛薬が適すとされる。

121 □□□ 温感刺激成分を主薬とする貼付剤(ちょうふざい)では、貼付部位(ちょうふぶい)をコタツや電気毛布等の保温器具で温めることが望ましい。

122 □□□ 湿布薬の使用は、入浴後、直(ただ)ちに行うことが大切である。

123 □□□ フェルビナクは、プロスタグランジンの産生を促進することにより痛みを抑える目的で配合される。

124 □□□ クロタミトンは、皮膚に軽い灼熱感(しゃくねつかん)を与えることで痒(かゆ)みを感じにくくさせる効果を期待して用いられる。

125 □□□ ノニル酸ワニリルアミドは、皮膚に温感刺激を与え、末梢(まっしょう)血管を拡張させて患部の血行を促す効果を期待して用いられる。

126 □□□ ウフェナマートは、湿疹、皮膚炎、かぶれ、あせも等による皮膚症状の緩和を目的として用いられる。

127 □□□ 酸化亜鉛は、皮膚表面に冷感刺激を与え、軽い炎症を起こして反射的な血管の拡張による患部の血行を促す効果を期待して用いられる。

128 □□□ みずむしについて、一般的に、カサカサの患部には液剤が適している。

119 ✕ **3秒以内**である。エアゾール剤は、同じ部位に連続してスプレーすると、凍傷を起こすことがある。連続して噴霧する時間は**3秒以内**とすること。

120 ○ その通りである。急な打撲や捻挫などは、まずは冷やすことが大切である。初期に氷冷し、なるべく患部を動かさずに、心臓より高く上げて安静にすると腫れにくい（RICE療法）。外用薬を用いる場合は、冷感のインドメタシンやフェルビナク、ケトプロフェン、ピロキシカムなどの**非ステロイド性抗炎症成分**（NSAID）を用いると良い。

121 ✕ 温感シップなどを貼った部位をコタツやヒーターなどの保温器具で温めると、刺激を感じやすくなる。温感刺激成分は、トウガラシ（カプサイシンを含む）、カプサイシン、ノニル酸ワニリルアミド、ニコチン酸ベンジルなどである。

122 ✕ 湿布薬は入浴1時間前には剥がし、入浴後は**肌のほてりがおさまってか**ら貼付することが望ましい。

123 ✕ フェルビナクやインドメタシン、ジクロフェナクなどは、プロスタグランジンの産生を「促進」ではなく、「抑制」によって鎮痛効果を発揮する。

124 ○ その通りである。クロタミトンは、皮膚に軽い熱感刺激を与えることでかゆみを感じにくくさせる。かゆみ止め（オイラックスやウナコーワA）、みずむし・たむし用薬、湿布薬などに配合され、まれにかぶれの原因にもなるため注意が必要である。

125 ○ その通りである。温感刺激成分は、トウガラシ（カプサイシンを含む）、カプサイシン、ノニル酸ワニリルアミド、ニコチン酸ベンジルなどである。

126 ○ その通りである。ウフェナマートは、非ステロイド性抗炎症成分のひとつであり、湿疹、皮膚炎、かぶれ、あせもなどに用いられる。副作用として、刺激感（ヒリヒリ感）、熱感、乾燥感が現れることがある。

127 ✕ 酸化亜鉛やピロキシリン（ニトロセルロース）は、**患部に薄い被膜を形成して、患部をカバーする。**しかし、患部が化膿していたり、じくじくしていたり、傷が深いときなどには、表面だけを乾燥させてかえって症状を悪化させるおそれがある。

128 ○ その通りである。一般的に、じゅくじゅくと湿っている患部には、軟膏が適している。

3

おもな医薬品とその作用

129 □□□ 湿疹か皮膚糸状菌による皮膚感染かはっきりしない場合に、かゆい場合はステロイドを使用して差し支えない。

130 □□□ ウンデシレン酸、ウンデシレン酸亜鉛は、患部をアルカリ性にすることで、皮膚糸状菌の発育を抑える。

131 □□□ 2週間位使用しても症状が良くならない場合には、別のみずむし・たむし用薬に切り替えて使用することが適当である。

132 □□□ チオコナゾールは、みずむし・たむし用薬に用いられるイミダゾール系抗真菌成分である。

133 □□□ ピロールニトリンは、1日1回の塗布で皮膚糸状菌の増殖を抑える、効果の高い抗真菌薬である。

134 □□□ テルビナフィン塩酸塩、ブテナフィン塩酸塩は、菌の呼吸や代謝を妨げることにより、皮膚糸状菌の増殖を抑える。単独での抗真菌作用は弱いため、他の抗真菌成分と組み合わせて配合される。

135 □□□ 歯痛薬に用いられるフェノールは、齲蝕により露出した歯髄を通っている知覚神経の伝達を遮断して痛みを鎮めることを目的として用いられる。

136 □□□ テーカインは、齲蝕により露出した歯髄を通っている知覚神経の伝達を遮断して痛みを鎮めることを目的として用いられる。

137 □□□ 局所麻酔薬であるアミノ安息香酸エチルは、15歳未満に使用してはならない。

138 □□□ エピナスチン、フェキソフェナジン、ロラタジンは、アドレナリン作動成分である。

129 ✕ ステロイドは、かゆみや炎症を抑えるが、一方、好ましくない作用として末梢組織の**局所免疫を低下させる作用**も示し、水痘（水ぼうそう）、みずむし・たむし、または化膿している患部については症状を悪化させるおそれがあるため使用を避ける。

130 ✕ ウンデシレン酸、ウンデシレン酸亜鉛は、患部を**酸性**にすることで、皮膚糸状菌の発育を抑える。

131 ✕ 2週間位使用しても症状が良くならない場合には、別の皮膚疾患である可能性があるので受診する。

132 〇 その通りである。オキシコナゾール、ネチコナゾール、ビホナゾール、ラノコナゾール、スルコナゾール、エコナゾール、クロトリマゾール、ミコナゾール、チオコナゾールなど、「ゾール」という語尾の成分は、「イミダゾール系抗真菌成分」である。

133 ✕ ピロールニトリンは、**菌の呼吸や代謝を妨げる**ことにより、皮膚糸状菌の増殖を抑える。**単独での抗真菌作用は弱い**ため、他の抗真菌成分と組み合わせて配合される。

134 ✕ テルビナフィン、ブテナフィンは、皮膚糸状菌の増殖を抑える作用が強く、単剤でも効果を発揮する。スイッチOTC薬としての新発売から一定の期間（市販後調査期間）が過ぎたため、抗炎症成分やメントール、殺菌成分などを入れた配合剤が可能になった。

135 ✕ フェノールは殺菌効果を期待して配合される。フェノールのほか、歯科用フェノールカンフル、クレオソート、オイゲノール、塩化セチルピリジニウムなどが、むし歯菌の増加を抑えるために用いられる。

136 〇 その通りである。テーカインは**局所麻酔薬**であり、痛みやかゆみを感じにくくさせるはたらきがある。リドカイン、ジブカインなど「カイン」の語尾は、局所麻酔薬の特徴である。語尾に「カイン」がつかない局所麻酔薬としては、アミノ安息香酸エチルがある。

137 ✕ アミノ安息香酸エチルは、**メトヘモグロビン血症**を起こすおそれがあるため、**6歳未満**に使用してはならない。

138 ✕ エピナスチン、フェキソフェナジン、ロラタジンは、抗ヒスタミン成分である。

3

おもな医薬品とその作用

139 □□□ ニコチンを有効成分とする禁煙補助剤（咀嚼剤）は、ゆっくりと断続的に噛むこととされている。

140 □□□ ニコチンを有効成分とする禁煙補助剤（咀嚼剤）は、できるだけ多くの量を使用すると禁煙達成が早まるため、1度に2個以上の使用が効果的である。

141 □□□ ニコチンは、アドレナリン作動成分が配合された医薬品との併用により、その作用を減弱させるおそれがある。

142 □□□ ニコチンは、口腔内が酸性になると、吸収が低下するため、コーヒーや炭酸飲料など口腔内を酸性にする食品を摂取した後しばらくは使用を避けることとされている。

143 □□□ 禁煙補助剤を使用中又は使用直後の喫煙は、血中のニコチン濃度が急激に高まるおそれがあり、避ける必要がある。

144 □□□ ゴオウは、ウシ科のサイガレイヨウの若い角を用いた生薬で、緊張や興奮を鎮める作用を有する。

145 □□□ 一般用医薬品では、センソの一日用量が5mg以下となるよう用法・用量が定められており、それに従って服用すれば悪心（吐き気）等の副作用は起こらない。

146 □□□ センソが配合された丸剤は、口中で噛み砕くと舌等が麻痺することがあるため、噛まずに服用することとされている。

147 □□□ アスパラギン酸ナトリウムは、妊娠・授乳期の骨歯の脆弱予防に用いられる。

148 □□□ グルクロノラクトンは、軟骨成分を形成及び修復する働きがあるとされる。

149 □□□ システインは、肝臓においてアルコールを分解する酵素の働きを助けるとされる。

139 ○ その通りである。お菓子のガムのようにクチャクチャかむと、唾液が多く分泌され、ニコチンが唾液とともに飲み込まれてしまい、口の中の粘膜からの吸収が十分なされない。また、唾液とともにニコチンをのみこむ量が増えると、吐き気や腹痛等の副作用があらわれやすくなる。そのためゆっくりと時々かみしめたり、かまずに頬に置いておいたりするなど、断続的に噛むこととされている。

140 ✕ 1回につき1個を使用する。大量に使用しても禁煙達成が早まるものでなく、かえってニコチン過剰摂取による副作用のおそれが生じるため、1回につきに2個以上の使用はダメである。

141 ✕ ニコチンは交感神経系を興奮させる作用を示し、アドレナリン作動成分が配合された医薬品（鎮咳去痰薬、鼻炎用薬など）との併用により、その作用を増強させるおそれがある。

142 ○ その通りである。

143 ○ その通りである。**禁煙補助剤を使用中のタバコは厳禁。** ガムタイプ（第2類医薬品）とパッチタイプ（第1類医薬品）との併用ももちろん厳禁だ。

144 ✕ この説明は、レイヨウカクのものであり、**ゴオウはウシの胆石**である。

145 ✕ 前半は合っている→「一般用医薬品では、1日用量が5mg以下となるよう用法・用量が定められている」。なお、**用法・用量を守って使っても、悪心（吐き気）の副作用が現れることがある。**

146 ○ その通りである。センソが配合された救心や六神丸の添付文書には、なめたりかんだりすると舌がマヒするため、「かまずに服用してください」と書いてある。

147 ✕ アスパラギン酸が生体におけるエネルギーの産生効率を高めるとされ、骨格筋に溜まった乳酸の分解を促す等の働きを期待して用いられる。

148 ✕ グルクロノラクトンは、解毒作用。肝臓の働きを助け、肝血流を促進する働きがあり、疲れやだるさを感じる時の栄養補給を目的として配合されている。

149 ○ その通りである。システインは、肝臓においてアルコールを分解する酵素の働きを助ける。二日酔いの原因となるアセトアルデヒドと直接反応して代謝を促す。また、メラニン生成を抑えるはたらきがあり、しみ・そばかす用剤に配合されている。

150 ☐☐☐ ビタミンB₁主薬製剤は、リボフラビン酪酸塩又はリボフラビンリン酸エステルナトリウムが主薬として配合された製剤である。

151 ☐☐☐ ヘスペリジンは、米油及び米胚芽油から見出された抗酸化作用を示す成分で、ビタミンE等と組み合わせて配合されている場合がある。

152 ☐☐☐ ビタミンB₆主薬製剤は、アスコルビン酸又はアスコルビン酸ナトリウムが主薬として配合された製剤である。

153 ☐☐☐ フルスルチアミンは、吸収を高めたビタミンB₁である。

154 ☐☐☐ 栄養ドリンクに黄色っぽい色がついており、尿を黄色に着色するのはおもにビタミンC（アスコルビン酸）である。

155 ☐☐☐ ビタミンAは脂溶性ビタミンであり摂りすぎると過剰症につながる。同様に、体内でビタミンAに変化するベータカロテンも過剰症の心配がある。

156 ☐☐☐ 高コレステロール改善薬について、ポリエンホスファチジルコリンは、肝臓におけるコレステロールの代謝を促す目的で用いられる。

157 ☐☐☐ 高コレステロール改善薬について、大豆不鹸化物（ソイステロール）は、高密度リポ蛋白質（HDL）を増加させる目的で用いられる。

158 ☐☐☐ 高コレステロール改善薬について、パンテチンは、末梢組織におけるコレステロールの吸収を抑える目的で用いられる。

159 ☐☐☐ 漢方処方製剤を使用する人の証（体質及び症状）にあった漢方処方を選択することが重要である。

160 ☐☐☐ 漢方の証（体質及び症状）に基づく考えでいう虚証とは、体内の臓器を働かせるエネルギーが多い体質（比較的体力がある状態）を指す。

161 ☐☐☐ 漢方処方製剤は、用法用量において適用年齢の下限が設けられていない場合であっても、生後3ヶ月未満の乳児には使用しないこととされている。

162 ☐☐☐ サイコは、キンポウゲ科のハナトリカブト又はオクトリカブトの塊根を減毒加工して製したものを基原とする生薬であり、心筋の収縮力を高めて血液循環を改善する作用を持つ。

150 ✕ ビタミンB₁はチアミンで、ビタミンB₂はリボフラビンである。ビタミンそれぞれの一般名を覚えておこう。

151 ✕ 米油及び米胚芽油から見出され抗酸化作用を示すのは、ガンマ-オリザノールである。ヘスペリジンは、かんきつ系に含まれるビタミン様物質のひとつで、ビタミンCの吸収を助け粘膜を強化する等の作用があるとされ、かぜ薬にも配合されている。

152 ✕ ビタミンB₆はピリドキシン、ビタミンB₁₂はシアノコバラミン、ビタミンCはアスコルビン酸である。

153 ◯ その通りである。苦みがあるが、吸収が良い。

154 ✕ ビタミンB₂である。栄養ドリンクに黄色っぽい色がついており、尿を黄色に着色するのはおもにビタミンB₂（リボフラビン）である。

155 ✕ 人参やカボチャなどの野菜類に含まれるβ-カロテンは、体内に入ると、必要な分だけがビタミンAに転換されるため、ビタミンAの過剰摂取につながる心配はないとされる。

156 ◯ その通りである。

157 ✕ 大豆不鹸化物（ソイステロール）には、末梢組織におけるコレステロールの吸収を抑える働きがあるとされる。

158 ✕ パンテチンは、肝臓におけるコレステロール代謝を正常化する働きがあるとされ、LDLの分解を促し、HDLを増加させる。

159 ◯ その通りである。

160 ✕ 虚証とは、体内の臓器を働かせるエネルギーが少ない状態（虚弱体質）をいう。実証は体力のある状態をいう。そのほか、中間証もある。また、疲れがたまると「虚証に傾く」などというように、同じ人でも証（その時の状態）が変化することがある。

161 ◯ その通りである。**漢方薬は、生後3ヶ月未満の乳児には使用しないこと。**

162 ✕ これは、ブシの説明である。サイコは、セリ科のミシマサイコの根を基原とする生薬で、抗炎症、鎮痛等の作用を期待して用いられる。

3

おもな医薬品とその作用

163 □□□ サイシンは、サルノコシカケ科のマツホドの菌核を用いた生薬で、利尿、健胃、鎮静等の作用を期待して用いられる。

164 □□□ 柴胡桂枝湯は、疲れやすく、四肢が冷えやすく、尿量減少又は多尿で、ときに口渇がある人における、下肢痛、腰痛、しびれ、老人のかすみ目、痒み、排尿困難、頻尿、むくみの症状に適すとされるが、胃腸の弱い人、下痢しやすい人では、食欲不振、胃部不快感、腹痛、下痢の副作用が現れるおそれがある。

165 □□□ 漢方処方製剤は、長期にわたって服用されるものであり、作用が穏やかで、重篤な副作用が起きることはない。

166 □□□ 生薬製剤に用いられるジリュウの素材（基原）は、ツヅラフジ科のオオツヅラフジの蔓性の茎及び根茎である。

167 □□□ 消毒薬に用いられる次亜塩素酸ナトリウムは、酸性の洗剤・洗浄剤と反応して有毒な塩素ガスを発生する。

168 □□□ 消毒薬が目に入ったら、水道水で15分間目を洗う。

169 □□□ クレゾール石鹸液は、ウイルスに対する殺菌消毒作用がある。

170 □□□ ジクロロイソシアヌル酸ナトリウムは、プール等の大型設備の殺菌・消毒に用いられる。

171 □□□ エタノールやイソプロパノールは、結核菌を含む一般細菌やウイルスには効かない。

172 □□□ エタノールは、酸性の洗剤・洗浄剤と反応して有毒な塩素ガスが発生するため、混ざらないように注意する必要がある。

173 □□□ 次亜塩素酸ナトリウムやサラシ粉などの塩素系殺菌消毒成分は、強い酸化力により一般細菌類、真菌類、ウイルス全般に対する殺菌消毒作用を示す。

163 ✕ この基原は、ブクリョウの説明である。サイシンは、ウマノスズクサ科のウスバサイシン又はケイリンサイシンの根及び根茎を用いた生薬である。鎮痛、鎮咳、利尿等の作用を有するとされ、鼻閉への効果を期待して用いられる。

164 ✕ これは、八味地黄丸の説明である。

165 ✕ 漢方薬は、西洋薬と比べれば、作用が比較的穏やかで副作用は起こりにくい。しかし漢方薬でも、偽アルドステロン症（甘草やグリチルリチンによる高血圧やむくみ）、間質性肺炎（肺胞の周りの壁が硬くなる、咳が続く）、重い肝機能障害など、重篤な副作用が起きる場合はある。長期にのむ漢方薬では、体調の変化に万全の注意が必要だ。

166 ✕ ジリュウは、ツリミミズ科のカッショクツリミミズ又はその近縁種を用いた動物性生薬で、古くから「熱さまし」として用いられてきた。ジリュウのエキスは、「感冒時の解熱」が効能となっている。

167 ○ その通りである。塩素系の漂白剤には「混ぜるなキケン！」と書いてある。漂白剤は皮膚刺激性が強いため、人体の消毒には用いられない。

168 ○ その通りである。消毒薬が目に入ったら、顔を横に向けて上から水を流すか、水道水の場合には弱い流れの水で洗うなどにより、流水で十分に（**15分間以上**）洗眼する。水流が強いと目に障害を起こすことがある。目が痛くて開けられない時には、水を満たした洗面器などの容器に顔をつけて、水の中で目を開けてもよい。

169 ✕ クレゾール石鹸液は、結核菌を含む一般細菌類、真菌類に対して比較的広い殺菌消毒作用を示すが、大部分のウイルスに対する殺菌消毒作用はない。

170 ○ その通りである。ジクロロイソシアヌル酸ナトリウム、トリクロロイソシアヌル酸等は、**有機塩素系殺菌消毒成分**と呼ばれる。プール等の大型設備の殺菌・消毒に用いられることが多い。

171 ✕ エタノールやイソプロパノールは、アルコールの一種である。結核菌を含む一般細菌類、真菌類、ウイルスに対する殺菌消毒作用を示す。

172 ✕ 酸性の洗剤と「混ぜてはいけない！」のは、塩素系殺菌消毒成分である「次亜塩素酸ナトリウムやサラシ粉」などである。

173 ○ その通りである。塩素系の殺菌消毒成分は、細菌類、真菌類、ウイルス全般、つまり、カビやノロウイルスなどの消毒に幅広く使える。

3

おもな医薬品とその作用

174 ☐☐☐ シラミの駆除を目的として人体に直接適用されるピレスロイド系殺虫成分は、ペルメトリン、フタルスリン等である。

175 ☐☐☐ オルトジクロロベンゼンは、除虫菊の成分から開発された成分で、比較的速やかに自然分解して残効性が低いため、家庭用殺虫剤に広く用いられている。

176 ☐☐☐ フェノトリンは、ピレスロイド系殺虫成分であり、人体に直接使用してはならない。

177 ☐☐☐ 忌避成分（虫よけ）では、ディートが最も効果的で、効果の持続性も高いとされ、医薬品（又は医薬部外品）の忌避剤の有効成分として用いられる。その忌避作用は、虫が一般にこの物質の臭いを嫌うためと考えられている。

178 ☐☐☐ 妊娠検査薬は、尿中のエストラジオールの有無を調べるものである。

179 ☐☐☐ 妊娠検査薬の使用は、月経予定日が過ぎて概ね1週目以降の検査が推奨されている。

180 ☐☐☐ 尿糖検査薬では、採尿後速やかに検査がなされることが望ましい。

181 ☐☐☐ 尿検査では、出始めの初期尿を使うことが望ましい。

182 ☐☐☐ 一般的な妊娠検査薬は、月経予定日直後での検査が推奨されている。

183 ☐☐☐ ブロモバレリル尿素は、乗物酔い防止に古くから用いられる抗コリン成分である。

184 ☐☐☐ ブロムヘキシン塩酸塩は、鼻粘膜や喉の炎症による腫れを和らげることを目的として用いられる。

174 ✕ 主なピレスロイド系殺虫成分として、ペルメトリン、フェノトリン、フタルスリン等があるが、ピレスロイド系殺虫成分で人体に直接適用されるものは、**フェノトリン**（シラミの駆除を目的とするフェノトリンシャンプー）だけである。

175 ✕ 除虫菊の成分から開発されたのは、ピレスロイド系殺虫成分である。オルトジクロロベンゼンは、**有機塩素系殺虫成分**で、ウジ、ボウフラの防除の目的で使用されている。

176 ✕ フェノトリンはピレスロイド系殺虫成分であり、**唯一、人体に直接適用されるものである**（シラミの駆除を目的とする製品の場合）。そのほか、主なピレスロイド系殺虫成分として、ペルメトリン、フェノトリン、フタルスリン等があるが、人体に直接使ってはいけない。

177 ◯ その通りである。ディートが10％以下が医薬部外品。医薬品の虫よけは、ディートを12％配合と、30％配合のものがある。ディート30％の医薬品は、12歳から使用できる。

178 ✕ 尿中のhCGの有無を調べる。妊娠が成立すると、ヒト絨毛性性腺刺激ホルモン（hCG）が分泌され始め、やがて尿中にhCGが検出されるようになる。

179 ◯ その通りである。妊娠検査薬の使用は、月経予定日が過ぎて概ね1週目以降の検査が推奨されている。

180 ◯ その通りである。採取した尿を放置すると、雑菌が増えたり、尿中の成分が分解するなどして、正確に検査できなくなるおそれがある。

181 ✕ 尿検査では、出始めの尿では尿道や外陰部に付着した雑菌が入ってしまうため、**中間尿が望ましい**。

182 ✕ 一般的な妊娠検査薬は、月経予定日が過ぎて概ね**1週目以降の検査**が推奨されている。

183 ✕ **ブロモバレリル尿素**は、抗コリン成分ではなく、**催眠鎮静成分**であり、依存性がある。「濫用等のおそれがある医薬品」に指定されている。

184 ✕ ブロムヘキシンは、「去痰成分」である。ブロムヘキシンには、分泌促進作用・溶解低分子化作用・線毛運動促進作用がある。

3

おもな医薬品とその作用

185 □□□ カルビノキサミンマレイン酸塩は、抗ヒスタミン作用により、くしゃみや鼻汁分泌を抑えることを目的として用いられる。

186 □□□ 解熱鎮痛薬は、痛みや発熱を一時的に和らげる対症療法ではなく、その原因を根本的に解消することを目的としている。

187 □□□ 鎮痛の目的で用いられる漢方処方製剤のうち、マオウを含むものは、薏苡仁湯と疎経活血湯である。

188 □□□ ジプロフィリンは、胃粘膜への麻酔作用によって嘔吐刺激を和らげることを目的として用いられる。

189 □□□ 小児では、特段身体的な問題がなく、基本的な欲求が満たされていても、夜泣き、ひきつけ、疳の虫等の症状が現れることがある。

190 □□□ 柴胡加竜骨牡蛎湯は、構成生薬にカンゾウを含む。

191 □□□ 用時、水で希釈して使用するうがい薬（含嗽薬）は、濃度が高いほど高い効果が期待できる。

192 □□□ チョウジは、香りによる健胃作用を期待して用いられる生薬（芳香性健胃生薬）である。

193 □□□ オウバク、オウレンは、苦味健胃薬であり、止瀉薬として用いられることもある。

194 □□□ ユウタン、動物胆は、動物由来の苦味健胃薬である。

185 ○ その通りである。かつて、カルビノキサミンマレイン酸塩は「シベロン」の名で、パブロン鼻炎カプセルに配合されていた。

186 × 解熱鎮痛薬は、対症療法である。

187 × 薏苡仁湯はマオウを含むが、疎経活血湯はマオウを含まない。

188 × この説明は、局所麻酔成分のものである。ジプロフィリンは、気管支拡張成分として用いられる。ジプロフィリンは、カフェインと同じキサンチン系成分であり、トラベルミンには、乗り物の揺れによって起こる感覚の混乱を抑制する目的で配合されている。キサンチン系成分は、中枢神経系を興奮させる作用を示し、甲状腺機能障害又はてんかんの診断を受けた人では、症状の悪化を招くおそれがある。また、心臓刺激作用を示し、副作用として動悸が現れることがある。

189 ○ その通りである。

190 × 柴胡加竜骨牡蛎湯は、構成生薬にカンゾウを含むのではなく、ダイオウを含む。体力中等度以上で、精神不安があるものに用いる漢方薬。
（ツムラ製品には、ダイオウは含まれない）

191 × うがい薬は、調製した濃度が濃すぎても薄すぎても効果が十分得られない。用時とは、文字通り「用いる時」という意味である。添付文書に書いてある通りに希釈して（＝水で薄めて）、うがいすること。

192 ○ その通りである。チョウジは、フトモモ科のチョウジの蕾で、芳香がある。芳香性健胃生薬は、他に、ケイヒ（クスノキ科のシンナモムム・カッシア）、コウボク（モクレン科のホオノキ）、ショウキョウ（ショウガ）、チンピ（ウンシュウミカンの皮）、ソウジュツ（キク科のホソバオケラ）、ビャクジュツ（キク科のオケラ）、ウイキョウ（セリ科のウイキョウ）などがある。

193 ○ その通りである。苦味健胃薬はその他に、センブリ（リンドウ科のセンブリ）、ゲンチアナ（リンドウ科のゲンチアナ）、リュウタン（リンドウ科のトウリンドウ）などがある。

194 ○ その通りである。ユウタンは、クマ科の Ursus arctos Linné 又はその他近縁動物の胆汁を乾燥したものを基原とする生薬で、苦味による健胃作用を期待して用いられるほか、消化補助成分として配合される場合もある。同様の作用を期待して、ウシ等に由来する動物胆が用いられることもある。

3

おもな医薬品とその作用

195 ☐☐☐ 銅クロロフィリンナトリウムの配合目的は、荒れた胃粘膜の修復を促すことである。

196 ☐☐☐ ピレンゼピン塩酸塩は、味覚や嗅覚を刺激して、反射的な唾液や胃液の分泌を促す。

197 ☐☐☐ ロペラミド塩酸塩は、腸管の運動を低下させる作用を示すため、胃腸鎮痛鎮痙薬の併用は避ける必要がある。

198 ☐☐☐ ベルベリン塩化物は、細菌感染による下痢の症状を鎮めることを目的として用いられる。

199 ☐☐☐ アクリノールは、収斂作用により、腸粘膜を保護し、炎症を鎮めることを目的として用いられる。

200 ☐☐☐ オキセサゼインは、局所麻酔作用のほか、胃液分泌を抑える作用もあるとされ、胃腸鎮痛鎮痙薬と制酸薬の両方の目的で使用される。

201 ☐☐☐ グリセリンが配合された浣腸薬が、肛門や直腸の粘膜に損傷があり出血しているときに使用されると、グリセリンが傷口から血管内に入って、赤血球の破壊（溶血）を引き起こす。また、腎不全を起こすおそれがある。

202 ☐☐☐ 炭酸水素ナトリウムは、直腸内で徐々に分解して炭酸ガスの微細な気泡を発生することで直腸を刺激する作用を期待して用いられる。

203 ☐☐☐ ヒマシ油と駆虫薬の併用は避けることとされている。

204 ☐☐☐ 一般用医薬品の駆虫薬が対象とする寄生虫は、回虫と蟯虫である。

195 ○ その通りである。銅クロロフィリンナトリウムは、胃腸薬では、「シオノギ胃腸薬K」や「第一三共胃腸薬グリーン」に配合されている。そのほか、カルシウム剤である「カタセ錠」や、口臭除去の「サクロフィール錠」に配合されている。

196 ✕ ピレンゼピンは、抗コリン（＝アセチルコリンの働きを抑える）薬である。胃液の分泌は副交感神経系からの刺激によって亢進することから、過剰な胃液の分泌を抑える作用を期待して、副交感神経の伝達物質であるアセチルコリンの働きを抑える。

197 ○ その通りである。

198 ○ その通りである。

199 ✕ アクリノールには、殺菌作用がある。ベルベリンと同様に、細菌感染による下痢の症状を鎮めることを目的として用いられる。

200 ○ その通りである。オキセサゼインは、胃腸鎮痛鎮痙作用と、制酸作用の両方を期待して、「サクロンQ」、「ロミノン三宝Oz」に配合されている。いずれも単剤である。オキセサゼインは、精神神経系の副作用として、頭痛、眠気、めまい、脱力感が現れることがある。妊婦又は妊娠していると思われる女性、15歳未満の小児では、使用を避けること。

201 ○ その通りである。グリセリンが傷口から血管内に入ると、溶血や腎不全を起こすおそれがある。痔出血の症状がある人では、使用する前に痔の治療を行っている医師を受診すること。

202 ○ その通りである。OTC薬では「コーラック坐薬タイプ」、「新レシカルボン坐剤S」という製品名がある。炭酸水素ナトリウムを主薬とする坐剤では、まれに重篤な副作用としてショック（顔面蒼白、呼吸困難、血圧低下）などがを生じることがある。

203 ○ その通りである。駆虫薬を使用したあと、寄生虫を排出するために便秘薬を使うことがある。その際に便秘薬として、ヒマシ油を使ってはならない。吸収されずに腸を通り過ぎるはずの駆虫薬の成分が、体内に吸収されやすくなり、全身性の副作用を生じる危険性がある。他の便秘薬を使うこと。

204 ○ その通りである。その他のサナダ虫や吸虫、鉤虫などを目的（効能・効果）とするOTC薬はない。

205 ☐☐☐ 貧血用剤について、服用前後30分にビタミンCを含む飲食物を摂取すると、ビタミンCと反応して鉄の吸収が悪くなることがある。

206 ☐☐☐ カルバゾクロムは、齲蝕（＝むし歯のこと）により露出した歯髄を通っている知覚神経の伝達を遮断して痛みを鎮めることを目的としている。

207 ☐☐☐ 痔核は肛門内部に存在する肛門腺窩と呼ばれる小さなくぼみに糞便の滓が溜まって炎症・化膿を生じた状態である。

208 ☐☐☐ 一般用医薬品の痔疾用薬では、外用薬のみが認められている。

209 ☐☐☐ メキタジンについては、まれに重篤な副作用としてショック（アナフィラキシー）、肝機能障害、血小板減少を生じることがある。

210 ☐☐☐ 一般用医薬品の点眼薬には、緑内障の改善を目的としたものはない。

211 ☐☐☐ ホウ酸は、用時水に溶解し、結膜嚢の洗浄・消毒に用いられる。また、防腐効果を期待して、点眼薬の添加物（防腐剤）として配合されていることもある。

212 ☐☐☐ 虫除けに使われるイカリジンは、小児には使用できない。

213 ☐☐☐ 外皮用薬を入浴後に使用すると、表皮の角質層が柔らかくなることから、有効成分が浸透しにくくなる。

214 ☐☐☐ エアゾール剤は、使用上の注意に従い、患部から十分離して噴霧し、また、連続して噴霧する時間は3秒以内とすることが望ましい。

215 ☐☐☐ 痔の薬には、ベンザルコニウム塩化物、ベンゼトニウム塩化物、セチルピリジニウム塩化物のような殺菌消毒成分が配合されている場合がある。いずれも陽性界面活性成分で、黄色ブドウ球菌、溶血性連鎖球菌またはカンジダ等の真菌類に対する殺菌消毒作用を示す。

205 ✕ その逆で、ビタミンCの存在は、鉄の吸収を高める。服用の前後30分に鉄の吸収を悪くするのは、タンニン酸を含む飲食物（緑茶、紅茶、コーヒー、ワイン、柿など）である。また、貧血用剤には、ビタミンB₆（ヘモグロビン産生に使われる）や、ビタミンB₁₂や葉酸（正常な赤血球を形成する）などのビタミンが配合されていることがある。

206 ✕ カルバゾクロムは、毛細血管を補強、強化して出血を抑える働きがあるとされる止血成分である。カルバゾクロムは、内服の痔の薬にも配合される。知覚神経の伝達を遮断して、むし歯の痛みを鎮める局所麻酔成分は、アミノ安息香酸エチル、ジブカイン、テーカインなどである。

207 ✕ くぼみに便のカスが溜まって炎症が起きるのは、痔核ではなく「痔瘻＝あな痔」である。痔核は、肛門に存在する細かい血管群が部分的に拡張し、いぼ状の腫れが生じたもので、一般に「いぼ痔」と呼ばれる。

208 ✕ 痔の薬は外用薬だけではない。便秘や痔核の炎症を改善する内服薬も市販されている。

209 ○ その通りである。

210 ○ その通りである。緑内障の目薬は、眼圧を下げる作用のある医療用医薬品である。

211 ○ その通りである。ホウ酸を水に溶かして清潔な脱脂綿を浸し、ものもらいの目を拭いたりする。また、「防腐剤フリー」とする目薬は、通常、防腐剤として「ベンザルコニウム塩化物、パラオキシ安息香酸ナトリウムなど」が入っていないないことを指すので、ホウ酸は入っている。

212 ✕ イカリジンは、**年齢による使用制限がない忌避成分**で、蚊やマダニなどに対して効果を発揮する。

213 ✕ お風呂上がりは、肌に成分が浸透しやすくなっている。保湿のクリームや化粧水などは、入浴後すぐに塗ったほうが良いが、シップ薬は肌のほてりがおさまってから貼ったほうが良い。

214 ○ その通りである。3秒以内という数字を覚えておこう。

215 ○ その通りである。ベンザルコニウム、ベンゼトニウム、セチルピリジニウムは、いずれも陽性界面活性成分であり、黄色ブドウ球菌などの細菌や真菌などに殺菌消毒作用がある。しかし、結核菌やウイルスには効果がない。

3

おもな医薬品とその作用

216 □□□ グリセリン、尿素、ヘパリン類似物質、白色ワセリン、オリブ油などは、皮膚の角質層を構成するケラチンを変質させることによる角質軟化作用を目的として用いられる。

217 □□□ ステロイドは、末梢組織（患部局所）におけるプロスタグランジンの産生を促進することにより、特に、痒みや発赤などの皮膚症状を抑えることを目的として用いられる。

218 □□□ ピロキシカムは、光線過敏症の副作用を生じることがある。

219 □□□ ウンデシレン酸は、患部を酸性にすることで、皮膚糸状菌の発育を抑える。

220 □□□ ヘスペリジンは、軟骨組織の主成分である。

221 □□□ 防風通聖散は、色白で疲れやすく、汗をかきやすい傾向のある人における、肥満症（筋肉にしまりのない、いわゆる水ぶとり）、関節痛、むくみの症状に適すとされる。

222 □□□ センキュウは、カヤツリグサ科のハマスゲの樹皮である。

223 □□□ カシュウは、タデ科のツルドクダミの塊根である。

224 □□□ イソプロパノールは、粘膜刺激性があるため、粘膜面や目のまわり、傷がある部分への使用は避ける。

225 □□□ 塩素系殺菌消毒成分には、金属腐食性がある。

226 □□□ クレゾール石鹸液は、ウイルスに対する殺菌消毒作用を示す。

216 ✕ グリセリン、尿素、ヘパリン類似物質は、角質層の水分保持量を高め、皮膚の乾燥を改善することを目的として配合される。ケラチンを変質させて角質軟化作用を示すのは「イオウ」であり、角質を溶かすのは「サリチル酸」である。

217 ✕ ステロイドは、プロスタグランジンの産生を促進するのではなく、**抑制**することで、かゆみや発赤などの症状を鎮める。

218 ○ その通りである。そのほか、光線過敏症では、ケトプロフェン、チアプロフェン酸、スプロフェン、フェノフィブラート、非ステロイド性抗炎症成分ブフェキサマクなどがある。（ブフェキサマク入りの外用薬は、接触性アレルギーのリスクが高いとされ、市場から消えた）。オキシベンゾン、オクトクリレン（化粧品や医薬部外品の紫外線吸収剤）にアレルギー感作された人は、ケトプロフェンで光線過敏を起こすことがある。

219 ○ その通りである。（製品例：エフゲンクリーム）

220 ✕ 軟骨組織の主成分は、ヒアルロン酸やコンドロイチン硫酸である。ヘスペリジンは、ビタミン様物質のひとつで、かんきつ系の白い部分（袋やスジ）に多く含まれる。ヘスペリジンは、ビタミンCの吸収を助けたり、毛細血管の強化などの作用がある。

221 ✕ この説明は、防已黄耆湯のものである。防風通聖散は、体力充実して、腹部に「皮下脂肪」が多く、便秘がちなものの高血圧や肥満に伴う動悸・肩こり・のぼせ・便秘などである。（製品例：コッコアポシリーズ）

222 ✕ センキュウは、セリ科のセンキュウの根茎である。コウブシが、カヤツリグサ科のハマスゲ。生薬の基原は、とにかく覚えるしかない。

223 ○ その通りである。頭皮において余分な皮脂を取り除くと言われ、カロヤンシリーズに配合されている。カシュウは、滋養強壮薬に使われるほか、乾燥肌のかゆみなどの漢方薬「当帰飲子」に含まれる。

224 ○ その通りである。イソプロパノールは、エタノールと同じアルコールの仲間なので、粘膜や目のまわり、キズには使えない。

225 ○ その通りである。

226 ✕ クレゾール石鹸液は、結核菌を含む一般細菌類、真菌類に対して比較的広い殺菌消毒作用を示すが、大部分のウイルスに対する殺菌消毒作用はない。同様な殺菌消毒作用を有する成分として、ポリアルキルポリアミノエチルグリシン、ポリオキシエチレンアルキルフェニルエーテルなどがある（製品例：パステンA）。

227 ☐☐☐ ボウイは、フトミミズ科の Pheretima aspergillum Perrier 又はその近縁動物の内部を除いたものを基原とする生薬で、古くから「熱さまし」として用いられてきた。

228 ☐☐☐ 呉茱萸湯は、体力虚弱で、汗が出、手足が冷えてこわばり、ときに尿量が少ないものの関節痛、神経痛に適すとされ、構成生薬としてカンゾウを含む。

229 ☐☐☐ チョウトウコウは、クロウメモドキ科のサネブトナツメの種子を基原とする生薬で、神経の興奮・緊張緩和を期待して用いられる。

230 ☐☐☐ スコポラミン臭化水素酸塩水和物は、乗物酔い防止に古くから用いられている抗ヒスタミン成分である。

231 ☐☐☐ ジプロフィリンは、脳への抑制作用により、平衡感覚の混乱によるめまいを軽減させることを目的として、配合されている。

232 ☐☐☐ リュウタンは、クマ科のヒグマその他近縁動物の胆汁を乾燥したものを基原とする生薬で、苦味による健胃作用を期待して用いられる。

233 ☐☐☐ パパベリン塩酸塩は、胃液分泌を抑える目的で使用される。

234 ☐☐☐ 苓桂朮甘湯は、強心作用と尿量増加（利尿）作用により、水毒（漢方の考え方で、体の水分が停滞したり偏在して、その循環が悪いことを意味する。）の排出を促す。

235 ☐☐☐ ビタミンB₁は、下垂体や副腎系に作用してホルモン分泌の調節に関与するとされている。

227 ✕ ボウイは、ツヅラフジ科のオオツヅラフジの蔓性（つるせい）の茎及び根茎を、通例、横切したものを基原とする生薬で、鎮痛、尿量増加（利尿）等の作用を期待して用いられる。

228 ✕ 呉茱萸湯（ごしゅゆとう）は、カンゾウを含まない。体力中等度以下で手足が冷えて肩がこり、ときにみぞおちが膨満するものの頭痛、頭痛に伴う吐きけ・嘔吐、しゃっくりに適すとされる。

229 ✕ これは、サンソウニンの記述である。チョウトウコウは、アカネ科のカギカズラの通例「とげ」を基原とする。

230 ✕ スコポラミン臭化水素酸塩水和物は、乗物酔い防止に古くから用いられている抗コリン成分である。スコポラミンを含む成分としてロートコンの軟エキスが配合されている場合もある。

231 ✕ ジプロフィリンは、脳に**軽い興奮**を起こさせて平衡感覚の混乱によるめまいを軽減させることを目的として乗物酔い防止薬に配合されている。また、鎮咳去痰薬には気管支拡張成分として配合されている。

232 ✕ リュウタンは、植物のリンドウ。クマ科のヒグマその他近縁動物の胆汁を乾燥したものは、ユウタン。クマの胆汁であるユウタンは高価なため、ウシ等に由来する動物胆が用いられることが多い。

233 ✕ パパベリンは、消化管の平滑筋に直接働いて胃腸の痙攣（けいれん）を鎮める作用を示すとされる。抗コリン成分と異なり、胃液分泌を抑える作用は見出されない。抗コリン成分と異なり自律神経系を介した作用ではないが、眼圧を上昇させる作用を示すことが知られている。緑内障の診断を受けた人では、症状の悪化を招くおそれがある。

234 ✕ 苓桂朮甘湯（りょうけいじゅつかんとう）には、強心作用が期待される生薬は含まれていない。苓桂朮甘湯（りょうけいじゅつかんとう）は、体力中等度以下で、めまい、ふらつきがあり、ときにのぼせや動悸があるものの、立ちくらみ、めまい、頭痛、耳鳴り、動悸、息切れ、神経症、神経過敏に適すとされる。強心作用が期待される生薬は含まれず、主に尿量増加（利尿）作用により、水毒（漢方の考え方で、体の水分が停滞したり偏在して、その循環が悪いことを意味する。）の排出を促すことを主眼とする。

235 ✕ ビタミンB_1は、炭水化物からのエネルギー産生に不可欠な栄養素で、神経の正常な働きを維持する作用がある。設問の「下垂体や副腎系に作用してホルモン分泌の調節に関与する」とされるのは、ビタミンEに関する記述である。

◯✕ カクニン！　次の記述の正誤について判定せよ

＊「なんとなく」で回答してはいけません。自信が持てるまでくり返しましょう。

【問題】

1 ☐☐☐ 薬局開設者が一般用医薬品を販売するには、店舗販売業の許可を受ける必要がある。

2 ☐☐☐ 常時薬剤師が勤務している店舗販売業においては、処方箋応需を行うことができる。

3 ☐☐☐ 薬局開設者は、薬剤師でなければならない。

4 ☐☐☐ 店舗販売業者は、配置販売業の許可を受けなくても、配置の方法により、一般用医薬品を販売することができる。

5 ☐☐☐ 配置販売業者は、店舗販売業の許可を受けなくても、配置販売業者の事務所における店舗において、直接生活者に一般用医薬品を販売することができる。

6 ☐☐☐ 薬局では、医療用医薬品だけではなく一般用医薬品も取り扱うことができる。

7 ☐☐☐ 店舗販売業者は、常勤の薬剤師または登録販売者がいれば、薬剤師または登録販売者以外の人を管理者に据えても良い。

8 ☐☐☐ 店舗販売業者は、その店舗に薬剤師が不在の場合、一般用医薬品のうち第一類医薬品については、登録販売者に販売を行わせるための適切な教育をしておかなければならない。

9 ☐☐☐ 調剤を実施する薬局は、医療法の規定により、医療提供施設として位置づけられている。

10 ☐☐☐ 薬剤師または登録販売者でなければ、店舗管理者になることはできない。

11 ☐☐☐ 店舗販売業では、店舗の名称に「薬局」と付してはならない。

12 ☐☐☐ 店舗販売業の許可を申請する者は、登録販売者でなければならない。

解答・解説

1 ✕ **薬局というのは、調剤とOTC薬両方の販売ができる業態のこと**である。
薬局の開設許可を取ってあれば、別途店舗販売業の許可を取る必要はない。間違えないようにしよう。

2 ✕ 薬剤師がいても、店舗販売業では調剤はできない。処方せん調剤ができるのは、調剤室を備えた薬局である。

3 ✕ 薬局開設者は誰でもなれる。

4 ✕ 店舗販売業は、お店でしか販売できない。配置販売業を行うには、別途、都道府県知事に許可を取らなければならない。

5 ✕ 配置販売業と店舗販売業はそれぞれ別の業態である。店舗販売業を行う際には、事前に、都道府県知事に許可を取らなければならない。

6 ○ その通りである。

7 ✕ 店舗販売業の管理者は、**薬剤師または登録販売者**でなければならない。店舗販売業者は、その店舗を自ら実地に管理し、又はその指定する者に実地に管理させなければならない。

8 ✕ 第一類医薬品については、薬剤師がいなければ販売できない。これは、店舗販売業（ドラッグストアや薬店）で働いている人にとっては常識である。

9 ○ その通りである。薬局は、医療提供施設として位置づけられている。

10 ○ その通りである。店舗販売業の開設者（店のオーナー）は誰でもなれるが、店舗管理者（OTC薬などを実地に管理する責任者）は、薬剤師または登録販売者でなければならない。

11 ○ その通りである。処方せんを受け付けることができる店舗だけが、「○○薬局」を店名にできる。

12 ✕ 「店舗販売業の許可を申請する者」つまり、開設者（店のオーナー）は誰でもなれる。一方、店舗管理者（OTC薬などを実地に管理する責任者）は、薬剤師または登録販売者でなければならない。

13 □□□ 医薬品の販売業については、店舗販売業、配置販売業または卸売販売業の三業態があるが、このうち、一般の生活者に対して医薬品を販売等することができるのは、店舗販売業及び卸売販売業の許可を受けた者のみである。

14 □□□ 店舗販売業では、調剤を行うことができる。

15 □□□ 店舗販売業では、一般用医薬品及び要指導医薬品を販売することができる。

16 □□□ 配置販売業の許可は、厚生労働大臣から与えられる。

17 □□□ 配置販売業者は、配置の方法及び店舗による販売の方法により、一般用医薬品を販売することができる。

18 □□□ 配置販売業者は、一般用医薬品のうち経年変化が起こりやすい医薬品については、特に注意を払って販売しなければならない。

19 □□□ 配置販売業者は、その業務に係る都道府県の区域を、自ら管理せねばならず、当該区域内において配置販売に従事する配置員のうちから指定したものに管理させることはできない。

20 □□□ 配置販売業者は、薬剤師を区域管理者にすれば、その区域内において医療用医薬品を販売することができる。

21 □□□ 配置販売業の許可は、配置しようとする都道府県ごとに、厚生労働大臣が与える。

22 □□□ 配置販売業者は、一般用医薬品のうち経年変化が起こりにくいこと等の基準に適合するもの以外の医薬品を販売してはならない。

23 □□□ 配置販売業の許可は、配置しようとする区域をその区域に含む都道府県ごとに、その都道府県知事が与える。

24 □□□ 配置員は、医薬品の配置販売に従事したときは、14日以内に、その氏名、配置販売に従事した区域等を届け出なければならない。

25 □□□ 配置販売業者は、医薬品を開封して分割販売することができる。

13 ✕ 一般の生活者に対して医薬品を販売等することができるのは、店舗販売業及び配置販売業の許可を受けた者のみである。「卸売」というのは、文字通り店に商品を卸すことしかできない。

14 ✕ 店舗販売業とは、OTC薬のみをあつかう業態である。

15 ○ その通りである。

16 ✕ 配置販売業の許可は、**都道府県知事から**与えられる。

17 ✕ 配置販売業者は、配置の方法のみでOTC薬を販売できる。

18 ✕ 配置薬は、いわゆる「置き薬」である。いつ使われるのかわからないので、なるべく日持ちのする医薬品でなければならない。経年変化しやすい（使用期限が短い）医薬品は、配置薬には向かない。

19 ✕ 配置販売業者自身が、自ら管理しなければならないということはない。もしも、配置販売業者自身が、薬剤師でも登録販売者でもない場合は、管理者を配置員の中から指定することができる。管理者は、薬剤師または登録販売者でなければならない。

20 ✕ 配置販売業者は、配置用のOTC薬をあつかう業態であり、医療用医薬品の販売はできない。

21 ✕ 配置販売業の許可は、配置しようとする区域をその区域に含む都道府県ごとに、**都道府県知事**が与える。例えば、東京、千葉、埼玉の3か所で配置販売業を行う場合は、東京都知事、千葉県知事、埼玉県知事のすべてに許可をもらう必要がある。

22 ○ その通りである。

23 ○ その通りである。

24 ✕ 配置販売は「あらかじめ」届け出ないといけないので、「**事後に届ける**」**のは誤り**。配置販売業者又はその配置員は、医薬品の配置販売に従事しようとするときは、その氏名、配置販売に従事しようとする区域その他厚生労働省令で定める事項を、**あらかじめ**、配置販売に従事しようとする区域の都道府県知事に届け出なければならない。

25 ✕ 配置販売業者は、**分割販売はできない**。

26 ☐☐☐ 配置員は、その住所地の都道府県知事が発行する身分証明書の交付を受け、かつ、これを配置販売業者事務所に保管しておかなければならない。

27 ☐☐☐ 配置員は、購入者の求めに応じて医薬品を開封して分割販売することができる。

28 ☐☐☐ 配置販売業者又はその配置員は、医薬品の配置販売に従事したときは、従事後30日以内に厚生労働省令で定める事項を配置販売に従事した区域の都道府県知事に届け出なければならない。

29 ☐☐☐ 店舗販売業の許可を受けた店舗に薬剤師が従事している場合には、医療用医薬品の一部を販売することができる。

30 ☐☐☐ 店舗販売業の許可を受けた店舗に薬剤師が従事している場合には、調剤を行うことができる。

31 ☐☐☐ 登録販売者は、薬局の管理者になることができる。

32 ☐☐☐ 薬剤師又は登録販売者でなければ、店舗販売業の店舗管理者にはなれない。

33 ☐☐☐ 店舗管理者は、保健衛生上支障を生ずるおそれがないように、その店舗の業務につき、店舗販売業者に対し必要な意見を述べなければならない。

34 ☐☐☐ 食品と明記して販売されている製品は、専ら医薬品として使用される成分本質（原材料）を含む場合であっても、医薬品と判断されることはない。

35 ☐☐☐ 食品と明記して販売されている製品であっても、効能効果や用法用量の標榜内容によっては、医薬品と判断される。

36 ☐☐☐ 法第56条の条文によれば、「その全部又は一部が不潔な物質又は不明な物質から成っている医薬品」を販売若しくは授与してはならない。

37 ☐☐☐ 法第56条の条文によれば、「異物が混入し、又は付着している医薬品」を販売若しくは授与してはならない。

38 ☐☐☐ アンプル剤や舌下錠、口腔用スプレー剤等、医薬品的な形状である商品でも、「食品」と明記されていれば、医薬品とはみなされない。

26 ✕ 配置員は、身分証明書を「**携帯して**」業務を行う必要がある。配置員は、その住所地の都道府県知事が発行する身分証明書の交付を受け、かつ、これを**携行**しなければ、医薬品の配置販売に従事してはならない。「**身分証を事務所にホカン**」と来たら誤り！

27 ✕ 配置販売業者は、**分割販売ができない**。

28 ✕ 事後申請はダメ。**あらかじめ（事前に）届けなければならない。**

29 ✕ **店舗販売業は、医療用医薬品の販売を行うことができない。**法改正により、店舗販売業には医療用医薬品を卸すことができなくなった。

30 ✕ 店舗販売業とは、OTC薬専門の業態である。たとえ、薬剤師が勤務していたとしても、店舗販売業として許可をとったお店では、処方せん調剤を行うことはできない。

31 ✕ 登録販売者は、薬局の管理者になることはできない。（店舗販売業などの管理者になることはできる）

32 ◯ その通りである。

33 ◯ その通りである。

34 ✕ 食品と明記されている製品には、**専ら医薬品として使用される成分を含んでいてはいけない。**食品に医薬品として有効な成分が含まれていたり、実際は含まれていないのにパッケージに含まれていると書かれていた場合などには、無承認無許可医薬品に該当する可能性があるとして、指導取締りの対象になる。

35 ◯ その通りである。食品は、効能効果を記すことができない。医薬品的な効能を記載した食品は、医薬品とみなされ、薬機法違反となる。

36 ✕ 「不明な物質」というところが誤り。「その全部又は一部が不潔な物質又は**変質若しくは変敗した物質**から成っているもの」。条文どおりの表現を選ぼう。

37 ◯ その通りである。**異物**が入っているとダメ。条文どおりの表現を覚えよう。

38 ✕ アンプルや舌下錠等、口腔用スプレー剤等は、医薬品的な形状とみなされる。それらの形状で「食品」は認められない。

39 ☐☐☐ 法第56条の条文によれば、「病原微生物その他疾病の原因となるものにより汚染され、又は汚染されているおそれがある医薬品」を販売若しくは授与してはならない。

40 ☐☐☐ 「保健機能食品」は、医薬品医療機器等法で定義されている。

41 ☐☐☐ 栄養機能食品とは、身体の健全な成長、発達、健康の維持に必要な栄養成分の補給を目的とした食品であり、ビタミンやミネラルなどの含有量が国の基準を満たしている製品には、消費者庁長官の個別の審査を受けずとも販売することができる。

42 ☐☐☐ 特別用途食品とは、乳児、幼児、妊産婦・授乳婦、病者、えん下困難者などに対する「特別の用途の表示が許可された食品」であり、厚生労働大臣の許可マークがついている。

43 ☐☐☐ トクホは、保健機能食品に含まれる。

44 ☐☐☐ 薬用歯みがき類は、化粧品に該当する。

45 ☐☐☐ 医薬部外品には、あせも、ただれの防止を目的とするものがある。

46 ☐☐☐ 医薬部外品の販売にあたっては、医薬品販売業の許可は不要である。

47 ☐☐☐ 医薬部外品には、吐きけその他の不快感又は口臭若しくは体臭の防止を目的とするものがある。

48 ☐☐☐ 医薬部外品には、衛生害虫の防除のために使用するものもある。

49 ☐☐☐ 医薬部外品には、脱毛の防止、育毛又は除毛を目的とするものがある。

50 ☐☐☐ 医薬部外品には、「一時的な不眠の改善」「頭痛の緩和」を目的とするものがある。

51 ☐☐☐ 化粧品の定義とは、「人の身体を清潔にし、美化し、魅力を増し、容貌を変え、又は皮膚若しくは毛髪を健やかに保つために、身体に塗擦、散布その他これらに類似する方法で使用されることが目的とされている物で、人体に対する作用が緩和なもの」である。

52 ☐☐☐ 化粧品とは、人の身体を清潔にし、美化し、魅力を増し、容貌を変え、又は皮膚若しくは毛髪を健やかに保つために使用されるものである。

39 ○ その通りである。**病原微生物**が入っていてはダメ。条文どおりの表現を覚えよう。血液、細菌、ウイルスという表現はない。**病原微生物**という選択肢を選ぼう。

40 ✕ 保健機能食品は、あくまでも「食品」なので、医薬品医療機器等法（薬機法）ではなく食品衛生法等の管理下にある。保健機能食品には、トクホと栄養機能食品（ビタミンやミネラルが入った食品や飲料）と機能性表示食品の３つがある。

41 ○ その通りである。栄養機能食品は、ビタミン配合の飲料や、カルシウム配合の菓子など、国の審査を受けずとも販売することができる食品である。「栄養機能食品」という表示をするが、マークはない。

42 ✕ 消費者庁の許可等のマークが付されている。

43 ○ トクホ（特定保健用食品）と栄養機能食品、機能性表示食品は、保健機能食品に含まれる。トクホには専用のマークがある。

44 ✕ 「薬用」とついたら「ブガイヒン（医薬部外品）」と覚えよう。

45 ○ その通りである。

46 ○ その通りである。ブガイヒン（医薬部外品）のドリンク剤は、コンビニやスーパーなどで売っているように、医薬品販売業の許可はいらない。

47 ○ その通りである。

48 ○ その通りである。ブガイヒン（医薬部外品）には、衛生害虫類（ねずみ、はえ、蚊、のみその他これらに類する生物）の防除のため使用される製品群がある。

49 ○ その通りである。

50 ✕ 医薬部外品とは、「人体に対する作用が、医薬品より緩和なもの」なので、「催眠鎮静」や「解熱鎮痛」などの効能はない。

51 ○ その通りである。化粧品の、皮膚若しくは毛髪を**健やかに保つ**という定義を覚えよう。

52 ○ その通りである。

4 薬事関係法規・制度

53 ☐☐☐ 育毛、養毛、発毛促進を目的とするものは、化粧品に該当する。

54 ☐☐☐ 化粧品とは、医薬品より作用が緩和なものであり、人の身体に塗擦、散布する方法に加え、飲用するものもある。

55 ☐☐☐ 原材料として、専ら医薬品として使用される成分本質を配合した製品は、当該成分が食品添加物として配合されている場合を除き、医薬品に該当する。

56 ☐☐☐ 化粧品は、効能効果として創傷面の殺菌を表示・標榜することが認められている。

57 ☐☐☐ 医薬品的な形状であるアンプル剤の製品であっても、原材料として専ら医薬品として使用される成分本質を配合せず、かつ、医薬品的な効能・効果を表示しない場合は、医薬品には該当しない。

58 ☐☐☐ 化粧品を販売する場合には、販売業の許可を必要としないが、医薬部外品を販売する際には、医薬品販売業の許可を必要とする。

59 ☐☐☐ 原材料として、専ら医薬品として使用される成分本質を配合していなくても、医薬品的な効能・効果を表示した製品は、医薬品に該当する。

60 ☐☐☐ 「皮膚の殺菌・消毒」の効能がある石けんは、化粧品に分類される。

61 ☐☐☐ 業務上毒薬を貯蔵し、又は陳列する場所には、かぎを施さなければならない。

62 ☐☐☐ 一般用医薬品では、医師等の診療によらなければ一般に治癒が期待できない疾患であるがんに対する効能・効果は認められていない。

63 ☐☐☐ 劇薬は、その直接の容器又は直接の被包に、黒地に白枠、白字をもって、その品名および「劇」の文字が記載されていなければならない。

64 ☐☐☐ 毒薬又は劇薬は、18歳未満の者その他安全な取り扱いをすることについて不安があると認められる者には、交付してはならない。

65 ☐☐☐ 人体に直接使用されない検査薬であっても、血液を検体とするものは、一般用医薬品または要指導医薬品としては認められていない。

66 ☐☐☐ 一般用医薬品の中には、注射薬もある。

53 ✕ 育毛、養毛、発毛促進を目的とするものは、ブガイヒン（医薬部外品）に該当する。

54 ✕ 化粧品というのは、医薬品や医薬部外品よりも作用が緩和なもので、「**外用のもの**」を指す。飲用や内服できるものではない。

55 ○ その通りである。

56 ✕ 化粧品は、「清潔にし、美化し、魅力を増し」というおだやかな作用のあるものなので「創傷面の殺菌」は認められていない。「創傷面の殺菌」は、規制緩和によって、医薬部外品に認められた効能である。

57 ✕ アンプル剤は、医薬品以外は許可されない。

58 ✕ 化粧品や医薬部外品は、スーパーやコンビニなど一般小売店で販売可能である。これらは、医薬品販売業の許可を取る必要はない。

59 ○ その通りである。

60 ✕ 「皮膚の殺菌・消毒」の効能がある石けんは、薬用石けんとして「医薬部外品」に分類される。

61 ○ その通りである。（OTC薬に毒薬はない）

62 ○ その通りである。OTC薬では、「がん」の薬は認められていない。

63 ✕ 「劇薬」は、白地に赤枠、医薬品の品名及び「劇」の文字が赤字で記載されている。黒地に白枠、白字は「毒薬」の表示である。

64 ✕ 18歳ではなく、**14歳**である。毒薬又は劇薬を、14歳未満の者その他安全な取扱いに不安のある者に交付することは禁止されており、これに違反した者については、「2年以下の懲役若しくは200万円以下の罰金に処し、又はこれを併科する」こととされている。

65 ○ その通りである。

66 ✕ OTC薬に注射はない。人体に刺す、血を取るようなものはOTC薬には存在しない。

67 ☐☐☐ 第一類医薬品に分類された医薬品は、第二類医薬品又は第三類医薬品に分類が変更されることはない。

68 ☐☐☐ 一般用医薬品を陳列する場合には、第一類医薬品、第二類医薬品又は第三類医薬品の区分ごとに陳列しなければならない。

69 ☐☐☐ 一般用医薬品には、リスク区分を示す識別表示をしなければならない。

70 ☐☐☐ 店舗販売業者は、医薬品を陳列する場合には、要指導医薬品、第一類医薬品、第二類医薬品、又は第三類医薬品の区分ごとに陳列しなければならない。

71 ☐☐☐ 一般用医薬品の区分が見直されることはない。

72 ☐☐☐ 製品の直接の容器又は直接の被包には、要指導医薬品、第一類医薬品、第二類医薬品又は第三類医薬品の区分ごとに定められた事項を記載することが義務づけられている。

73 ☐☐☐ 一般用医薬品のうち指定第二類医薬品の購入者側から、特に相談したいことがない場合でも、薬剤師又は登録販売者が必ず情報提供を行う義務がある。

74 ☐☐☐ 第一類医薬品は、書面を用いた情報提供の義務がある。

75 ☐☐☐ 一般用医薬品のうち第三類医薬品について購入者側から相談があった場合に、第三類医薬品は作用が緩和な成分ばかりであるから、店舗販売業者は忙しそうな登録販売者に情報提供を断らせた。

76 ☐☐☐ 第二類医薬品は、書面を用いた情報提供の努力義務がある。

77 ☐☐☐ 一般用医薬品のうち第三類医薬品の購入者側から、特に相談の申し出がなかったので、登録販売者は情報提供を行わなかった。

78 ☐☐☐ 毒薬及び劇薬は、薬効が期待される摂取量（薬用量）と中毒のおそれがある摂取量（中毒量）が接近しており、安全域は広い。

79 ☐☐☐ 業務上毒薬を取り扱う者は、これを他の者と区別して貯蔵又は陳列し、貯蔵又は陳列する場所にかぎを施さなければならない。

80 ☐☐☐ 毒薬又は劇薬は、14歳未満の者に交付してはならない。

67 ✕ 一般用医薬品のリスク分類が変更されることはある。要指導医薬品が製造販売後調査を終え、再審査に適合したら第一類になる。その後、第一類から第二類になることもある。また、逆に想定外の副作用が多数報告されたり、重篤な副作用が見つかったなどの場合には、リスク分類を上げることも検討される。

68 ○ その通りである。

69 ○ その通りである。

70 ○ その通りである。ごちゃまぜ陳列はしてはいけない。実際の店頭では、リスク区分を明示することで並べて陳列されている。

71 ✕ 市販後調査の結果や、新たな安全性情報の収集などを受けて、リスク区分が変更されることがある。

72 ○ その通りである。実際に一般用医薬品の販売を行っていればわかるが、パッケージには、製品名の横には必ずリスク分類の表示がある。

73 ✕ 第二類医薬品および指定第二類医薬品の情報提供は、「義務」ではなく「努力義務」である。

74 ○ その通りである。第一類の書面は提示して説明すればよく、書面を渡すことは義務ではない。

75 ✕ 購入者側から求めがあった場合には、一般用医薬品のリスク分類によらず、情報提供しなければならない「義務」が生じる。忙しいというのは理由にならない。

76 ✕ 第二類医薬品の「書面の提示」は義務付けられていない。

77 ○ その通りである。購入者側から相談の申し出がない場合には、第三類医薬品の情報提供は「不要」である。

78 ✕ 「安全域は広い」のところがマチガイ。毒薬及び劇薬は、普通薬に比べて「安全域は狭い」。

79 ○ その通りである。**毒薬をしまうところには、カギをかけなければならない**。（OTC薬に毒薬はない）

80 ○ その通りである。14歳未満はダメで、14歳からオッケー。

4 薬事関係法規・制度

81 ☐☐☐ 購入者側から相談の求めがあった場合には、第二類医薬品や第三類医薬品であっても、情報提供しなければならない「義務」が生じる。

82 ☐☐☐ 医薬品は、その直接の容器又は直接の被包に、製造メーカーの名前と電話番号の記載をしなければならない。

83 ☐☐☐ 医薬品は、その直接の容器又は直接の被包に、「製造販売業者の氏名又は名称及び住所」「承認番号又は製造記号」が記載されていなければならない。

84 ☐☐☐ 薬剤師又は登録販売者であれば、承認前の医薬品の名称、製造方法、効能又は効果に関して広告することができる。

85 ☐☐☐ 医薬品の直接の容器が小売りのために包装されており、法定表示が外部の容器を透かして容易に見ることができないときには、外部の容器又は被包にも同様の表示をしなければならない。

86 ☐☐☐ 医薬品等の販売広告に関しては、法による保健衛生上の観点からの規制のほか、不当な表示による顧客の誘因の防止等を図るため、「不当景品類及び不当表示防止法」や「特定商取引に関する法律」の規制もなされている。

87 ☐☐☐ 医薬品は、その容器又は被包（内袋を含む。）に、当該医薬品に関し虚偽又は誤解を招くおそれのある事項が記載されていてはならない。

88 ☐☐☐ 医薬品の不当表示や不当な広告には、販売促進のため用いられるチラシやダイレクトメール（電子メールを含む）、POP広告等は含まれない。

89 ☐☐☐ 法上の医薬品の表示について、法定表示は、邦文又は英文で明瞭に記載しなければならない。

90 ☐☐☐ 一般用医薬品として承認を得たものは、承認された効能効果以外であっても、同じ有効成分を含有する医療用医薬品で認められた効能効果を標榜（ひょうぼう）することができる。

91 ☐☐☐ 法上の医薬品等の広告規制について、店舗販売業の店内にある医薬品の効能・効果に関するPOP広告は、専門家による情報提供の体制が確立しているため、規制の対象から外されている。

81 ○ その通りである。相談の求めがあれば、リスク区分に関係なく「情報提供義務」が生じる。購入者側から相談の申し出がない場合には、第三類医薬品の情報提供は「不要」、第二類（指定第二類を含む）医薬品の情報提供は「努力義務」である。

82 ✕ 法で必須なのは、「製造販売業者の氏名又は名称及び**住所**」である。電話番号は必須ではないが、あると問い合わせに便利。

83 ✕ 「承認番号又は製造記号」ではなく、「**製造番号**又は製造記号」つまり、ロットのことである。

84 ✕ 「承認前の医薬品については、何人も、その名称、製造方法、効能、効果又は性能に関する広告をしてはならない」と規定されている。**承認されていない医薬品の宣伝はしてはいけない**のである。

85 ○ その通りである。オマケつきのOTC薬は、透明ケースがつけられているように、医薬品の説明が見えるように販売しなければならない。

86 ○ その通りである。医薬品に高価な景品をベタベタ貼ったり、2つ買えば3つめがついてくる！　というような過度な景品は認められていない。オマケ程度の安価な景品が認められている。

87 ○ その通りである。例えば、防風通聖散に「絶対やせる！」と書いてはならない。

88 ✕ 医薬品の不当な広告には、チラシやメール、POPも含まれる。こうした販促物についても、その内容や表現等が適切なものである必要がある。医薬品の販売等に従事するものは、医薬品の販売広告に関するルールを十分理解し、その適正化に留意する必要がある。

89 ✕ OTC薬には日本語の表示が必須であり、「邦文でされていなければならない」（規則第218条）と明示されている。

90 ✕ 効能効果は、製品ごとに定められる。同じ成分であっても、他の製品の効能効果を表示することはできない。たとえば、かぜ薬なのに、抗ヒスタミン成分が入っているからと言って「一時的な不眠の改善にも使えます」などと勝手に広告することはできない。

91 ✕ 店内のオリジナルPOP広告はもちろん、**チラシやダイレクトメール、Eメールなども医薬品広告として規制されている**。

92 □□□ 医薬品の有効性又は安全性について、それが確実であることを保証するような表現がなされていても、暗示的であれば虚偽又は誇大な広告とはみなされない。

93 □□□ 法上の医薬品等の広告規制について、店舗販売業者が販売促進のために行う電子メールによる医薬品の広告は、規制の対象から除外されている。

94 □□□ 医師による診断・治療によらなければ一般に治癒が期待できない疾患について、自己治療が可能であるかの広告表現は認められない。

95 □□□ 法上の医薬品等の広告規制について、「承認前の医薬品の効能・効果」に関して広告することは原則禁止されているが、あらかじめ都道府県知事の許可を受けた場合は、広告することができる。

96 □□□ 法上の医薬品等の広告規制について、効能・効果について誇大な広告を行うことは、医薬部外品では禁止されているが、化粧品では禁止されていない。

97 □□□ 法上の医薬品等の広告規制について、医薬品の製造方法に関して誇大な記事を広告することは、暗示的であったとしても認められない。

98 □□□ 法上の医薬品等の広告規制について、漢方処方製剤の効能・効果について、配合されている構成生薬の個々の作用を詳しく挙げて広告することは不適当である。

99 □□□ 食品衛生法及び健康増進法で規定される栄養機能食品の栄養成分とその栄養機能表示について。亜鉛は、赤血球を作るのに必要な栄養素である。

100 □□□ 葉酸は、皮膚や粘膜の健康維持を助けるとともに、抗酸化作用を持つ栄養素である。

101 □□□ ビオチンは、皮膚や粘膜の健康維持を助ける栄養素である。

102 □□□ 銅は、赤血球の形成を助ける栄養素です。銅は、多くの体内酵素の正常な働きと骨の形成を助ける栄養素である。

103 □□□ 店舗販売業者に対して、都道府県知事等は、当該職員に、店舗販売業の店舗へ立ち入り調査を行わせる場合、無承認無許可医薬部外品の疑いのある物品を、試験のため必要な最小分量に限り、収去させることができる。

92 ✕ 何人も、医薬品、医薬部外品、化粧品又は医療機器の名称、製造方法、効能、効果又は性能に関して、**明示的であると暗示的であるとを問わず**、虚偽又は誇大な記事を広告し、記述し、又は流布してはならない。

93 ✕ 店内のオリジナルPOP広告はもちろん、チラシやダイレクトメール、Eメールなども医薬品広告として規制されている。

94 ○ その通りである。「関節リウマチが完治」「椎間板ヘルニアの痛みをノックアウト」「肺がんの予防に」などの逸脱した広告は認められない。

95 ✕ 承認前の医薬品の広告・宣伝は、ダメ。

96 ✕ 誇大広告は、化粧品でも禁止されている。

97 ○ その通りである。暗示的な（ほのめかすような）説明も、誇大な内容はしてはならない。

98 ○ その通りである。ひとつひとつの生薬の効き目をアピールしすぎると、効能・効果から逸脱した宣伝になってしまう。

99 ✕ 「赤血球を作るのに必要」なのは、「鉄」の説明である。亜鉛は、味覚を正常に保つのに必要な栄養素である。亜鉛は、皮膚や粘膜の健康維持を助ける。亜鉛は、たんぱく質・核酸の代謝に関与して、健康の維持に役立つ。

100 ✕ 「皮膚や粘膜の健康維持を助けるとともに、抗酸化作用を持つ」というのは、「ビタミンC」の説明である。それぞれのビタミンの表示は、表現が決められたものなので確認しておこう。葉酸は、赤血球の形成を助ける。葉酸は、胎児の正常な発育に寄与する。

101 ○ その通りである。参考までに、医療用医薬品のビオチンは、治りにくい湿疹やアトピー性皮膚炎や掌蹠膿疱症などに処方される。

102 ○ その通りである。

103 ○ その通りである。

4
薬事関係法規・制度

104 ☐☐☐ 店舗販売業者に対して、都道府県知事等は、構造設備が基準に適合しなくなった場合は、改善を命ずることができるが、医薬品の販売を行うための業務体制が基準に適合しなくなった場合には、業務体制の整備を命ずることはできない。

105 ☐☐☐ 店舗販売業者に対して、都道府県知事等は、店舗販売業の許可の基準として求めている事項に反する状態に該当するに至ったときは、その許可を取り消すことができる。

106 ☐☐☐ 一般用医薬品及び要指導医薬品では、一般の生活者が判断できる症状（例えば、胃痛、胸やけ、むかつき、もたれ等）で示されている。

107 ☐☐☐ 要指導医薬品には、劇薬または毒薬は含まれていない。

108 ☐☐☐ 要指導医薬品は、一般用医薬品の一部である。

109 ☐☐☐ 要指導医薬品の直接の容器または被包には、「要指導医薬品である旨を示す識別表示」をしなければならない。

110 ☐☐☐ 着色のみを目的として、厚生労働省令で定めるタール色素以外のタール色素が使用されている医薬品は、販売してはならない。

111 ☐☐☐ 店舗管理者が登録販売者である店舗販売業者は、劇薬を開封して、販売してはならない。

112 ☐☐☐ 業務上劇薬を取り扱う者は、劇薬を他の物と区別して、貯蔵、陳列しなければならず、劇薬を貯蔵、陳列する場所には、かぎを施さなければならない。

113 ☐☐☐ 特別用途食品は、消費者庁の許可等のマークが付されている。

114 ☐☐☐ 指定第二類医薬品の販売又は授与する場合には、当該指定第二類医薬品を購入しようとする者等が、禁忌事項を確認すること及び当該医薬品の使用について薬剤師又は登録販売者に相談することを勧める旨を確実に認識できるようにするために必要な措置を講じなければならないとされている。

104 ✕ 構造だけでなく、業務体制も適合基準である。つまり、薬剤師や登録販売者が確保できない場合には、**都道府県知事等は業務体制の整備を命ずることができる。**

105 ○ その通りである。

106 ○ その通りである。

107 ✕ 要指導医薬品には、ダイレクト直後医薬品、スイッチ直後医薬品のほか、劇薬または毒薬が含まれる。（現在、OTC薬に毒薬はない）

108 ✕ 要指導医薬品は、一般用医薬品とは別の区分で、薬剤師による書面を用いた対面販売が義務付けられている。

109 ○ その通りである。

110 ○ その通りである。

111 ○ その通りである。毒薬又は劇薬については、**店舗管理者が薬剤師**である店舗販売業者**以外は**、開封して、販売等してはならない。これに違反して販売等した者については、「一年以下の懲役若しくは百万円以下の罰金に処し、又はこれを併科する」とされている。

112 ✕ 前半（他のものと区別して陳列する）は合っている。しかし、後半は間違っていて、カギをかけないといけないのは毒薬であり、劇薬はカギをかけなくてもいい。

113 ○ その通りである。特別用途食品には、「病者用食品」「妊産婦、授乳婦用」「乳児用」「えん下困難者用」「特定保健用食品（トクホ）」がある。なお、特定保健用食品（トクホ）は、特別用途食品制度と保健機能食品制度の両制度に位置づけられている。

114 ○ その通りである。

115 ☐☐☐ 店舗販売業者が特定販売を行うことについて、インターネットを利用して広告する場合には、店舗の主要な外観の写真を表示しなければならない。

116 ☐☐☐ 店舗販売業者が特定販売を行うことについて、インターネットを利用して広告する場合には、現在勤務している薬剤師又は登録販売者の氏名及び写真を表示しなければならない。

117 ☐☐☐ 都道府県知事は、店舗販売業における一般用医薬品の販売等を行うための業務体制が基準（薬局並びに店舗販売業及び配置販売業の業務を行う体制を定める省令）に適合しなくなった場合、店舗管理者に対して、その業務体制の整備を命ずることができる。

118 ☐☐☐ 都道府県知事は、当該職員（薬事監視員）に、薬局に立ち入り、帳簿書類を収去させることができる。

119 ☐☐☐ 登録販売者は住所に変更を生じたときには、30日以内に、その旨を登録を受けた都道府県知事に届け出なければならない。

120 ☐☐☐ 劇薬を一般の生活者に対して販売する際に、譲受人から交付を受ける文書には、当該譲受人の職業の記載は不要である。

121 ☐☐☐ 区域管理者が薬剤師である配置販売業者は、一般用医薬品及び要指導医薬品を販売することができる。

122 ☐☐☐ 地域連携薬局とは、その機能が、医師若しくは歯科医師又は薬剤師が診療又は調剤に従事する他の医療提供施設と連携し、地域における薬剤及び医薬品の適正な使用の推進及び効率的な提供に必要な情報の提供及び薬学的知見に基づく指導を実施するために一定の必要な機能を有する薬局である。

123 ☐☐☐ 専門医療機関連携連携薬局とは、その機能が、医師若しくは歯科医師又は薬剤師が診療又は調剤に従事する他の医療提供施設と連携し、薬剤の適正な使用の確保のために専門的な薬学的知見に基づく指導を実施するために必要な機能を有する薬局である。

124 ☐☐☐ 健康サポート薬局とは、患者が継続して利用するために必要な機能及び個人の主体的な健康の保持増進への取組を積極的に支援する機能を有する薬局である。

115 ○ その通りである。

116 ✕ 薬剤師又は登録販売者の**写真は必要ない**（氏名は必要）。

117 ✕ これもサラッと読み飛ばしてしまうと間違うシリーズである。業務体制の整備を命じられるのは、店舗管理者ではなく**医薬品の販売業者**である。

118 ✕ 帳簿書類を収去させることはできない。都道府県知事は、当該職員（薬事監視員）に、薬局または店舗販売業に立ち入り、**無承認無許可医薬品、不良薬品又は不正表示医薬品などの疑いのある物を**（試験のために必要な最小分量に限り）収去させることができる。

119 ✕ 登録販売者の登録事項は、本籍地の都道府県名、氏名等である。住所は、変更届の必要が無い。

120 ✕ 劇薬を一般の生活者に対して販売する際には、当該医薬品を譲り受ける者から、品名、数量、使用目的、譲渡年月日、譲受人の氏名、住所及び職業が記入され、署名又は記名押印された文書の交付を受けなければならない。

121 ✕ 配置販売業者は、要指導医薬品の販売はできない。

122 ○ その通りである。その所在地の都道府県知事の認定を受けて地域連携薬局と称することができる。

123 ○ その通りである。傷病の区分ごとに、その所在地の都道府県知事の認定を受けて専門医療機関連携薬局と称することができることとされている。

124 ○ その通りである。薬局開設者は、健康サポート薬局である旨を表示するときは、その薬局を、厚生労働大臣が定める基準に適合するものとしなければならない。

⭕❌ カクニン！　次の記述の正誤について判定せよ

＊「なんとなく」で回答してはいけません。自信が持てるまでくり返しましょう。

問題

1 ☐☐☐ 一般用医薬品の添付文書は、医薬専門家向けに書かれている。

2 ☐☐☐ 添付文書において、メーカーの自主改訂は認められていない。

3 ☐☐☐ 発売開始後2年間は、添付文書の内容を変更してはいけない。

4 ☐☐☐ 添付文書は、実際に使用する人が必要なときにいつでも取り出して読むことができるように、保管される必要がある。

5 ☐☐☐ 「販売名及び薬効名」の記載において、販売名に薬効名が含まれているような場合（「○○○胃腸薬」など）には、「薬効名」の記載は省略されることがある。

6 ☐☐☐ 一般用医薬品の添付文書には、重篤な副作用、軽微な副作用の順で記載されている。

7 ☐☐☐ 一般用医薬品の添付文書の記載内容は、医薬品の有効性・安全性等に係る新しい知見、使用に係る情報に基づき、年1回定期的に改訂される。

8 ☐☐☐ 「効能または効果」は、一般の生活者が自ら判断できる症状、用途等が示されている。

9 ☐☐☐ 一般用医薬品の添付文書は、製品の概要を分かりやすく説明することを目的として、効能・効果、用法・用量又は成分・分量等からみた「製品の特徴」が記載されることがある。

10 ☐☐☐ 添加物として配合されている成分については、物質名で記載することになっており、「香料」などの用途名で記載されているものはない。

11 ☐☐☐ 添付文書のマークについて。⚠は、重大な副作用をあらわす。

解答・解説

1 ✗ 一般用医薬品の添付文書は、一般の**生活者向け**に書かれている。

2 ✗ メーカーによる添付文書の自主改訂は、いつでも行うことができる。

3 ✗ 添付文書はいつでも改訂できる。行政からの指示があった時だけではなく、メーカーが改訂したいときはいつでも（自主改訂）できる。例えば、新たな副作用が報告された、特定の副作用の頻度が多かった、パッケージのデザインを変更した、添付文書の表現をわかりやすくイラスト入りにしたなどさまざまな理由で、随時改訂できる。

4 ○ その通りである。

5 ○ その通りである。「薬効名」というのは、通常「販売名」の近くに記載されている。例えば、かぜ薬のパブロンやルルだったら、販売名の近くに「総合かぜ薬」と記載されている。しかし、「タケダ漢方便秘薬」や「第一三共胃腸薬」というように、「販売名」を読めば「薬効名」が含まれていて、おのずとわかるような場合は薬効名を省略してもよい。

6 ✗ OTC薬は、**軽微な副作用、重篤な副作用の順**で記載されている。OTC薬は、滅多に起こらない重篤な副作用を先に書くと、一般の生活者が混乱するおそれがあるため、軽微な副作用を先に記載している。逆に、医療用医薬品の場合は、医療関係者向けなので、重篤な副作用を先に記載している。

7 ✗ 定期的ではなく、必要に応じて、随時改訂される。

8 ○ その通りである。OTC薬は、一般の生活者（医薬の専門家でない人）を対象としている。添付文書も、一般の生活者に理解できるような内容になっている。

9 ○ その通りである。一般の生活者にとって、わかりやすいように書かれている。

10 ✗ 添加物として配合されている成分については、現在のところ、製薬メーカーのの自主申し合わせに基づいて、添付文書及び外箱へ記載されている。「香料」「pH 調整剤」「等張化剤」のように用途名で記載されているものもある。

11 ✗ 三角おにぎりのようなマーク⚠は、**「使用上の注意」**をあらわす。

12 ☐☐☐ 添付文書のマークについて。❌は、用法・用量をあらわす。

13 ☐☐☐ 添付文書のマークについて。👤は、「相談すること」をあらわす。

14 ☐☐☐ 一般用医薬品を使用している人が医療機関を受診する際には、その添付文書を持参し、医師や薬剤師に見せて相談がなされることが重要である。

15 ☐☐☐ 近年の一般用検査薬では、品質が優れているため、その検査結果のみで確定診断ができる。

16 ☐☐☐ 一般用医薬品の添付文書について、「使用上の注意」は、「してはいけないこと」、「相談すること」及び「その他の注意」から構成され、適正使用のために重要と考えられる項目が前段に記載されている。

17 ☐☐☐ 添付文書の「相談すること」の記載内容としては、「次の人は使用（服用）しないこと」や、「次の部位には使用しないこと」、「本剤を使用（服用）している間は、次の医薬品を使用（服用）しないこと」が含まれる。

18 ☐☐☐ 一般用医薬品の添付文書について、「効能・効果」は、一般の生活者が自ら判断できる症状、用途等が示されている。なお、「適応症」として記載されている場合もある。

19 ☐☐☐ 一般用医薬品の添付文書について、「用法・用量」は、年齢区分、1回用量、1日の使用回数等について一般の生活者に分かりやすく、表形式で示されるなど工夫して記載されている。

20 ☐☐☐ 添付文書の「してはいけないこと」の中で、「次の人は服用しないこと」の項目中に、「牛乳によるアレルギー症状を起こしたことがある人」と記載することとされているのはタンニン酸ベルベリンである。

21 ☐☐☐ 添付文書のマークについて。⚠は、相談することをあらわす。

22 ☐☐☐ カルニチン塩化物は、胃酸の分泌を抑え、胃腸の運動を抑制するため、止瀉薬に配合される成分である。

23 ☐☐☐ カルニチン塩化物は、脂質代謝に必須であることから、俗に「ダイエットに効果がある」、「脂肪を燃やす」といわれているが、ヒトでの有効性については信頼できるデータは見当たらない。

12 ✕ マルにバツを重ねたマークは「**してはいけないこと**」をあらわす。医療用医薬品でいえば、「**禁忌**」にあたり、医薬品を使ってはいけない人や飲酒や同じ薬効の重複など「してはいけないこと」が記載されている。

13 ○ その通りである。白衣の人が応対する様子をあらわしたマークは「**相談すること**」であり、「医師、薬剤師または登録販売者に相談してほしい内容（妊娠、授乳、高齢者、通院、基礎疾患）」、「副作用（軽い→重い副作用の順で）」記載されている。

14 ○ その通りである。

15 ✕ 一般用検査薬では、**その検査結果のみで確定診断はできない**ので、判定が陽性であれば、速やかに医師の診断を受ける旨が記載されている。

16 ○ その通りである。

17 ✕ 「使用しないこと」という表現は「してはいけないこと」という意味である。

18 ○ その通りである。適応症とは、薬を使うことが許可された疾患（病気）のことである。

19 ○ その通りである。

20 ✕ **タンニン酸アルブミン**である。ベルベリンは、抗菌作用を示すので、下痢止め（止瀉薬）や胃腸薬に配合されている。**アルブミン**は、牛乳タンパクの主成分であるカゼインを由来とする成分である。アルブミンによって、まれに重篤な副作用としてショック（アナフィラキシー）を生じることがある。

21 ✕ 三角おにぎりのようなマークは、「**使用上の注意**」をあらわす。3種類のマークについて、明確に覚えておこう。

22 ✕ カルニチンは、生体内に存在する有機酸の一種である。カルニチンの働きは必ずしも明らかにされていないが、**胃酸の分泌を促す、胃の運動を高める**等の作用がある。

23 ○ その通りである。カルニチンは、ダイエットに効果があるといわれているが、ダイエットに対する効果は明確ではない。

5

医薬品の適正使用と安全対策

24 □□□ パパベリン塩酸塩は、消化管の平滑筋に直接働いて胃腸の痙攣を鎮める作用を示すとされる。

25 □□□ 医薬品医療機器総合機構による医薬品医療機器情報配信サービスによる配信を「PMDA メディナビ」という。

26 □□□ グアイフェネシン、グアヤコールスルホン酸カリウム、ブロムヘキシン塩酸塩、エチルシステイン塩酸塩、生薬のシャゼンソウ、セネガ、キキョウ、セキサン、オウヒなどは、抗炎症成分である。

27 □□□ チアミン塩酸塩、チアミン塩化物塩酸塩、チアミン硝化物、チアミンジスルフィド、フルスルチアミン塩酸塩、ビスイブチアミン等は、ビタミンDをさす。

28 □□□ 木クレオソートについては、おだやかな瀉下作用（便秘改善）がある。

29 □□□ 湿潤、ただれのひどい患部、深い傷、ひどいやけどの患部には、バシトラシンが配合された化膿性疾患用薬を使わないこと。これは、刺激が強く、症状を悪化させるおそれがあるためである。

30 □□□ インドメタシン、ケトプロフェン、ピロキシカム等は、胎児毒性の可能性はない。

31 □□□ 医療用医薬品の添付文書の同梱は廃止され、容器又被包に符号（バーコード又は二次元コード）を記載することが求められている。

32 □□□ ピコスルファートナトリウムは、胃や小腸では分解されないが、大腸に生息する腸内細菌叢によって活性化されて、大腸刺激性下剤としてはたらく。

33 □□□ プソイドエフェドリン塩酸塩は、「甲状腺機能障害」の診断を受けた人は、「服用しないこと」となっている。

34 □□□ 胃腸鎮痛鎮痙薬に配合されている局所麻酔成分アミノ安息香酸エチルは、6歳未満の小児への使用は避ける必要がある。

24 ○ その通りである。パパベリンは平滑筋（へいかつきん）（消化管や血管、膀胱（ぼうこう）などを作っている筋組織のこと）に作用して、胃腸のけいれんをしずめる。抗コリン作用はないが、眼圧を上昇する作用が知られていることから、緑内障の診断を受けた人では、治療を行っている医師または処方薬の調剤を行った薬剤師に相談するようアドバイスが必要である。

25 ○ その通りである。

26 ✕ これらは、痰の切れを良くする成分（**去痰成分**）である。

27 ✕ **チアミンは、ビタミンB₁である。** ビタミンB₁は、炭水化物（糖分、ご飯、パン、めん類など）からのエネルギー産生に不可欠な栄養素である。神経の正常な働きを維持（いじ）する作用や、腸管運動を促進する働きがある。

28 ✕ 木（もく）クレオソートは、正露丸の主成分で止瀉（ししゃ）作用がある。また、木（もく）クレオソートにはおだやかな殺菌作用のほか、局所麻酔作用がある。そのため、（糖衣ではない方の）黒い丸薬（がんやく）の正露丸の効能には「むし歯痛」もある。

29 ○ その通りである。ドルマイコーチ軟膏、ドルマイシン軟膏（ゼリア新薬）のことである。

30 ✕ インドメタシン、ケトプロフェンなどを、妊娠後期のラットに経口投与した実験において、**胎児に動脈管の収縮が見られた**との報告がある。（アスピリン、イブプロフェン、アセトアミノフェンも同様である）

31 ○ その通りである。この符号をスマートフォン等のアプリケーションで読み取ることで、総合機構のホームページで公表されている最新の添付文書等の情報にアクセスすることができる。

32 ○ その通りである。

33 ○ その通りである。エフェドリンは交感神経を刺激するアドレナリン作動成分であり、心臓病、高血圧、糖尿病又は甲状腺機能障害の診断を受けた人では、症状を悪化させるおそれがある。

34 ○ その通りである。アミノ安息香酸エチルについては、乳幼児ではメトヘモグロビン血症を起こすおそれがあるため、**6歳未満の小児への使用は避ける**。

5 医薬品の適正使用と安全対策

35 ☐☐☐ アルジオキサは、「透析療法を受けている人」は、「服用しないこと」となっている。

36 ☐☐☐ アミノ安息香酸エチルについては、メトヘモグロビン血症を起こすおそれがあり、これによって正常でない白血球が増加してしまうため、15歳未満の小児への使用は避ける必要がある。

37 ☐☐☐ 芍薬甘草湯(しゃくやくかんぞうとう)は、「白内障の人」は、「服用しないこと」となっている。

38 ☐☐☐ 胃腸鎮痛鎮痙薬(ちんつうちんけい)に配合されている局所麻酔成分オキセサゼインは、7歳以上から使用できる。

39 ☐☐☐ 安息香酸ナトリウムカフェインは、乳汁中に移行する可能性のない成分である。

40 ☐☐☐ 一般用医薬品の添付文書等において、ウフェナマートは、「本剤の使用中は、天候にかかわらず、戸外活動を避けるとともに、日常の外出時も本剤の塗布部を衣服、サポーター等で覆い、紫外線に当てないこと。なお、塗布後も当分の間、同様の注意をすること」と記載することとされている。

41 ☐☐☐ 眠気防止薬の薬効に関連しない作用として、カフェインは、腎臓での水分の再吸収を抑制するとともに、膀胱括約筋(ぼうこうかつやくきん)を弛緩(しかん)させる働きがあり、尿量の増加（利尿）をもたらす。

42 ☐☐☐ コデインリン酸塩又はジヒドロコデインリン酸塩について、「使用上の注意」には、「過量服用・長期連用しないこと」と記載することとされているが、その理由は、「偽アルドステロン症を生じるおそれがあるため」である。

43 ☐☐☐ コデイン又リン酸塩はジヒドロコデインリン酸塩について、「使用上の注意」には、「過量服用・長期連用しないこと」と記載することとされているが、その理由は、「倦怠感(けんたいかん)や虚脱感(きょだつかん)等があらわれることがあるため」である。

44 ☐☐☐ 点眼薬では、複数の使用者間で使いまわされると、使用に際して薬液に細菌汚染があった場合に、別の使用者に感染するおそれがあるため、他の人と共用しないこととされている。

35 ○ その通りである。アルジオキサには、アルミニウムが含まれているため、透析を受けている人は「服用しないこと」とされている。制酸成分で、水酸化アルミニウムゲル、ケイ酸アルミン酸マグネシウム、ケイ酸アルミニウムなどのように、名称からアルミニウムが含まれているものは良いが、「**アルジオキサ**」、「**スクラルファート**」、「**合成ヒドロタルサイト**」のように、名称からはわからないもので**アルミニウムが含まれている成分**も覚えておこう。

36 × メトヘモグロビン血症とは、**赤血球中のヘモグロビン**の一部がメトヘモグロビンという状態に変化して、赤血球の酸素を運ぶ力が低下し、貧血症状を呈する病気である。正常な赤血球では、メトヘモグロビンの割合はヘモグロビン全体の1％以下に維持されているが、メトヘモグロビン血症では10％以上になる。**アミノ安息香酸エチルは、6歳未満の小児への使用は避ける**こととなっている。

37 × 芍薬甘草湯をのんではいけないのは、「心臓病の人」である。甘草は、心臓病を悪化させることがある。芍薬甘草湯は、足がつる「こむらがえり」で服用しようとする人が多い。特に高齢者で心臓病のある人には、売らないように気をつけたい。

38 × 局所麻酔成分オキセサゼインは、15歳以上から使用できる。**15歳未満には使えない。**

39 × カフェイン、無水カフェイン、安息香酸ナトリウムカフェインは、乳汁中に移行する。1回あたり100mg以上のカフェインを含有する医薬品を使う場合、授乳中の人は「相談すること」となっている。

40 × これは、光線過敏を予防するための説明である。光線過敏で有名なのは、ケトプロフェン。医療用医薬品モーラステープ（久光製薬）などでは、光線過敏を防ぐための患者さん向けの説明書がある。ケトプロフェンは、OTC薬にもあるので、注意喚起が必要だ。

41 ○ その通りである。カフェインは、腎臓での水分の再吸収を抑制するとともに、膀胱括約筋を弛緩させる働きがあり、**利尿作用**をもたらす。

42 × 依存性・習慣性がある成分であり、乱用事例が報告されているためである。

43 ○ 正しい。また、依存性・習慣性がある成分であり、乱用事例が報告されているためである。

44 ○ その通りである。

5

医薬品の適正使用と安全対策

45 ☐☐☐ 「妊娠中ですが、鼻炎で困っています。」という相談者に対し、登録販売者は「点鼻薬は局所に適用するため、全身への作用が緩和です。妊娠中でも安心して使用できます」とアドバイスした。

46 ☐☐☐ 医薬品によっては、「用法・用量、その他使用及び取扱上の必要な注意」の記載を、添付文書の形でなく直接の容器に行っている場合がある。

47 ☐☐☐ 「歯の痛みがあり、解熱鎮痛薬を服用しましたが、1時間たった今でも痛みがおさまりません。すぐに、もう1回服用してもよいですか。」という相談者に対し、登録販売者は「過量服用となり副作用が発現するおそれがありますので、服用してはいけません。」とアドバイスした。

48 ☐☐☐ 1回服用量中のアルコール含有量が1.0mL未満の内服液剤（滋養強壮を目的とするもの）については、アルコールを含有する旨及びその分量を記載する必要はない。

49 ☐☐☐ 「かぜの引き始めで、現在、葛根湯を服用しています。用法・用量どおりに服用しても効果を実感できないので、のむ量を倍にしてもよいですか。」という相談者に対し、登録販売者は「漢方薬は作用が穏やかで、副作用が少ないと言われていますから倍量を服用しても心配ありません」とアドバイスした。

50 ☐☐☐ 登録販売者に対して法で義務付けられている副作用等の報告について、報告様式の記入欄すべてにもれなく記入されていなくても、購入者等から把握可能な範囲で報告がなされればよい。

51 ☐☐☐ 胃腸薬の成分である、ピレンゼピン塩酸塩は、服用により「目のかすみ、異常なまぶしさ」を生じるおそれがあるので、内服薬の場合は、「してはいけないこと」に「車の運転または機械類の操作をしないこと」と記載することとされている。

52 ☐☐☐ 登録販売者に対して法で義務付けられている副作用等の報告について、報告期限は特に定められていないが、報告の必要性を認めた場合においては、適宜速やかに報告書を総合機構に送付することとされている。

53 ☐☐☐ 報告書の送付は、郵送又はファクシミリにより行わなければならず、電子的に送付することはできない。

54 ☐☐☐ 登録販売者に対して法で義務づけられている副作用等について、安全対策上必要があると認めるときは、医薬品の過量使用や誤用等によるものと思われる健康被害についても報告の対象となる。

45 **✕** 点鼻薬でも、全身性の作用を生じることがある。

46 **○** その通りである。

47 **○** その通りである。「薬をのんで1時間後に、すぐにもう1度のみたい」という相談を止めるのは、登録販売者として正しい対応である。鎮痛薬は、続けてのむ場合最低4～5時間あけていただく。

48 **✕** 1回服用量中0.1mLを越えるアルコールを含有する内服液剤（滋養強壮を目的とするもの）については、例えば「アルコール含有○○mL 以下」のように、アルコールを含有することや、アルコールの分量が記載されている。

49 **✕** 間違いである。漢方薬も副作用が起こりえるため、気軽に「効かないなら、倍のんで」とはいえない。医師や漢方の専門家などが漢方薬を増量したりいくつか併用させる場合があるが、OTC薬としては、添付文書から逸脱したのみかたを勧めてはいけない。

50 **○** その通りである。登録販売者が客から副作用情報を入手した時に、あやふやな情報があると「わざわざ厚労省に報告する必要があるのだろうか？」と報告をためらってしまうことが予測される。副作用報告用の書類（報告様式）は、すべてカンペキに記入する必要はなく、把握可能な範囲内で報告すれば良い。ウェブサイトに直接入力することもできる。

51 **○** その通りである。**ピレンゼピン塩酸塩**や**ロートエキス**は、抗コリン作用があり、**目のかすみや、異常なまぶしさ、ねむけ**などを生じることがあるので、車の運転をしてはならない。

52 **○** その通りである。医薬品の販売業者又はそれに従事する医薬関係者（登録販売者を含む）については、**副作用の報告期限は特に定められていない**が、企業（製薬メーカー等）が行う副作用報告については、報告期限が定められている。

53 **✕** 副作用報告書は、電子的に厚労省へ送付することもできる。電子的手段を用いるには、事前に認証（本人確認）するための申請が必要である。

54 **○** その通りである。通常は、医薬品の使い過ぎ（過量使用）や誤った使用法（誤用）による反応は、副作用とはカウントしない。しかし、**「安全対策上必要があると認めるとき」**つまり、特定の薬で誤用が相次ぐなどの場合、安全対策上必要な情報と判断され報告対象となる。

5

医薬品の適正使用と安全対策

117

55 □□□ 健康被害を生じた本人から直接その状況を把握できない場合は、報告の対象とはならない。

56 □□□ 医薬品との因果関係が明確な副作用のみが報告の対象となっている。

57 □□□ 副作用が疑われる報告が購入者からあったため、医薬専門家でないレジ打ち中心のスタッフが総合機構へ副作用報告を行った。

58 □□□ 医薬品副作用被害救済制度は、給付の種類にかかわらず、すべて同じ請求期限が定められており、その期限を過ぎた分については請求できない。

59 □□□ 医薬品副作用被害救済制度は、医療機関での治療を要さずに寛解(かんかい)したような軽度なものも対象としている。

60 □□□ 医薬品副作用被害救済制度は、救済給付業務に必要な費用のうち給付費については、製薬企業から年度ごとに納付される拠出金(きょしゅつきん)が充てられる。

61 □□□ 一般用医薬品のうち、一般用検査薬も医薬品副作用被害救済制度の対象となる。

62 □□□ 個人輸入により入手された医薬品の使用による健康被害については、医薬品副作用被害救済制度の対象とはならない。

63 □□□ 製品不良など、製薬企業に損害賠償責任(そんがいばいしょうせきにん)がある場合や、無承認無許可医薬品(いわゆる健康食品として販売されたもののほか、個人輸入により入手された医薬品を含む(ふくむ))の使用による健康被害についても救済制度の対象から除外されている。

64 □□□ 一般用医薬品の使用による副作用被害への救済給付の請求に当たっては、医師の診断書、その医薬品を販売等した薬局開設者等が作成した販売証明書等が必要となる。

65 □□□ 緊急安全性情報とは、厚生労働省からの指示に基づいて、製造販売元の製薬企業等が配布する。

66 □□□ 緊急安全性情報とは、イエローレターとも呼ばれる。

67 □□□ 緊急安全性情報とは、A4サイズの青色地の印刷物である。

55 ✕ 健康被害を生じた本人から直接情報が把握できなくとも、例えばその家族から得られた情報をもとに、把握可能な範囲で報告できる。

56 ✕ 副作用は、**医薬品との因果関係がはっきりしなくとも、副作用報告の対象となりえる**。その薬のせいで副作用かどうか（因果関係があるかどうか）は、医師やメーカーなど医療関係者がさまざまな周辺情報をもとに評価する。そのため、医薬品との因果関係がはっきりしない場合であっても報告しなければならない。

57 ✕ 購入者から報告のあった副作用が疑われる内容（自主報告）は、通常、**医薬専門家**を通じて行う。この場合、**薬剤師または登録販売者**が「副作用報告」を行う。

58 ✕ **請求期限のないものもある**。副作用によって後年に残る重大な障害を生じた場合、「障害年金」「障害児養育年金」が支給されるが、これには請求期限がない。

59 ✕ 救済対象となるのは、**副作用による疾病のため入院した**（入院治療が必要と認められる場合であって、やむをえず自宅療養を行った場合も含まれる）場合や、**副作用による重い後遺障害**（日常生活に著しい制限を受ける程度以上の障害）が残った場合である。

60 ○ その通りである。

61 ✕ 一般用検査薬は救済制度の対象ではない。救済制度の対象とならない医薬品が定められており、OTC薬では、殺虫剤・殺鼠剤、殺菌消毒剤（人体に直接使用するものを除く）、一般用検査薬、一部の日局収載医薬品（精製水、ワセリン等）が該当する。

62 ○ その通りである。

63 ○ その通りである。

64 ○ その通りである。副作用を起こした被疑薬を販売した薬局・薬店が「**販売証明書**」を発行する。

65 ○ その通りである。

66 ○ その通りである。

67 ✕ 緊急安全性情報、通称「イエローレター」は黄色の紙である。

5 医薬品の適正使用と安全対策

68 □□□ 過去に、一般用医薬品のアンプル入りかぜ薬の使用による重篤な副作用（ショック）で、複数の死亡例が発生し、国は関係製薬企業に対し、1965年にアンプル入りかぜ薬製品の回収を要請した。

69 □□□ 小柴胡湯は、インターフェロン製剤との併用例による間質性肺炎が報告されたことから、1994年、併用に関して使用上の注意の改訂がなされた。

70 □□□ 塩酸フェニルプロパノールアミンを含有する一般用医薬品は、米国で脳出血等の副作用が報告されたが日本では報告されていないため、注意喚起の上、現在も広く販売されている。

71 □□□ 医薬品の適正使用の重要性等に関して、小中学生のうちから啓発を行うことが重要である。

72 □□□ 独立行政法人医薬品医療機器総合機構のホームページには、企業や医療機関等から報告された、医薬品による副作用が疑われる症例情報が掲載されている。

73 □□□ 薬物乱用防止を一層推進するため、国、自治体、関係団体等により、「ダメ。ゼッタイ。」普及運動が実施されている。

74 □□□ 独立行政法人医薬品医療機器総合機構のホームページに掲載されている医薬品の添付文書に関する情報は、専門性が高いため閲覧は医薬関係者に限定されている。

75 □□□ 独立行政法人医薬品医療機器総合機構では、医薬品・医療機器の安全性に関する情報について、ホームページへの掲載のほか、電子メールによる配信サービスも行っている。

76 □□□ 違法な薬物の乱用は、乱用者の健康を害するという個人の問題であり、社会的な弊害を生じさせるおそれはない。

77 □□□ 医薬品の副作用等が疑われる場合の報告について。医薬品の過量使用や誤用等によるものと思われる健康被害については、報告対象とはならない。

78 □□□ 医薬品の副作用等が疑われる場合の報告について。報告すべき医薬品の副作用は、使用上の注意に記載されているものだけである。

79 □□□ 医薬品の副作用等が疑われる場合の報告について。医薬品との因果関係が必ずしも明確でない場合であっても、報告の対象となりえる。

68 ○ その通りである。

69 ○ その通りである。

70 ✕ 検討を重ねた結果、日本でも塩酸フェニルプロパノールアミン（PPA）を配合したOTC薬は製造中止となり、現在ではプソイドエフェドリン塩酸塩等へ切り替えられている。

71 ○ その通りである。

72 ○ その通りである。副作用が疑われる症例情報が載っている。

73 ○ その通りである。「6.26国際麻薬乱用撲滅（ぼくめつ）デー」を含め、1ヵ月間の普及（ふきゅう）運動（うんどう）である。

74 ✕ 添付文書情報は、医療用医薬品・OTC薬のどちらも医薬関係者に限定されてはおらず、**誰でも閲覧（えつらん・かのう）可能になっている。**

75 ○ その通りである。登録すれば、メール配信で医薬品などの安全性情報を受け取ることができる。医薬品医療機器情報配信サービスによる配信「PMDAメディナビ」という。

76 ✕ 違法な薬物の乱用は、乱用者自身の健康を害するだけでなく、**社会的な弊害を生じるおそれも大きくなる。**薬物の大量摂取やアルコールとの同時摂取による急性中毒から転倒、昏睡（こんすい）、死亡などのほか、長期の乱用によって、臓器障害、情緒不安定（じょうちょ）、対人関係・社会生活上の障害などにいたった事例が報告されている。

77 ✕ **安全対策上必要があると認めるときは、**医薬品の過量使用や誤用等によるものと思われる健康被害についても報告がなされる必要がある。

78 ✕ 報告すべき副作用は、添付文書にのっている副作用だけではない。多くの生活者が薬を使っていくうちに、添付文書に記載のない**未知の副作用（みち）**が見つかることはめずらしくない。**未知の副作用（みち）**も、報告対象である。

79 ○ その通りである。因果関係（いんが・かんけい）が明確でなくとも、「この薬の副作用かもしれない」と思われれば、報告の対象となる。

5

医薬品の適正使用と安全対策

80 ☐☐☐ 医薬品の副作用等が疑われる場合の報告について。報告様式は、独立行政法人医薬品医療機器総合機構の「医薬品医療機器情報提供ホームページ」から入手できる。

81 ☐☐☐ 医薬品の副作用等が疑われる場合の報告について。報告様式へ記入するにあたり、記入欄すべてに記入し、空欄があってはならない。

82 ☐☐☐ 医薬品の副作用等が疑われる場合の報告について。報告様式の送付は、郵送又は電子的手段により行うことになっているが、FAXによる送付はできない。

83 ☐☐☐ 医薬品副作用被害救済制度について。この制度は、医薬品を適正に使用したにもかかわらず発生した副作用による被害者の迅速な救済を図るため、国の社会的責任に基づく公的制度として運営が開始された。

84 ☐☐☐ 医薬品副作用被害救済制度について。健康被害を受けた本人（又は家族）の給付請求を受けて、独立行政法人医薬品医療機器総合機構の判定の申し出の後、医学薬学的判断を要する事項について薬事・食品衛生審議会の諮問・答申を経て、厚生労働大臣が判定した結果に基づいて各種給付が行われる。

85 ☐☐☐ 医薬品副作用被害救済制度について。救済給付業務に必要な費用のうち給付費については、製造販売業者から年度ごとに納付される拠出金が充てられる。

86 ☐☐☐ 医薬品副作用被害救済制度について。救済給付を受けようとする場合の請求先窓口は、各都道府県である。

87 ☐☐☐ 医薬品副作用被害救済制度について。個人輸入により入手した医薬品による重篤な健康被害は、「医療費」の給付対象となる。

88 ☐☐☐ 医薬品副作用被害救済制度について。給付の種類のひとつである「障害年金」は、請求期限が定められていない。

89 ☐☐☐ 医薬品副作用被害救済制度について。一般用医薬品の使用による副作用被害への救済給付の請求には、医師の診断書等のほか、その医薬品を販売した薬局開設者又は医薬品販売業者が作成した販売証明書等も必要となる。

90 ☐☐☐ 医薬品PLセンターは、製造物責任法の施行と同時に開設され、消費者からの医薬品又は化粧品に関する苦情について対応する。

80 ○ その通りである。必要な書式 (報告様式) は、ホームページからダウンロードできる。

81 ✕ 空欄があっても、報告対象となる。例えば、年齢も名前もわからないが、「男性が湿疹」だけでも報告対象となりえる。

82 ✕ 郵送のほかFAX報告もできる。令和3年4月から、ウェブサイトに直接入力することによる電子的な報告が可能となった。

83 ✕ もともとは、**製薬企業の社会的責任**に基づく公的制度として1980年5月より運営が開始された。

84 ○ その通りである。

85 ○ その通りである。

86 ✕ 都道府県ではなく、独立行政法人医薬品医療機器総合機構が窓口である。なお、救済給付には条件があり、申請しても給付が認められないことも少なくない。

87 ✕ 個人輸入した医薬品は、救済の対象とならない。

88 ○ その通りである。「障害年金」および「障害児養育年金」には、請求期限はない。

89 ○ その通りである。医師の診断書のほか、販売証明書も必要。販売証明書は、総合機構のホームページからダウンロードし、すみやかに発行する必要がある。

90 ✕ 医薬品PLセンターは、**医薬品又は医薬部外品**に対して、**製造販売元の企業**と、**裁判によらずに迅速な解決**に導くことを目的としている。

91 □□□ 医薬品PLセンターは、消費者が医薬品又は医薬部外品に関する苦情について、製造販売元企業と交渉するにあたって、公平・中立な立場で申し立ての相談を受け付け、交渉の仲介などを行う。

92 □□□ 医薬品PLセンターは、消費者が医薬品又は医薬部外品に関する苦情について、公平・中立な立場で申し立ての相談を受け付け、交渉の仲介や調整・あっせんを行い、裁判による法的な解決に導くことを目的としている。

93 □□□ 小柴胡湯の使用による出血性脳卒中の発症については、1991年以降、使用上の注意に記載されていたが、その後、小柴胡湯とインターフェロン製剤の併用例による出血性脳卒中が報告された。

94 □□□ 1994年1月、小柴胡湯とインターフェロン製剤との併用を禁忌とする旨の使用上の注意の改訂がなされたが、それ以降も、慢性肝炎患者が小柴胡湯を使用して間質性肺炎を発症し、死亡を含む重大な転帰に至った例もあったことから、1996年3月、厚生省（当時）より関係製薬企業に対して製品回収命令がだされた。

95 □□□ 医薬品の適正使用に関する啓発は、高校生になってから行うのが望ましい。

96 □□□ 医薬品の適正使用及び薬物乱用防止のための啓発活動について。青少年は、薬物乱用の危険性に関する認識や理解が必ずしも十分でなく、好奇心から一般用医薬品を含めた身近に入手できる薬物を乱用することがある。

97 □□□ 「6. 26国際麻薬乱用撲滅デー」を広く普及し、薬物乱用防止を一層推進するため、毎年6月20日〜7月19日までの1ヶ月間、「ダメ。ゼッタイ。」普及運動が実施されている。

98 □□□ 毎年10月17日〜23日の1週間を「薬と健康の週間」として、国、自治体、関係団体等による広報活動やイベント等が実施されている。

99 □□□ 適切な保存条件下で製造後3年を超えて性状及び品質が安定であることが確認されている医薬品においては、使用期限の法上の表示義務はない。

100 □□□ 緊急安全性情報について。厚生労働省が直接配布し、情報伝達されるものである。

91 ○ その通りである。医薬品PLセンターは、公平・中立な立場で申し立ての相談を受け付け、交渉の仲介などを行う。

92 ✕ **裁判によらずに迅速な解決に導く。**

93 ✕ 小柴胡湯とインターフェロン製剤の併用例による副作用は、出血性脳卒中ではなく、**間質性肺炎**である。（それ以外の記述は合っている）

94 ✕ 製品回収命令ではなく、緊急安全性情報（イエローレター：黄色の印刷物）が発出された。なおイエローレターは、かつてドクターレターと呼ばれていたもの。

95 ✕ 医薬品の適正使用の重要性等に関して、**小中学生のうちからの**啓発が重要である。

96 ○ その通りである。青少年は、OTC薬はもちろん、薬物、脱法ハーブ（危険ドラッグ）など**入手しやすいもの**を乱用することがある。

97 ○ その通りである。毎年6月20日〜7月19日までの1ヶ月間、麻薬乱用防止を防ぐため「ダメ。ゼッタイ。」普及運動が実施されている。

98 ○ 毎年10月17日〜23日は、「薬と健康の週間」である。なお、平成24年は、中山秀征のジャパリズム　エフエム東京（系列全国ネット）で「薬と健康の週間」特集が放送された。

99 ○ その通りである。

100 ✕ 通称はイエローレター（以前の通称はドクターレター）と言われ、**厚生労働省からの命令**、指示、**製造販売業者の自主決定**等に基づいて作成される。製造販売業者及び行政当局による報道発表、（独）医薬品医療機器総合機構による医薬品医療機器情報配信サービスによる配信、製造販売業者から医療機関や薬局等への直接配布、ダイレクトメール、ファックス、メール等により情報提供が（1か月以内に）なされる。

101 □□□ 一般用医薬品の緊急安全性情報（イエローレター）が発出されたこともある。

102 □□□ 副作用等の報告について、報告様式へ記入するにあたり、報告様式の記入欄すべてに記入し、空欄があってはならない。

103 □□□ 副作用等の報告について、報告書は、勤務地を所管する保健所に送付する。

104 □□□ 副作用等の報告について、報告者に対しては、安全性情報受領確認書が交付される。

105 □□□ 医薬品副作用被害救済制度の救済給付業務に必要な費用のうち給付費については、医療機関から年度ごとに納付される拠出金が充てられる。

106 □□□ 医薬品PLセンターは、医薬品医療機器総合機構において開設された。

107 □□□ 総合機構の「医薬品医療機器情報提供ホームページ」では、添付文書情報、厚生労働省より毎月発行される「医薬品・医療機器等安全性情報」のほか、一般用医薬品・要指導医薬品の添付文書情報や、患者向医薬品ガイド・くすりのしおりなどを見ることができる。

108 □□□ 副作用や事故等が起きる危険性を回避するため、1回服用量中0.1mLを超えるアルコールを含有する内服液剤（滋養強壮を目的とするもの）については、例えば「アルコール含有○○mL以下」のように、アルコールを含有する旨及びその分量が記載されている。

109 □□□ 医薬品等の緊急安全性情報について、厚生労働省からの命令、指示に基づいて作成されるため、製造販売業者の自主決定に基づいて作成されることはない。

110 □□□ 独立行政法人医薬品医療機器総合機構のホームページには、新たに許可を取得した医薬品製造販売業者の情報が掲載されている。

111 □□□ プソイドエフェドリン塩酸塩については、肝臓でグリコーゲンを分解して血糖値を上昇させる作用があり、糖尿病を悪化させるおそれがあるため、糖尿病の診断を受けた人は服用しないよう記載されている。

101 ○ その通りである。OTCでも、小柴胡湯による間質性肺炎に関する緊急安全性情報（平成8年3月）が出されたことがある。

102 ✕ 性別と副作用名だけしかわからないというような、少ない情報でも報告できる。

103 ✕ 保健所ではなく、医薬品医療機器総合機構を通じて厚生労働大臣に報告する。

104 ○ その通りである。「安全性情報受領確認書」と書かれたハガキが来る。

105 ✕ 「医療機関から」ではなく、「製造販売業者から」が正しい。給付費については、製造販売業者から年度ごとに納付される拠出金が充てられるほか、事務費については、その2分の1相当額は国庫補助により賄われている。

106 ✕ 「医薬品医療機器総合機構」ではなく、「日本製薬団体連合会」である。

107 ○ その通りである。

108 ○ その通りである。

109 ✕ 厚生労働省からの命令、指示のほか、**製造販売業者の自主決定等**に基づいて作成される。

110 ✕ 新たに許可を取得した医薬品製造販売業者の情報は、載っていない。

111 ○ その通りである。

112 ☐☐☐ エチニルエストラジオールについては、妊娠中の女性ホルモン成分の摂取によって胎児の先天性異常の発生が報告されているため、妊娠中は服用しないこととされている。

113 ☐☐☐ ピレンゼピン塩酸塩水和物については、目のかすみ、異常なまぶしさを生じることがあるため、乗物又は機械類の運転操作をしないこととされている。

114 ☐☐☐ 抗ヒスタミン成分の「催眠鎮静薬（睡眠改善薬）」について、小児では、神経過敏、興奮を起こすおそれが大きいため、15歳未満の小児は使用（服用）しないことと記載されている。

115 ☐☐☐ 副作用症例・感染症の発生傾向が著しく変化したことを示す研究報告は、15日以内に厚生労働大臣に報告する必要がある。

116 ☐☐☐ 医薬品副作用被害救済制度について、医療手当は、医薬品の副作用による疾病（「入院治療を必要とする程度」の場合）の治療に要した費用の実費を補償するものである。

117 ☐☐☐ 医薬品副作用被害救済制度について、給付の種類としては、医療費、医療手当、障害年金、遺族年金等があるが、葬祭料はない。

118 ☐☐☐ 医薬品PLセンターは、日本製薬団体連合会において、製造物責任法の施行と同時に開設された。

119 ☐☐☐ 漢方処方製剤である小青竜湯は、その添付文書等において、偽アルドステロン症を生じやすいため、「相談すること」の項目中に「高齢者」と記載することとされている。

120 ☐☐☐ イブプロフェンは、「相談すること」の項目中に「次の病気にかかったことのある人」として「胃・十二指腸潰瘍、潰瘍性大腸炎、クローン氏病」と記載することとされている。

121 ☐☐☐ 薬物乱用や薬物依存は、違法薬物（麻薬、覚醒剤、大麻等）によるものばかりでなく、一般用医薬品によっても生じ得る。特に、青少年では、薬物乱用の危険性に関する認識や理解が必ずしも十分でなく、好奇心から身近に入手できる薬物（一般用医薬品を含む。）を興味本位で乱用することがある。

112 ◯ その通りである。

113 ◯ その通りである。ピレンゼピンは抗コリン成分のひとつでM1ブロッカーと呼ばれ、ガストール（エスエス製薬）やパンシロンキュアSP（ロート製薬）などに配合されている。

114 ◯ その通りである。

115 ✕ 「研究報告は30日以内に」厚生労働大臣に報告する。

116 ✕ 医療手当は、医療費（入院治療を必要とする程度の実費：自己負担分）**以外の補償**であり、通院期間、入院期間に応じて月額（定額）を支給するものである。

117 ✕ 葬祭料もある。

118 ◯ その通りである。

119 ◯ その通りである。

120 ◯ その通りである。クローン氏病とは、口腔から肛門までの消化管全域に亘って不連続に炎症や潰瘍を生じる疾患である。クローン病ともいう。

121 ◯ その通りである。青少年では、要指導医薬品又は一般用医薬品の乱用をきっかけとして、違法な薬物の乱用につながることもあり、その場合、乱用者自身の健康を害するだけでなく、社会的な弊害を生じるおそれが大きい。医薬品の適正使用の重要性等に関して、小中学生のうちからの啓発が重要である。

5

医薬品の適正使用と安全対策

別冊として取り外してお使いいただくことができます。